JN296832

早わざ外来診断術

Field Guide to Bedside Diagnosis

疾患スクリプトに基づく診断へのアプローチ

David S. Smith
【原書第2版】

監訳
生坂政臣
千葉大学医学部附属病院
総合診療部・教授

〈読者への注意〉

本書では,医薬品の適応,副作用,用量用法等の情報について正確な記載をしておりますが,常にそれらは変更となる可能性があります.読者には当該医薬品の製造者による医薬品情報(添付文書)を参照することが強く求められます.著者,編者,訳者,出版社,また販売者は,本書にある情報を適用することによって生ずる過失やいかなる結果についても責任を負うものではなく,明示的であれ暗示的であれ,本書に記載された内容について保証をするものではありません.また,著者,編者,訳者,出版社,販売者は,本書によって起こりうる人や財産へのいかなる被害や損失に対しても責任を負うことはありません.

本書に記載されている内容は,FDAの承認,米国が推奨する報告に基づいております.
したがって,読者ご自身の診療に応用される場合には,十分な注意と配慮を払われることを要望いたします.

(中山書店)

Field Guide to Bedside Diagnosis Second Edition
David S. Smith

Copyright © 2007 Lippincott Williams & Wilkins
530 Walnut Street, Philadelphia, PA 19106 USA

Japanese translation rights arranged with Lippincott Williams & Wilkins, through Japan UNI Agency, Inc., Tokyo.

監訳者序文

「これまで手にしたマニュアルとは診断アプローチの視点が違う」これが本書の翻訳を当教室で引き受けた理由である．われわれは外来診断学を体系化するために，各疾患の臨床的特徴 clinical key feature の集積を目論んできた．本書の診断方略は，それをさらに発展させうるものだったのである．

白衣のポケットに収まるサイズで139種類という本書の収載症候数にも驚かされるが，類書にない最大の売りは，短いセンテンスで各疾患の臨床的特徴を端的に言い表した"疾患スクリプト illness scripts"であろう．原文ではその短い記述のなかで，usuallyという言葉を頻繁に用いている．例外はあるものの，疾患概念を明確化するために，あえて言い切ろうとする著者の思いが伝わってくる．必ずしもエビデンスが確立されたものばかりではなく，最終的には彼の経験知を基にした記述と判断せざるをえないところもあった．しかし，誤解をおそれないこの手の"思い切り"は，扱う領域の広いジェネラリストにとって大変ありがたい．

総合外来では，直感，すなわちパターン認識で対処できるシンプルなケースも少なくないが，主体となる診断プロセスは込み入った問題解決にも有用な仮説演繹法であろう．これは少数のキーワードから疾患仮説を立て，順次得られる情報で仮説を強化あるいは棄却し，予後や治療介入効果などを勘案の上，仮説の確率が妥当と思われるレベルに到達した時点で完了する推論法である．この一連の仮説評価プロセスは情報収集と平行して行われるため，想起する疾患情報の贅肉をぎりぎりまで削ぎ落としておかなければならない．リアルタイムで進行する情報処理に利用できる脳内ワーキングメモリーはわずかであり，同時に推論できる疾患数は限られているからである．疾患の臨床的特徴を凝縮したスクリプトは，まさにこのようなシチュエーションで威力を発揮する．

仮説演繹法では推論開始時点での疾患想起を前提にしているため，個々の疾患を経験していない初学者には必ずしも容易な推論法ではないが，症候別に掲載されている本書の疾患スクリプトを利用して高頻度疾患をもれなく鑑別していけば，想起すべき疾患のレパートリーを増やす効果的なトレーニングになるだろう．熟練医にとっても，スクリプトは経験した疾患の臨床的特徴の再確認になり，また学習者に何を教えるべきかが明確になる．

Dr. Smith の生まれ故郷コネチカットでは大変評判の良い書籍のようである．わが国でも，診療や教育の現場で，学習者にも指導医にも役に立つ一冊になることを願ってやまない．

2009年2月

千葉大学医学部附属病院総合診療部・教授

生坂政臣

訳者一覧 (翻訳順)

生坂　政臣　　千葉大学医学部附属病院総合診療部
橋本すみれ　　千葉大学医学部附属病院総合診療部
髙橋　知子　　千葉大学医学部附属病院総合診療部
高田　俊彦　　千葉大学医学部附属病院総合診療部
野田　和敬　　千葉大学医学部附属病院総合診療部
宮原　雅人　　千葉大学医学部附属病院総合診療部
坂爪　　香　　千葉大学医学部附属病院総合診療部
木村　　健　　千葉大学医学部附属病院総合診療部
寺田　和彦　　千葉大学医学部附属病院総合診療部
舩越　　拓　　千葉大学医学部附属病院総合診療部
西澤　夏子　　千葉大学医学部附属病院総合診療部
三笠グラント　千葉大学医学部附属病院総合診療部
大平　善之　　千葉大学医学部附属病院総合診療部
馬杉　綾子　　千葉大学医学部附属病院総合診療部
金　　信浩　　千葉大学医学部附属病院総合診療部
西澤　宗子　　千葉大学医学部附属病院総合診療部
　　　　　　　平静会大村病院

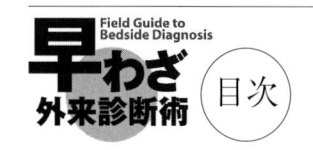

早わざ外来診断術 目次
Field Guide to Bedside Diagnosis

監訳者序文	iii
訳者一覧	iv
第1版への序文	xii
第2版への序文	xiv
本書の使い方	xv

Section I 全身・健康問題

1	倦怠感	2
2	不定愁訴	5
3	不明熱	8
4	発汗・盗汗	13
5	色調の異常	16
6	リンパ節腫脹	18
7	体重減少	22
8	肥満	25

Section II 心・血管系

9	高血圧	27
10	起立性低血圧	30
11	ショック	32
12	貧血	35
13	チアノーゼ	38
14	急性非胸膜性の胸痛	41
15	脈拍の異常	44
16	動悸・頻脈	47
17	徐脈	50
18	頸動脈雑音	52
19	頸静脈波の異常	54
20	収縮期雑音	57
21	拡張期雑音	62
22	連続性雑音	65
23	不連続性心音	67
24	心拡大・うっ血性心不全	70
25	浮腫	75
26	片側性下肢腫脹	78
27	跛行	81

Section III 肺・胸部

28	急性咳嗽	84
29	慢性咳嗽	87
30	急性呼吸困難	90
31	慢性呼吸困難	93
32	胸膜性の胸痛	95
33	喀血	97
34	吃逆（しゃっくり）	100
35	呼吸パターン	102
36	肺雑音	104
37	喘鳴	106
38	肺炎	109
39	乳房腫瘤・分泌物	112
40	女性化乳房	115

Section IV 腹部

41	急性腹症	117
42	慢性・反復性腹痛	123
43	急性下痢症	126
44	慢性下痢症	129
45	便秘	132
46	腹部膨満	134

47	食欲不振	138
48	悪心・嘔吐	140
49	嚥下障害・胸やけ	144
50	黄疸	148
51	肝腫大	152
52	脾腫	154
53	腹部・骨盤腫瘤	158
54	消化管出血	161
55	直腸痛	165

Section V　性器・泌尿器

56	血尿	167
57	蛋白尿	170
58	無尿・乏尿	172
59	多尿	175
60	排尿困難	177
61	尿失禁	179
62	側腹部痛	182
63	鼠径・大腿部の腫脹	184
64	前立腺疾患	186
65	陰嚢痛・腫大	188
66	勃起障害	191
67	不妊	194
68	続発性無月経	197
69	不正出血	200
70	腟帯下	203
71	陰部潰瘍	205

Section VI　筋骨格系

72	頸部痛	207

73	肩の痛み	211
74	肘痛	215
75	腰痛	217
76	股関節の痛み	222
77	手首・手の痛み	225
78	足首・足の痛み	229
79	関節炎・皮膚炎	233
80	多発性関節炎	236
81	急性膝関節痛	240
82	急性単関節炎	245
83	関節周囲の痛み	247
84	レイノー現象	250
85	爪の変化・ばち指	252
86	筋クランプ(こむら返り)	256

Section VII　神経学・精神医学

87	頭痛	259
88	めまい	266
89	失神	270
90	昏睡	274
91	健忘	278
92	認知症	280
93	失語・構音障害	284
94	複視・眼振	287
95	筋力低下	291
96	振戦・不随意運動	295
97	運動失調	299
98	深部腱反射異常	303
99	末梢神経障害	306
100	神経根性疼痛・感覚異常	311
101	脳血管障害	317

102	痙攣	321
103	不安	324
104	抑うつ	326
105	せん妄・幻覚	329
106	睡眠障害	333

Section VIII 皮膚

107	瘙痒症	335
108	発疹	338
109	潮紅（ほてり）	341
110	特徴的な紅斑	343
111	丘疹・結節	347
112	小水疱・水疱・膿疱	352
113	色素沈着・脱失	356
114	鱗屑を伴う皮疹	360
115	じんま疹・血管性浮腫	363
116	毛細血管拡張・血管腫	366
117	紫斑・点状出血・出血傾向	369
118	脱毛症・多毛症	373
119	下腿潰瘍	377
120	腫瘍に随伴する病変	379

Section IX 頭部・頸部

121	眼痛	383
122	赤目	385
123	眼球突出	388
124	眼瞼下垂	390
125	瞳孔不同	391
126	視力障害	394
127	網膜病変	399
128	耳鳴	401
129	難聴	403
130	耳痛・滲出液	406
131	鼻閉・鼻汁	409
132	鼻出血	411
133	咽頭痛	413
134	口腔病変	416
135	顔面痛・歯痛・側頭下顎痛	420
136	頸部痛	424
137	頸部腫瘤・甲状腺腫	426
138	甲状腺結節	429
139	嗄声	431

Color Plates

Color Plates 提供者		433
1	角膜周囲の黄金色の Kayser-Fleischer 輪/Wilson 病	435
2	青色半月/アジドチミジン（AZT）による爪半月の青色化	435
3	青色強膜/骨形成不全症	435
4	銀沈着症（左側の手）	435
5	暗灰色性紫斑/髄膜炎菌血症	435
6	バラ疹/チフス	435
7	プラム様結節/皮膚リンパ腫（濃紫色）	436
8	壊死性遊走性紅斑/グルカゴン産生腫瘍	436
9	緑膿菌性爪囲爪炎	436
10	黄色爪症候群	436
11	歯の自家蛍光/赤血球生成性ポルフィリン症	436

#	項目	頁
12	急性HIV皮疹	436
13	播種性Kaposi肉腫	437
14	口蓋Kaposi肉腫	437
15	サイトメガロウイルス網膜炎	437
16	霜状分枝血管炎/サイトメガロウイルス	437
17	トキソプラズマ網膜炎/HIV	437
18	ニューモシスチス脈絡膜炎	437
19	鵞口瘡/口腔カンジダ	438
20	口腔毛状白斑症	438
21	紫斑性青色皮疹/肺炎球菌性敗血症	438
22	先端DIC（播種性血管内凝固）/肺炎球菌性敗血症	438
23	髄膜炎菌血症性点状出血斑	438
24	壊疽性膿瘡/緑膿菌性敗血症	438
25	落屑/トキシックショック症候群	439
26	ブドウ球菌性熱傷様皮膚症候群	439
27	Beau線（爪横溝症）	439
28	バッファローハンプ/多毛症/Cushing症候群	439
29	皮膚線条/中心性肥満/Cushing症候群	439
30	頬粘膜の色素沈着/Addison病	440
31	全身性色素沈着/Addison病	440
32	甲状腺腫	440
33	甲状腺機能低下症の治療前と治療後	440
34	前脛骨部粘液水腫/バセドウ病	440
35	眼瞼反射/凝視/バセドウ病	440
36	遠位爪剝離症/バセドウ病	441
37	糖尿病性リポイド類壊死	441
38	黒色表皮症	441
39	綿花状滲出物と点状出血/非増殖性糖尿病性網膜症	441
40	糖尿病性網膜症/血管新生	441
41	線状出血	442
42	Osler結節	442
43	Janeway病変	442
44	結膜点状出血	442
45	Roth斑	442
46	眼瞼黄色板症	443
47	発疹性黄色腫	443
48	網膜脂血症	443
49	網膜症/急性増悪した高血圧症	443
50	一過性黒内障/網膜動脈塞栓症	443
51	blue toe（青色足趾症候群）/動脈塞栓症	444
52	動脈性潰瘍	444
53	対角線状耳朶皺襞	444
54	静脈うっ滞/潰瘍	444
55	鳥肌様/弾性線維性仮性黄色腫	444
56	高口蓋/クモ状指症/過伸展関節/Marfan症候群	444
57	結節性紅斑	445
58	凍瘡様狼瘡/サルコイドーシス	445
59	豚脂様角膜面沈着物と虹彩結節/前部ぶどう膜炎	445
60	結核性リンパ節炎	445
61	尋常性狼瘡/皮膚結核	445
62	Horner症候群	446

63	ばち指	446		86	Argyll-Robertson 瞳孔/神経梅毒（A：輻輳反射保持，B：対光反射消失）	450
64	上大静脈症候群(SVC症候群)	446		87	淋菌性尿道炎	450
65	眼球結膜の黄疸	446		88	クラミジア尿道炎	450
66	くも状血管腫	446		89	淋菌性腱滑膜炎	450
67	大量腹水/拡張した腹壁静脈/門脈圧亢進症	447		90	粘液膿性子宮頸管炎	450
68	金属性灰白色(青銅色)皮膚色素沈着/ヘモクロマトーシス	447		91	紅斑上の集簇性びらん/陰部単純ヘルペス	451
69	手掌黄色腫/原発性胆汁性肝硬変	447		92	口唇単純ヘルペス	451
70	白色爪(Terry爪)/肝硬変	447		93	疱疹性瘭疽/単純ヘルペス	451
71	炎症性脂漏性角化症(Leser-Trelat 徴候)/胃癌	447		94	角膜樹枝状病変/単純ヘルペス角膜炎	451
72	掌蹠角化症/食道癌	447		95	カンジダ亀頭炎	451
73	Virchow結節(左鎖骨上窩リンパ節)	448		96	腟カンジダ症	451
74	口腔内色素沈着症/Peutz-Jeghers症候群	448		97	カンジダ間擦疹	452
75	毛包周囲出血/らせん状体毛/壊血病	448		98	カンジダ眼内炎	452
76	浮腫性筋肉出血/壊血病	448		99	蝶形紅斑/血小板減少症/SLE	452
77	舌炎/ビタミンB_{12}欠乏症	448		100	SLE(手)	452
78	さじ状爪/鉄欠乏症	448		101	レイノー現象	452
79	強膜を除く色素沈着/カロチン血症	449		102	特発性血小板減少性紫斑病	452
80	疱疹状皮膚炎/スプルー	449		103	関節リウマチ(手)	453
81	晩発性皮膚ポルフィリン症	449		104	リウマトイド結節	453
82	ペラグラ	449		105	一過性発疹(サーモンピンク様皮疹)/成人Still病	453
83	硬性下疳/第1期梅毒	449		106	ヘリオトロープ疹/皮膚筋炎	453
84	斑状皮疹(梅毒性バラ疹)/第2期梅毒	449		107	Gottron徴候/皮膚筋炎	453
85	梅毒性乾癬/第2期梅毒	450		108	皮膚石灰沈着症/皮膚筋炎	454
				109	強皮症(手)	454
				110	斑状に多発する毛細血管拡張/CREST症候群	454
				111	爪郭毛細血管変性	454

112	サーベル状切痕（剣創状強皮症）/線状強皮症（限局性強皮症）	454		135	悪性黒色腫	459
113	耳介痛風結節	455		136	異形成（異型）母斑	459
114	痛風性関節炎	455		137	爪部悪性黒色腫	459
115	点状陥凹/oil spots/爪剥離症/乾癬爪	455		138	脈絡膜黒色腫	459
				139	基底細胞癌	459
116	望遠鏡指/乾癬性関節炎	455		140	扁平上皮癌	459
117	銀白色の鱗屑を伴う紅斑性局面	455		141	麻疹	460
				142	コプリック斑/麻疹	460
118	触知可能な紫斑/白血球破砕性血管炎	456		143	風疹	460
				144	"平手打ち様頬"/網状紅斑/伝染性紅斑（パルボウイルス）	460
119	膨隆した側頭動脈/巨細胞性動脈炎	456		145	ロッキー山紅斑熱	460
120	鼻潰瘍/Wegener肉芽腫症	456		146	麻疹型薬疹	460
121	結節性多発動脈炎	456		147	帯状疱疹	461
122	Henoch-Schönlein紫斑病	456		148	カルチノイド潮紅	461
123	網状紫斑/IgA血管炎	456		149	顔面潮紅/多血症/瀉血の前と後	461
124	乳頭浮腫	457		150	頬部紫色潮紅/僧帽弁狭窄症	461
125	海綿静脈洞血栓症	457		151	肢端紅痛症/血小板血症	461
126	らせん状静脈/頸動脈海綿静脈洞瘻	457		152	標的病変/遊走性紅斑/ライム病	462
127	核間性眼筋麻痺/多発性硬化症/側方注視	457		153	多型滲出性紅斑	462
				154	環状じんま疹/血清病	462
128	炎症性視神経炎	457		155	血管性浮腫	462
129	視神経萎縮	457		156	皮膚描記症	462
130	ヒ素角化症	458		157	皮膚幼虫移行症	462
131	鉛中毒/Burton線（歯肉の青い線）	458		158	連環状亀頭炎/Reiter症候群	463
				159	網状皮斑/ループス	463
132	Battle徴候（頭蓋底骨折時の耳介後部斑状出血）	458		160	丹毒（顔面）	463
				161	Sweet症候群/急性骨髄性白血病	463
133	前房出血	458				
134	Purtscher網膜症	458		162	扁桃腫大/急性骨髄性白血病	463

163	口腔粘膜炎/移植片対宿主病/骨髄移植	464
164	紅色爪半月/アザチオプリン	464
165	つまみ紫斑/骨髄腫/アミロイドーシス	464
166	閃輝角膜結晶/骨髄腫	464
167	巨舌/アミロイドーシス	464
168	Waldenströmマクログロブリン血症	464
169	先端チアノーゼ/クリオグロブリン血症	465
170	水疱性鼓膜炎/マイコプラズマ	465
171	中耳炎	465
172	外耳炎	465
173	耳性帯状疱疹/Ramsey Hunt症候群	465
174	細菌性結膜炎	466
175	ウイルス性結膜炎	466
176	アレルギー性結膜炎	466
177	前部ぶどう膜炎/毛様充血	466
178	角膜潰瘍/前房蓄膿	466
179	結膜充血/レプトスピラ症	466
180	眼窩周囲の浮腫/結膜炎/旋毛虫症	467
181	眼部帯状疱疹	467
182	濾胞性結膜炎/クラミジア	467
183	A群レンサ球菌性咽頭炎	467
184	扁桃の滲出物と肥大/伝染性単核(球)症	467
185	ジフテリア偽膜	468
186	Pastia線（皮膚の皺における紅斑の増強）/猩紅熱	468
187	イチゴ舌/猩紅熱	468
188	指先の落屑/猩紅熱	468
189	網膜出血	468
190	網膜剥離	468
191	網膜中心動脈閉塞症	468
192	網膜中心静脈閉塞症	468

索　引　469

シャロン、ライアン、ケイティへ
恩師、学生諸君、両親、同僚たちへ

第 1 版への序文

　「緻密かつ理にかなった，微細な違いの認識と評価は，医学的診断を成功させるための，きわめて重要な要素である」アーサー・コナン・ドイルのエジンバラでの医学教授（そしてシャーロックホームズのモデル）であるジョセフ・ベル博士は書いている．「見，聞くことができる目と耳，瞬時に記録し，受け止めた感覚を意のままに思い出すことができる記憶力，理論をつむぎ，あるいは壊れた鎖をつなぎ合わせ，はたまた込み入った手がかりを解きほぐすことができる想像力，そういったものが，成功する診断医の商売道具である．〈この〉芸術の達人にとってみれば，雄弁で示唆的な無数のサインがあるのだが，それらを見抜くためには教育された眼が必要である．」
　この『Field Guide to Bedside Diagnosis』（邦題は『早わざ外来診断術─疾患スクリプトに基づく診断へのアプローチ』）は，自然博物学者のフィールドガイドのように使われることを目的としている．ベッドサイド─隠喩的フィールド─での，ささいな臨床症状の変化の観察は，診断の助けとなるが，標準的な医学教科書では，たとえば心筋梗塞など特定の疾患ごとに記述されている．残念ながら，患者はこのような病名を掲げて受診するわけではなく，胸痛などといった，どこにでもある症状と徴候を訴える．そして胸痛の原因として考えられるのは，軽微なものから致命的なものまで多岐にわたる．標準的な診断学の教科書は疾患の鑑別に際し，病歴と併せた身体所見のとり方というよりは，むしろ身体診察の手技に焦点が当てられている．本書は独特で，診察から疾患にたどり着くまでの認知空間にあり，不完全な臨床所見から，臨床医が実際に診断に至るまでの精錬の手助けとなるだろう．臨床的なアプローチだけで，診断技術に完全に取って代わることができるわけではないが，どのような疾患が最も可能性が高いか，ひいては，どの検査から最も有益な情報が得られ，最も費用効率が高いかを示すことはできる．
　本書は，臨床医が下す診断過程に対応するようにまとめられている．患者は「主訴」をもって受診するわけだが，この主訴が診断追究の焦点となる．頭痛や拡張期雑音といった主要な症状と身体所見が，本書の中心となっている．それぞれの主訴に対する「鑑別リスト」では，臨床医がおおまかな原因の可能性を頻度順に（筆者個人の経験

に基づいている），一目でざっと知ることができるようになっている．リストは最もよくある原因と，まれではあるが，疑いをもちつづけなければならない重篤な疾患に焦点を当てている．続く「診断へのアプローチ」では，各鑑別への主要な診断的分岐点を簡潔に示す．最後に，考察された各疾患について，最も確実な診断に足る病歴および身体所見を「臨床所見」で説明する．これらはオスラーが「記憶に刺さるトゲ」と呼んだ，最も本質的な要素にまで削ぎ落とされたもので，滑らかに磨かれている．このアプローチ法にある臨床技術は，典型的な患者を「illness scripts」（疾患の台本）として表現する認知構造であり，豊富な病態生理と患者背景を含む研究に基づいている．

本書では，典型的な現象や患者の背後にある全身疾患の「決め手」となる写真アトラスを掲載している．写真類は典型例のゴールド・スタンダードとして，厳選されたものばかりである．

また，本書は一般医向けの診断法（ジェネラリスト・アプローチ法）を方針としている．これは，一般内科医およびエール，ダートマス，ペンシルバニアの各大学で医学生とレジデントの教師として診療してきた筆者の経験に基づいている．そもそも本書は，臨床的観察から，それらを分析する医学生およびレジデント向けに書かれたものだが，より経験をつんだ臨床医にとっても，難しい症例に遭遇したときには非常に鋭い切れ味を示す，多くの「隠し玉」が含まれている．何はさておき，筆者は本書が実用されることを望むばかりである．幾多の身体所見をより雄弁で示唆的なものと捉え，諸兄の診断という芸術の専門技能をますます高めていただきたいと願っている．

第2版への序文

　第2版の準備にあたり，筆者はEBM（根拠に基づいた医療）に対する関心の高まりに注目してきた．すなわち，第一の改定点は，病歴および身体診察について，科学的根拠に基づいた検査特性（感度，特異度，尤度比）の表を追加することであった．本書は，今日入手しうる最も総合的なEBM身体診断データをもとに編集されている．筆者は，自身の膨大な資料に加え，最新鋭の情報源，たとえばJAMAのRational Clinical Examinationシリーズ；Straus,Hsu,Ball,PhillipsらのEvidence Based Acute Medicine；McGeeのEvidence-Based Physical Diagnosisなどを利用した．これらの観察から得られる診断仮説が，診断技術の正確な適用と解釈の基礎となる．検査と治療，文献紹介は前版同様，第2版でも割愛した．

　読者に親しまれやすい体裁を踏襲する一方で，大幅な加筆と改訂を加えた第二の点は，各Chapterにある「診断へのアプローチ」である．ここでは，どのように鑑別を開始するかという視点を強化した．また巻末のColor Plateは全面改訂され，臨床所見を最もよく表しているもの，自然治癒する皮膚疾患よりも，全身疾患の目に見える症状や，より重篤な診断のものが選ばれた．192点のカラー写真のうち，84点が本版で新しく追加されたものである．これらはより容易に理解できるよう本文に対応し，器官系統ごとに分類したうえで診断別に配列されている．本書は持ち歩くのに便利なだけでなく，カラー写真が充実している．第1版同様，臨床の場で寄与できることを希うばかりである．

New Haven, January 2006
Davis S. Smith, MD, FACE

本書の使い方

"See, and then reason and compare and control. But first see." ― Osler

「見ろ，そしてそれから推論し，比較し，統制しろ．
　　しかし，まず初めはよく見ることだ」―オスラー

構成

　本書は自然博物学者のフィールドガイドのように作成されている．フィールドガイドは，手がかりとなる「フィールド・マーク（特徴）」を観察することで，名前のわからない鳥や野草を同定するものであるが，それを臨床診断の「フィールド・マーク（目印）」に対応してアプローチを展開していけるようにしている．この考え方は，まず臨床医の前に現れた疾患現象から始まり，続いてその背景にある疾患を明らかにするために，本質的な方向に位置づけていく．生物に体の異常を知らせるための症状は，進化とともに発達してきた．迅速な診断の熟達には，この症状という身体言語を翻訳する腕前が必要になる．積極的な観察技術の開拓や，意識を集中させること，診察所見から手がかりを見つけだし，身体構造と病態生理への深遠な知識に基づいた認知構造のなかへ，それらすべてを解釈していくこともまた必要である．

Chapter／主訴

　本書は，各Chapterを構成する139の症状と身体所見を中心に展開する．診断の第一歩は，軸となる所見を選びだし，鑑別を構築することである．筆者は，医学文献および外来患者1600人の主訴を包括的に再検討し，これらの主訴を厳選した．

鑑別リスト

　重要な診断名を一目で通覧できるように，鑑別リストを作成した．筆者は実用性を重んじ，念頭にない疾患は鑑別できないという原則から，ありふれた原因と，まれではあるが重篤で見落とすわけにはいかない診断名に焦点を当て，両者のバランスを図った．筆者は専門医というよりは，むしろ一般医向けの診断法を方針としている．リストは筆者の臨床経験に基づき大まかな有病率の順に並んでいる．なかには，診断の精度向上のために下位分類を設けた箇所もある．

診断へのアプローチ

　この項では，主な診断の分岐点を示し，探求をある方向へ，あるいは別方向へ向け

させるための主要な所見と戦略について検討することで，鑑別リストで挙がった疾患名のなかから鑑別診断を進める方策を示す．病歴と身体所見の特性は表中に示してある．

EBM 身体診断

　EBMの表は，症状と身体所見の検査成績について，文献をもとにまとめたものである．いくつかの研究結果を組み合わせ，それらを考慮した値は，診断におけるある所見の影響力を示している．「感度」は疾患をもつ患者で所見が見られる頻度である．感度の高い所見がなければ，診断を除外することができる．「特異度」は，別の疾患でありながら似たような症状をもち，その所見はない患者の割合である．「特徴」というのは，しばしば感度は犠牲になるものの，特異度は高い．よくあることではないが，その所見があれば診断が確定したも同然になるのである．疑陽性率（1－特異度）に対する真陽性率（感度）の割合が「尤度比」である．尤度比は，ある所見の存在がどのくらい診断のオッズを増すかを示す．これは重要度と序列の観点から，大まかに解釈するのが一番よい．正式には，検査前オッズ×尤度比＝検査後オッズである．たとえば，尤度比が2であれば診断のオッズは2倍になり，尤度比が0.5であればオッズは半分になる．

臨床所見

　迅速な診断を求められる現場で，診断医の役割は，観察された現象から原因を究明することである．これを達成する王道は，鑑別リストに挙がった各疾患の臨床的特徴と，患者から得られる所見を比較することである．筆者は意図的に，最も本質的な―確実に有用で最も診断に役立つ―疾患特異的な解説をまとめた．これらを典型的な患者の寸描と考えていただきたい．患者は通常，ここに挙げたさまざまな所見をもって受診するものである．

Color Plate

　192点のカラー写真は，基礎にある全身疾患の進行の印となるような，典型的で一目でわかる身体現象をとりわけ選んだ．写真には所見があり，多くはその特定の患者の基礎疾患にも言及してある．しばしば，複数の病態が同じ所見を呈しうる．カラー写真は手がかりとなるさまざまな特徴をより検索できるように，本文に対応して，器官系統（Section）と診断名によって分類されている．各Chapterの冒頭に参照すべきColor Plateの図番号が記載されている．

使い方その1

　患者が急性の咽頭痛にて受診した．あなたは迅速ストレップテストを施行しようと思っているのだが，その結果をどのように解釈すべきかを知りたい．迅速ストレップテストは溶連菌性咽頭炎に対して感度78％，特異度96％であり，尤度比は19.5である．初めに患者に咽頭痛があることしか知らず，外来ではA群溶連菌による可能性10％だと推測されたとしたら，迅速ストレップテスト陽性では，患者が溶連菌感染症である可能性は68％となる．結果が陰性でも，患者が感染している可能性は2％あり，無視できない不確実性が残ることになってしまう．この場合，Chapter 136に載っている「臨床所見」を適用し，患者を再診察すべきである．もし患者に発熱，扁桃腺滲出物，圧痛のある前頸部リンパ節腫脹があれば（尤度比8.0），迅速テスト陽性と併せればA群溶連菌感染症である可能性は93％となる．患者にこれらの臨床所見がなく（尤度比0.3），迅速テストが陰性であれば溶連菌感染の可能性は0.2％となり，ウイルス感染の可能性がかなり濃厚になるのである．一般原則として，臨床所見と検査結果が一致していれば，検査結果を信用することができる．しかし，これらが一致しないときは検査結果が疑陽性あるいは疑陰性である可能性を疑わなければならない．臨床評価が検査技術を上回ることはまれだが，しばしば解釈を容易にし，診断検査の幅を広げてくれる．

使い方その2

　僧帽弁逸脱症と軽度僧帽弁逆流の既往のある患者が急性の息切れで受診した．診察では，大きな心尖部の収縮期雑音，両側肺底部のラ音，心Ⅲ音を聴取する．あなたはChapter30「急性呼吸困難」のページをめくり，左右対称なラ音では左室機能不全を疑う，という記述を見つける．しかし，あなたはまだその急性発症の原因がわからないので，次にChapter 24の「心拡大・うっ血性心不全」のページをめくる．ここを読むと，Ⅲ音では通常心拍出量低下を疑うが，急性の僧帽弁逆流症でも，拡張初期の流入増大により，心拍出量は正常でⅢ音をきたすことがわかった．鑑別リストには心内膜炎が挙がっており，大きな心雑音を思い出して，あなたはすばやくChapter 20「収縮期雑音」のページをめくる．僧帽弁逆流症を見つけると，心内膜炎による急性僧帽弁逆流症ではグレード3/6の収縮早期雑音が聞かれることがわかった．あなたはColor Plate 図41～45，心内膜炎における末梢の所見を参照する．患者のところに戻ってみると，すべてがそこにある：振戦をふれる収縮早期雑音，間違いようもない，人差し指のオスラー結節，最近の予防内服なしの歯科治療歴までも．

使い方その3

　息子がフットボール部に入部したとき，彼は8月中，毎日2時間の練習があることを知らなかった．数週間後，彼は夜ごと倦怠感と頭痛を訴えはじめた．筆者は彼に，脱水を防ぐためにもっと水を飲むようにと言った．しかし，この訴えは続き，筆者は彼が練習から逃げるために，仮病を使っていると結論づけ，義務と責任について話して励ました．その週末，とくに暑くてほこりっぽい練習の後に，彼がシャワーを浴びるためにシャツを脱いだとき，答えがわかった．息子の背中には中心が退色した3つの赤い卵形斑があったのだ．Color Plate 図152に示すような，典型的なライム病の遊走性紅斑であった．

　病歴と身体診察に基づいた迅速な診断学は，多くの点で優れているといえよう．携帯に便利で，迅速，かつ仮説形成と即時検査を行うことができる本書は，医師の「秘密兵器」となる．これは，ハイテク診断手段を選択するためのローテクガイドである．臨床データから得られた確率の推定値が，検査結果のベイズ解釈の基礎となっている―ただし真の値と偽陽性および陰性の値が判定量的以外の方法で評価できない場合―．長期間にわたって疾患の経過および治療効果を観察するためには，手軽で反復可能な方法が望ましいが，ハイテク機器を用いるのは現実的ではない．外来診療では，赤い鼓膜の所見から診断される中耳炎といったありふれた疾患の診断から，対応が時間との戦いであるような，非常に重篤な患者の迅速な評価といった，崇高な診断に至るまで，身体診察がとくに有効である．診察はまた「手当て」による治療的価値をもつ．聴診器は耳だけでなく患者の心に結びつけることができる．最後に，五感を用いて，知識と臨床経験を十分に相互関連させることは，精巧な観察結果に基づいた診断を可能とし，知的喜びという得がたい体験を与えてくれる．なぞを解くのに医学という芸術を使いこなすのである．

（橋本すみれ，生坂政臣 訳）

Field Guide to
Bedside Diagnosis

早わざ外来診断術

疾患スクリプトに基づく診断へのアプローチ

Section I

全身・健康問題

Chapter 1　倦怠感

Plates 12, 13, 14, 15, 16, 17, 18, 19, 20, 30, 31, 32, 33, 37, 38, 39, 40, 41, 42, 43, 44, 45, 60, 61, 62, 63, 64, 73, 78, 161, 162, 184

鑑別リスト

- □ 伝染性単核(球)症
- □ うつ病
- □ 糖尿病
- □ 甲状腺機能低下症
- □ 薬剤
- □ 慢性睡眠不足
- □ うっ血性心不全
- □ 潜在感染症
- □ 鉄欠乏性貧血
- □ 閉塞性睡眠時無呼吸
- □ 腎不全
- □ 慢性疲労症候群
- □ Cushing症候群
- □ 悪性腫瘍
- □ Addison病
- □ 重症筋無力症

診断へのアプローチ

　器質的な倦怠感の特徴は，運動で増悪し睡眠で部分的に改善する身体の脱力または疲労や，期間が短いこと（2か月以内），意図的でない10％以上の体重減少があり，具合が悪そうに見える．ほとんどの器質的な原因には，関連する徴候や症状があり，それらは特異的で数は少ない．

　精神的な倦怠感の特徴は，身体的な活動を開始するときのやる気のなさであるが，その活動はいったん着手すれば遂行することができる．患者は常に疲れているが，疲労は運動で増悪せず，休息で改善もしない．長期の経過観察では，多様で非特異的な随伴症状や，ストレスとなる生活上の出来事，不安あるいは抑うつ的な様子が手がかりとなる．過去の軽微な疾患に対するシックロール（病者役割）反応は，現在の疾患に対する反応となることがある．

　1か月以上の倦怠感を訴える患者の2/3以上で，内科的あるいは精神科的な診断をつけることができる．精神科的診断ではとくにうつ病，パニック障害，身体化障害が一般的である．

　最も有効な診断へのアプローチは，注意深い病歴聴取と身体診察，根気強くすぐに結論を出してしまわないようにすること，原因が何であれ，患者が倦怠感を感じているのは現実だという明瞭な態度(すなわち，「気のせいですよ」とほのめかさないこと)である．鑑別は幅広く，たくさんの精神生理学的な原因のなかから，まれな器質疾患

	徴候	感度	特異度	尤度比
甲状腺機能低下症	粗肌	29	95	5.6
	冷乾燥肌	16	97	4.7
	眼瞼浮腫	53	81	2.8
	甲状腺腫大	46	84	2.8
	外側眉毛欠損	29	85	1.9

を同定するのには卓越した技能が必要である．

臨床所見

伝染性単核(球)症
　若年成人で，急性発症の著明な倦怠感があり，咽頭痛，発熱，後頸部リンパ節腫脹および脾腫を伴う．他の原因による咽頭炎のように早く症状は消失せず，長引く．

うつ病
　抑うつ気分は通常患者に認識されているが，倦怠感，睡眠障害，食欲不振，無快感症などの身体症状が診断をわかりにくくすることもある．

糖尿病
　通常，体重減少や多尿・夜間尿を合併している．

甲状腺機能低下症
　倦怠感が顕著であるが，体重増加，皮膚乾燥，嗄声，便秘，寒冷不耐性，眼瞼浮腫，アキレス腱反射の弛緩相の遅延，甲状腺腫，眉毛の外側1/3の菲薄化などの倦怠感以外の症状，所見が診断の助けとなる．

薬剤
　β遮断薬，レセルピン，利尿薬（主として低カリウム血症による），抗ヒスタミン薬，抗うつ薬，精神安定薬，ステロイド，麻酔薬やアルコールなどが，副作用として倦怠感を起こしうる．

慢性睡眠不足
　これは，シフト交代制の労働者や育児中の親，海外旅行者，うつ病や線維筋痛症の患者でよくみられる倦怠感の原因である．激しいいびきと過度の日中の眠気があれば，閉塞性睡眠時無呼吸が疑われる．

うっ血性心不全
　病初期には，発作性夜間呼吸困難と労作性疲労がみられる．倦怠感は心拍出量減少の徴候である．

潜在感染症

発熱が特徴である．心内膜炎，結核，HIV，HBV，不顕性膿瘍などを考慮する．

鉄欠乏性貧血

通常軽症ではみられないが，重症貧血では倦怠感を伴うことがある．月経や消化管出血による血液喪失が一般的な原因である．

閉塞性睡眠時無呼吸

過度の日中傾眠が顕著な症状である．肥満および，激しいいびきに続く無呼吸期が同室の人により確認されれば，さらなる手がかりとなる．

腎不全

蛋白尿があり，浮腫と泡立った尿が認められる．皮膚は土気色となる．

慢性疲労症候群（CFS）

CFSは6か月以上持続し，その間患者は半分以下の体力となっていることで定義される．随伴症状および所見は，再発性の咽頭痛，リンパ節腫脹，筋肉痛，頭痛，睡眠障害である．圧痛のあるトリガーポイントがあれば，線維筋痛症を考慮するべきである．

Cushing症候群

指標として高血圧，満月様顔貌，紫色線条，体幹性肥満，"バッファローハンプ（野牛肩）"がある．ステロイド服用中の患者ではCushing症候群を疑う．

悪性腫瘍

白血病，リンパ腫，膵臓癌が一般的に倦怠感を呈する．リンパ節腫脹，脾腫，盗汗などが有用な手がかりである．

Addison病

とくに手掌線や頬粘膜でみられる高度の色素沈着を検索する．最近ステロイドを中止した患者では副腎機能不全を疑う．随伴症状は，脱力，体重減少，食欲不振，低血圧である．

重症筋無力症

特徴として，反復運動により筋脱力が増悪する．病初期には頭蓋筋が侵され，眼瞼下垂，複視，咀嚼疲労がみられる．そのうち近位筋の筋力低下が出現する．"peek sign"（軽い閉眼で眼輪筋脱力が観察される）の尤度比は30である．これは上下眼瞼縁を完全に合わせても，それが数秒以内に離れてしまい，その間から白い強膜が薄く見える徴候である．（訳注：あたかも患者が薄目をあけて検者を"のぞき見"しているようにみえる）．

（橋本すみれ）

Chapter 2 不定愁訴

Plates 32, 33

鑑別リスト

- □ 不安神経症
- □ うつ病
- □ 甲状腺機能低下症
- □ 月経前症候群
- □ 心気症
- □ 身体化障害
- □ 慢性疲労症候群
- □ 線維筋痛症
- □ パニック障害
- □ 詐病
- □ 転換反応

診断へのアプローチ

　不定愁訴とは，多様ではっきりしない訴え，身体所見にそぐわない症状，器質的疾患として予想される範囲外の症状，解剖学的分布に一致しない症状を特徴とする．患者はしばしば，症状を取り去ってもらうことよりも，医師が患者の訴えを受け入れることに，より関心を寄せる．あいまいで冗長な表現や，過剰に詳細で念入りな症状の訴えがあれば疑わしい．患者は正常な身体感覚を増幅しているようにみえる．使用される象徴的な用語により，心理的な要因が明らかになることがある（たとえば「のどの塊り」）．

　「ストレス」という言葉は，心理的な情報を得るための枠組みとして，ほとんどの患者で受け入れられるものである．問診中，症状は「すべて気のせいだ」と言ってしまわないように注意しなければならない．

　綿密で配慮の行き届いた病歴聴取と身体診察は，特異的な診断学的検査を選択するための基礎となるものであり，また患者に対し，愁訴が真剣に取り合われていると示すことにもなる．

臨床所見

不安神経症

　慢性的な不安は，正常な身体感覚にこだわり，それに不安を抱くという傾向を呈する．患者はしばしば最悪の病気を疑う．パニック発作（訳注：パニック障害でみられる発作のこと）の主要な症状は，動悸，胸痛，呼吸困難または窒息，嘔気あるいは下痢，頭のふらつきや失神，異常感覚，死の恐怖あるいは理性を失うという不安，発汗

	徴候	感度	特異度	尤度比
線維筋痛症	11/18 の圧痛点	90	78	4.1
	僧帽筋皮下脂肪の圧痛	60	83	3.5
	網状皮斑	15	95	3.0
	睡眠障害	75	73	2.8
	過敏性腸症候群	30	88	2.5
	倦怠感	81	61	2.1

や振戦である．

うつ病

多様な身体症状が前面に出てくる所見ではあるが，体重や食欲の変化，睡眠障害，倦怠感や性欲の減退といったうつ病の症状は，探せば誰でも見つかるものである．抑うつ気分や無快感症あるいは認知異常などの所見も有用である．典型例としては身体に関する異常な不安とこだわり，"系統的問診で陽性症状"（訳注：尋ねられると"有る"と答える），慢性疼痛，複数の臓器系にまたがる症状，病態生理学的に特徴づけるのが難しい愁訴などがある．

甲状腺機能低下症

不活発，便秘，集中力の障害，寒冷不耐性，浮腫などが，この疾患により引き起こされ，はっきりしない症状の典型的なものである．

月経前症候群

これは月経とともに周期的に起こり，特徴はイライラ，倦怠感，抑うつ気分，増悪と寛解を繰り返す全身症状である．

心気症

慢性的に，自分の身体と健康のことで頭がいっぱいであり，患者は深刻な病気が隠れているはずだと確信している．症状は変化し動揺するが，不安は不変であり，筋の通った保証がなされても緩和されることがない．患者は「医学用語」を用いる．たくさんの症状が，うんざりするような詳細にわたって物語られる—この行為は「organ recital（臓器リサイタル）」として知られる．患者のカルテが取るに足りない診断名でかなり分厚くなるか，または患者が「答え」を求めて頻回に医者を代えるかのどちらかとなる．

身体化障害

複数の臓器系にわたり多様な症状を呈し，それらは医学的に説明できず，かつ患者は治療を受けたり医師を受診したりするのに足るほど重症である．健忘症，性器の灼熱感，月経困難症，のどの塊り，四肢の疼痛，呼吸困難，嘔吐の7つのうち3つの症状があれば身体化障害が示唆されるとの報告がある．発症は通常30歳以前であり，

うつ病や複雑な人間関係と関連している．

慢性疲労症候群（CFS）
　この症候群は日常役割機能に影響を及ぼすほどの顕著で持続的な倦怠感と，集中力や短期記憶の障害，微熱，関節痛，リンパ節腫脹といった身体愁訴により確認される．これは前述の鑑別群の一部である可能性もあるが，患者は，ウイルス感染ではないかと疑っている．

線維筋痛症
　倦怠感，局在が明確でない関節周囲の痛みと硬さが認められる．18か所の特異的トリガーポイントが定められており，そのうちの11か所あるいはそれ以上の鋭い圧痛が最も有用な所見である．トリガーポイントは対になっており，頭蓋底，頸部C5からC7，僧帽筋中央部，肩甲骨中央上部，第二肋軟骨接合部，外側上顆，殿部上外側，大転子後部，内側膝脂肪体である．

パニック障害
　患者は不安と差し迫った破滅感という，不連続で誘因のない発作を起こし，呼吸困難，動悸，めまい，振戦，発汗，窒息，嘔気，異常感覚や胸痛といった症状を伴う．

詐病
　明らかな二次利得（係争中であることがしばしばある）があったり，患者が症状を誇張し，暗示的説明をしたり，症状の説明を変えたりする場合に，詐病を考慮する．休暇をとるための医学的な理由を得るという業務上の必要に迫られた個人では，自然治癒するタイプがある．

転換反応
　症状は感覚性あるいは神経筋性のいずれかであり，たとえば脱力，麻痺，失調，失明，知覚麻痺，痙攣，失語などである．手がかりとしては，症状が一時的であること，同様の反応の既往があること，症状発症に先立つ大きな感情的ストレス，その症状の象徴的な意味づけ，症状に対する不適切な関心の欠如（「美しき無関心」），疾病による偶発的な二次利得，あるいは他の精神病理学的症状などがある．

（橋本すみれ）

Chapter 3 不明熱

(Plates) 5, 6, 7, 12, 13, 14, 15, 16, 17, 18, 19, 20, 21, 22, 23, 24, 25, 26, 27, 41, 42, 43, 44, 45, 60, 61, 62, 63, 64, 84, 85, 96, 99, 100, 101, 102, 118, 119, 120, 121, 122, 123, 145, 146, 152, 159, 161, 162

鑑別リスト

◆感染症
- □ HIV
- □ 結核
- □ 心内膜炎
- □ 骨髄炎
- □ マラリア
- □ 梅毒
- □ 動物原性感染症
- □ 腸チフス
- □ 慢性髄膜炎菌血症

◆悪性腫瘍
- □ リンパ腫
- □ 肝転移
- □ 腎細胞癌
- □ 心房粘液腫

◆膠原血管病
- □ 巨細胞動脈炎
- □ 全身性エリテマトーデス
- □ 血管炎
- □ リウマチ熱
- □ Still病

◆その他
- □ 薬剤
- □ 熱中症
- □ 詐熱
- □ 悪性高熱
- □ 多発性肺塞栓症

診断へのアプローチ

　不明熱（FUO）とは，3週間以上続く原因不明の38.5℃以上の発熱で，通常感染症（40％），悪性腫瘍（20％），膠原病（20％）の結果として起きる．最もよくみられるのは，一般的な疾患の非典型的な症状としてである．常に，評価を開始する前に，本当に発熱があるのかを確認しなければならない．

　後腹膜（血腫または感染症），骨，歯，副鼻腔，卵巣，前立腺，横隔膜下（腹部手術後），腎臓，脾臓，人工器官など，どちらかというと隠れた（深い）部位を考慮する．入院患者のFUOでは，目に見えない部位（たとえば，挿管患者の副鼻腔や埋め込まれた機械装備類），留置ライン，*Clostridium difficile* や薬剤反応などを検討する．好中球減少患者では，カテーテル，肛門周囲感染症，カンジダ，アスペルギルスなどを検討する．また主要な徴候が欠如していることがある．たとえば，日和見病原体による髄膜炎で髄膜刺激症状を欠くものは63％，肺炎で膿性痰を欠くものは92％もある．好中球減少性発熱は通常細菌血症によるが，7日以上の持続的発熱では真菌が優勢となる．基礎にある悪性腫瘍や抗生物質などの薬剤や血液製剤による発熱である可能性もある．

　かすかな手がかりを詳細に観察しなくてはならない．
- ・点状出血皮疹が髄膜炎菌血症やロッキー山紅斑熱でみられる．

Chapter 3　不明熱

・膿疱性病変が淋菌敗血症やブドウ球菌性敗血症でみられる．
・壊疽性膿瘡が緑膿菌性敗血症でみられる．
・線状出血，結膜出血，Roth斑，Osler結節，Janeway斑が心内膜炎でみられる．
・脈絡膜結節が粟粒結核やカンジダ性敗血症でみられる．
・脾腫が心内膜炎，リンパ腫，肝硬変でみられる．
・肝雑音あるいは摩擦音が横隔膜下膿瘍でみられる．
・側頭動脈あるいは頭皮の圧痛，または顎部の疼痛性運動障害が巨細胞動脈炎でみられる．
・内側上顆のリンパ節腫脹が梅毒でみられる．

極端な発熱上昇（40℃以上）は，熱中症，視床下部の機能不全，髄膜炎，中脳出血，熱帯熱マラリア，ロッキー山紅斑熱，チフス，敗血症，悪性高熱，副腎腫瘍でみられる．

比較的徐脈はサルモネラ症（腸チフス），頭蓋内圧上昇を伴う髄膜炎，マイコプラズマおよびレジオネラ肺炎，詐熱，野兎病，ブルセラ症，流行性耳下腺炎，肝炎やβ遮断薬使用時に起きる．発熱時の徐脈はまた，急性リウマチ熱，ライム病，ウイルス性心筋炎，弁輪膿瘍を伴う心内膜炎などでの心伝導障害の徴候ともなる．

回帰熱（発熱期間と無熱期間が交互に現れる）はブルセラ症（身体活動で発熱），ホジキン病，肺外結核，マラリア，ライム病でみられる．消耗熱（最高値と最低値の差が1.5℃以上）は膿瘍，腎盂腎炎，上行性胆管炎，結核，リンパ腫や薬剤反応であることが多い．日内変動の欠如は中枢性の原因を示唆する．日内周期の逆転（"typhus inversus"）は播種性結核，腸チフス，結節性多発動脈炎，サリチル酸中毒でみられる．

発展途上国から来た患者のFUOでは，結核，チフス，アメーバ性肝膿瘍，AIDS，および地理的に限局された感染症，つまりマラリア，住血吸虫症，ブルセラ症，カラアザール，フィラリア症やラッサ熱などがみられる．これらは長い潜伏期間ののち

	徴候	感度	特異度	尤度比
心内膜炎	Osler結節	5〜17	>99.5	10〜34
	Roth斑	3〜8	>99.5	6〜16
	Janeway斑	5〜11	>99.5	10〜22
	雑音（新/何でも）	53/94	—	—
	線状出血	28	—	—
	脾腫	12〜31	—	—
巨細胞動脈炎	顎部の疼痛性運動障害	29〜41	—	4.2
	複視	7〜13	—	3.4
	側頭動脈の隆起または拡張	40〜54	—	4.3
	食欲不振	—	—	3.8

発症することがある．

FUOが6か月以上続くときは，詐熱，肉芽腫性肝炎，悪性腫瘍，Still病，感染症，膠原血管病または体温の生理的日内変動の誇張を考慮する．

診断が確定しない患者の予後はよい（83％は1年以内に解熱，死亡率は4％）．

臨床所見

HIV

発熱は急性あるいは慢性のHIV感染症で顕著な症状である．原因としては，HIV感染そのものと，免疫抑制，非ホジキンリンパ腫などによる二次性，あるいは薬剤熱の可能性がある．免疫抑制によるものとしては，mycobacterium avian-complex（MAC），トキソプラズマ，サイトメガロウイルス，結核菌，ニューモシスチス，サルモネラ，クリプトコッカス，ヒストプラズマなどによる感染症がある．

結核

HIV感染者，ホームレス，最近の東南アジア移民やアメリカ先住民などの高リスク患者では結核を疑う．FUOがあるときは，通常，肺外結核症（骨，リンパ節，腎臓，性器，肝臓など）である．

心内膜炎

注意深く診察し，線状出血，脾腫，ばち状指，結膜点状出血，手の圧痛のある結節（Osler結節）などを検索する．

骨髄炎

亜急性の発症で，病変部の骨の上に鈍い持続的な痛みと軟部組織の腫脹・圧痛があり，微熱を伴う．

マラリア

患者に最近の熱帯渡航歴があればマラリアを疑う．2～3日おきの発熱を伴う三日熱マラリアはP. vivaxとP. ovaleでみられる．P. malariaeによる四日熱マラリアは4日おきにぶり返す．P. falciparumによるマラリアは不規則な間隔で発熱をきたす．触知可能な脾臓と圧痛のある肝臓は慢性マラリアでしばしばみられる．

梅毒

第2期梅毒では手掌と足底を含む丘疹落屑性発疹および全身性リンパ節腫脹がみられる．治療によって，発熱，皮疹の増加と倦怠感を特徴とするJarisch-Herxheimer反応が出現することがある．

動物原性感染症

動物の調教師，獣医，食肉処理者では疑うべきである．一般的な症候群としては，

鹿ダニ咬傷部位の遊走性紅斑や関節痛を伴うライム病，低温殺菌牛乳を飲んだ後の脾腫，リンパ節腫脹，肝腫大を伴うブルセラ症，狩猟者で発熱とリンパ節の圧痛を伴う野兎病がある．

腸チフス
熱は毎晩徐々に上昇し，頻脈や悪寒は伴わない．中央に小斑点を伴う2～3mmの消退性深紅色斑であるバラ疹が腹部に1週間以内に出現する．悪臭のある緑がかった泥状の下痢が引き続いてみられる．

慢性髄膜炎菌血症
発熱は間欠的で，患者が健康に見える期間がある．斑丘疹性発疹と関節痛あるいは関節炎が発熱とともに増悪と寛解を繰り返す．20％で脾腫がみられる．

リンパ腫
発熱は（しばしば大量の盗汗とともに）主要症状であり，とくにホジキンリンパ腫や後腹膜，あるいは骨髄に限局した疾患でみられる．3～10日の無熱間欠期と3～10日の発熱期というPel-Ebstein型の回帰熱が16％でみられる．非ホジキンリンパ腫はしばしば発熱，リンパ節腫脹，肝脾腫と骨痛（とくに胸骨）を示す．

肝転移
発熱は通常，原発腫瘍のわかっている患者では晩期の現象である．肝臓に触知可能な硬い結節を認める．

腎細胞癌
全血尿，側腹部痛，触知可能な腹部腫瘤という典型的な三徴がみられるのは10％にすぎない．易疲労感や体重減少，悪液質といった全身症状がしばしばみられる．腎静脈が巻き込まれれば精索静脈瘤と下肢浮腫が生じる．ホルモン分泌により高血圧，乳汁漏出，女性化あるいは男性化，Cushing症候群，症候性高カルシウム血症が生じる．

心房粘液腫
tumor plop（訳注：左房内粘液腫が左室内に落ち込むときに生じる過剰心音）に伴う雑音の変化，塞栓症，レイノー現象があれば，このまれな疾患を疑う．

巨細胞動脈炎
高齢者が新たに頭痛を発症し，圧痛のある索状あるいは結節状の側頭動脈や発熱を伴うときに考慮する．近位筋の筋肉痛と筋力低下を伴うリウマチ性多発筋痛症もこの疾患の一部である．

全身性エリテマトーデス（SLE）
発熱はSLEそのもの，あるいは感染症の合併によって引き起こされる．頬部発疹，レイノー現象，漿膜炎，関節炎は重要な手がかりである．

血管炎

糸球体腎炎，触知可能な紫斑，皮膚壊死病変，多発単神経炎，脈拍の非対称性などの全身疾患のある患者では，血管炎を考慮する．

リウマチ熱

先行する咽頭痛，関節痛あるいは関節炎，心筋炎，輪状紅斑が診断の手がかりである．

Still病

若年成人で，高熱，一過性の皮疹（発熱のスパイク時に合致する），リンパ節腫脹，肝脾腫，関節痛が伴って起きる．

薬剤

発熱は血清病，アレルギーまたは免疫介在性血管炎により起きる．斑丘疹性発疹，好酸球増多症，悪寒の欠如などが手がかりとなる．抗生物質（とくにペニシリンとサルファ剤），フェニトイン，イソニアジド，チオウラシル，プロカインアミド，キニジン，メチルドパ，ヒドララジン，バルビツレート，アロプリノール，カプトプリル，フェノールフタレインが有名な原因薬剤である．即時の発熱をきたす薬剤としては，アムホテリシン，ブレオマイシン，高用量シクロホスファミド，抗胸腺細胞グロブリンである．

熱中症

患者は高熱，無発汗，錯乱あるいは昏睡を呈する．暑い天候や高温多湿下での運動，あるいは抗コリン薬，抗パーキンソン薬，利尿薬，フェノチアジンなどの薬物で疑う．

詐熱

2つの型がある．でっち上げの発熱と，異物の自己注射である．手がかりは医学の知識があること，通常の日内変動に従わないこと，過度の発熱（41℃以上），発熱時の頻脈または発汗の欠如，（虚偽の）高値の直後の正常体温などである．

悪性高熱

極端な体温上昇が，全身麻酔（ハロタンあるいはサクシニルコリン），メペリジンと併用されたMAO（モノアミン酸化酵素）阻害薬，またはフェノチアジン，ハロペリドール，フルオキセチン，三環系抗うつ薬，メトクロプラミドなどの神経遮断薬（神経遮断薬性悪性症候群）の投与中の患者に起きる．筋硬直がみられる．

多発性肺塞栓症

一過性の移動する胸膜性胸痛と息切れのある患者で考慮する．

（橋本すみれ）

Chapter 4　発汗・盗汗

Plates 7, 17, 18, 34, 35, 36, 38, 39, 41, 42, 43, 44, 45, 60, 62, 63, 64, 124, 148

鑑別リスト

◆発汗
- ☐ 発熱
- ☐ ホットフラッシュ（のぼせ）
- ☐ 不安
- ☐ 薬剤
- ☐ 味覚
- ☐ 甲状腺中毒症
- ☐ パーキンソン病
- ☐ 自律神経障害
- ☐ 中枢神経損傷
- ☐ 褐色細胞腫
- ☐ カルチノイド
- ☐ 末端肥大症

◆盗汗
- ☐ 悪性腫瘍
- ☐ リンパ腫
- ☐ 結核
- ☐ HIV
- ☐ 細菌性心内膜炎
- ☐ 骨髄炎
- ☐ 化膿性膿瘍
- ☐ 薬剤
- ☐ 夜間低血糖

診断へのアプローチ

　エクリン汗腺は手掌，足底，顔面と腋窩に集中しており，蒸散によって身体を冷却する機能を果たす．これらはコリン作動性の支配を受け，エピネフリンによって刺激されることもある．アポクリン汗腺は腋窩と鼠径部の毛囊に存在し，その分泌物は粘性で，細菌が作用して臭気を発する．

　発汗中の体温測定により発熱があるかを調べ，あれば感染の可能性がある．

　盗汗は寝具を替えなければならないほどの大量発汗と定義される．「原因不明の盗汗」は「不明熱」と似た鑑別となる．

　血管収縮（冷たく湿った肌）を伴う過剰の発汗は，インスリンによる低血糖，ダンピング症候群，薬剤離脱，ショック，血管迷走神経反射や極度の疼痛などによって起きることがある．

臨床所見

発熱

　通常感染により起こり，発汗は解熱するとき，とくに夜間に著明である．局所症状が明らかでないときは，HIV，肉芽腫性疾患や心内膜炎などの潜在感染症を考慮する．

Section I　全身・健康問題

ホットフラッシュ
　ホットフラッシュ（のぼせ）は通常胸部と顔面に紅潮をきたし，その後発汗が起きる．月経周期や経血量の異常など，のぼせ以外の閉経期の徴候が重要な手がかりとなる．

不安
　特徴として，発汗は手掌と足底（エクリン汗腺）に起きる．

薬剤
　発汗は，解熱薬（熱さまし），インスリン低血糖，三環系抗うつ薬や依存性薬剤（アルコール，アヘンなどの麻薬，抗うつ薬）の離脱で起きる．ナイアシン，タモキシフェン，シルデナフィル，ニトログリセリン，ヒドララジン，ブロモクリプチンは紅潮と発汗の原因となることがある．

味覚
　一般的に，香辛料の入った食事による発汗は顔面，とくに上口唇に起きる．

甲状腺中毒症
　代謝亢進状態の症状（頻脈など）があり，バセドウ病の所見（凝視，Graefe徴候，微小振戦，甲状腺腫）を伴うことも伴わないこともある．発汗は発作性ではない．

パーキンソン病
　発汗と皮脂腺の活動両方の増加があり，仮面様顔貌，手の周期的振戦，腕の動きの少ないひきずり歩行を合併する．

自律神経障害
　通常，起立性低血圧を合併する．

中枢神経損傷
　脳卒中や腫瘍が発汗の原因となることがある．眼底検査で乳頭浮腫を確認し，局所の神経症状を検索するが，通常これらは明白である．片側性の発汗増加が急性半球卒中に続いて起きることがあり，区域性の多汗症が脊椎または傍脊椎の病変部で起きることがある．

褐色細胞腫
　代謝亢進症状（体重減少など）のある患者で，交感神経の過剰活動発作（急激な血圧上昇と紅潮）が起きる．

カルチノイド
　一過性の紅潮，喘鳴，下痢が典型的である．

末端肥大症
　握った手が特徴的，湿潤で温かく，柔らかい．手，顎，舌が肥大し，前頭隆起を伴う．現在の外見を古い写真と比較するべきである．

悪性腫瘍

盗汗を伴う悪性腫瘍として一般的なのは，腎細胞癌，前立腺癌，胚細胞腫瘍である．甲状腺髄様癌はカルシトニン分泌を，またインスリノーマは夜間低血糖を介して，発汗を促進することがある．

リンパ腫

発熱を伴う大量の盗汗は，とくにホジキンリンパ腫でよくみられる（最大で症例の25％）症状である．3〜10日の無熱間欠期と3〜10日の発熱期というPel-Ebstein型の回帰熱は16％でみられる．その他の手がかりとして，瘙痒とアルコール摂取による疼痛がある．

結核

症例の50％に発熱が起き，しばしば2週間以上繰り返す．肺外疾患のある患者により多くみられる．その他の症状として喀痰を伴う咳，倦怠感，体重減少がある．HIV感染者，ホームレス，最近の東南アジアからの移民やアメリカ先住民などの高リスク患者では結核を疑うべきである．

HIV

盗汗は症候性HIV感染患者の70％に起きる．原因としては，HIV感染そのものと，免疫抑制，非ホジキンリンパ腫などによる二次性，あるいは薬剤熱の可能性がある．免疫抑制によるものとしては，mycobacterium avian-complex (MAC)，トキソプラズマ，サイトメガロウイルス，結核菌，ニューモシスチス，クリプトコッカス，ヒストプラズマなどの感染症がある．

細菌性心内膜炎

新しく出現した心雑音は有力な所見である．患者を注意深く診察し，線状出血，脾腫，結膜の点状出血，手の圧痛のある結節(Osler結節)などを検索する．

骨髄炎

亜急性の発症で，病変部の骨の上に鈍い持続する痛みと軟部組織の腫脹・圧痛があり，微熱を伴う．

化膿性膿瘍

局所症状を検索するが，最も多くみられるものは疼痛である．歯性膿瘍，副鼻腔炎，前立腺炎はしばしば不顕性の原因となる．

夜間低血糖

インスリンあるいは経口血糖降下薬使用中の糖尿病患者で，とくに新しく投薬が開始されたもので疑う．振戦や錯乱などの合併症状を検索する．指先穿刺法による血糖値は低く，症状は食事によって消失する．

（橋本すみれ）

Chapter 5 色調の異常

Plates 1, 2, 3, 5, 6, 7, 8, 9, 10, 11, 13, 14, 15, 38, 46, 51, 61, 65, 77, 79, 85, 100, 106, 113, 117, 177, 185

色で診断を想起することができる．

黄色

黄疸では，ビリルビン濃度により，貧血合併時のレモンイエローから深い黄色まで，黄色の度合いが変化する．悪性貧血では明るい黄色調となるが，対照的に舌は赤くなる．ネフローゼ症候群では，貧血による蒼白とカロテン結合グロブリンの増加が合わさり，くすんだ黄緑の色調を呈する．皮膚結核（尋常性狼瘡）の赤褐色病変は，ガラス圧診ではリンゴジャムのような黄褐色となる．黄色板腫はろうのような黄色の脂質の沈着物がある．弾性線維性仮性黄色腫は黄色がかった，羽をむしられた鳥の皮のように見える．尿酸結晶は痛風結節中に黄色い半透明部分を形成する．リンパ浮腫や慢性肺疾患では爪が黄色くなる．明るい黄色尿はフェナセチン，キナクリン，リボフラビン，ビリルビン（泡も黄色くなる）により出現する．サイトメガロウイルス（CMV）網膜症は砕いたチーズのような黄色がかった網膜滲出液がみられる．黄色い光輪視はジゴキシン中毒と急性緑内障で，ともに特徴的である．

オレンジ

カロテン血症では皮膚が橙黄色に変わるが，強膜は白いままである．オレンジ尿はルバーブ，センナ，アズルフィジン（スルファサラジン），ピリジウム（フェナゾピリジン）やリファンピン（オレンジの涙をきたすことさえある）が原因となることがある．毛孔性紅色枇糠疹の患者は顕著なオレンジ色の皮膚となることがあり，とくに手掌と足底で目立つ．タンジール病はオレンジ色の扁桃腺が特徴である．

青/灰色

青灰色の皮膚色は金（金皮症），銀（銀沈着症），転移性黒色腫（悪性黒色腫），組織褐変症，クロロキン，ミノサイクリン，アミオダロン（青いリポフスチン光線皮膚炎による）などが原因となることがある．クロルプロマジンは青紫色の「visage mauve（青紫色の外観）」を引き起こす．青色強膜は骨形成不全症に典型的である．還元ヘモグロビンにより引き起こされるチアノーゼは，紫がかった青からヘリオトロープ（薄紫色）を呈する．多血症の皮膚は赤みがかった青色である．メトヘモグロビン血症（ダプソン治療の結果で起きる）ではチョコレートがかった青色となる．スルフヘモグロビン血症では鉛色または青紫色となる．レイノー現象では，白く蒼白化してから灰色がかった青色のチアノーゼとなり，さらにどす黒い紫色，最終的には深い赤色へ

と変化する．有痛性青股腫のまれな所見として広汎性深部静脈血栓症があり，遠位の塞栓症では足指のチアノーゼ（blue toe）を呈することがある．暗灰色の紫斑は髄膜炎菌血症に特徴的である．青い尿はアミトリプチリン，トリアムテレン，センナ，あるいはインジゴブルーの産物であることがある．爪の半月が青くなるのは銀沈着症，Wilson病，抗マラリア治療などでみられる．青みがかった子宮頸部は妊娠の手がかりとなる．ジフテリアでみられる咽頭の偽膜は，青白から灰緑色になる．緑がかった視覚は視神経の虚血やホスホジエステラーゼ阻害薬（シルデナフィル，すなわちバイアグラ®）によって起こる．

緑

緑色の膿は白血球に銅含有ミエロペルオキシダーゼが含まれることを示唆する．緑膿菌感染では爪が緑色がかった色になる．緑色の尿は尿中銅，緑膿菌感染，ビリベルジン，フェノールや，赤緑色盲患者が血尿を見たときに起こることがある．（青い瞳の外国人の場合）虹彩炎では，血管のうっ血により，青い虹彩が緑色に変わることがある．貧血ではしばしば緑がかったろう様蒼白の皮膚を呈する．

金色/銅色/銀色

Wilson病での金色の虹彩輪は典型的な例であるが，デシプラミンでも金色虹彩を生じる．結核性腹膜炎では，とくに腹部が青銅肌となる．第2期梅毒の病変部は色と形が銅貨のようである．銀色の便は十二指腸乳頭部癌でごくまれに起こることがあり，これは出血を伴う無胆汁便の結果である．乾癬の雲母状鱗屑は銀色である．

紫色

皮膚筋炎のヘリオトロープ疹は，かすかな薄紫色であることが多い．紫色線条があればCushing症候群を強く疑う．暗紫色の結節は皮膚リンパ腫でみられる．すぐりジャム様の痰はクレブシエラ感染でよく知られている．類丹毒は深い赤紫色の皮疹として，Kaposi肉腫は深い紫色の丘疹としてみられる．局所の強皮症（限局性強皮症）でみられるサーベル状切痕病変は白く萎縮性であり，辺縁はすみれ色である．アミロイドーシスは，ろうのようなピンクがかった紫色の眼窩周囲の斑の原因となる．エチオナミドは薄紫がかった茶色の光線皮膚炎を引き起こすことがある．ポルホビリノゲンで尿が紫色になることがある．

黒

真っ黒な病変は黒色腫でよく知られている．黒色表皮症のベルベット様黒色斑はインスリン抵抗性を示唆する．黒いタール状便は上部消化管出血による下血を示唆する．黒い尿はアルカプトン尿症，チロシン症，メチルドパ，メトルカルバモール，フェノール，マラリア（黒水熱），メトヘモグロビン血症やクロウメモドキを食べたときに起こる．

（橋本すみれ）

Section I　全身・健康問題

Chapter 6　リンパ節腫脹

Plates 12, 13, 14, 15, 16, 17, 18, 19, 20, 57, 58, 59, 73, 84, 85, 103, 104, 105, 154, 159, 184

鑑別リスト

◆全身性
- □ 伝染性単核(球)症
- □ 薬剤
- □ 膠原病
- □ HIV感染症
- □ サルコイドーシス
- □ 血清病
- □ トキソプラズマ症
- □ 第2期梅毒

◆限局性
- □ 局所感染症
- □ リンパ節炎
- □ ホジキンリンパ腫
- □ ネコひっかき病

診断へのアプローチ

　触知可能なリンパ節腫脹は，健康な若年成人の半数でみられる．悪性の危険信号は，大きさが2 cm以上で増大しているリンパ節，40歳以上，10％以上の体重減少，鎖骨上リンパ節である．発熱，盗汗，体重減少などの全身症状があれば速やかにさらなる評価をすべきである．時々反応性にリンパ節腫脹が数か月持続することがあるが，増大がないかを経過観察していくことが，どの患者に生検が必要かを選ぶうえで有用な助けとなる．不整形で弾性硬の硬度をもつリンパ節では悪性を疑う．塊になった複数のリンパ節や，それらが深い筋膜に固着しているときも悪性の可能性がある．

　脾腫を合併していれば，全身性疾患，すなわちリンパ腫・白血病，伝染性単核(球)症，全身性エリテマトーデス，サルコイドーシス，トキソプラズマ症などが疑われる．

　頸部リンパ節と間違われやすいものに，耳下腺，甲状舌嚢胞，鰓性嚢胞，膿瘍，脂肪腫，甲状腺結節，顎下腺感染症あるいは歯性感染症がある．

　原因が感染であるときは通常圧痛を伴う．2～3日の経過観察で変化あるいは化膿がみられるのは，通常ブドウ球菌あるいはレンサ球菌感染症によるものである．数週間から数か月かけて進行していくものは，結核，非定型抗酸菌，バルトネラ（ネコひっかき病），スポロトリクム症，またはまれなケースで炭疽菌，ペスト，野兎病，軟性下疳，鼠径リンパ肉芽腫症などである．

　リンパ節腫脹の部位が鑑別の決め手となる．以下に部位ごとにまとめる．

前頸部

　片側性：咽頭炎，甲状腺癌，上咽頭癌，口腔内感染症．

両側性：咽頭炎，単核球症，サルコイドーシス，トキソプラズマ症．

耳介前部
アデノウイルス結膜炎，風疹，野兎病，レプトスピラ症などの眼腺症による熱（Parinaud眼腺症候群）でよくみられる．頰，眼瞼，耳，側頭部頭皮などの感染症でもしばしば認められる．原因が明らかでないときは，網膜黒色腫を考慮する．

耳介後部
伝染性単核(球)症，風疹，中耳炎，リンパ腫，または頭部・頸部の悪性腫瘍を考慮する．

右鎖骨上部
胸腔内（肺，縦隔，食道など）の悪性腫瘍を考える．

左鎖骨上部
胸管が流入するセンチネルリンパ節あるいはVirchowリンパ節の腫脹では，腹腔内悪性腫瘍（胃，胆嚢，膵臓，腎臓，睾丸，卵巣，前立腺など）を疑う．

腋窩
流入するのは腕，胸壁，乳房からであるから，乳房悪性腫瘍，ネコひっかき病のような上肢の感染症，あるいはホジキンリンパ腫を考慮する．

内側上顆
第2期梅毒（両側性），手の感染症（片側性），サルコイドーシスおよび関節リウマチ（変形性関節症との鑑別に有用）などを考慮する．

鼠径部
下肢の感染症か性感染症（第1期梅毒，性器ヘルペス，軟性下疳，鼠径リンパ肉芽腫症）が通常の原因である．皮膚（たとえば黒色腫）や性器からの局所転移も起きる．大腿ヘルニアがリンパ節腫脹と混同されることがある．

後頭部
頭皮の感染症（とくに頭皮シラミ症），第2期梅毒，ホジキンリンパ腫，結核を考える．

臍周囲部
腹部悪性腫瘍を考える．

	徴候	感度	特異度	尤度比
悪性腫瘍	鎖骨上の結節	─	─	10.0
	年齢40歳以上	─	─	5.0
	体重減少10％以上	─	─	3.0

臨床所見

伝染性単核（球）症
　典型的な症状としては，思春期あるいは若年成人に著明な倦怠感，発熱，滲出性扁桃腺炎が出現する．後頸部リンパ節腫脹と脾腫（50％）がみられる．しばしば軟口蓋と硬口蓋の接合部に点状出血がみられることがある．

薬剤
　リンパ節腫脹を起こすのはフェニトイン，アロプリノール，ヒドララジン，カルバマゼピン，抗甲状腺薬，イソニアジドなどである．

膠原病
　関節リウマチでは，罹患関節から流入してくる部位にリンパ節腫脹が起きる．Felty症候群（好中球減少を伴う）は脾腫と全身性リンパ節腫脹で特徴づけられる．全身性リンパ節腫脹は患者の50％で，とくに発症時や増悪時にみられる．混合性結合組織病やSjögren症候群の随伴症状としても，リンパ節腫脹がみられる．

HIV感染症
　リンパ節腫脹は急性HIV症候群の75％に，通常第2週目に起きる．発熱，手掌を含む広範囲のびまん性斑丘疹性発疹，皮膚粘膜の潰瘍形成，最近の高リスク曝露がある患者では急性HIV症候群を考える．診断がなされていない慢性HIV感染症は，著明な体重減少，鵞口瘡，HIVのリスクファクターにより認識されうる．

サルコイドーシス
　耳下腺あるいは涙腺の腫脹がよくみられる．皮膚病変はろう様赤褐色で，深部の硬結がある．瘢痕性脱毛症を伴う頭皮病変もみられることがある．

血清病
　新しい薬剤を服用中の患者に発熱，皮疹，急性関節炎が起きたときに考慮する．

トキソプラズマ症
　ネコあるいはカメとの接触を検索する．

第2期梅毒
　手掌と足底を含む全身性の鱗屑性皮疹が特徴的である．口腔内あるいは性器粘膜の無痛性銀灰色びらんがみられることもある．

局所感染症
　感染症は軽微であり，たとえば皮膚糸状菌，疥癬虫などの感染である．庭いじりでの擦り傷はスポロトリクム症の可能性がある．

リンパ節炎
　圧痛，熱感，発赤があり急速に増大するリンパ節は，リンパ節そのものの化膿性感染を反映している．

ホジキンリンパ腫
　大きく弾性があり圧痛のない一連のリンパ節，触知可能な脾臓，盗汗や発熱というリンパ腫B症状が有用な手がかりである．アルコール摂取によってリンパ節に痛みが生じることがある．

ネコひっかき病
　原発疹は癰に類似し，片側性の局所リンパ節腫脹を伴う．リンパ管炎はないが，全身症状がみられる．

（橋本すみれ）

Section I　全身・健康問題

Chapter 7　体重減少

Plates 13, 14, 15, 16, 17, 18, 19, 20, 30, 31, 34, 35, 36, 37, 38, 39, 40, 41, 42, 43, 44, 45, 71, 72, 73, 74, 76, 77, 80

鑑別リスト

- ☐ 糖尿病
- ☐ うつ病
- ☐ 摂食不良
- ☐ 薬剤
- ☐ 甲状腺機能亢進症
- ☐ 悪性腫瘍
- ☐ 心拍出量低下
- ☐ 神経性食思不振症
- ☐ 吸収不良
- ☐ 慢性感染症
- ☐ 副腎機能不全
- ☐ 肺気腫

診断へのアプローチ

悪液質は，慢性的な炎症反応による除脂肪体重の急激な減少であり，摂取量の低下（食欲低下による）と代謝率の増加が相まって引き起こされる．体重減少の原因は通常，随伴症状に基づけば明らかである．そうでないときは，まず，以前の体重測定の記録や，ゆるくなった服（ベルト穴の位置をよりきつく締めている）や義歯などを尋ねることで体重減少を実証する．初診時に原因がわからないときは，体重を記録し，数週間後に再測定する．

うっ血性心不全，肝硬変，尿毒症の患者の体重減少は体液貯留によって隠されている可能性があるが，側頭筋と四肢の萎縮は著明である．悪性腫瘍において，治療前に5％以上の体重減少があると，予後不良であることが予想される．

	徴候	感度	特異度	尤度比
甲状腺機能亢進症状	眼瞼後退	34	99	31.5
	Graefe 徴候	19	99	17.6
	微小な手の振戦	69	94	11.4
	湿潤して温かい皮膚	34	95	6.7
	甲状腺腫大	93	59	2.3
摂食異常	SCOFF　0〜1	22	88	0.25
	2〜3	67	89	6.2
	4〜5	11	99	11

臨床所見

糖尿病

初期の体重減少は浸透圧利尿によって起こり，多尿・夜間頻尿がみられる．糖分が

尿から失われ続けると，インスリン欠乏とグルカゴン過剰による異化亢進状態とが相まってカロリー喪失が出現する．新たに糖尿病を発症し，著明な体重減少を認める患者では，隠れた膵臓癌を考慮する．

うつ病
悲しみ，無快感症，食欲不振，睡眠障害などからわかる．

摂食不良
一般的な原因としては，口腔内の有痛性病変（フェニトインによる歯肉肥厚，ビタミン欠乏性舌炎，重金属中毒，カンジダ症，歯の状態不良など），高齢者の独居，初期認知症，偏食，味覚異常（肝炎，亜鉛欠乏，薬剤），食事による腹痛（腸虚血）などがあげられる．タンパク質・カロリー欠乏では，皮膚は乾燥したるむ．脱力，振戦，多尿，浮腫，腹水などが認められる．

薬剤
体重減少に関係するものとしてはコレスチラミン，ジゴキシン，利尿薬，経口血糖降下薬，細胞毒性薬，アンフェタミン，シブトラミンなどがある．

甲状腺機能亢進症
食欲は増加するにもかかわらず，体重減少が起きる．頻脈，微小振戦，すべすべした皮膚と眼症状（眼球突出，Graefe 徴候）が有用な手がかりである．無欲性甲状腺機能亢進症は高齢者に発症し，無関心と頻脈あるいは心房細動を呈する．

悪性腫瘍
膵臓癌が典型的である．内臓痛や黄疸に先行する食物への嫌悪や体重減少（10～20 kg）がみられ，これは腫瘍の大きさに比例しない．体重減少は，胃癌と膵臓癌で著明であり，前立腺癌，大腸癌，肺癌では中等度，乳癌では軽度である．

心拍出量低下
易疲労性，労作時呼吸困難，両側肺底部の雑音，末梢浮腫，Ⅲ音かⅣ音，頸静脈怒張などが認められる．

神経性食思不振症
患者は体重のことを非常に気にしているが，明らかに著しくやせていることには無頓着である．悪液質にもかかわらず，通常活動亢進がみられ，しばしば激しい運動などをしている．患者が隠し立てするため，意図しない体重減少と誤解される．SCOFF 質問紙はスクリーニングに役立つ：①Sick：食べすぎで気持ち悪くなりますか？②Control：自分がどのくらい食べるかについて制御できないと不安に感じますか？③One stone：最近 3 か月間に 1 ストーン（7 kg）以上体重が減りましたか？　④Fat：他の人があなたのことをやせすぎだと言っても，自分自身のことを太っていると思いま

すか？ ⑤Food：食べ物はあなたの人生を支配していますか？

吸収不良

脂肪吸収不全では，どろっとした脂っぽい便，腹鳴，腹部膨満，はっきりしない腹痛などを呈する．吸収不良は脂溶性ビタミンの喪失も合併し，時に末梢神経障害，貧血，皮膚炎，出血などを引き起こす．スプルーは吸収不良症候群，圧迫変形を伴う骨痛，不安・うつなどの原因となる．

慢性感染症

発熱が重要な症状である．一般的な潜在性の原因として細菌性心内膜炎，骨髄炎，結核，HIVがある．

副腎機能不全

倦怠感，低血圧，色素沈着——とくに手掌線や頬粘膜にみられるとき——は重要な所見である．

肺気腫

悪液質が肺気腫患者"赤やせ pink puffer"にみられる．患者には喫煙歴があり，呼吸音の減弱を伴う樽状胸，労作時呼吸困難を認める．

〔橋本すみれ〕

Chapter 8 肥満

(Plates) 28, 29, 32, 33

鑑別リスト

- □ カロリー過剰
- □ うつ病
- □ 薬剤
- □ 甲状腺機能低下症
- □ 性腺機能低下症
- □ Cushing症候群
- □ 多嚢胞性卵巣症候群
- □ 視床下部性
- □ インスリノーマ

診断へのアプローチ

肥満指数（BMI）＝体重（kg）/身長（m）^{2}．過体重とはBMI 25〜30 kg/m^{2}であり，肥満とはBMI＞30 kg/m^{2}である．（訳注：日本の基準では，BMI 25〜30　肥満〈1度〉，BMI 30〜35　肥満〈2度〉，BMI 35〜40　肥満〈3度〉，BMI 40以上　肥満〈4度〉）BMI＞30は2型糖尿病，睡眠時無呼吸症候群，脂肪肝，胆石，痛風，変形性関節疾患や急速なアテローム形成などと関連する．内臓（腹腔内）脂肪過剰を伴う腹部肥満（ウエスト/ヒップ比が男性で＞0.95，女性で＞0.85）（訳注：特定健診では，腹囲が男性≧85cm，女性≧90cm）は中性脂肪，インスリン，血糖の高値と関連があり，疾病の発生率を著しく増加させる．

肥満患者の1％未満に内分泌あるいは他の二次性の原因を認める．

急速な体重増加は通常，水分貯留によるものであり，うっ血性心不全，腎不全または慢性肝疾患などでみられる．慢性肝疾患による腹水は，患者に妊娠と誤解されるほどの著明な腹部所見を呈する．

臨床所見

カロリー過剰

体重増加はふつうエネルギー摂取と消費の不均衡によって起こり，自発的なものか，視床下部の「満腹中枢セットポイント」の変化によるものかのどちらかである．家族性のものは小児期あるいは思春期発来とともに生じ，中心性だけでなく末梢性の肥満が特徴的である．

うつ病

診断の手がかりは，抑うつ気分，無快感症，睡眠パターンの変化，とくに早朝覚醒である．

	徴候	感度	特異度	尤度比
Cushing症候群	満月様顔貌	98	41	1.6
	中心性肥満	72〜90	62〜97	3.0
	多血症	83	69	2.7
	斑状出血	54〜71	69〜94	4.5

薬剤
　グルココルチコイド，経口避妊薬，フェノチアジン，シプロヘプタジン，三環系抗うつ薬はすべて体重増加をきたす．

甲状腺機能低下症
　寒冷不耐性（太った人は通常高温不耐性である），乾燥したろう様皮膚，便秘，深部腱反射弛緩相の遅延，甲状腺腫などが有用な手がかりである．

性腺機能低下症
　閉経期の軽度の体重増加の一般的な原因である．

Cushing症候群
　細い四肢を伴う中心性肥満が典型的である．紫色線条，満月様顔貌，頸部背面のバッファローハンプ（野牛肩）などが認められることが多い．この症候群は通常ステロイド療法の結果として起きる．

多嚢胞性卵巣症候群（PCOS）
　多毛，痤瘡，月経不順・過少月経，不妊症を伴った肥満ではPCOSを疑う．

視床下部性
　これは著明で制御できない過食(症)が特徴である．通常，視床下部および下垂体機能不全のほかの症状が認められる．原因は頭蓋咽頭腫，サルコイドーシス，視床下部嚢胞，結核性脳炎などである．

インスリノーマ
　一過性の高エピネフリン血症による交感神経症状と低血糖症状の既往のある患者に軽度体重増加がみられる．

〔橋本すみれ〕

Section II 心・血管系

Chapter 9　高血圧

Plates 28, 29, 49, 124

鑑別リスト

- □ 本態性高血圧
- □ 白衣高血圧
- □ 腎動脈狭窄症
- □ 薬剤誘発性高血圧
- □ 動脈硬化性血管障害
- □ 褐色細胞腫
- □ Cushing 症候群
- □ アルドステロン症
- □ 大動脈縮窄症
- □ 急性腎動脈閉塞症
- □ 妊娠中毒症

診断へのアプローチ

心血管系疾患の死亡率が50％増加する血圧値は，45歳以下の男性で130/90，45歳以上の男性で140/95，女性では160/95である．下肢収縮期血圧/上肢収縮期血圧比が0.9以下の場合，心血管系疾患のリスクが4倍と予測される．

若年発症（35歳以下）や，突然発症，2～3種類の降圧薬の高容量投与にても血圧のコントロールが難しい場合，血圧が異常に高い場合は，二次性高血圧を疑う．高血圧に相対的頻脈を伴う場合は，交感神経の興奮や心拡張不全の手がかりとなる．重症高血圧による頭痛は，後頭部に生じて朝方にひどい．

拡張期血圧が130 mmHg 以上で，昏迷や呼吸困難，不隠，視野障害を伴う場合，高血圧による末端臓器の障害の有無を検索すべきである．眼底検査で乳頭浮腫や網膜出血の有無，聴診にてⅢ音の有無や肺底部のラ音の有無を確認する．左室肥大を伴う高血圧では，Ⅳ音や，心尖拍動の2肋間を超える拡大，汎収縮期の心尖拍動の持続的な拡大，運動負荷反応性の血圧の上昇（収縮期血圧210 mmHg 以上）を伴うことがある．綿花状白斑は虚血性浮腫によって軸索が変性するために起こり，進行した高血圧（そ

Grade	動静脈比	出血・浸出物	乳頭浮腫	細動脈	動静脈交差
正常	3：4	なし	なし	細い黄色線 赤血球列	なし
Grade Ⅰ	1：2	なし	なし	太い黄色線	中等度
Grade Ⅱ	1：3	なし	なし	銅線状	静脈圧迫
Grade Ⅲ	1：4	あり	なし	銀線状	静脈消失
Grade Ⅳ	線維化	あり	あり	線維索	線維索

徴候		感度	特異度	尤度比
褐色細胞腫	頭痛・動悸・発汗	—	—	15
腎血管性高血圧	収縮期・拡張期血管雑音	29	99	29
	収縮期血管雑音	45	79	2.1

の他，糖尿病や蛋白異常症，脂肪塞栓）で認める．

高血圧性網膜症の程度は，末端臓器障害の指標となり，予後と深く関係する．

臨床所見

本態性高血圧
発症は緩徐で，立位で拡張期血圧が高くなる．高血圧の家族歴も手がかりとなる．

白衣高血圧
医療者の前で測定すると血圧が高くなるが，自宅での血圧は正常である．頻脈や発汗，指先の冷感，振戦，瞳孔散大など，緊張による交感神経亢進症状を伴うことが多い．

腎動脈狭窄症
40～50％に，上腹部の腎臓に一致する部位に血管雑音を認める．拡張期にも認め，片側性である場合はより特異度が高い．通常，さまざまな血管疾患を合併している．

薬剤誘発性高血圧
アンフェタミン，ステロイド，甘草，L-チロキシン，コカイン，経口避妊薬は高血圧の原因となる．

動脈硬化性血管障害
収縮期血圧が高く，脈圧が大きくなる．Osler法が陽性である（上肢に血圧計のカフを巻き，圧を上げても，橈骨動脈を触知し続ける）．

褐色細胞腫
発作性のひどい頭痛や，不安感，発汗，動悸，起立性低血圧，体重減少など，全身性の交感神経症状を伴う．血圧は通常正常～発作性に上昇するが，未治療の場合では起立性低血圧となることがある．上腹部の触診で副腎に腫瘤を触知する場合や，腫瘤の圧迫により血圧が上昇する場合は考慮する．

Cushing症候群
慢性的なステロイド内服によるものが多い．細い足と体幹部の肥満，多血で赤らんだ状態の満月様顔貌，皮下出血斑，紫色の皮膚線状，多毛などを認める．

アルドステロン症
カリウム不足により，筋力低下，多尿，口渇をきたす．

大動脈縮窄症

　橈骨動脈と大腿動脈を同時に触診すると，下肢で脈が遅れ，血流量および血圧が低下している．肩甲骨の間で雑音を聴取することもある．下肢は冷たく，しばしば両側下肢の跛行を認める．

急性腎動脈閉塞症

　急性発症の高血圧と，不安定で著明な血圧の上昇を認める．多くは，動脈硬化が以前から存在するか，心房細動の既往をもつ．

妊娠中毒症

　妊娠後期に，徐々に血圧の上昇と，浮腫，蛋白尿が生じる．

〔髙橋知子〕

Section II 心・血管系

Chapter 10 起立性低血圧

(Plates) 30, 31, 37, 38, 39, 40, 77, 78, 165, 167

鑑別リスト

- ◆自律神経障害
  - □ 糖尿病
  - □ 薬剤
  - □ 悪性貧血
  - □ アミロイドーシス
  - □ Guillain-Barré症候群
  - □ Wernicke症候群
- ◆その他
  - □ 脱水
  - □ 長期立位
  - □ 出血
  - □ 熱拡散
  - □ 迷走神経反射
  - □ 妊娠
- □ Addison病

診断へのアプローチ

　自律神経障害では，起立性低血圧（立位による立ちくらみ，失神，眼のかすみ，脱力感，不安定な歩行），排尿障害（頻尿，尿意切迫，腹圧性尿失禁），性機能障害（インポテンツ，射精不全），腸管運動障害（夜間下痢，便失禁），時に発汗の低下がみられる．頻脈を伴わない起立性低血圧の存在が，自律神経障害を確認する最も簡便な方法である．2～5分間静かに起立した状態でいると，収縮期血圧が20 mmHg以上低下，拡張期血圧が10 mmHg以上低下，あるいは脳灌流不全の症状が出現する．

　消化管出血では，立位により10 mmHgの血圧低下を認めた場合には少なくとも20％の血液の損失を疑ってよい．

臨床所見

糖尿病

　糖尿病による自律神経障害の初期には，心臓交感神経調節機能が保たれている起立性低血圧や，腸管麻痺による早期満腹感と嘔吐，便失禁，射精不全などを認める．一般的には振動覚の低下とアキレス腱反射の消失を伴う，両側性・対称性のニューロパチーを認める．

薬剤

　メチルドパ，バルビツレート，クロニジン，イソニアジド，L-ドーパ，MAO（モノアミン酸化酵素）阻害薬，フェノチアジン，三環系抗うつ薬，プラゾシン，キニジン，プロカインアミド，レセルピン，ビンクリスチンは自律神経症状の原因となる．利尿薬，アルコール，血管拡張薬（カルシウムチャネル拮抗薬，ニトロ製剤）も起立

性低血圧をきたすことがある．

悪性貧血
下肢の感覚異常，遠位部の腱反射消失を早期に認め，貧血が続き，これらが起立障害の要因になっている可能性がある．

アミロイドーシス
多くは，自律神経障害を伴う感覚障害を認め，癌や感染症などの慢性炎症性疾患などを基礎に生じる．うっ血性心不全やネフローゼ症候群による浮腫や，巨舌，眼窩周囲にろう様光沢を有する斑を認めることもある．

Guillain-Barré症候群
発症は亜急性だが，急速に進行する．典型的には，手や足の刺すような痛み，上行性の運動障害とそれによる歩行障害，軽度の遠位部の感覚障害，腱反射消失を呈する．両側の顔面神経麻痺を認める場合は，重要な手がかりとなる．

Wernicke症候群
自律神経障害は疾患の後期で認め，外眼筋麻痺，運動失調，錯乱状態となる．

脱水
粘膜は乾燥して，皮膚のツルゴール（テント現象：皮膚を摘み上げ放すと，しばらくしてゆっくりと元の状態に戻る現象）が低下し，眼窩は陥凹する．通常，下痢や嘔吐などの脱水を助長する病態が存在する．

長期立位
長時間，静止したまま立位でいると，とくに暑い日など血管が拡張しやすい状態では，起立性のふらつきをきたす．

出血
通常は消化管出血か，外傷性の出血が原因であるが，後腹膜臓器の出血（腎外傷，出血性膵炎，大動脈破裂など）では大量の出血をきたし，局在がはっきりしにくいこともある．

熱拡散
熱の拡散により，皮膚は紅潮し，発汗している．

迷走神経反射
精神的ストレス下で起こることが最も多い．患者は蒼白となり，汗をかき，徐脈となる．立位による変化は，交感神経が回復すると消失する．

妊娠
静脈還流不全により血液の貯留が生じ，立位で血圧が低下する．

Addison病
患者は脱力と鈍い腹痛を訴える．とくに手掌線や粘膜の色素沈着は，重要な徴候である．

〈髙橋知子〉

Chapter 11 ショック

Plates 5, 21, 22, 23, 24, 25, 26, 27, 30, 31, 155

鑑別リスト

◆心原性
- □ 前壁心筋梗塞
- □ 不整脈
- □ 拡張型心筋症
- □ 大動脈狭窄症
- □ 急性僧帽弁開鎖不全症

◆閉塞性
- □ 重症肺塞栓症
- □ 心タンポナーデ
- □ 収縮性心内膜炎
- □ 緊張性気胸

◆循環血液量減少
- □ 出血
- □ 水分欠乏（脱水）

◆血液分布異常
- □ 敗血症
- □ アナフィラキシー
- □ 副腎不全
- □ 神経原性

診断へのアプローチ

　ショック状態の患者は，横になったままで自分の周りの物事に注意を払わなくなる．呼びかけには弱い声で応え，瞳孔は散大し，対光反射は緩慢となる．顔色は灰色〜蒼白であり，背部や手足はまだら模様となり，口唇にはチアノーゼを認める．頻脈となり拍動は減弱し，体温と血圧は低下する．これら致死的な所見がみられた場合は，循環血流量の低下によるショックの場合は20〜25％の体液消失，あるいは心係数の2.5 L/分/m² 以下への低下や敗血症によるメディエーターの活性化が考えられる．

　原因を特定するために，注意深く身体診察を行う．頭頸部の診察では，瞳孔は散瞳または縮瞳し，結膜は乾燥し，黄疸を呈することもある．頸部では頸静脈の怒張，頸動脈拍動の遅延，頸動脈雑音や髄膜刺激症状を確認する．肺の診察では，頻呼吸，浅呼吸，ラ音，片側性の鼓音または呼吸音消失を確認する．心臓の診察では，頻脈，徐脈，脈の不整，Ⅲ音ギャロップ，右室または左室の隆起，心雑音，心音の低下，奇脈，摩擦音を確認する．腹部の診察では，圧痛，筋性防御・反跳痛，腸雑音の亢進または消失，膨満，腫瘤の触知，肝脾腫，腹水の有無を確認する．直腸診で出血の有無（便潜血陽性，暗黒色・鮮紅色の出血）や，括約筋弛緩の有無を確認する．四肢の診察では，下腿の腫脹や脈や血圧の左右差を認める場合がある．神経学的には，興奮状態，昏迷，せん妄，鈍麻，昏睡を認める場合がある．皮膚の診察で，冷たくじっとりした皮膚や，温かく充血した皮膚，紅潮，溢血，じんま疹，蜂窩織炎などが明らかになることがある．

Killip 分類	死亡率
I　肺水腫や血管うっ血なし	0〜5％
II　中等度の左心不全（両側性ラ音，III音ギャロップ，頻呼吸，頸静脈怒張，浮腫）	10〜20％
III　重度の左心不全（肺水腫）	35〜45％
IV　心原性ショック（低血圧　収縮期血圧＜90，末梢血管収縮，チアノーゼ，錯乱，尿量減少）	85〜95％

　心原性ショックの予後は，Killip 分類で厳密に分類され，観察の際の臨床基準として使われている．

臨床所見

前壁心筋梗塞
　胸痛が続いたあと，虚血による障害が左室筋の40％以上となるとショックを生じる．心原性ショックでは通常，肺水腫やギャロップリズムがみられ，患者はしばしば鈍麻となり，尿量は低下，末梢は冷たく，チアノーゼを呈する．

不整脈
　頻脈，徐脈，あるいは不整な脈を自覚する．心室への血流充満が25％減少した急性心房細動では，既存の左室機能不全を伴うと低血圧を呈する．

拡張型心筋症
　急性心筋炎の場合は発熱により診断に至ることが多いが，それ以外では，患者は徐々にうっ血性心不全が悪化する．

大動脈狭窄症
　通常，胸骨右上縁に大きく雑音を聴取し，頸部に放散するが，血流が減少すると雑音は小さくなる．頸動脈の拍動は遅く，小さくなり（小脈・遅脈），II音の大動脈成分（A_2）が消失する．

急性僧帽弁閉鎖不全症
　心尖部に新たに大きな収縮期雑音を聴取し，腋窩に放散する．急性心筋梗塞や粘液腫による変性のため，乳頭筋が断裂することにより起こる．

重症肺塞栓症
　急性発症の呼吸困難，胸膜性胸痛，喀血，下肢の浮腫は診断の手がかりとなるが，すべての症例でこれらの徴候を認めるわけではない．

心タンポナーデ
　タンポナーデが低血圧をきたすほど進行すると，高度の奇脈，心音減弱，Kussmaul徴候（吸気時に増強）を伴う頸静脈の拡張が認められる．

Section II　心・血管系

収縮性心内膜炎
　所見は心タンポナーデに似るが，奇脈は認めない．

緊張性気胸
　片肺が拡張し，呼吸音は消失する．打診上鼓音となり，対側に気管が偏位する．外傷または人工呼吸器管理中の患者では疑うべきである．

出血
　重症な消化管出血では鮮紅色便あるいは黒色便を認める．しかし，後腹膜の出血や大動脈解離など出血部位がわかりにくい場合は診断がより困難となる．

水分欠乏（脱水）
　嘔吐，下痢，熱傷，糖尿病性ケトアシドーシスによる脱水などにより起こり，皮膚のツルゴールの低下，粘膜の乾燥といった所見がみられる．頬はこけ，眼はくぼみ，舌は乾燥し付着物で覆われる．尿量は減少し，尿の色は濃くなる．

敗血症
　スパイク状の発熱や，硬直を認め，四肢は温くなり，斑状の皮疹を呈することがある．

アナフィラキシー
　アナフィラキシーショックは，ペニシリン，サルファ薬，造影剤，ハチ毒などのアレルゲンに曝露された後に突然起こる．その他の所見としては顔面の紅潮，じんま疹，血管浮腫，呼吸困難，嘔吐，下痢，腹部の筋痙攣などがある．

副腎不全
　慢性的にステロイドを内服している患者や，他の原因がなく色素沈着や起立性低血圧を認める患者で考慮すべきである．

神経原性
　脊髄性ショックは急性の横断性脊髄障害で起こり，脊髄浮腫を伴う外傷や脊髄占拠性病変により生じる．急性脳出血でも血圧低下をきたすことがある．

　　　　　　　　　　　　　　　　　　　　　　　　　　（髙橋知子）

Chapter 12 貧血

(Plates) 11, 65, 66, 67, 70, 78, 79, 103, 104, 131

鑑別リスト

- □ 鉄欠乏性貧血
- □ 慢性疾患
- □ ビタミンB_{12}欠乏
- □ 亜急性血液喪失
- □ サラセミア
- □ 葉酸欠乏
- □ 鎌状赤血球
- □ 免疫性溶血性貧血
- □ 骨髄増殖性疾患
- □ 再生不良性貧血
- □ 鉄芽球性貧血

診断へのアプローチ

症状としては，労作時呼吸困難，倦怠感，頭痛，動悸，集中力の低下，耳鳴などがある．血液喪失が徐々に起こった場合，安静時ヘモグロビンの低下が 5 g/dL までは酸素の運搬は維持される．

頻脈と収縮期雑音は，ヘモグロビン値が 7.5 g/dL 以下になったときに出現する．蒼白は結膜と，とりわけ手の伸展時の手掌線（通常は赤らむ）にみられる．爪の基部を押し，白くなってから赤くなるのを観察し，検者の爪床の色と比較する．血液喪失の緊急性を評価するために，常に起立性血圧変化を検査する．便潜血をチェックする．溶血，悪性貧血，肝疾患，感染症，サラセミアでは脾腫が認められる．慢性貧血では脈圧の大きい速脈と収縮中期雑音が認められる．

過多月経は，凝血塊やタンポンを外すときに血があふれることなどでわかる．貧血の家族歴があれば，異常血色素症（たとえば鎌状赤血球症やサラセミア）を疑う．薬剤や毒物への曝露があれば，再生不良性貧血，骨髄異形成，G6PD（グルコース-6-リン酸デヒドロゲナーゼ）溶血などが考えられる．舌炎は，鉄，葉酸あるいはビタミンB_{12}欠乏でみられる．リンパ節腫脹は骨髄浸潤や感染症でみられる．

臨床所見

鉄欠乏性貧血

特異的な症状として，異常感覚，舌の灼熱感，嚥下障害がある．土や粘土，あるいは，より一般的には氷を異常に欲しがる異食症は50％でみられる．所見としては萎縮性舌炎，口角炎がある．爪が薄くなり隆起するさじ状爪はかなり特異的である．よくみられる原因の多くは失血であり，若い女性では月経，高齢者では消化管からの出

血である．消化管が出血源であれば，通常は同時に便潜血が認められるはずである．

慢性疾患

慢性炎症性疾患，慢性感染症，悪性腫瘍，肝硬変，腎不全などが一般的な原因であり，これらは潜在性であることもある（たとえば膵臓癌）が通常は明らかである．

ビタミンB_{12}欠乏

このビタミン欠乏症は通常，悪性貧血によって起こされ，免疫甲状腺炎，白斑症や盲係蹄症候群（ブラインドループ症候群）との関連も認められることがある．症状は四肢のしびれ（最も早期の徴候），舌痛，食欲不振，下痢，記憶障害，うつなどである．理学的所見として舌炎，口唇炎，位置覚・振動覚の消失がよくみられる．皮膚はレモンイエロー色であるが，これは貧血による蒼白とビリルビンの軽度増加が合わさった結果である．

亜急性血液喪失

貧血を呈する亜急性の血液喪失は出血源がはっきりしている．たとえば黒く粘性の便や過多月経の病歴などである．大腿部や後腹膜への出血は明らかでないこともあるが，疼痛や触知可能な腫瘤などを伴うこともある．

サラセミア

小球性貧血であり，地中海に住む家系の患者で疑う．

葉酸欠乏

神経学的欠損はみられない．葉酸欠乏は環境を考慮する．すなわち，食事（アルコール依存症，果実や野菜の不摂取），代謝需要の増加（妊娠，乾癬，癌），吸収不良（スプルー，フェニトイン），直接拮抗作用（メトトレキサート，トリメトプリム，トリアムテレン）である．スプルーは体重減少，脂肪便，高度色素沈着，口囲亀裂などで気づかれる．

鎌状赤血球

腹痛を伴う鎌状赤血球貧血クリーゼは，たとえば飛行機のフライトなどでの低酸素分圧下で初発することがある．患者は通常アフリカの家系である．

免疫性溶血性貧血

通常薬剤性であり，キニジン，ペニシリン，メチルドパは最もよくみられる薬剤である．脾腫が特徴である．黄疸と暗色尿もみられる．

骨髄増殖性疾患

リンパ節腫脹と脾腫が重要な手がかりとなる．骨，とくに胸骨の圧痛があれば，慢性骨髄性白血病などの浸潤性疾患の骨髄内増殖や，多発性骨髄腫による溶骨性病変などを疑う．

Chapter 12 貧血

再生不良性貧血

　倦怠感と出血が初期症状である．脾腫はみられない．クロラムフェニコールやプロピルチオウラシルが原因としてよく知られている．

鉄芽球性貧血

　前白血病型は高齢者に起きる．肝臓と脾臓は症例の50％以上で触知可能である．二次型のものは関節リウマチ，多発動脈炎，吸収不良，アルコール依存症，ポルフィリア，鉛中毒やピリドキシン欠損症による．

〔橋本すみれ〕

Chapter 13 チアノーゼ

Plates 21, 22, 51, 101, 150, 151, 164

鑑別リスト

- ☐ 喘息
- ☐ 慢性閉塞性肺疾患
- ☐ レイノー現象
- ☐ 低換気
- ☐ 肺塞栓症
- ☐ 心原性右左シャント
- ☐ 肺水腫
- ☐ 心拍出量低下・ショック
- ☐ 真性多血症
- ☐ 末梢循環不全
- ☐ 肺内シャント
- ☐ 気管閉塞
- ☐ 三尖弁閉鎖不全症
- ☐ 上大静脈閉塞
- ☐ 肺炎
- ☐ メトヘモグロビン血症
- ☐ 動脈管開存
- ☐ 偽性チアノーゼ

診断へのアプローチ

中枢性チアノーゼは明るい自然光のもとで，爪床や粘膜に最もよくみられる．一方，末梢性チアノーゼでは毛細血管で酸素不足が増大するため，指や耳たぶ，鼻の先など曝露されている局所領域にチアノーゼがみられる．末梢性チアノーゼではマッサージや保温など血流の増加により改善し，中枢性では改善しない．

中枢性チアノーゼをきたす最小のデオキシヘモグロビン濃度は 2.38 g/dL であるが，これは絶対量であり，血液のヘモグロビン濃度に依存する．たとえば，ヘモグロビン濃度が 12 g/dL の場合は，SaO_2 80％でチアノーゼが出現するが，ヘモグロビン濃度が 6 g/dL の場合には SaO_2 60％にならないとチアノーゼを認めない．いわゆる"まだらチアノーゼ"は，片側上肢がピンク色で，もう一方が青色のチアノーゼをきたす場合であり，大動脈解離や血栓性動脈閉塞症，肺高血圧を伴う動脈管開存症で出現する．手指で青色のチアノーゼを認め，つま先がピンク色の場合は完全大血管転位や動脈

チアノーゼの種類	色調
ヘモグロビン減少	紫青〜赤紫色
オキシヘモグロビン	赤色
多血症	赤青色
メトヘモグロビン血症	茶色がかった青色
スルフヘモグロビン血症	藤色
一酸化炭素ヘモグロビン血症	鮮紅色
シアノヘモグロビン血症	鮮紅色

	徴候	感度	特異度	尤度比
動脈血デオキシヘモグロビン濃度 2.38 g/dL	中枢性チアノーゼ	79〜95	72〜95	7.4

開存での管前性の狭窄，肺高血圧で動脈管を介した逆流がある場合に認められる．

臨床所見

喘息
発作性の喘鳴と，呼気時間の延長を認める．チアノーゼが現れた場合は，陥没呼吸，大きな奇脈を認め，患者の状態は急速に悪化する．局所の喘鳴を伴う急性増悪は濃縮した粘液栓によることがある．

慢性閉塞性肺疾患（COPD）
慢性の低酸素血症や，肺性心となり"青太り blue bloater"といわれることがある．急性の気管支攣縮の増悪もチアノーゼの原因となる．

レイノー現象
多くは寒冷により誘発される．典型的には3相性の経過をとり，まず手指末梢が境界明瞭に蒼白となり，次にチアノーゼ（灰色がかった青色）を呈し，血流のうっ滞により手指に鈍い痛みを伴う．そして再度暖められることにより，指は鮮やかな紫色から深い赤色となる．一連の経過を通して，橈骨動脈の拍動は正常である．

低換気
低換気は麻酔薬の過量投与や，前角細胞の異常（筋萎縮性側索硬化症，ポリオ），神経筋接合部の異常（重症筋無力症，ボツリヌス中毒），筋力低下（筋ジストロフィー，疲労），脊柱後側彎症により生じる．

肺塞栓症
肺不安塞栓症は急性発症で，胸膜の痛みや喀血を伴う．チアノーゼは換気-血流不均衡と，大規模な循環不全による心拍出量の低下の両者により起こる．

心原性右左シャント
成人では，先天性または後天性の心房・心室中隔欠損症でシャントがみられ，著明な心雑音を認める．チアノーゼは血流の1/3以上のシャントがある場合に生じ，酸素投与によってもほとんど改善しない．

肺水腫
努力性呼吸，湿性ラ音，心音でⅢ音が認められる．とくに急性の肺水腫の場合は，ピンク色の泡沫痰がみられることもある．

心拍出量低下・ショック
チアノーゼは血液の循環速度が遅くなり，組織で過剰に酸素が消費されることにより起こり，ショック状態でも起こりうる．低心拍出量を示すその他の徴候には，低血圧，末梢血管の収縮による皮膚の冷感，尿量減少，昏迷などがある．

Section II　心・血管系

真性多血症
　血液の粘稠度が高く血流が遅いために，赤ら顔のチアノーゼとなる．一般的に暖めると瘙痒をきたす．

末梢循環不全
　高度の動脈硬化性の血管病変では，末梢動脈の脈拍は微弱あるいは欠如する．進行すると四肢は浅黒くなり，さらに進行するとろう様蒼白となる．

肺内シャント
　肺内シャントによるチアノーゼは肝硬変で認めることがあり，とくに多発性皮膚毛細血管拡張症がある場合は考慮すべきである．また，先天性の肺動静脈奇形でも皮膚毛細血管拡張症をきたすことがあり，動静脈奇形の部位に持続的雑音を聴取する．

気管閉塞
　異物誤嚥や喉頭蓋炎の患者では，急性に喘鳴を認める．後者では咽頭所見に比して重度の咽頭痛を訴える．チアノーゼは急速に進行する．

三尖弁閉鎖不全症
　進行した三尖弁閉鎖不全症では，静脈圧の上昇により黄色味を帯びたチアノーゼを呈することがある．

上大静脈閉塞
　顔面の紅潮やチアノーゼ，腫脹および頸静脈怒張が特徴である．

肺炎
　感染症（大葉性肺炎やニューモシスチスカリニ肺炎）や，炎症性疾患（サルコイドーシスまたは剝離性間質性肺炎），アレルギー疾患（Loeffler症候群）により肺胞低酸素になることがある．チアノーゼは初期には労作時に現れ，著明な咳嗽を伴う．

メトヘモグロビン血症
　デオキシヘモグロビンが，硝酸塩，スルホンアミド，塩素酸塩，アニリン，フェナセチンによりメトヘモグロビンに変化する．皮膚は鉛色となる．

動脈管開存
　下部での開存ではチアノーゼとばち指を認めるが，上部での開存では重度の肺高血圧の合併により逆流がある場合でのみチアノーゼを認める．ここまでに至ると，一般的には機械様雑音は消失している．

偽性チアノーゼ
　銀製剤は日光に曝露した皮膚を青色に変色させることがある．アミオダロン内服では皮膚に青いリポフスチンが沈着する．酸化クロルプロマジン重合体により青紫色に変色する．

〔髙橋知子〕

Chapter 14 急性非胸膜性の胸痛

(Plates) 53, 56, 62, 147

鑑別リスト

- □ 胸壁の痛み
- □ 狭心症
- □ 不安定狭心症
- □ 心筋梗塞
- □ 胃食道逆流症
- □ 帯状疱疹
- □ 胸郭神経根圧迫
- □ パニック障害
- □ 大動脈狭窄
- □ 大動脈解離
- □ 縦隔腫瘍
- □ 胆道疾患

診断へのアプローチ

　重篤な疾患を疑う（検査をする閾値を低く保っておく）ことは絶対不可欠である．しかし，胸痛の原因は良性であることが多い．心筋梗塞の患者はしばしば症状を「痛み」と表現したがらない．その代わりに使われる表現は，絞られるような，圧迫感，息苦しさ，充満感，胸の上に重い錘を乗せられたような，焼けるような（消化不良のせいにされる），や歯の痛み（顎への放散があった場合）などである．握った拳を胸骨の上に強く押し当てることが，症状を説明するのによく使われる．胸膜性の胸痛は深呼吸で増悪し，通常肺あるいは胸壁由来である．再発性一過性の痛み，または数日続いている持続痛では，重篤な疾患の症状とは疑いにくい．数秒の痛みや，鋭い，あるいは刺すような性質の痛みで，とくに触診や運動で再現可能なものは，まず虚血性ではない．

　胸痛に失神が伴えば，大動脈解離，大動脈瘤破裂，肺塞栓症や重症大動脈狭窄の疑いが強くなる．死に瀕するほどの感覚は心筋梗塞や肺塞栓症，大動脈解離などの重篤疾患や，より軽症ではパニック障害などでみられる．胸骨痛には，剣状突起痛，骨髄腫，強直性脊椎炎，骨髄炎や外傷性骨折などの原因が考えられる．

臨床所見

胸壁の痛み

　痛みは深呼吸あるいは運動で増悪し，直接の圧迫で正確に再現あるいは増幅するのが特徴である．比較のために，対側部位を圧迫してみよう．咳き込みや肩甲帯の反復運動は典型的な主要因となる．

狭心症

　労作や感情的な興奮により引き起こされ，安静やニトログリセリンで改善する，胸

骨下の胸部圧迫感が典型的である．痛みは左側優位で左腕のしびれとともに顎，頸部，肩に放散することがある．胸痛に伴いIV音が出現することがある．

不安定狭心症

このタイプの虚血は，労作との関係がはっきりしないことがあるため，診断が難しい．心筋梗塞へ移行する高リスク不安定狭心症では，長時間の胸痛持続，肺水腫や，新たなもしくは増悪するIII音を伴う狭心症，僧帽弁逆流，低血圧などがみられる．中等度リスク不安定狭心症は，冠動脈疾患の可能性の高い胸痛の持続（20分以上），ニトログリセリンによってすでに治まった安静時狭心症（20分以上），夜間狭心症，および2週間以内の新たな，NYHAクラスIIIかIVの狭心症により疑われる．低リスク不安定狭心症は，頻度・程度・持続時間の増加，より低い労作の閾値で誘発される狭心症，2週間以内の新規発症の狭心症である．血管攣縮性狭心症は，血管攣縮の素地（レイノー現象や片頭痛）をもつ患者にみられる異型狭心症である．

心筋梗塞

長時間にわたる激しい胸骨下の圧迫感が典型的である．痛みは狭心痛と似通っているが，より激しく長時間続く．しばしば不安定狭心症パターンが症状の発現に先行している．発汗と低血圧はよくみられる．嘔気と徐脈がみられれば下壁虚血を疑うが，痛みの部位が心窩部のときは誤診しうる．腕，頸部，顎に放散する痛みは虚血を示唆し，場合によっては歯痛やテニス肘痛などのように遠位の放散痛しか自覚されないこともある．両腕のように広範囲にわたる放散痛では心筋梗塞の可能性が高くなる．患者にコカインの使用について質問する―胸痛発症後1時間以内の心筋梗塞のリスクが基準値の24倍に上昇するからである．

	徴候	感度	特異度	尤度比
急性心筋梗塞	III音（S_3）	―	―	3.2
	低血圧（＜収縮期80mmHg）	―	―	3.1
	胸痛および左腕痛	―	―	2.7
	ラ音	―	―	2.1
	発汗	―	―	2.0
	胸膜炎性胸痛	―	―	0.2
	鋭い刺すような痛み	―	―	0.3
	姿勢で変化する胸痛	―	―	0.3
	触診で再現可能な痛み	―	―	0.3
大動脈解離	大動脈弁逆流	―	―	5.7
	脈欠損	―	―	3.9
	疼痛の移動	―	―	1.3
	突然の発症ではない	―	―	0.3

胃食道逆流症

げっぷ，口腔内に広がる酸味や苦み，嚥下困難や嚥下時疼痛などを伴う胸骨後面の灼熱感が典型的症状である．症状は夜間患者が仰臥位になったときに増悪する．食道痙攣は通常鋭い胸骨下痛として自覚され，心疾患に似ることがあるが，嚥下によって増悪する．

帯状疱疹

皮疹の発症に先行する前駆症状として疼痛が出現する．皮膚分節に沿った片側性の鋭い灼熱感あるいはしびれたような感覚障害がみられる．

胸郭神経根圧迫

肋骨によって固定されているため，胸郭の神経根障害はまれである．これが起きたときには，進行性病変（たとえば感染症や癌）を考えなくてはならない．

パニック障害

症状は発作性で，頭のふらつき，動悸，緊張感，脱力などを伴う胸骨下の重苦しさとしてみられる．患者は激しいパニックや死に瀕するほどの感覚を感じており，症状が治まった後でさえも患者の不安は顕著である．

大動脈狭窄

進行性の狭心症，呼吸困難や失神のある患者で考慮する．診察所見として，頸動脈に放散する胸骨右縁上部の大きな心雑音や頸動脈拍動の微弱，遅延，左室の隆起などがある．

大動脈解離

解離は，最悪の重症度ともいうべき引き裂かれるような痛みで突然発症する．解離の進行に伴い痛みの部位は移動し，しばしば肩甲骨間に放散する．患者はほとんどじっとしていることができず，楽な姿勢を探そうとしてもがき続ける．脈拍の非対称性は重大な手がかりであり，新たな大動脈不全雑音も一助となる．高血圧や胸部の鈍的外傷あるいは高口蓋と長い四肢を伴うMarfan症候群などの既往がみられる場合もある．心タンポナーデ，失神，対麻痺（脊髄虚血による），急性下肢虚血，Horner症候群などの合併症が重要な手がかりとなる．

縦隔腫瘍

症状は，呼吸困難や咳を伴う，漠然とした中央部の圧迫感で始まり，時間の経過とともに増悪していく．

胆道疾患

疼痛の中心部位は心窩部である．胆道疝痛はニトログリセリンで改善することがある．

（橋本すみれ）

Section II 心・血管系

Chapter 15 脈拍の異常

Plates 21, 22, 23, 34, 35, 36

鑑別リスト

- □ 絶対性不整脈
- □ 脈拍の左右非対称
- □ 反跳脈
- □ 二峰性脈
- □ 二段脈
- □ 交互脈
- □ 奇脈
- □ 糸様脈
- □ 弱い遅脈
- □ 脈圧の狭小化

診断へのアプローチ

三階段法を用いて脈拍を測定する．まず脈拍が最大になるまで圧力を加え，その後脈拍の位相に注意しながら圧力を変化させる．

伝統的な中国医学では，診断の基礎を，もっぱら脈診においていた．そこには6つの脈型があり，それぞれが特定の身体部分と関連し，それぞれが最も小さな生理的変化すらも表すものだと考えられている．主要な脈としては，水に浮いている木片のような軽く流れるような脈である「浮」；水に投げ込まれた石のように深い脈「沈」；1呼吸の間に3拍の脈である「遅」；1呼吸の間に6拍の脈である「数」がある．

臨床所見

絶対性不整脈

心房細動の特徴であり，各脈拍の振幅が心室充満間隔に応じて変化する．心室性期外収縮（PVC），心房性期外収縮（PAC），多源性心房頻拍などでもみられることがある．PVCでは，規則正しいリズムで1拍が欠落し，引き続く代償的な休止期間と，その後の振幅が増幅した1拍がみられる．PACではリズムの同調性がなくなる．

脈拍の左右非対称

鎖骨下動脈の動脈硬化，動脈血栓症（とくに心房細動があるとき），胸郭出口での圧迫や動脈解離を考える．

反跳脈

急峻で大きな振幅の立ち上がりと急峻な虚脱を伴う変化の大きい脈拍で，1回拍出量の増加あるいは動脈のコンプライアンスの低下による．典型的な「虚脱脈」は大動脈閉鎖不全症でみられ，拡張期雑音，拍動性網膜動脈，爪床拍動（Quincke脈）など

の徴候を伴う．甲状腺中毒症（速く鋭い脈），妊娠，発熱，貧血，動脈管開存症，動静脈瘻などでもみられる．ゆっくりした速脈（訳注：脈拍数は少ないが，1拍ごとの立ち上がりが速い）は心室充満時間の延長によって起こり，完全房室ブロックでみられる．

二峰性脈

波形は叩打するような波で，急な早期立ち上がりがあり，いったん低下してから第二の大波がくる．この脈は典型的には肥大型心筋症や大動脈弁狭窄兼閉鎖不全症でみられる．

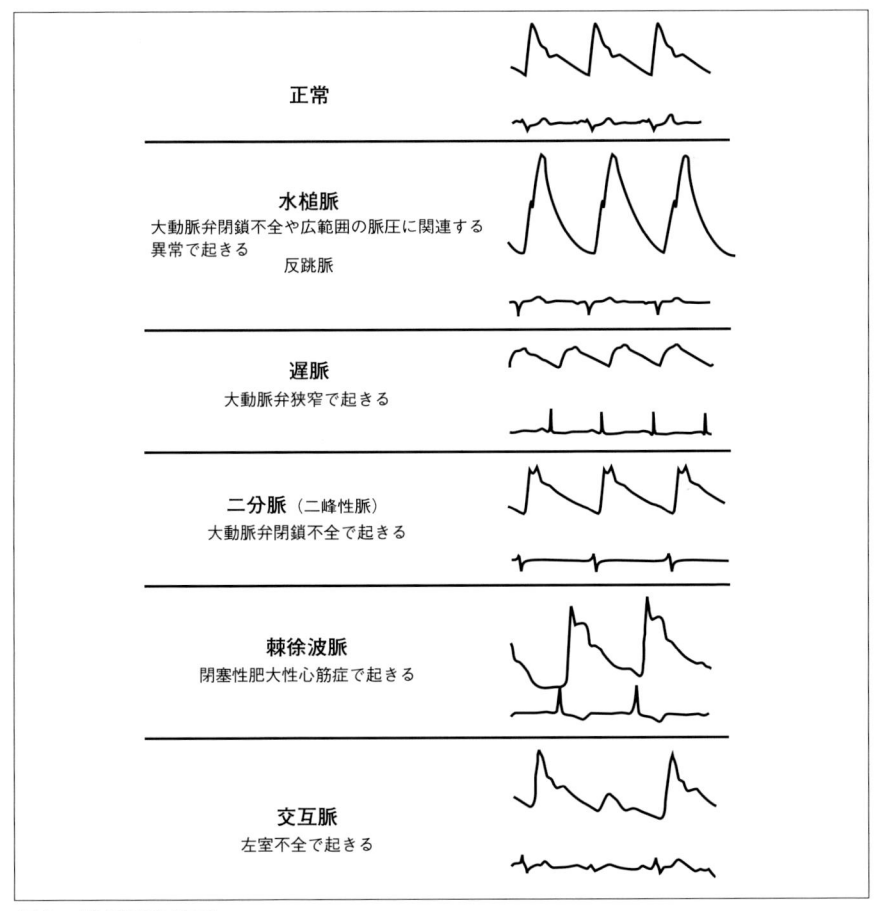

図1　動脈拍動波形
（Judge RD, Zuidema GD, Fitzgerald FT. Clinical Diagnosis. 5th ed. Boston: Little Brown, 1989, p.258 より改変）

二段脈

　これは，交互にくる強い脈と弱い脈として触れることができ，弱い脈は早期収縮による心室充満の減少により起きる．時に弱い脈が微弱すぎて触れられないことがあるが，この場合は聴診での心拍数が触診での脈拍数の2倍となる．これは心室性二段脈やジゴキシン過剰摂取でみられる．

交互脈

　拍動ごとに振幅が変化し，期外収縮後に著明となる．通常大きなⅢ音ギャロップを聴取する．通常は重症左室不全によるが，期外収縮後の脈の減弱は肥大型閉塞性心筋症を疑う．

奇脈

　これを測定するための最も簡便な方法は，まず収縮期圧以上で測定を開始し，吸気時の脈が消え，呼気時のみに聴取できる．第一音が聞かれるまでカフの空気を抜いていく．さらに心音が速く規則的となるまでカフの空気を抜き続ける．これらの測定値の差が10 mmHg以上であれば異常である．奇脈の増大は重症喘息，心タンポナーデ，肺塞栓症，血液量減少性ショックでみられる．収縮性心膜炎や重症うっ血性心不全（CHF），右室不全ではみられない．

糸様脈

　容量の少ない糸のような脈が血液量減少性あるいは敗血症性ショック，重症大動脈弁狭窄症，重症左室不全などでみられる．心拍出量が正常でも極度の血管収縮があれば脈拍は減弱する．

弱い遅脈

　血行動態的に重要な大動脈弁狭窄症の典型的所見であり，頸動脈の容量が低く，ゆっくりした上昇の立ち上がりと長いプラトーがみられる．「脈の震え」も感じられることがある．

脈圧の狭小化

　（収縮期圧－拡張期圧）/収縮期圧＜0.25と定義される．心タンポナーデ，収縮性心膜炎，大動脈弁狭窄症でみられる．

（橋本すみれ）

Chapter 16 動悸・頻脈

Plates 34, 35, 36, 77, 78, 150

鑑別リスト

- ☐ 洞性頻脈
- ☐ 発作性上室性頻脈
- ☐ 心房細動
- ☐ 心房粗動
- ☐ 房室結節リエントリー性頻脈
- ☐ 心室性期外収縮
- ☐ 不安
- ☐ 薬剤
- ☐ 貧血
- ☐ 多源性心房性頻脈
- ☐ 心室性頻脈

診断へのアプローチ

跳ねる，スキップする，速くなる，ばたつく，震えると形容されるような心拍の不穏な動きを自覚する場合は，通常不整脈，すなわち，脈のリズムや速さ，心収縮の変化が原因である．

不整脈では，特異的な脈そのものの異常を検出することと，他の潜在する重篤な疾患の手がかりとしてとらえるという2つのアプローチが必要である．不整脈の原疾患により予後は異なるため，虚血症状（労作性胸痛）や，心筋症の症状（ラ音，Ⅲ音ギャロップ，心尖拍動の拡大），失神など，潜在する心疾患の徴候を検索する．

頸部の弾むような拍動は頸静脈のキャノン波を示唆する．キャノン波は心房収縮によるものなので，心房細動を除外できる．房室解離では，間欠的にキャノン波を認める．

頸動脈マッサージは心房粗動に伴う脈を突然半減させるが，洞性頻脈では徐々に脈拍が低下する．上室性頻脈では頸動脈マッサージにより頻脈が持続するか突然止まる（回復する）かのいずれかである．

臨床所見

洞性頻脈

緩徐に起こり，頻脈となる．脈拍は精神的刺激によりさらに増加する．通常，発熱や血管内脱水，不安，甲状腺機能亢進，低血糖，うっ血性心不全などの明らかな原因を認める．

発作性上室性頻脈

いわゆる「目覚まし時計」のように発症の開始と終了が突然であり，リズムは規則

徴候		感度	特異度	尤度比
心室性頻脈	I音の強さの変化	58	98	24.4
	キャノン波	96	75	3.8
房室結節リエントリー性頻脈	頸動脈の強い拍動, 速く, リズムは規則的	92	100	350.7

的で症状は数分間～数時間持続する．患者はもうろうとし，不安感や胸部圧迫感を感じることがある．迷走神経の緊張（嘔吐，バルサルバ法，頸動脈マッサージ）による症状の改善は，重要な手がかりとなる．この頻脈を生じる心臓には通常，これ以外の問題は見当たらない．

心房細動

脈は速く，リズムも大きさも不規則となる．頸静脈のa波は消失し，心室の充満する周期が変化するため，末梢で触れる脈もさまざまな強さとなる．しばしば，潜在する僧帽弁閉鎖不全症や，新たなうっ血性心不全，肺塞栓症，甲状腺機能亢進症，虚血性心疾患などが原因で起こることがある．

心房粗動

リズムが規則的で脈拍が150/分程度の頻脈は，心房粗動を疑う．多くは心内膜炎，虚血性心疾患，甲状腺機能亢進症，僧帽弁狭窄症などが原因で起こる．

房室結節リエントリー性頻脈

突然発症で，リズムが規則的な120～250/分程度の頻脈となる．心房の充満不足による低血圧や，突然の心房圧の上昇による急性肺水腫，房室同期不全によるキャノン波がみられることがある．

心室性期外収縮

代償性休止期をしばしば心拍の停止として感じ，次の心拍では充満期が長くなるために心拍出量が増加し大きな拍動として感じる．心室性期外収縮は，通常，虚血性心疾患が原因でない場合は，労作時に頻度が減少する．

不安

安静時に動悸に気がつくことが多く，労作時には気がつかない．脈拍数が正常でリズムが規則的にもかかわらず症状を自覚する．

薬剤

インスリン，コカイン，カフェイン，交感神経作用薬，β遮断薬の中止，テオフィリン，MAO（モノアミン酸化酵素）阻害薬，アルコール，三環系抗うつ薬で頻脈や動悸などの症状をきたすことがある．

貧血

　貧血が中等度の場合，労作時に動悸が生じ，重症な貧血では安静時にも自覚する．

多源性心房性頻脈

　房室伝導が不安定なため，リズムは不規則となるが，キャノン波はみられない．通常，重症の心疾患や肺疾患，ジギタリスやテオフィリン中毒，低カリウム血症などの二次的症状として起こる．

心室性頻脈

　房室解離があると，不規則な周期でキャノン波を認め，心室性頻脈（VT）と変行伝導を伴う上室性頻脈（SVT）との区別に役立つ．通常，心拍ごとに軽微な変動が認められ，Ⅰ音の強さと性質が変化する．虚血性心疾患や心筋症，代謝性疾患に随伴して起こることがあり，また低血圧を生じやすい．

　　　　　　　　　　　　　　　　　　　　　　　　　　　　　　（髙橋知子）

Section II　心・血管系

Chapter 17　徐脈

Plates 32, 33, 57, 58, 59, 124, 125, 152

鑑別リスト

- ◆ 洞性徐脈
  - ☐ 甲状腺機能低下症
  - ☐ 迷走神経過緊張
  - ☐ 頸動脈洞過敏症
  - ☐ 低体温
  - ☐ 頭蓋内圧の急上昇
- ◆ 完全房室ブロック
  - ☐ 下壁心筋梗塞
  - ☐ 薬剤
  - ☐ 洞不全症候群
  - ☐ ウイルス性心筋炎
  - ☐ ライム病
- ☐ サルコイドーシス
- ☐ 急性リウマチ熱

診断へのアプローチ

　正常心拍数の平均は70拍/分であり，2標準偏差は男性で46以下，女性で51以下である．洞性徐脈は若年成人や運動選手，睡眠中では，心疾患がなくともみられることがある．徐脈の症状は発作性めまい，倦怠感，失神寸前の頭のふらつき，失神などである．洞性徐脈は規則的で遅いリズムとして明白である．完全房室ブロックは通常，非常に遅く，たいていは不規則な補充調律と症候性の心拍出量低下を伴い，頭のふらつきや呼吸困難を引き起こす．

　相対的徐脈——つまり，頻脈を伴うべき発熱への反応不全——では腸チフス，マイコプラズマ肺炎，詐熱あるいはβ遮断薬の併用などを疑う．

臨床所見

甲状腺機能低下症

　主要な所見としては体重増加，皮膚乾燥，脱毛，嗄声，アキレス腱反射の弛緩相の遅延，甲状腺腫大がある．

迷走神経過緊張

　最も多くみられるのは有酸素運動をする運動選手においてであるが，血管迷走神経性失神の患者でも，症状が起こっている間は徐脈がみられる．誘発行為としては，頸動脈洞圧迫，嘔吐あるいは咳嗽，排便時のいきみによる息こらえ，顔面をいきなり冷水に浸すこと，長時間の立位でのBezold–Jarisch反射によるものなどがある．

頸動脈洞過敏症

頸動脈洞マッサージにより長時間（5秒以上）の心停止が起きるもので，それに呼応した症状がみられる．

低体温

低温環境にさらされると徐脈が起きる．とくに水におぼれたときには，潜水反射が加わり，顕著となる．特別な低体温用温度計を用いて深部体温を測定しないと，過小評価されてしまう可能性がある．

頭蓋内圧の急上昇

Cushing 反射による徐脈が頭蓋内出血，悪性高血圧，脳浮腫などの患者でみられる．

下壁心筋梗塞

胸骨下胸部圧迫感が長びいている患者が嘔気と発汗を訴える．大多数の患者において右冠動脈は洞房結節に血流を供給している．

薬剤

ジゴキシン，β 遮断薬，カルシウムチャネル拮抗薬，アミオダロン，リチウム，シメチジンがよくみられる原因薬剤である．60拍程度の接合部調律はジゴキシン中毒でみられる．

洞不全症候群

洞結節機能不全は，発熱や運動時の心拍数増加障害あるいは β 遮断薬やカルシウムチャネル拮抗薬投与時の過度な徐脈などが初発症状となる．めまい，混迷，倦怠感，失神，うっ血性心不全などの症状が徐脈と長い心停止に伴って起きる．

ウイルス性心筋炎

発熱，頻脈，うっ血性心不全，はっきりしない胸痛などで始まるが，徐脈性不整脈により房室ブロックの発現が明らかとなる．

ライム病

輪状紅斑や関節炎といったライム病のその他の症状が徐脈に先行する．

サルコイドーシス

肉芽腫性心筋症において徐脈が起きる．リンパ節腫脹が手がかりとなる．

急性リウマチ熱

最近起きた咽頭痛，発熱，多発関節炎，輪状紅斑が重要な手がかりとなる．

〔橋本すみれ〕

Chapter 18 頸動脈雑音

Plates 34, 35, 36, 50

鑑別リスト

- ☐ 頸動脈狭窄
- ☐ 頸動脈プラーク破綻
- ☐ 弁雑音の伝播
- ☐ 頸動脈蛇行
- ☐ 頸動脈圧迫
- ☐ 頸静脈こま音
- ☐ 甲状腺中毒症

診断へのアプローチ

　頸動脈雑音は脳卒中のリスク指標としては不完全である．なぜなら，脳卒中は通常，頸動脈狭窄の進行よりも，むしろプラーク破綻や心房細動による心原性塞栓，動脈原性塞栓，あるいは血流減少による分水嶺虚血などによって起こるものだからである．しかし，雑音は全身のアテローム性硬化症の重要な指標である．頸動脈雑音領域における脳卒中の年間発生率は1.7％であるが，狭窄が75％以上では5.5％に増加する．頸動脈雑音のある患者の年間死亡リスク（通常心原性）は4％である．一過性黒内障（一過性の片眼失明），対側の同名半盲，片側不全麻痺，片側感覚障害などの，同側の内頸動脈系循環症状を伴う雑音は臨床的に重要である．左半球病変では失語が，右では視空間無視や構成失行などがみられる．

臨床所見

頸動脈狭窄

　雑音は，高流速によって層流が乱れたときに起きる．経験則では，直径の50％（断面積の70％）の縮小で弱い雑音が聴取される．60％の縮小では雑音は高く強くなり，全収縮期で聞かれるようになる．80％では収縮期-拡張期雑音が聞かれる．閉塞直前になれば脈拍の消失とともに雑音も消失する．内頸動脈の狭窄が高度になり，血流が減少すると雑音は減弱し，外頸動脈の血流が増大するのが眼角動脈の拍動で認められる．

頸動脈プラーク破綻

　プラーク破綻は，突然多発する動脈循環虚血症状（不安定一過性脳虚血発作〈TIA〉や一過性黒内障など）を伴った雑音を呈する．頸動脈の拍動は通常正常である．

徴候	感度	特異度	尤度比
内頸動脈系循環不全による TIA で同側の70％以上の狭窄　　頸動脈雑音	63	61	1.6

弁雑音の伝播
　大動脈弁狭窄症では，胸骨右縁上部と両頸動脈で等しく雑音が聞かれ，どちらの部位でも同じ音である．腱索断裂や僧帽弁逸脱症による僧帽弁逆流症で聞かれる雑音も頸動脈に放散する．

頸動脈蛇行
　高齢患者において，頸動脈が明らかにねじれていることがあり，雑音に加えて顕著な拍動がみられる．

頸動脈圧迫
　聴診器の圧迫により発生する頸動脈雑音は，聴診器の圧力を減らすことで"直す"ことができる．

頸静脈こま音
　こま音（静脈雑音）が最も著明に聞かれるのは高心拍出状態の成人であり，内頸静脈を圧迫すると消失することで確認できる．

甲状腺中毒症
　血流増加による収縮期雑音が，腫大した甲状腺の上で直接聴取される．

（橋本すみれ）

Section II 心・血管系

Chapter 19 頸静脈波の異常

Plates 64

鑑別リスト

- □ 頸静脈圧上昇
- □ 頸静脈圧低下
- □ Kussmaul 徴候
- □ 巨大 a 波
- □ キャノン波
- □ 隆起 v 波
- □ 細動波
- □ 急峻な x 下降
- □ 突出した y 下降
- □ 遅い y 下降

診断へのアプローチ

患者を 30 〜 45°傾けて接線方向に光を当て,内頸静脈の拍動を観察する.不明瞭な場合,頸部の付け根に軽い圧を加え,頸動脈ではなく頸静脈の拍動を途絶させる.胸骨角は,垂直に 5 cm 右心房の中心よりも高く,慣例として頸静脈圧(JVP)はこの部位で評価する.

a 波は主たる波形で,右心房の収縮によって起こり,頸動脈波に先行する.心房細動では消失する.c 波は頸動脈波と同時期に,右房内の三尖弁が突き出ることにより生じる.v 波は三尖弁が開くまでの収縮期に生じる.これは収縮後期および拡張早期に右室圧が上がり,血液が充満するために起こる.x 下降は心室収縮の際に右房が弛緩し三尖弁の位置が下がるために生じる.y 下降は三尖弁が開き,急速に血流が右室に流入するために生じる.

胸部より上の静脈怒張は胸骨後方の甲状腺腫や上大静脈閉塞によるものかもしれない.片側の頸静脈怒張はリンパ節腫大や血栓症,悪性腫瘍など,鎖骨上の病変による可能性がある.

臨床所見

頸静脈圧上昇

頸静脈圧の上昇は,右心不全,収縮性心膜炎,タンポナーデに関連する.(急性心筋梗塞などによる)急性の左室不全では,平均右房圧の上昇なく肺動脈圧が上昇する.肺高血圧や三尖弁閉鎖不全症では左心不全を伴わずに頸静脈圧の上昇をきたす場合がある.肝頸静脈逆流(腹部の圧迫により頸静脈圧が上昇する)は前負荷の増加に対し

て右室が対応できないことにより生じ，右室機能不全の疑いがある．心タンポナーデは，頸静脈圧の上昇，奇脈，前胸部の心音低下を認め，肺高血圧の徴候がない場合に考慮する．

頸静脈圧低下

　頸静脈が仰臥位で虚脱している場合は右房圧は低下しており，通常は体液の減少やショック状態による．

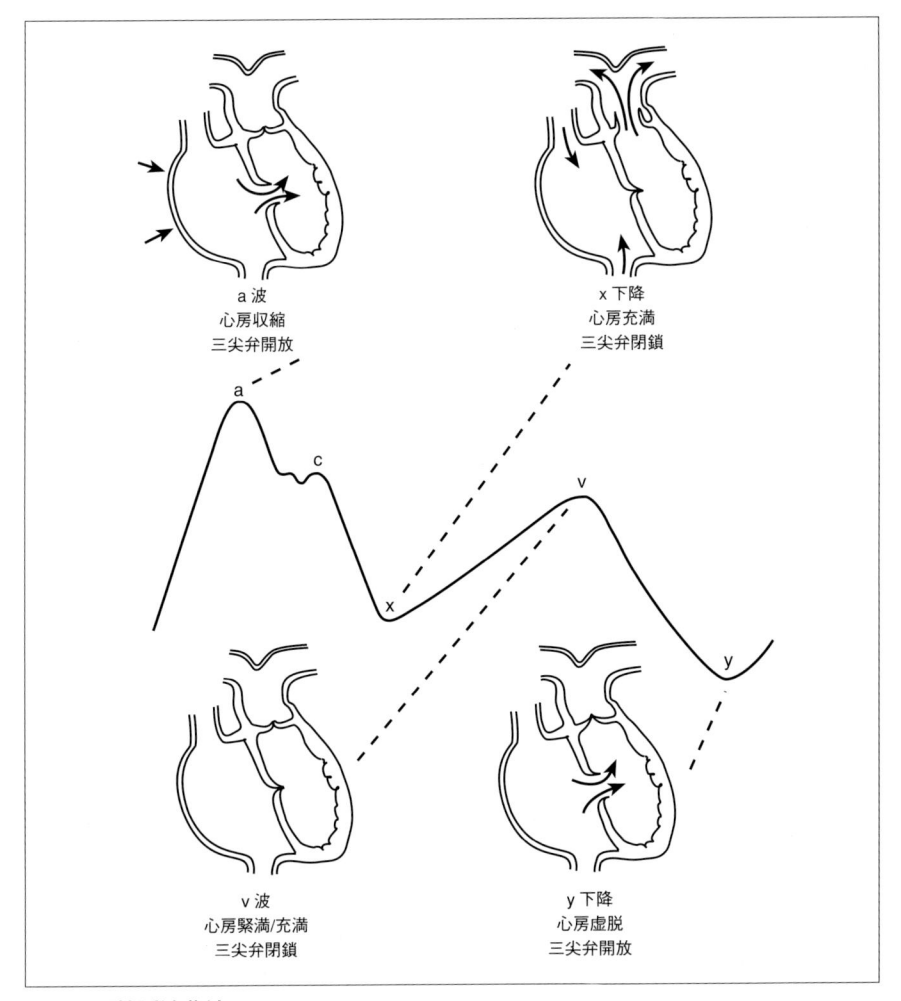

a波
心房収縮
三尖弁開放

x下降
心房充満
三尖弁閉鎖

v波
心房緊満/充満
三尖弁閉鎖

y下降
心房虚脱
三尖弁開放

図2　頸静脈波曲線
（Judge RD, Zuidema GD, Fitzgerald FT. Clinical Diagnosis. 5th ed. Boston: Little, Brown, 1989, p.269 より改変）

Kussmaul徴候

吸気時に頸静脈圧が虚脱せず，むしろ怒張する．収縮性心膜炎で認める（症例の40％）が，急性心タンポナーデでは一般的ではない．急性右室梗塞患者の90％以上に，また重症の肺塞栓症患者にも認める．

巨大a波

右室の拡張不全（肺動脈弁狭窄，肺性心，拘束型心筋症など），三尖弁狭窄，または右室腫瘤（失神で発症）などにより右房の収縮に対する抵抗が増加することで，跳ぶような頸静脈波が生じる．三尖弁疾患では，胸骨左縁での吸気時に増強する拡張中期ランブルや開放音を認めることがある．肺動脈弁狭窄症では収縮期駆出性雑音，肺成分（P_2）の増大を伴う幅広いII音の分裂，持続的な左胸骨傍の拍動を認める．

キャノン波

この波は振幅の大きさや波形がさまざまである．三尖弁の閉鎖時に心房が収縮するために生じる．房室解離（完全房室ブロックや心室性頻脈）ではキャノン波が不規則に生じ，房室接合部頻脈，遅い心室頻脈，2対1の房室ブロック，二段脈ではキャノン波が規則的に生じる．

隆起v波

v波は心房中隔欠損や三尖弁閉鎖不全症で，a波と同様に隆起することがある．また，後者では急なy下降がみられる．重症の三尖弁閉鎖不全症では耳たぶや肝臓にも拍動を触知する．

細動波

心房粗動では，速く振幅の小さい頸静脈波を認める．

急峻なx下降

収縮性心膜炎やタンポナーデで認め，右心不全では認めない．

突出したy下降

III音や心膜叩打音を伴い，収縮性心膜炎を疑う．

遅いy下降

右房の虚脱が遅れることにより生じ，三尖弁狭窄症や右房粘液腫で認める．

〔髙橋知子〕

Chapter 20 収縮期雑音

Plates 41, 42, 43, 44, 45

鑑別リスト

- ☐ 収縮期駆出性雑音
- ☐ 僧帽弁閉鎖不全症
- ☐ 僧帽弁逸脱症
- ☐ 大動脈弁狭窄症
- ☐ 大動脈弁硬化症
- ☐ 閉塞性肥大型心筋症
- ☐ 心房中隔欠損症
- ☐ 肺動脈弁狭窄症
- ☐ 三尖弁閉鎖不全症
- ☐ 心室中隔欠損症
- ☐ 大動脈縮窄症

診断へのアプローチ

　雑音の大きさは，血流が極端に減少するまでは，狭窄の程度に比例する．雑音の大きさは半定量的に6段階で表される．Grade 1は聴診器で辛うじて聴取され，Grade 4はスリルを触知する大きな雑音で，Grade 6では聴診器を胸壁から離してもスリルや雑音を聴取することができる．雑音の長さは，雑音の生じる前後の2つの空間の圧格差に比例する．

　次第に弱くなる心尖部収縮早期雑音は，乳頭筋断裂を伴う重症の急性僧帽弁閉鎖不全症や，心内膜炎，腱索断裂，胸部鈍の外傷で生じる．収縮中期雑音は大動脈弁狭窄症に典型的で，閉塞性肥大型心筋症や高心拍出量状態で生じる．収縮後期雑音は通常，僧帽弁逸脱症で認められ，収縮中期にクリック音を伴う．全収縮期雑音は重度の僧帽弁閉鎖不全症や三尖弁閉鎖不全症，心室中隔欠損症で認められ，収縮期を通して各雑音の前後の空間の圧に差がある場合に生じる．全収縮期雑音はすべて病的である．

　把握運動をすると，大動脈弁狭窄症や閉塞性肥大型心筋症による雑音は減少するが，僧帽弁閉鎖不全症，大動脈弁閉鎖不全症，心室中隔欠損症，僧帽弁狭窄症では雑音が増強する．カフで収縮期血圧より20 mmHg大きい圧を加えて動脈を一過性に閉塞すると，左心側の雑音は増強する．バルサルバ法では，右室と左室の血流が減少するため多くの雑音は小さくなる．例外として閉塞性肥大型心筋症および僧帽弁逸脱症では増強する．

臨床所見

収縮期駆出性雑音

柔らかく混じり気のない雑音で，収縮早期または中期に心基部で最もよく聴取し，放散はしない．バルサルバ法や起立により減少する．Ⅱ音は正常でも呼吸性変化があり，これらは若年成人では肺動脈由来である．高心拍出量に伴う生理的雑音は，貧血や発熱，妊娠，甲状腺中毒症で生じる．

僧帽弁閉鎖不全症（MR）

全収縮期雑音を認め，しばしば楽音様雑音である．心尖部で最もよく聴取され，腋窩に放散するが，逆流性ジェットが直接心房中隔に向かった場合は頸部に放散することもある．呼吸による雑音の大きさの変化はわずかである．心房細動の合併がしばしばみられる．乳頭筋断裂や心内膜炎による急性の僧帽弁閉鎖不全症では，心房の大き

病態	方法	結果
僧帽弁狭窄症 vs 三尖弁狭窄症	吸気	TS増強，MS減少
Ⅱ音と僧帽弁開放音 vs Ⅱ音の幅広い分裂	起立	S_2/OS拡大，S_2分裂縮小
僧帽弁閉鎖不全症 vs 三尖弁閉鎖不全症	吸気	TR増強，MR減少
大動脈弁狭窄症 vs 僧帽弁逸脱症	蹲踞	AS増強，MVP減少・遅延
大動脈弁狭窄症 vs 閉塞性肥大型心筋症	蹲踞	AS増強，HOC減少
僧帽弁逸脱症 vs 閉塞性肥大型心筋症	バルサルバ法	MVP減少，HOC増強
僧帽弁閉鎖不全症 vs 大動脈弁狭窄症	—	AS雑音長期的周期で増強

	徴候	感度	特異度	尤度比
重症大動脈弁狭窄症	A_2消失	18～20	96～98	4.5
	雑音ピーク>収縮中期～拡張期	83～90	72～88	4.4
	心尖拍動持続	78	81	4.1
	持続性雑音	83～90	72～84	3.9
	小脈・遅脈	31～90	68～93	3.7
	心尖-頸動脈遅延	97	63	2.6
	頸動脈容量減少	74～80	65～67	2.3
重症僧帽弁閉鎖不全症	把握運動で増強	68	92	8.5
	Grade 3～4の雑音	85	89	7.7
	S_3	41	77	1.8
重症三尖弁閉鎖不全症	Grade 3～4の雑音	62	98	31.0
	肝頸静脈反射による雑音増強	66	100	22.0
	肝拍動	30	92	3.9
肥大型心筋症	バルサルバ法で増強	70	95	14.0
	下肢挙上で増強	85	91	9.4
	スクワット運動で増強	95	84	5.9
	把握運動で減少	85	75	3.4
左心系逆流性雑音	一過性動脈閉塞	77	100	25.7
右心系雑音	吸気で増強	100	88	8.3

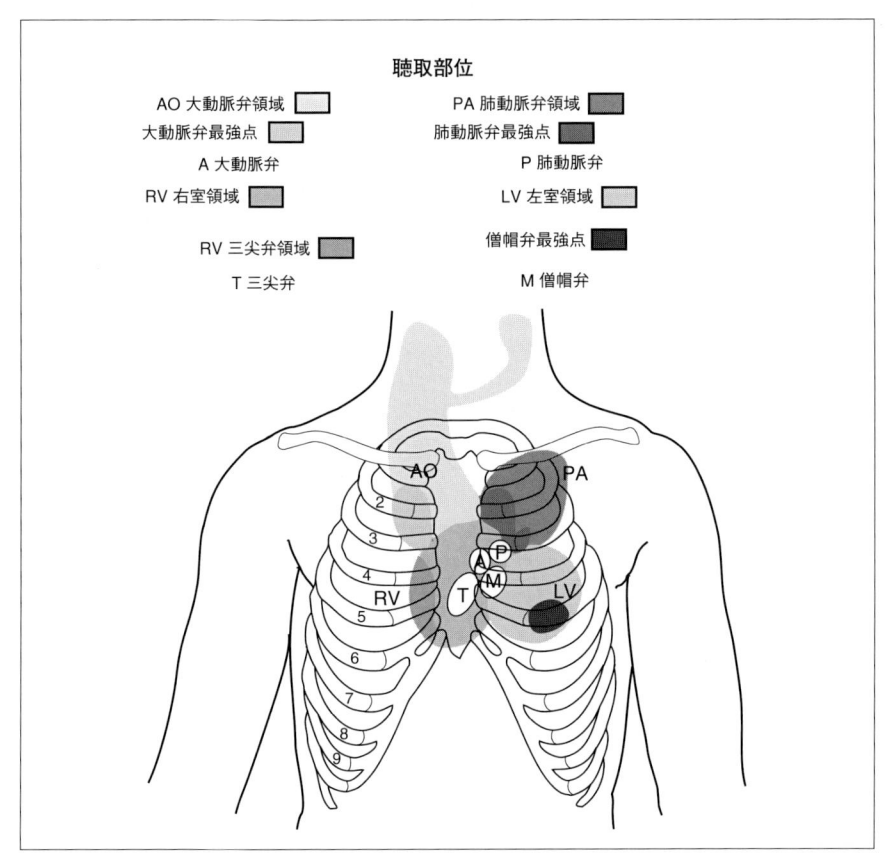

図3 心音・心雑音聴診部位
(Droste C, von Planta M.Memorix Clinical Medicine. London: Chapman & Hall, 1997, p. 51 より改変)

さは正常で拡張しないために収縮早期の雑音となる．雑音は粗雑な低調音であり，Gradeは3かそれ以上である．僧帽弁後尖が振れて雑音が生じる場合には雑音は心基部に放散し，僧帽弁前尖が振れて生じる場合は腋窩または背部に放散する．低血圧や急性肺水腫を認める場合もある．

僧帽弁逸脱症（MVP）

収縮中期にクリックを認め，後期または全収縮期雑音を心尖部に聴取し，放散はしない．診察時に左室容量を減少させる検査を行うと，クリックは収縮早期に移動する．容量を増加させる検査を行うと，雑音が大きくなり，検査方法によりさまざまな所見を認める．

大動脈弁狭窄症（AS）

典型的には，大きく粗雑な低調音で，漸増〜漸減型の雑音が上部胸骨右縁で最もよく聴取され，頸部に放散する．閉塞が高度になるにつれ，雑音のピークは周期後期に起こるようになる．そのピークでは，雑音は大きく，スリルを触れることもあり，50〜60 mmHgの圧に相当する．血流が減少すると，雑音も小さくなる．血行力学的に閉塞が高度になると，Ⅱ音の大動脈成分（A_2）が消失し（Ⅱ音はしばしば雑音で不明瞭である），頸動脈波は弱く，立ち上がりが緩やかとなる．

大動脈弁硬化症（AVS）

聴診所見は，軽症の大動脈弁狭窄症に似るが，Ⅱ音や頸動脈波は正常である．

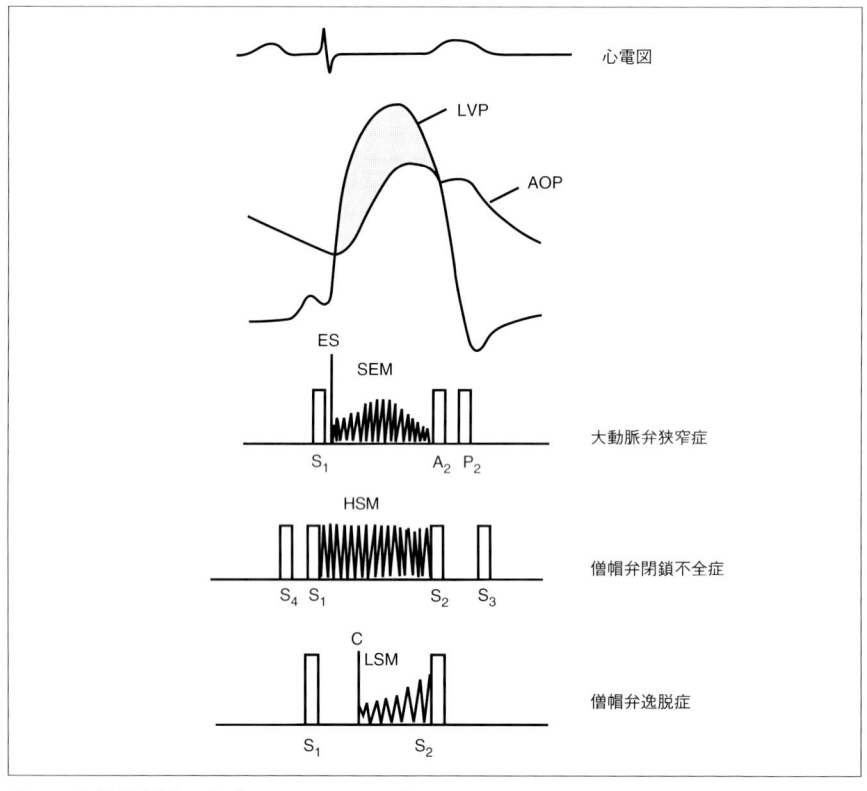

図4　収縮期雑音：心内圧とタイミング
LVP：左室圧，AOP：大動脈圧，ES：駆出音，SEM：駆出性収縮期雑音，HSM：汎収縮期雑音，LSM：後期収縮期雑音，C：クリック．
(Crawford MN, O'Rourke RA. A systematic approach to the bedside differentiation of cardiac murmurs and abnormal sounds. Curr Prob Cardiol 1979; 1:1 より改変)

閉塞性肥大型心筋症（HOC）

収縮中期の駆出性雑音で，左室の1回拍出量により雑音の大きさが変化する．バルサルバ法や立位などにより容量を減少させると，相対的に閉塞が強くなり，雑音が大きくなる．雑音は心尖部と下部胸骨左縁で最強で，頸部には放散しない．スリルを伴う心尖拍動を2～3横指触れることもある．一般にIV音が聴取され，頸動脈波は鋭い二峰性となる．

心房中隔欠損症（ASD）

II音の幅の広い固定性分裂と同様に，肺性の収縮中期雑音も特徴的である．

肺動脈弁狭窄症（PS）

大きく持続時間の長い雑音であり，II音の幅広い分裂や肺成分（P_2）の消失を認める．駆出性クリックを呼気時に認め，診断に有用である．Fallot四徴症では，動静脈シャントの量に関連して雑音の大きさもさまざまとなる．

三尖弁閉鎖不全症（TR）

柔らかい，高調な全収縮期雑音が聴取され，下部胸骨左縁や剣状突起下部で最強である．頸静脈波では，大きな三尖波がみられることもある．肺高血圧が原因の場合，肺性駆出性クリックが聴取され，吸気で雑音が増強する（Carvallo徴候）．重度の三尖弁閉鎖不全症では右室性III音，黄疸，肝頸静脈逆流が陽性で肝拍動が増強，拍動性耳垂，浮腫，腹水，下部胸骨右縁での右室拍動，v波の突出を認める．

心室中隔欠損症（VSD）

雑音は，高調で全収縮期に認める．通常Gradeは3かそれ以上で，中部胸骨左縁で最強であるが，前胸部の広い範囲で聴取する．II音の肺成分（P_2）の遅延の他，スリルとIII音をしばしば認める．肺高血圧を呈し逆流性シャントが増加すると（Eisenmenger化），II音の肺成分（P_2）の増強により雑音のピークが早くなり，肺性の駆出性クリック，早期拡張期Graham Steell雑音，右側のAustin Flint雑音を認める．

大動脈縮窄症（AC）

収縮後期雑音が背部中央から左肩峰にかけて聴取され，下肢の血圧の低下を伴う．

（髙橋知子）

Chapter 21 拡張期雑音

Plates 63, 150

鑑別リスト

- ☐ 大動脈弁閉鎖不全症
- ☐ 肺動脈弁閉鎖不全症
- ☐ 僧帽弁狭窄症
- ☐ 三尖弁狭窄症
- ☐ 心房中隔欠損症
- ☐ 左前下行枝狭窄
- ☐ 心房粘液腫

診断へのアプローチ

拡張期雑音が聴取された場合は常に異常所見である．大動脈弁閉鎖不全症や肺動脈弁閉鎖不全症では，高調音で次第に減弱する早期拡張期雑音を認める．また，雑音の持続時間は重症度の指標となる．中期拡張期雑音では，僧帽弁狭窄症や三尖弁狭窄症などを疑う．

僧帽弁狭窄症の雑音は，吸気では減弱あるいは変化がないが，三尖弁狭窄症では雑音が増強する．

臨床所見

大動脈弁閉鎖不全症

膜型聴診器で，Ⅱ音大動脈成分（A_2）から始まる早期拡張期雑音を高頻度に認め，吹鳴様に減弱する．雑音は第3肋間胸骨左縁のErbの領域や，第2肋間胸骨右縁で最もよく認める．雑音は，蹲踞の姿勢で最大呼気時に息を止めたまま前傾姿勢になると増強される．雑音は短く，断片的なものから，拡張期全体に大きく聞かれ肘や頭頂部にまで放散するものまで多様である．Austin Flint雑音は低調な粗いランブル様雑音であり，拡張後期に心尖部に聴取する雑音で，しばしば前収縮期に増強する．この雑音はベル型聴診器で患者を左側臥位にすると最もよく認め，血行力学的に重大な大動脈弁閉鎖不全をきたしていることを示している．Quincke拍動は心拍動に伴い爪床が紅潮と消退を繰り返すもので，中等度の大動脈弁閉鎖不全症で認める．Corrigan脈は急激に伸展し，次いで虚脱した脈を触れ，手首を挙上する（高く挙げる）ことで増強する．Duroziez徴候は大腿動脈に収縮・拡張の両期に認める雑音で，大腿近位部を指で圧迫し，遠位部を聴診器で押さえると生じる．Musset徴候とは，心拍動とともに頭部

が前後に動くことである．上腕と膝窩動脈の血圧差の程度は，大動脈弁閉鎖不全症の重症度と相関する．血圧差が20 mmHg以下では血行力学的には問題ない大動脈弁閉鎖不全症であるが，20〜24 mmHgでは軽度〜中等度，40〜60 mmHgでは中等度〜重度，60 mmHg以上では重症である．

肺動脈弁閉鎖不全症

逆流はまず肺動脈弁の閉鎖時に起こるが，右室の駆出時間が長くなることで，弁の閉鎖がA_2よりも遅れるようになり，雑音が収縮中期に認めるようになる．II音は単一で，P_2成分が増強される．肺高血圧に伴った肺動脈弁閉鎖不全症では，Graham

	徴候	感度	特異度	尤度比
大動脈弁閉鎖不全症	拡張期雑音	15	99	17.4
	脈圧＞80 mmHg	57	95	10.9
重度の大動脈弁閉鎖不全症	Grade 3〜4拡張期雑音	91	97	30.3
肺高血圧を伴う僧帽弁狭窄症	過剰な動脈拍動	71	95	14.2
	Graham Steell雑音	69	83	4.2
	P_2触知	96	73	3.6

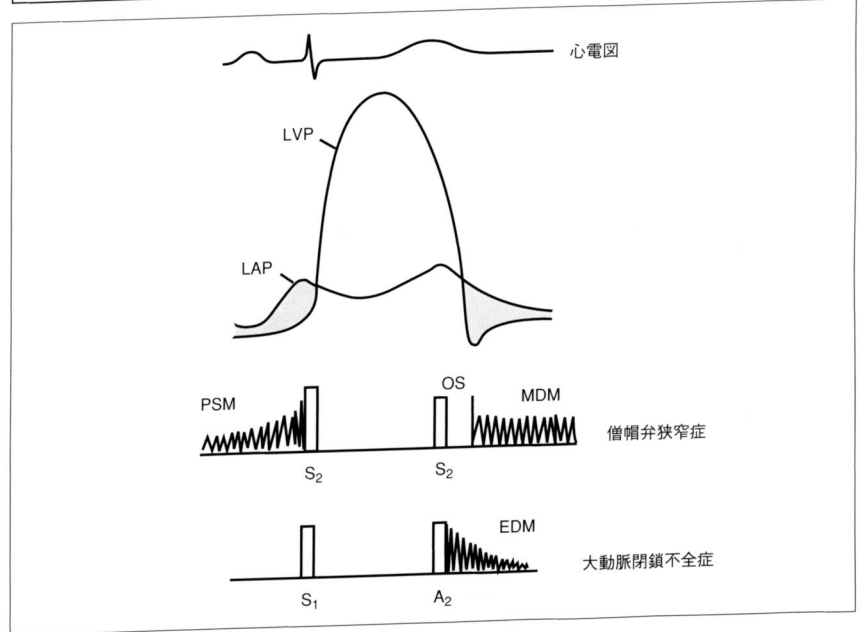

図5 拡張期雑音：心内圧曲線と雑音のタイミング
(Crawford MH, O'Rourke RA. A systemic approach to the bedside differentiation of cardiac murmur and abnormal sounds. Curr Prob Cardiol 1979; 1: 1より改変)
LVP：左室圧，LAP：左房圧，PSM：前収縮期雑音，OS：僧帽弁開放音，MDM：拡張中期雑音，EDM：早期拡張期雑音．

Section II 心・血管系

Steell雑音が胸骨左縁に聴取される．これは高調な吹鳴音で大動脈弁閉鎖不全症との鑑別は困難である．

僧帽弁狭窄症

拡張期ランブルが拡張早期に強く，拡張中期で弱くなり拡張後期で増強される．この後期相は心房の収縮により生じ，心房細動を合併すると消失する．雑音は心尖部で，ベル型聴診器を用いて，左側臥位の体位において最もよく聴取される．まず僧帽弁開放音から始まり，雑音の持続時間は左房・左室の拡張期圧較差に関連し，重症度の指標となる．重症になると，呼吸困難や喀血，顔面の紅潮を呈する．

三尖弁狭窄症

僧帽弁狭窄症と同じ特徴をもつ．血流が少ないため雑音を認めることはまれであるが，胸骨左縁で拡張中期ランブルを聴取する．吸気により静脈還流が増加し，雑音が増強する（Carvallo徴候）．重度の狭窄では，多くは頸静脈の拍動が著明で，浮腫や腹水，肝腫大を合併する．

心房中隔欠損症

胸骨左縁の中央部に低調なランブルを認める．右室の拍出量が大きく，しばしば肺動脈の拍動を触れる．肺血管抵抗が増加すると，左右シャントが減少し，肺動脈逆流の雑音を伴った単一のII音となる．重症例ではこの段階になるとチアノーゼやばち指が存在する．

左前下行枝狭窄

第2，第3肋間胸骨左縁に局所的な拡張期雑音を聴取する．

心房粘液腫

粘液腫の所見は僧帽弁狭窄に似ているが，全身の血栓症をきたすことがある．洞調律であるが，雑音の強さや性質が変化する"tumor plop（左房内粘液腫が左室内に落ち込むときに生じる過剰心音）"を認める場合は，心房粘液腫を疑うべきである．

（髙橋知子）

Chapter 22 連続性雑音

Plates 66

鑑別リスト

- ☐ 大動脈弁狭窄症・大動脈弁閉鎖不全症
- ☐ 心膜摩擦音
- ☐ 肺動静脈瘻
- ☐ 静脈こま音
- ☐ 乳房雑音
- ☐ 大動脈縮窄症
- ☐ 縦隔気腫
- ☐ 動脈管開存
- ☐ 大動脈洞破裂
- ☐ 冠動脈瘻

診断へのアプローチ

　連続性雑音は収縮期に始まり，途切れることなく拡張期まで続く雑音である．収縮期および拡張期にわたって，大動脈肺動脈間や動静脈接合部など圧の高い部位からの血流が圧の低い部位へ連続して流れ込むことによる．

臨床所見

大動脈弁狭窄症・大動脈弁閉鎖不全症
　収縮期・拡張期の両期に認める雑音（to and fro murmur）が頸部に放散する．

心膜摩擦音
　心拍と一致した1つ，2つあるいは3つの成分からなるひっかくような荒い雑音．

肺動静脈瘻
　一般的には雑音は左下葉や右中葉など胸部の一部に限局し，収縮期は拡張期より大きく聞こえる．毛細血管拡張は一般的には肝硬変患者の皮膚にみられ，遺伝性の毛細血管拡張症では口唇や舌に出血性の毛細血管拡張がみられる．

静脈こま音
　心雑音は通常鎖骨上窩で最も大きく，座位で増強し頸静脈の圧迫により消失する．

乳房雑音
　乱流音が，妊娠後期や授乳期に乳房の血流が増加しうっ滞することにより生じる．

大動脈縮窄症
　血流が怒張した肋間動脈で増強されるため，心雑音を肩甲骨の間でも認める．通常，下肢の血圧が上肢に比べ低くなる．

縦隔気腫
　通常は人工換気の際の合併症でみられる．空気が縦隔に漏れることで連続性のバリバリとした音が聞かれ，皮下気腫を生じる．

動脈管開存
　収縮期後期に増強されるいわゆる「機械様雑音」が肺領域に聞かれ，Ⅱ音で最強となる．また，体表からはスリルを触れる．右左シャントが進行するとチアノーゼが現れ，雑音の収縮期成分は消失することもある．

大動脈洞破裂
　心基部の突然のスリルを触れる持続的な雑音が特徴であり，多くは心内膜炎による動脈瘤の破裂が原因である．

冠動脈瘻
　右冠動脈と右心房の瘻孔により胸骨傍に持続的雑音を認め，回旋枝から冠状静脈洞への瘻孔は，左腋窩部に雑音を生じる．

（髙橋知子）

Chapter 23 不連続性心音

Plates 150

鑑別リスト

- □ IV音ギャロップ
- □ 収縮中期クリック
- □ III音ギャロップ
- □ II音増強
- □ I音の幅広い分裂
- □ II音の幅広い分裂
- □ 駆出性クリック
- □ I音の変容
- □ II音の奇異性分裂
- □ I音増強
- □ II音の固定性分裂
- □ 僧帽弁開放音
- □ 心膜叩打音
- □ tumor plop
- □ 帆音

診断へのアプローチ

　正常では吸気時に胸郭内圧が減少し，静脈還流量が増加し1回拍出量が増加するために，A_2-P_2時間（II音の大動脈成分と肺動脈成分の分裂）は延長する．

　米国南部の医学校では，III音ギャロップの調律は'ケンタッキー'，IV音ギャロップは'テネシー'と発音し覚えるように教わったものである．

臨床所見

IV音ギャロップ

　前収縮期に聴取される低調な心音で（ベル型聴診器でよく聴取される），心臓左縁で触知することもある．心房の収縮による血流が，心筋コンプライアンスの低下した心室に送られることにより生じる．通常IV音は左心肥大を伴う高血圧，大動脈狭窄症，虚血性心疾患，急性の僧帽弁閉鎖不全症で聴取される．貧血や甲状腺中毒症，PR間隔の延長など，心房の収縮期に心室に流入する血液が増加する場合にもIV音が生じることがある．

収縮中期クリック

　僧帽弁逸脱症で聴取される．通常，僧帽弁の逆流性雑音に続き1回または数回，収縮中期にクリック音を認める．体位の変化などにより心室容量が変化すると，聴取する場所が移動する．

III音ギャロップ

　III音は拡張早期に聞かれる低調音で，心尖部においてベル型聴診器で最もよく聴取される．心周期のなかで，急速な心室への充満によるもので，うっ血性心不全（虚血，

心筋症，心筋炎，肺性心）や容量負荷（急性の弁逆流，高心拍出状態，左右シャント，完全ブロック）による左室機能不全に伴って生じる．若年成人では正常でも過剰拍動や充満する容量の増加に伴う僧帽弁の逆流により（充満音として）認めることがある．

II音増強
高血圧でII音大動脈成分（A_2）は増強する．II音肺動脈成分（P_2）は肺高血圧で増強する．

I音の幅広い分裂
I音の分裂は，右脚ブロックによる房室伝導の遅れや心室頻拍，左室ペーシングなどにより生じる．

II音の幅広い分裂
分裂が側臥位および立位の両方で認められ，吸気で増強する場合には，右脚ブロック，早期興奮，心房中隔欠損，右室圧上昇（右室不全を伴う肺高血圧や，重度の肺動脈弁狭窄症，大きな肺塞栓症），左室への流出抵抗減少（僧帽弁閉鎖不全症）を疑う．

駆出性クリック
鋭く高調な前駆出性雑音であり，二尖大動脈弁や肺動脈弁狭窄症，大動脈拡張により生じる．

I音の変容
Wenckebach型や完全房室ブロック，心房細動などPQ間隔が変化する場合には，拍動ごとにI音の強さが変化する．

II音の奇異性分裂
左脚ブロック，重症の大動脈弁狭窄症，肥大型心筋症，とくに心筋梗塞の早期にみられる重度の左室不全に伴い，大動脈弁の閉鎖が遅れることで生じ，吸気で分裂が減少する．II音の大動脈成分（A_2）と肺動脈成分（P_2）の分裂であるか，A_2と僧帽弁開放音の分裂であるかは，患者を立たせて鑑別する．立位では，後者は分裂が大きくなり，前者では狭くなるか，変わらない．

I音増強
I音の増強は，血行動態的に重大な僧帽弁狭窄症や，アドレナリン過剰状態，左房粘液腫により生じる．

II音の固定性分裂
固定性分裂は，息こらえでも変化がなく，心房中隔欠損症や重症な右心不全で生じる．

僧帽弁開放音（OS）
短い高調音で，II音の後に聴取する．通常，僧帽弁狭窄症や三尖弁狭窄症で生じる．狭窄が強くなるほど大きくなり，II音との間隔が短くなる．II音の奇異性分裂とは，

胸骨切痕に放散することで区別される．

心膜叩打音
　心膜が肥厚し拡張不全となり，心室への血流の充満が急速に制限されることで生じる．拡張期にⅢ音よりも早期に聴取する．

tumor plop
　左房内粘液腫が左室内に落ち込むときに生じる過剰心音である．心房の粘液腫の特徴である．心周期のⅢ音部分と同じ部位に認めるが，そのタイミングはさまざまである．

帆音
　Ebstein奇形において三尖弁の閉鎖が遅れることで大きな心音を生じる．

（髙橋知子）

Section II 心・血管系

Chapter 24 心拡大・うっ血性心不全

Plates 32, 33, 34, 35, 36, 41, 42, 43, 44, 45, 49, 77, 78, 99, 100, 101, 150, 165, 166, 167

鑑別リスト

- □ うっ血性心不全
- □ 高血圧性左室肥大
- □ 前壁心筋虚血
- □ スポーツ心
- □ 僧帽弁閉鎖不全
- □ 大動脈弁狭窄
- □ 高心拍出量
- □ 肥大型閉塞性心筋症
- □ 肺高血圧
- □ 肺性心
- □ 拡張型心筋症
- □ 心内膜炎
- □ 心囊液貯留
- □ 左室動脈瘤
- □ 僧帽弁狭窄
- □ アミロイドーシス

鑑別へのアプローチ

うっ血性心不全（CHF）のフラミンガム基準は，有用な参照資料である．大項目は発作性夜間呼吸困難，ラ音，心拡大，急性肺水腫，Ⅲ音，頸静脈圧16cmH$_2$O以上，肝頸静脈逆流陽性である．小項目は浮腫，夜間咳嗽，労作時呼吸困難，肝腫大，胸水，脈拍120以下である．機能的制限については，New York Heart Association（NYHA）システムを用いて分類される．クラスⅠ：健常者にも影響する程度の労作でのみ，心不全症状が出現する．クラスⅡ：通常の労作で心不全症状がある．クラスⅢ：通常の労作以下で心不全症状がある．クラスⅣ：安静時に心不全症状がある．

病歴がCHFのカギである．液体貯留により呼吸困難，浮腫，肝うっ血，腹水がみられる．心拍出量低下による所見は脱力と倦怠感であり，労作時に，よりはっきりする．急性・亜急性CHFは，はじめに労作時あるいは安静時の息切れを呈する．その他のよくみられる症状としては，起座呼吸，発作性夜間呼吸困難，右心不全の肝うっ血による右上腹部不快感などがある．

心拍出量低下は，交感神経の活動亢進によって拮抗され，洞性頻脈，発汗，末梢血管収縮（血流の低下と酸素不足による冷たくチアノーゼ状の四肢）などがみられる．重症左室不全では，代償性の総末梢抵抗の上昇と，それに対応した大動脈コンプライアンスの減少が大動脈弁閉鎖を強調することによる，著明な重複切痕が感知される．交互脈（強い脈と弱い脈が交互に起こる）は，まれではあるが，進行した心不全に特徴的である．容量負荷は，肺うっ血（ラ音），末梢浮腫，頸静脈圧上昇として現れる．延髄がpCO$_2$に応じて呼吸回数を制御している．Cheyne-Stokes周期の長さは，肺胞か

ら細動脈への循環の遅延に比例している（$r = 0.80$）.

心収縮不全の特徴は心拍出量の低下であり，脱力，倦怠感，耐運動能の低下などの症状を伴う．僧帽弁閉鎖不全症では，とくに急性期発症では，拡張早期の流入量が増大するため，収縮機能が正常でもⅢ音が聞かれることがある．心拡張不全の特徴は心室コンプライアンスの低下と流入期圧の上昇であり，呼吸苦やラ音といった症状を伴う．

左室肥大を示唆する所見としては，持続する心尖部拍出，二重の心尖部拍動，3 cm以上の心尖部拍動，Ⅳ音の聴取である．左室拡張は心尖部拍動（PMI）の下方および左方への偏位を引き起こす．右室肥大は持続する胸骨右縁周囲の挙上を引き起こす．これは肺高血圧症，肺動脈弁狭窄症，三尖弁閉鎖不全あるいは心房中隔欠損を伴う容量負荷などでみられる．右室不全は浮腫，頸静脈怒張，肝頸静脈逆流によって認識される．

身体診察での重要な所見としては，以下の項目があげられる．

ラ音

間質の液体/圧力の増加により，肺胞がはじけるように開くときの音である．慢性心不全では肺静脈の水分貯留キャパシティーが増加し，ラ音が聴取されないことがある．

Ⅲ音（S_3）

左室のコンプライアンス低下か流入圧の増加により，拡張早期の血液流入時に長軸限界に達すると心室の振動がみられる．Ⅲ音は心尖部に聞かれる低音で，45°左側臥

徴候	感度	特異度	尤度比
左室充満圧の増加			
異常なバルサルバ反応	95	88	7.6
Ⅲ音（S_3）	12〜32	95〜96	5.7
肝頸静脈逆流	87	83	5.1
頸静脈怒張	59	86	4.2
ラ音	64	84	4.0
浮腫	10	93	1.4
左室駆出率の低下			
異常なバルサルバ反応	69〜88	90〜91	7.6
Ⅲ音（S_3）	14	96	7.0
心尖の偏位	39	93	5.6
脈圧の比率＜25％	91	83	5.4
起座呼吸	97	64	2.7
労作時呼吸困難 NYHA Ⅲ〜Ⅳ	42	84〜89	2.6
ラ音	14	93	2.0
左室拡張末期容量の増加			
鎖骨中線（仰臥位）外側で心尖拍動触知	33	96	8.0
心尖＞左側臥位での直径4 cm	48〜85	79〜96	4.7

位にて音は2倍となる．頸静脈怒張とⅢ音は多変量解析で独立項目である．

頸静脈怒張（JVD）

内頸静脈は右心の圧力計である．高JVD（45°以上で出現する）では尤度比4.1で中心静脈圧（CVP）＞10 cmH$_2$Oとなる．低JVD（30°以下で出現する）では尤度比3.4でCVP＜5 cmH$_2$Oとなる．

肝頸静脈逆流

腹部を10秒以上圧迫する．この逆流が陽性とは，圧迫解除後に4 cmH$_2$O以上の頸静脈圧の低下である．これは右室コンプライアンス低下か左室拡張末期圧（LVEDP）増加による．

浮腫

レニン-アンジオテンシン-アルドステロン系の活性化により，肺および末梢に水分が貯留する．細胞外液が約5 L程度過剰になれば，末梢に対称性で重力依存性圧痕浮腫がみられる．

バルサルバ反応

バルサルバ手技中の正常の反応は，息こらえ直後の15 mmHg以上の血圧上昇と，開始後10秒以内に引き続く血圧低下である．バルサルバ手技（息こらえ）が解除されると，再度，血圧が安静基準値よりも15 mmHg以上上昇する．うっ血性心不全でみられる異常反応は，第4相のオーバーシュートの消失や，第2相での方形波である．

臨床所見

うっ血性心不全

対称性両側性肺底部のラ音，浮腫，Ⅲ音といった左室あるいは右室不全の症状がみられる．

高血圧性左室肥大

PMIが不連続で，強く，短い．Ⅳ音が著明である．血圧コントロールは通常不十分である．

前壁心筋虚血

典型的な労作性狭心症があれば虚血性心疾患が示唆される．PMI内側の左第3，第4肋間の隆起は胸痛症状発現時に一過性にみられ，前壁運動障害に一致している．

スポーツ心

有酸素運動でトレーニングを重ねてきた人でも心拡大がみられることはあるが，重量挙げのような等尺性のトレーニングで，最も大きな心拡大がみられる．

Chapter 24 心拡大・うっ血性心不全

僧帽弁閉鎖不全
PMIは広く,うねりがあり,左下方に偏位している.汎収縮期雑音が心尖部で聞かれ,腋窩に放散する.重症僧帽弁閉鎖不全では心房細動がしばしばみられる.

大動脈弁狭窄
漸増漸減性心雑音が胸骨右縁上部で最大であり,頸動脈に放散する.

高心拍出量
収縮期雑音が認められる.原因としては,甲状腺機能亢進症,貧血,妊娠,動静脈瘻,Paget病がある.

肥大型閉塞性心筋症
体位の変化によって大動脈拍出雑音の大きさが劇的に変化する(立位で増強する).

肺高血圧
胸骨右縁の隆起と顕著なP_2(Ⅱ音肺動脈成分)が特徴である.

肺性心
血管拡張,大容量脈,温かい四肢,拍動性の手指などがみられる.心尖部は肺容量の拡大により隠される.原因は広汎肺塞栓症,原発性肺高血圧症,肺気腫などである.

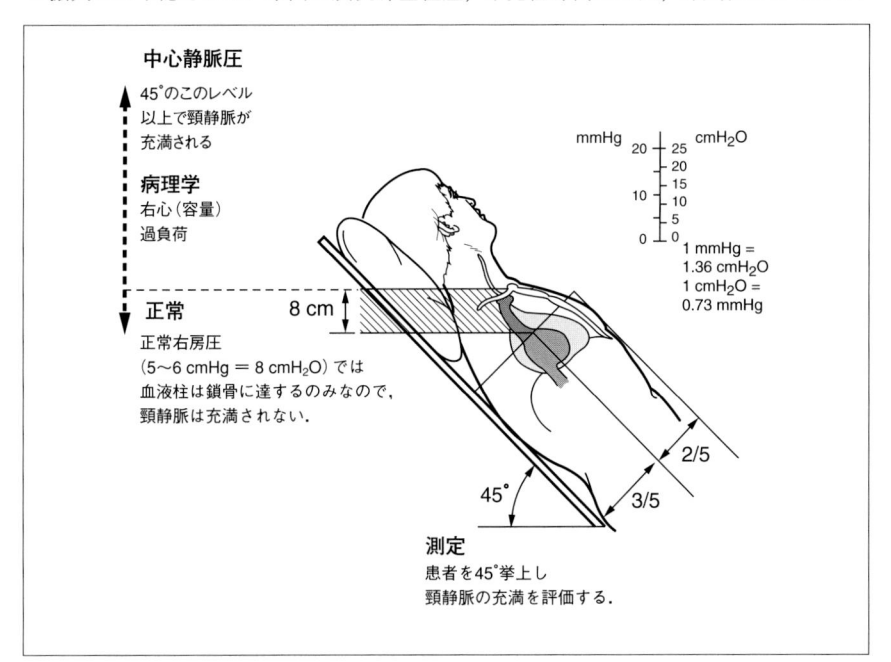

図6 中心静脈圧の測定
(Adapted from Droste C, von Planta M. Memorix Clinical Medicine. Chapman & Hall Medical, 1997 より改変)

拡張型心筋症

PMIは広く,偏位しており鈍い.

心内膜炎

急性の逆流症を伴う弁の障害(大動脈弁あるいは僧帽弁),発熱,心筋炎,貧血などはすべて心不全の原因となる.弁膜症の基礎疾患がある患者の心雑音の質あるいは強さの変化,線状出血,Osler結節,結膜あるいは網膜の出血(Roth斑)などの塞栓症の特徴が手がかりとなる.

心嚢液貯留

心音はこもった音となる.心膜摩擦音あるいは前かがみに座ることで部分的に改善する胸痛などがみられることがある.血行動態の悪化症状(心タンポナーデ)は,低血圧,Kussmaul徴候(吸期での充満)を伴う頸静脈怒張,奇脈である.尿毒症,甲状腺機能低下症,全身性エリテマトーデス(SLE),急性心筋梗塞などが基礎疾患としてよくみられる.

左室動脈瘤

収縮期の隆起が触知可能であるのは前壁虚血に似るが,持続的にみられる.先行する前壁梗塞の既往がある.

僧帽弁狭窄

PMIの位置は正常だが,拍動が鋭い.右室挙上がみられる.低音の心尖部拡張期雑音がベル型聴診器で聴取できる.頰の紅潮,冷たく青い指,低容量脈などがその他の所見である.

アミロイドーシス

慢性炎症疾患の患者あるいは蛋白尿や臓器肥大症のある患者で疑う.

〔橋本すみれ〕

Chapter 25 浮腫

(Plates) 10, 32, 33, 34, 54, 65, 66, 67, 70, 80

鑑別リスト

- □ うっ血性心不全
- □ 静脈不全症
- □ 低アルブミン血症
- □ 薬剤
- □ 肝硬変
- □ 深部静脈血栓症
- □ 下大静脈閉塞
- □ リンパ管閉塞
- □ 糸球体障害
- □ 特発性浮腫
- □ 粘液水腫
- □ 脂肪浮腫
- □ 妊娠中毒症
- □ 周期性浮腫
- □ 栄養補充性浮腫
- □ フィラリア症
- □ Milroy病

診断へのアプローチ

　浮腫の程度は，膜の透過性，静脈圧，膠質浸透圧が影響する．浮腫では間質の容量が増加し数リットルにも及ぶこともある．浮腫の蛋白量が少ない場合（低アルブミン血症，心原性，血管性）は，指で押すと簡単に圧痕が残り，離すと速やかに戻る．一方，浮腫の蛋白量が多い場合（蜂窩織炎，リンパ浮腫）には，指で押すと抵抗があり，離すとゆっくりと戻る．

　浮腫の分布と頸静脈圧（JVP）の評価は，心不全，肝硬変，腎性ナトリウム（Na）貯留，ネフローゼ症候群の鑑別に有用である．全身性の浮腫では心原性，腎疾患，肝疾患を疑う．脾腫はうっ血性心不全よりも肝硬変患者でより高頻度に認める．

臨床所見

うっ血性心不全

　浮腫は圧痕性で，体位により容易に変化する．機序としては，体液量過剰，Na貯留，右室ポンプ能低下，中心静脈圧の上昇により起こる．通常，頸静脈怒張や肝頸静脈逆流などの右室不全の他の徴候も存在する．

静脈不全症

　浮腫は非対称性で，皮静脈の膨隆とうっ滞による茶色の色素沈着を伴う．時に深部血栓性静脈炎の既往がある．腫脹は下肢に長時間負担をかけることで増悪し，下肢が重たく感じることもある．頸静脈圧は正常である．

低アルブミン血症

浮腫は圧痕性で，しばしば朝の眼瞼浮腫や腹水を合併する．アルブミンが 2.5 g/dL 以下になると膠質浸透圧が減少し，代償性に腎臓が Na を貯留する．基礎疾患として，栄養不良，ネフローゼ症候群（検尿で蛋白尿あり），肝硬変，蛋白漏出性腸症がある．

薬剤

カルシウムチャネル拮抗薬（とくにアムロジピン）やメチルドパなどの降圧薬や，ミノキシジルは体液貯留や陰性変力作用により浮腫をきたす．ステロイド，NSAIDs，チアゾリン系誘導体も浮腫をきたすことで知られている．

肝硬変

腹壁表面の両側性の静脈怒張や，腹水，黄疸，くも状血管腫を認めるときには肝硬変が疑われる．肝硬変に伴う浮腫は，低アルブミン血症，肝静脈のうっ滞，レニン-アンジオテンシン-アルドステロン系の活性化による Na と体液の貯留など，複数の因子により生じる．肝静脈より末梢で毛細血管圧が上昇するため，循環血液量は正常もしくはやや減少し，ラ音や頸静脈圧の上昇は認められない．

深部静脈血栓症

浮腫は片側性または両側性であっても非対称性で，比較的急性に発症する．ふくらはぎの自発痛，圧痛や索状物の触知は必ずしも存在するわけではないので，常に鑑別に入れておく必要がある．

下大静脈閉塞

下肢の腫脹が顕著となる．腹壁の血管は拡張し，臍部以下の血流は逆流する（頭側に向かう）ため，血管をしごくと虚脱した遠位部から静脈血が充満する．

リンパ管閉塞

浅黒く非圧痕性の浮腫であり，長期にわたると皮膚の肥厚性変化を伴う．リンパ節の腫脹や脾腫の有無，原発癌の徴候などを検索するべきである．リンパ管閉塞は後腹膜の腫瘍や後腹膜リンパ節に転移した腫瘍（男性では前立腺癌，女性ではリンパ腫が多い）に伴い生じる．

糸球体障害

ネフローゼ域の蛋白尿（泡沫尿にて認識される）があり，血尿や高血圧を伴う．

特発性浮腫

月経と無関係に周期的に生じる浮腫で，腹部の膨満を伴う．患者は頸静脈圧が低く，循環血流量が減少しているようにみえることがある．

粘液水腫

浅黒い，非圧痕性浮腫が下腿や眼瞼周囲にみられる．通常，傾眠や薄い髪，顔貌の

変化など，甲状腺機能低下の徴候を伴う．

脂肪浮腫
　脂肪が下肢や殿部に不均衡に蓄積したもの．この偽性浮腫は押してもへこまず，くるぶしから下には生じない．

妊娠中毒症
　浮腫は初期症状として妊娠第3期に現れ，高血圧と蛋白尿を伴う．

周期性浮腫
　女性に生じ，周期性の浮腫がしばしば生理周期に一致してみられる．一時的な腹部の膨満と急激な体重変化がよくみられ，頭痛，倦怠感や不安を伴う．

栄養補充性浮腫
　栄養不良の患者に，急速に栄養を補充することで生じる．

フィラリア症
　地理的に感染曝露のリスクがあり，著明な非圧痕性リンパ浮腫がある場合に疑う．

Milroy病
　若年成人に生じる良性の浮腫である．腫脹が関節で境界明瞭に区切られることが特徴的である（たとえば，足指は含まれないなど）．

〔髙橋知子〕

Section II 心・血管系

Chapter 26 片側性下肢腫脹

Plates 51, 54

鑑別リスト

- □ 深部静脈血栓症
- □ 静脈不全症
- □ 腓腹筋疲労・血腫
- □ 蜂窩織炎
- □ 表在性血栓性静脈炎
- □ Baker嚢胞破裂
- □ 静脈炎後症候群
- □ 静脈瘤
- □ 腓腹筋梗塞
- □ リンパ閉塞

診断へのアプローチ

　深部静脈血栓症の典型的症状は，一側下肢の腫脹と疼痛であるが，臨床症状に基づいた診断は信頼性が乏しい．最もよい戦略は，常に疑いつつ，診断的検査で確認することである．臨床的に重要な深部静脈血栓症は，リスクがなく（オタワDVTスコア0），Dダイマーが陰性であれば，高い確率で否定できる（検査後確率0.43％）．

　健常人では，両側の大腿部の周径差は1.5 cm，ふくらはぎの周径差は1.7 cm以内である（95％CI）．時折，両側の浮腫が非対称的に出現することがあり，まれであるが浮腫により血栓のリスクが高まり新しい深部静脈血栓症が生じることがある．とくに外傷を受けている場合には，コンパートメント症候群の徴候に注意が必要である．硬い筋膜内の中の筋肉の虚血により，早期症状として足のしびれや足先の筋力低下などを認める．通常，末梢動脈の拍動は保たれている．

オタワDVT診断スコア

　以下の項目があればそれぞれ1ポイントとなる．①活動性の悪性腫瘍，②完全麻痺，不全麻痺またはギプス固定，③最近の3日以上の臥床，または大手術後4週間以内，④深部静脈に沿った局所的圧痛，⑤片側下肢全体の腫脹，⑥脛骨粗面下10 cmの部位でふくらはぎの周径が対側より3 cm以上増加，⑦患側のみの圧痕性浮腫，⑧静脈瘤を伴わない側副静脈の怒張．他の疾患の可能性がDVTと同等，あるいはより高い場合は，合計スコアから2ポイント引く．

臨床所見

深部静脈血栓症（DVT）

　片側性の下肢の腫脹が深部静脈血栓症の唯一の症状であることがある．他の所見と

しては，ふくらはぎ，膝窩，大腿中間部の圧痛，および下肢挙上でも消失しない前脛骨部の"見張り役"となる静脈の怒張などがある．

静脈不全症
腫脹は慢性的であり，静脈瘤や脛骨上にヘモジデリンの色素沈着などの所見を伴う．うっ血性潰瘍を合併することもある．

腓腹筋疲労・血腫
激しい運動の後に筋疲労が起こる．側方からの圧迫により腓腹筋に痛みが生じ，深部静脈血栓症における後方からの圧迫により生じる圧痛と対比される．血腫が筋膜下にある場合には斑状出血を認めない場合もあるが，後に出現するくるぶしの紫斑が傍証となる場合がある．

蜂窩織炎
血栓性静脈炎やBaker嚢胞はいずれも紅斑の原因となるが，蜂窩織炎では境界明瞭で辺縁がはっきりしている．発熱，悪寒，リンパ管炎，同側鼠径部の有痛性のリンパ節腫脹は蜂窩織炎を疑わせる所見である．

表在性血栓性静脈炎
表在性の紅斑と圧痛を認め，通常は体表に索状物を触知する．

Baker嚢胞破裂
膝関節炎の患者では，しばしば膝窩部に液体が貯留した滑液包を触知する．それらがふくらはぎの内部で破裂または解離すると触知しなくなり，膝の関節摩擦音や滲出液として現れる．

静脈炎後症候群
以前に深部静脈血栓症に罹患した片側下肢に，慢性的な腫脹と痛みを認める．腫脹の急激な変化の有無が，深部静脈血栓症の再発との鑑別となる．

静脈瘤
通常は，静脈弁の機能不全により生じ，Trendelenburg試験により確認される．この試験では下肢を挙上し，近位の伏在静脈を閉塞させた後，起立させて静脈を開放する．弁不全では，すぐに静脈瘤に血流が戻る．最下部の穿通枝静脈の弁不全では，腓腹筋

	徴候		感度	特異度	尤度比
深部静脈血栓症	大腿腫脹		50	80	2.5
	ふくらはぎ左右差≧2cm		61	71	2.1
	表在静脈の怒張		29〜33	82〜85	1.9
	オタワDVTスコア	3以上	—	—	15
		1〜2	—	—	1.0
		0	—	—	0.16

を収縮させると足関節後部の静脈が怒張する"発赤徴候"を示す．

腓腹筋梗塞

通常は，血栓の原因（心房細動や大動脈から腸骨動脈にかけての動脈硬化症など）が存在するか，筋疲労や外傷によるコンパートメント内の出血が原因となる．筋肉は圧痛を伴い，次に腫脹し，固くなる．足のしびれがコンパートメント症候群の早期の症状で，遠位の脈拍は後期まで保たれる．

リンパ閉塞

患側下肢の浮腫は慢性的で，褐色調となる．非圧痕性で下肢を挙上してもほとんど変化しない．

〔髙橋知子〕

Chapter 27 跛行

Plates 51, 52, 151

鑑別リスト

- □ アテローム硬化性閉塞
- □ 腰椎神経根障害
- □ 筋損傷
- □ 深部静脈血栓症
- □ 動脈塞栓症
- □ 脊柱管狭窄
- □ 大動脈解離
- □ 大動脈縮窄症
- □ 先端紅痛症

診断へのアプローチ

　跛行──持続的な運動後に起こり，安静によって改善する筋肉痛と疲労──は通常，動脈血の供給よりもエネルギー需要が高まってしまうことによって起こる，筋虚血の症状である．使用により足の痛みが増悪するという症状を呈する，それ以外の病態もいくつかあるため，それらの鑑別のためには注意深い病歴聴取と身体診察が必要である．

　動脈閉塞のレベルは症状のある部位によって決定できる．大動脈腸骨動脈の閉塞では腰あるいは殿部の痛みと勃起障害（Leriche症候群）が出現する．浅大腿動脈閉塞では下腿上部2/3に痛みが生じ，一方，膝窩動脈閉塞では下腿下部に痛みが生じる．腸骨大腿動脈の閉塞では大腿および下腿に痛みがみられる．足の痛みは脛骨および腓骨動脈が原因である．症状の急速な増悪は多数のレベルでの閉塞が示唆される．

　足関節/上腕血圧比（ABI）は，上腕動脈の最大収縮期血圧に対する足背あるいは後脛骨動脈の最大血圧の比である（ドップラーによる）．正常値は1.0〜1.3である．ABIが0.9以下であれば1つかそれ以上の大血管に50％以上の狭窄があることが示唆される．ABIが0.4〜0.9であれば，中等度の狭窄で症候性跛行があることが示唆される．ABIが0.4以下であれば，進行した虚血である．低ABI（0.8あるいは0.9以下）は，死亡率の相対危険率が1.6〜3.1である．1.3以上では非圧迫性の石灰化血管が考えられる．

臨床所見

アテローム硬化性閉塞

　高血圧，糖尿病，喫煙などの素地があったり他部位の血管疾患の徴候（狭心症，腎機能不全など）のある患者で典型的な運動時疼痛が徐々に進行する．閉塞部位より遠

徴候	感度	特異度	尤度比
末梢血管疾患			
ABI 0.9以下	95	99	95.0
PT/DP 脈欠損	63〜72	92〜99	14.9
非対称性に脚が冷たい	10	98	6.1
大腿脈欠損	7	99	6.1
静脈充満時間20秒以上	22	94	3.6
脚が蒼白，赤いまたは青い	35	87	2.8
毛細血管再充満時間が5秒以上	28	85	1.9

PT : posterior tibial artery（後脛骨動脈），DP : dorsalis pedis（足背動脈）

位の拍動は減弱あるいは消失する．症状の重症度（潜時や疼痛の程度）は閉塞の程度に相関する．高度の動脈不全は安静時疼痛を伴い，発赤，仰臥位での毛細血管再充満時間の悪い冷たい足，挙上時の足底のろう様蒼白化などの所見がみられる．

腰椎神経根障害

疼痛は背部に始まり皮膚分節に沿って下方に放散し，足に至る．歩行によって増悪し，電気が走るような深部痛か焼けるような性質の痛みを伴う．脈拍は正常だが，深部腱反射は消失する．

筋損傷

筋損傷の症状は，下肢の大筋肉群（ハムストリング群，大腿四頭筋，腓腹筋）の疼痛と圧痛であり，ある決まった動きで増悪する．局所の圧痛があり，受動的伸展運動のたびに痛みを感じる．

深部静脈血栓症

痛みは運動と関係ないが，しばしば立位で悪化する．患肢は通常非対称性に腫脹し，ふくらはぎの圧痛を伴う．下大静脈まで拡大すれば有痛性青股腫となり，広汎な（通常両側性）腫脹と蒼白・チアノーゼ，疼痛を伴う．

動脈塞栓症

塞栓症の症状は急性発症のしびれ，脱力および安静時の耐えがたいほどの下肢痛である．心房細動や最近起こった心筋梗塞などが，多数の末梢小塞栓（たとえば足趾など）とともにみられる．患肢は冷たく，ろう様蒼白，遠位チアノーゼ，脈拍の消失を伴う．閉塞部位は冷感のレベルから推察できる．大動脈分岐部での閉塞は両側鼠径部以下の冷感を引き起こす．総腸骨動脈閉塞では片側下肢の鼠径部以下である．総大腿動脈では膝以下，膝窩動脈では片側足である．

脊柱管狭窄

狭窄による圧迫は"偽跛行"を生じる．すなわち両側性の，局在の特定しにくい殿

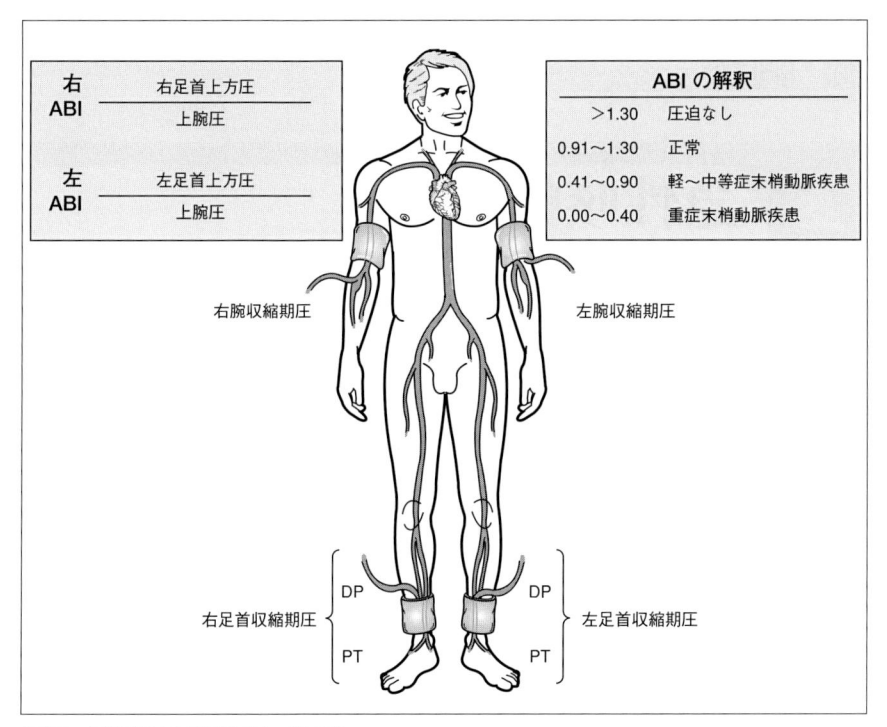

右 ABI	右足首上方圧 / 上腕圧
左 ABI	左足首上方圧 / 上腕圧

ABIの解釈	
>1.30	圧迫なし
0.91～1.30	正常
0.41～0.90	軽～中等症末梢動脈疾患
0.00～0.40	重症末梢動脈疾患

右腕収縮期圧　　　　　　　　左腕収縮期圧

右足首収縮期圧 { DP PT }　　{ DP PT } 左足首収縮期圧

図7　足関節/上腕血圧比（ABI）
（Mohler ER. Up ToDate Online 13.3, 2006 より改変）

部と下肢の痛みを生じる．立位または歩行で悪化し，座位や臥位で股関節と脊椎が屈位を取ると改善する．患者は疼痛を緩和するため類人猿のような前かがみの姿勢をとる．筋力低下としびれが下肢の疼痛に伴って出現することがある．

大動脈解離

裂けるような移動性の背部痛がある患者に，脈拍がなく，冷たく痛みを伴う下肢が発現する．片側の脊髄動脈が影響を受けた場合は下肢の弛緩性麻痺もみられることがある．

大動脈縮窄症

若年成人で，高血圧および対称性の下肢末梢の拍動の減弱があれば縮窄症を考える．

先端紅痛症

特徴は，足の紅潮を伴う焼けるような感覚過敏の痛みで，多血症，痛風，凍傷などでみられる．

（橋本すみれ）

Section III
肺・胸部

Chapter 28 急性咳嗽

Plates 13, 14, 18, 60, 61

鑑別リスト

- □ ウイルス性上気道感染症
- □ 喘息
- □ 副鼻腔炎
- □ マイコプラズマ気管支炎
- □ 肺炎
- □ 胃食道逆流症
- □ うっ血性心不全
- □ ACE阻害薬
- □ 誤嚥
- □ HIV患者の咳嗽
- □ 寒冷刺激
- □ フューム吸入
- □ 百日咳
- □ 肺膿瘍

診断へのアプローチ

診断における問題は，原因として最も多いウイルス性と，肺炎など抗生物質で治療可能な細菌感染や，抗ウイルス薬が効果的なインフルエンザ感染を鑑別することである．典型的には，細菌性肺炎は急性発症，進行性に悪化，咳や黄色〜緑色の痰，37.8〜40℃の悪寒を伴う発熱，胸膜性の胸痛が特徴的とされる．患者はしばしば重症感がある．患側の肺では，湿性ラ音や気管支呼吸音を聴取し，打診では局所的に濁音となることがある．ウイルス性肺炎では鼻汁や咽頭痛，乾性咳嗽などの上気道症状を伴う．肺炎ルールは参考になる．体温37.8℃以上，脈拍100以上，ラ音，呼吸音減少，喘息なし，これらをそれぞれ1スコアとする．

気管支の過敏性（可逆性気道病変）を有する病態は，気管支拡張薬やステロイド治療などが有用であるため，診断が重要である．喘鳴や息切れ，素因（アトピーや喫煙など）は診断に有用である．

夜間に咳が最も多い場合は，うっ血性心不全や胃食道逆流を疑う．高齢者では，意識障害のみで発熱がないこともある．

臨床所見

ウイルス性上気道感染症

通常，鼻汁や咽頭痛，喉頭炎が同時期に認められる．咳はしばしば"刺激性"で，喫煙者やアトピーの患者では喘鳴を聴取することもある．

	徴候	感度	特異度	尤度比
肺炎	やぎ声	4～16	96～99	5.3
	打診上濁音	4～26	82～99	3.3
	気管支呼吸音	14	96	3.3
	発熱（37.8℃以上）	27～69	49～94	2.9
	呼吸音低下	15～49	73～95	2.4
	ラ音	19～64	82～94	2.2
	肺炎ルール 4～5	38～41	92～97	8.2
	肺炎ルール 0～1	7～29	33～65	0.3
インフルエンザ	重篤な咳	30	91	3.3
	発熱（37.8℃以上）	68	60	1.7
	高度な筋痛	40	70	1.3
	高度な脱力	48	62	1.3
	迅速検査陽性	72～95	76～84	4.7
	迅速検査陰性	—	—	0.06

喘息

両側性の呼気相の延長を伴う呼気性喘鳴が喘息の診断に重要である．時に，喘鳴がない咳が気管支攣縮により生じる（咳喘息）．

副鼻腔炎

通常は，後鼻漏を自覚し，肺よりむしろ咽頭由来の咳を生じる．しばしば咽頭に膿性鼻汁を認める．膿性鼻汁や上顎洞の閉塞感や圧痛などの副鼻腔炎の局所所見も合併する．

マイコプラズマ気管支炎

マイコプラズマ気管支炎は，ウイルス性気管支炎との鑑別が困難である．発熱と，乾いた，連続する咳を伴い，進行すると膿性痰を生じる．2～3週間以内の家族内での発症などの疫学情報が参考となる．水疱性鼓膜炎は一般的ではないが，認めればマイコプラズマを強く疑う．クラミジア肺炎もよく似た臨床像を呈する．

肺炎

急性発症，悪寒を伴うスパイク状の発熱，膿性痰を伴う咳，呼吸困難，胸膜性胸痛，全身症状，そして局所的な聴診異常（ラ音），これらはすべて肺炎を疑う所見である．錆色痰は典型的には肺炎球菌の特徴である．

胃食道逆流症

逆流は夜間に起こりやすく，胸やけを伴う．

うっ血性心不全

患者が，夜間に乾性咳嗽で目覚める場合は左心不全を疑う．説明不能な頻脈やⅢ音ギャロップ，両側肺底部の乾性ラ音，労作性呼吸困難，起座呼吸なども認めることがある．

ACE阻害薬

発作性の乾性咳嗽が，アンジオテンシン変換酵素（ACE）使用時期に一致して生じる．

誤嚥

異物誤嚥では，異物を排除するために持続的な咳嗽を認め，片側性あるいは局所的な喘鳴を生じる．

HIV患者の咳嗽

喀痰を伴う咳では肺炎を疑う．ニューモシスチス症では亜急性に乾性咳嗽と呼吸困難を呈し，進行する．ニューモシスチスやKaposi肉腫による自然気胸では胸膜性胸痛を生じる．喀血を認める場合は結核を疑う．

寒冷刺激

とくに気道過敏性のある患者や，運動をしている人が，冷たい空気を吸った場合は咳や喘鳴の原因となる．

フューム吸入

タバコ，煙，揮発性化学物質などの吸入では明白であるが，環境大気汚染も一因となりうる．

百日咳

発作性に咳が生じ，粘液栓の喀出を伴う大きな吸気性"笛声音"で終わる．頻回に及ぶ咳により舌を損傷するために舌小帯潰瘍を認めることもある．

肺膿瘍

突然の化膿性で悪臭を伴う大量の痰が特徴的である．

（髙橋知子）

Chapter 29　慢性咳嗽

Plates 60, 61, 62, 63, 64

鑑別リスト

- □ 急性上気道炎
- □ アレルギー
- □ 気管支喘息
- □ 慢性気管支炎
- □ 慢性副鼻腔炎
- □ 胃食道逆流症
- □ ACE阻害薬
- □ 汚染物質
- □ 心因性
- □ 異物
- □ うっ血性心不全
- □ 肺癌
- □ 結核
- □ 縦隔腫瘍
- □ 気管支拡張症
- □ 肺線維症
- □ 嚢胞性線維症
- □ アスペルギルス症

診断へのアプローチ

　3週間以上持続する咳を慢性咳嗽と定義する．強い咳嗽の際には，胸腔内圧は300 mmHg，呼気流速は800km/時にも及び，疲労，不眠，胸痛，めまい，失神，尿失禁などの原因となる．非喫煙者でACE阻害薬を内服しておらず，かつ胸部X線写真が正常である場合，慢性咳嗽の原因の99.4％が，後鼻漏，気管支喘息，胃食道逆流症の3疾患で占められる．

　喀痰に多核白血球，好酸球が多く含まれると黄色を呈する．嗄声では，声帯もしくは反回神経に浸潤した腫瘍や，慢性の胃食道逆流症を疑う．

臨床所見

急性上気道炎

　急性上気道炎後の気道過敏性の亢進，それに伴う長引く咳は高頻度に認められる．1/4は症状が1か月以上持続するが，この場合は気管支喘息，アレルギー，アトピー（アレルギー性鼻炎，花粉症）などの既往があることが多い．

アレルギー

　患者は後鼻漏感および，それによる慢性的な咳嗽，咳払いを訴える．鼻粘膜の充血がしばしば認められる．

気管支喘息

　喘鳴を認めず，咳症状が目立つことがある．患者は呼吸苦を訴える．気管支喘息，アレルギー，アトピーなどの既往がある．

慢性気管支炎

喫煙者で，朝方に顕著な咳，透明な白色粘性痰を認める．時に血痰となることもある．

慢性副鼻腔炎

後鼻漏（咽頭で観察可能なこともある）は，刺激性の咳嗽，咽頭違和感の原因となる．頭重感，顔面痛を伴う．

胃食道逆流症

胃食道逆流症は，胸やけ，咽頭の酸っぱい感じ，嗄声，夜間咳嗽などが特徴的である．唾液分泌の増加から，泡沫状の粘液を伴うことがある．

ACE阻害薬

ACE（アンジオテンシン変換酵素）阻害薬を内服すると，10〜20％に乾性，刺激性の咳嗽を認める．薬剤の中止によって速やかに症状は改善する．

汚染物質

スモッグ，二酸化硫黄，一酸化窒素が代表的である．粉塵も咳を悪化させる．

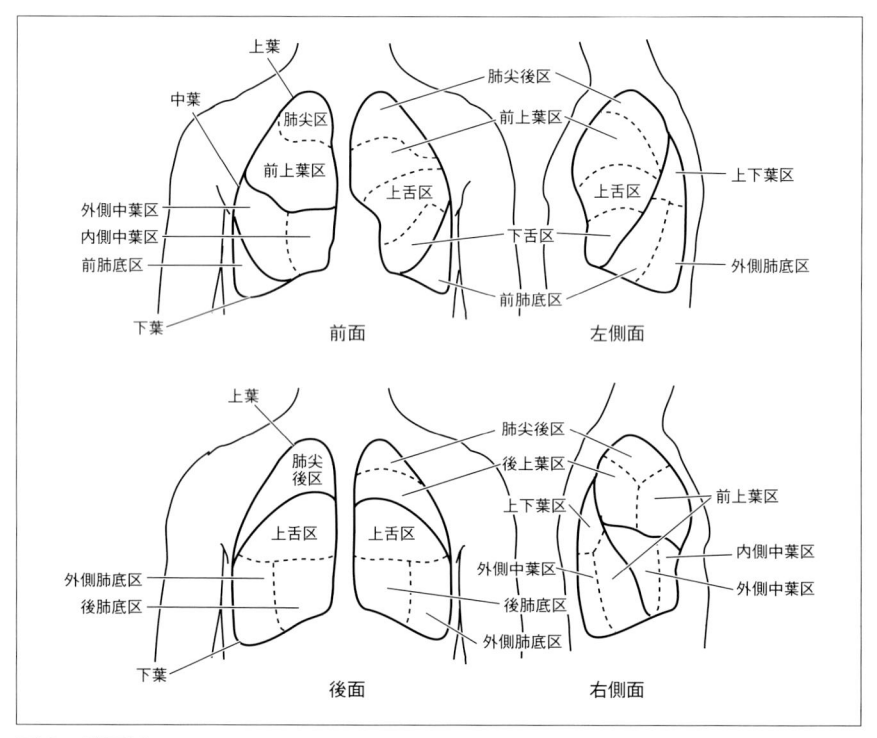

図8 肺区域
(Reilly BR. Practical Strategies in Outpatient Medicine. 2nd ed. Philadelphia: WB Saunders; 1991. p.328 より引用)

心因性
咳嗽は精神的ストレスで増悪し，夜間には止む．鎮咳薬は無効である．

異物
誤嚥，窒息に始まり，局所的な喘鳴を伴う．

うっ血性心不全
夜間咳嗽，起座呼吸，発作性夜間呼吸困難が典型例で認められる．Ⅲ音や胸部ラ音をしばしば認める．

肺癌
喫煙者の咳嗽パターンの変化は，気管支内病変の初期症状である．血痰は肺癌の10～15％で初期症状として認められるため，気道感染のない場合は本症を疑う必要がある．その他の所見として，ばち指，局所的な喘鳴，呼吸音減弱，原因不明の体重減少などが挙げられる．

結核
盗汗，血痰，発熱，最近の移住歴があれば疑う必要がある．時に肺尖部の異常が認められる．

縦隔腫瘍
縦隔腫瘍による外部からの気道の圧迫は，乾性の金属音咳をきたし，体位の影響を受ける．反回神経の圧迫によって嗄声を生じることもある．

気管支拡張症
大量の膿性痰，繰り返す血痰，肺炎が特徴的である．身体所見として，局所的ないびき音，喘鳴がしばしば認められる．喀痰は，泡っぽい上層，漿液性の中間層，残渣からなる下層に分けられる．

肺線維症
乾性咳嗽を伴う労作性呼吸困難を認める．身体診察では乾性の細かいVelcroラ音が特徴的である．ばち指もしばしば認められる．

嚢胞性線維症
小児期からの慢性咳嗽，進行性呼吸困難，血痰，低体重と下痢を伴う吸収不良症候群，飲食時の窒息を伴う嚥下障害を認める．成人期に初めて診断されることはまれである．

アスペルギルス症
アトピー性喘息患者に多く，1～2cm長の紡錘型粘液栓を咳嗽の際に排出することがある．

（高田俊彦）

Chapter 30 急性呼吸困難

(Plates) 155, 185

鑑別リスト

- 喘息
- 慢性閉塞性肺疾患の増悪
- 左心不全
- 肺炎
- 肺塞栓症
- 気胸
- 過換気
- 胸水
- 心タンポナーデ
- 上気道閉塞
- 肺高血圧
- 肺癌
- 非心原性肺水腫
- 両側性横隔膜麻痺

診断へのアプローチ

呼吸困難は，空気が十分吸えない感覚であり，不安や不快感をきたす．肺コンプライアンスや肺内J受容体（訳注：肺胞壁に存在する迷走神経無髄C線維）の活動低下などの組織低酸素をきたす要因がある場合は，呼吸困難が動脈の酸素飽和度（SaO_2）と比例しないこともある．

うっ血性心不全では発作性の夜間の呼吸困難が生じ，患者は窒息感で目が覚める．慢性気管支炎患者でも，粘液栓による息切れや喘鳴で目が覚めるが，咳き込むと解消される．うっ血性心不全，喘息，両側横隔膜麻痺では，起座呼吸が認められる．突然発症では，気胸や肺塞栓症，急性肺水腫を疑う．

呼吸困難を伴わない頻呼吸は代謝性アシドーシスなどで認められる．

臨床所見

喘息

発熱を伴わないびまん性の喘鳴を認め，患者は胸部の閉塞感を感じる．通常は，喘息やクループ，アトピーの既往をもつ．軽度の気管支攣縮では，わずかな，とくに呼気時の呼吸困難と咳を認める．急激な息切れの増悪は粘稠な粘液栓により生じる．重症の喘息重積発作では，酸素飽和度が低下し，一息でワンフレーズを話すのが困難となり，気流が不十分となる（ピークフローおよび呼吸音ともに低下する）．奇脈の程度は，喘息の重症度を定量的に測る指標となる．

	徴候	感度	特異度	尤度比
重症喘息	奇脈＞25 mmHg	16	99	22.6
	奇脈＞20 mmHg	19〜39	92〜100	8.2
	奇脈＞10 mmHg	52〜68	69〜92	2.7

慢性閉塞性肺疾患（COPD）の増悪

慢性気管支炎のある喫煙者に，上気道感染症などに伴いびまん性の喘鳴と湿性咳嗽を認める．患者は努力呼吸の増強と息を深く吸えないことを訴える．

左心不全

患者は空気が足りない感じや，窒息感を自覚する．急性の左心不全は通常，心筋梗塞が原因となり，一般的に胸痛や胸部圧迫感が先行する．起座呼吸，発作性夜間呼吸困難，Ⅲ音ギャロップが重要な所見となる．間質性浮腫では，頻呼吸や吸気にラ音を認める．肺胞浮腫では，湿性のラ音や喘鳴，不安感，泡沫状の血が混ざった痰を認める．

肺炎

発熱，湿性咳嗽，肺胞内滲出液の所見（限局性のラ音，やぎ声，呼吸音の低下）が特徴的である．HIV患者の亜急性の呼吸困難ではニューモシスチス感染を疑う．

肺塞栓症

血栓性塞栓症は，急性の胸膜性の胸痛，血痰（肺梗塞を伴った場合），下肢の塞栓源，深部静脈血栓症のリスクの存在により疑われる．20％に胸膜摩擦音を認める．

気胸

急性発症で，片側の呼吸音消失や打診にて鼓音を認める．通常，やせた若年成人や肺気腫のある高齢者に発症する．気管偏位がある場合は緊張性気胸を疑う．

過換気

口周囲や四肢のしびれを伴い，ストレスの多い状況や過度の不安状態などで起こりやすい．

胸水

片側性の呼吸音低下や打診にて濁音を認める．

心タンポナーデ

Kussmaul徴候（吸気時に頸静脈が怒張）を伴う頸静脈の怒張，著明な奇脈，低血圧が特徴的な所見である．

上気道閉塞

吸気性の喘鳴と気管の呼気性喘鳴が特徴的である．食事中に食物塊が気道を閉塞したときに突然の無呼吸をきたし，緊急状態となる．他の原因としては重症の喉頭炎，

ジフテリア，アレルギー性喉頭浮腫などがある．

肺高血圧

Ⅱ音の肺成分（P_2）の増強や，右室の拡大を認める．

肺癌

気管支閉塞と肺胞虚脱により急性の呼吸困難が生じる．片側性の喘鳴や局所的な呼吸音低下が認められる．患者の多くは喫煙者である．

非心原性肺水腫

感染症，誤嚥，ショック，麻薬やサリチル酸の過量投与，高山病，中枢神経障害などがある場合に生じる．サリチル酸中毒では中枢性の過換気が起こる．

両側性横隔膜麻痺

神経性または筋原性疾患をもつ患者や，最近の胸部外傷や手術歴のある患者において急性の呼吸困難の原因となる．

〔髙橋知子〕

Chapter 31　慢性呼吸困難

Plates 63, 101, 150

鑑別リスト

- 慢性閉塞性肺疾患
- うっ血性心不全
- 気管支喘息
- 再発性肺塞栓症
- 間質性肺疾患
- 肺癌
- 慢性胸水貯留
- 原発性肺高血圧症
- 嚢胞性線維症
- 脊柱後側彎症
- 重症筋無力症
- 気管狭窄
- 僧帽弁狭窄症

診断へのアプローチ

　乾性咳嗽は呼吸困難を伴うことが多い．過剰に貯留した気道分泌物を除去するための夜間の咳嗽は，発作性夜間呼吸困難との鑑別が困難である．

　どちらか一方の側臥位では呼吸困難がなく，対側の側臥位で呼吸困難を認める場合は，心肥大，片側の肺実質病変，縦隔もしくは気管支内腫瘍の可能性が疑われる．

臨床所見

慢性閉塞性肺疾患（COPD）

　2つのパターンがみられる．青太り"blue bloaters"は体液過剰で，常に咳をしており，喘鳴と水泡音を伴う咳嗽がみられる．赤やせ"pink puffers"は，やせてしわが多く，樽状胸で，口すぼめ呼吸（auto-PEEP）がみられる．身体所見では，打診上鼓音で，呼気時間の延長を伴った弱い呼吸音となる．吸気終末期の肋骨縁が内方へ移動する奇異性運動は，肺過膨脹およびair trappingの所見である．

うっ血性心不全

　労作時息切れは，起座呼吸，発作性夜間呼吸困難へと進行する．ラ音，Ⅲ音，頸静脈怒張，浮腫は診断に有用な徴候である．

気管支喘息

　間欠的もしくは持続的な喘鳴は，気管支喘息に必ずみられる徴候である．

再発性肺塞栓症

　徐々に増悪する呼吸困難，胸膜性の胸痛，非対称性の下肢浮腫，悪性腫瘍や経口避妊薬の使用などの危険因子を認める場合，本症を疑う．

Section III 肺・胸部

間質性肺疾患
　労作時のチアノーゼ，ばち指，Velcroラ音が特徴的である．

肺癌
　片側性の喘鳴，血痰，体重減少のある喫煙者では肺癌を疑う．

慢性胸水貯留
　片側の肺底部で打診上，濁音を認め，呼吸音が減弱する．

原発性肺高血圧症
　典型例では，40歳代の女性で胸痛，レイノー現象を伴う．

嚢胞性線維症
　通常，小児期に診断される．気道感染の再発を繰り返し，慢性的に大量の濃厚な気道分泌物を認める．

脊柱後側彎症
　胸部の視診で明らかであるが，肺気腫における樽状胸との鑑別に注意が必要である．

重症筋無力症
　複視，眼瞼下垂，嚥下困難を伴う疲労性の呼吸困難を認める．

気管狭窄
　重症の気管狭窄では，喘鳴と吸気時の鎖骨上窩陥凹を認める．気管挿管などの重要な既往歴を聴取する．

僧帽弁狭窄症
　拡張期ランブル音，喀血が特徴的である．リウマチ熱の既往のある場合，頬部紅斑がみられる．

〔高田俊彦〕

Chapter 32 胸膜性の胸痛

Plates 41, 42, 43, 44, 45, 60, 61, 99, 100, 101

鑑別リスト

- □ 肋軟骨炎
- □ 肺炎
- □ 肋骨骨折
- □ 肺塞栓症
- □ 胸膜炎
- □ 気胸
- □ 心膜炎
- □ 肺癌
- □ 縦隔気腫
- □ 脾梗塞

診断へのアプローチ

　胸膜性の胸痛は，深吸気で増悪し，肺・胸壁由来であることが多い．心臓由来の痛みは，胸膜性になることはなく（尤度比0.2），鋭い痛みでもなく（尤度比0.3），体位に依存せず（尤度比0.3），触診で誘発されない（尤度比0.3）．

臨床所見

肋軟骨炎
　痛みは肋軟骨上に存在し，圧痛がはっきりと観察される．

肺炎
　胸膜性の胸痛，発熱，色のついた喀痰を伴う咳が特徴的である．

肋骨骨折
　先行する胸部外傷や悪性腫瘍の病歴があることが多いが，強い咳嗽が誘因となることもある．肋骨上に明瞭な圧痛を認める．

肺塞栓症
　肺塞栓症は常に疑ってかからなければならない．胸膜性の胸痛は肺塞栓症の10％でしかみられないが，それがあるときには肺梗塞を考慮する．急性の呼吸困難，喀血，塞栓症の原因となる症状（たとえば，下肢の腫大）がないか検討する必要がある．

肺塞栓ルール：下肢深部静脈血栓症の症状（下肢痛，腫脹），肺塞栓以上に可能性の高い鑑別診断がないこと，は各3点，脈拍100/分以上，2日以上の臥床，4週間以内の手術，下肢深部静脈血栓症または肺塞栓の既往は各1.5点，喀血，6か月以内の悪性腫瘍の既往は各1点で，合計点を計算する．点数が高いほど肺塞栓症に対する尤度比が高まる（表参照）．

	徴候	感度	特異度	尤度比
肺塞栓症	既知の悪性腫瘍	22〜26	94〜95	4.1
	最近の手術	45〜54	69〜91	3.3
	下肢痛・腫脹	28〜35	78〜91	2.4
	喀血	8〜13	92〜96	1.7
	P_2の増加	23	87	1.8
	肺塞栓ルール　6点以上	—	—	12.0
	肺塞栓ルール　2〜5点	—	—	1.9
	肺塞栓ルール　0〜1点	—	—	0.15

胸膜炎

痛みは咳，深吸気で増悪するが，触診は痛みに影響しない．胸膜摩擦音と微熱を認めることがある．細菌性肺炎，ウイルス感染症（たとえば，コクサッキーウイルス），肺梗塞，腫瘍，尿毒症，膠原病（ループス）などによって起こる．

気胸

急性の胸膜性の胸痛と呼吸困難が主症状である．広範なものでは，片側性の呼吸音の減弱・消失，打診上鼓音，患側の胸壁呼吸運動の減少が観察される．やせた若年者，肺気腫の患者に起こりやすい．緊張性気胸では，打診上鼓音，気管の偏位を認め，急速にショック状態に陥る．

心膜炎

痛みは鋭く，胸膜性で，体を捻る，咳，深吸気，嚥下，仰臥位で増悪することが多い．座位，前屈位で軽快するのは特徴的である．心臓の動きに関連した2，3の成分からなる心膜摩擦音は，重要な所見である．横隔膜の炎症による痛みは僧帽筋，肋骨縁，肩に放散することがある．心膜炎は，心筋梗塞後，ウイルス感染，尿毒症，結核，膠原病などに起因する．尿毒症などの非炎症性の原因の場合，痛みを伴わずにタンポナーデになる．

肺癌

胸膜浸潤がある場合に痛みを伴い，しばしば片側の胸水を伴う．この場合，打診上，濁音を呈する．

縦隔気腫

胸骨裏の握雪音，胸部中央の痛み，呼吸困難を伴う．

脾梗塞

心内膜炎や心房細動などの塞栓源がある場合，左前下胸部の痛みと摩擦音が認められる．

（高田俊彦）

Chapter 33 喀血

Plates 60, 61, 63, 120, 150

鑑別リスト

- 気管支炎
- 肺炎
- 肺水腫
- 肺梗塞
- 結核
- 気管支原性悪性腫瘍
- 胸部外傷
- 気管支拡張症
- 気管支腺腫
- 動静脈奇形
- アスペルギローマ
- 血管炎
- 肺膿瘍
- 僧帽弁狭窄症
- 遺伝性出血性毛細管拡張症
- 寄生虫

診断へのアプローチ

　プライマリケアでは，悪性腫瘍が喀血の原因を占める割合は2％未満である．しかし，喀血の原因検索において胸部X線写真は必要不可欠であると考えられる．

　喀血と吐血は鑑別しなければならない．喀血は，泡状，血性であり，通常は患者が見ても肺から出たものと認識することができる．吐血は，嘔気，嘔吐を伴い，色調は暗赤色となる．後咽頭へ流れる鼻出血や咽頭出血も吐血の原因となりうる．

　ばち指は，悪性腫瘍，気管支拡張症，肺膿瘍などの慢性疾患を示唆する所見である．大量の喀血は肺癌，結核，大動脈瘤によることが多い．

臨床所見

気管支炎

　典型的な上気道症状，急性の強い湿性咳嗽に伴う喀血では気管支炎を疑う．

肺炎

　発熱，血痰，胸膜性の胸痛，局所ラ音と浸潤影などがさまざまな組合せで起きる．肺炎球菌では通常赤錆色の喀痰，クレブシエラでは粘稠性のクランベリーゼリー色の喀痰がみられる．

肺水腫

　急性左心不全では，心原性ラ音，Ⅲ音ギャロップ，呼吸困難に伴って泡沫状のピンクの痰を認める．

	徴候	感度	特異度	尤度比
Wegener肉芽腫症	喀血	30	97	10.0
	副鼻腔の痛み・圧痛	49	95	9.8
	眼の炎症	27	97	9.0
	鼻または口の炎症	73	88	6.1

肺梗塞

急性肺梗塞では,突然発症する胸膜性の胸痛,胸膜摩擦音を伴う呼吸困難が生じる.血栓は,片側の腫脹した下肢由来であることが多い.

結核

血痰が典型的な症状である.結核の曝露歴や危険因子(たとえば,保健師,アジアからの移民,HIVのリスク),上肺野の硬化の所見は,結核を示唆する.

気管支原性悪性腫瘍

転移性肺癌が気管内に広がることはまれであり,血痰を認めたときは原発性の肺癌である可能性が高い.喫煙歴,アスベスト曝露歴,肺癌の家族歴は危険因子である.硬い鎖骨上リンパ節を触知することがある.

胸部外傷

肋骨骨折は肺裂傷を起こすことがある.触診上,肋骨に鋭い圧痛および骨片の浮動感を認める.

気管支拡張症

慢性,膿性の喀痰に加えて,繰り返す大量の血痰(気管支粘膜の壊死による)を認める.

気管支腺腫

血行豊富であるため,年余にわたり繰り返す,一過性の喀血を認めることが多い.

動静脈奇形

胸部聴診で肺の血管雑音を聴取する.

アスペルギローマ

空洞形成性の肺疾患や,喘鳴を伴う囊胞性肺疾患の既往がある易感染性宿主において疑う必要がある.

血管炎

Goodpasture症候群とWegener肉芽腫症は血痰,血尿が特徴的である.Wegener肉芽腫症は鼻中隔潰瘍や穿孔もきたす.

肺膿瘍

悪臭の強い喀痰に時折血液が混じる.

僧帽弁狭窄症

　血痰のある患者で柔らかい低音の心尖部拡張期雑音，僧帽弁開放音を認めた場合，僧帽弁狭窄症を強く疑う．本症は血痰の原因として低頻度であり，また血痰の鑑別では上位に肺疾患を挙げやすいために，見逃される傾向がある．

遺伝性出血性毛細血管拡張症

　血管拡張は，唇と皮膚で観察されやすい．通常は，他部位での出血の既往があることが多い．

寄生虫

　海外旅行者や移民では，住血吸虫，肺吸虫，エキノコックスを鑑別として考える必要がある．

〔高田俊彦〕

Chapter 34 吃逆（しゃっくり）

Plates 41, 42, 43, 44, 45, 62, 63, 64, 72, 73, 127, 128, 129

鑑別リスト

- □ 良性
- □ 薬剤
- □ 迷走神経刺激
- □ 術後
- □ 肺炎
- □ 転移性肝癌
- □ 肺癌
- □ 食道癌
- □ 横隔膜下膿瘍
- □ 心膜炎
- □ 尿毒症
- □ 中枢性
- □ 心因性
- □ 脾梗塞
- □ 胸部大動脈瘤

診断へのアプローチ

吃逆は，横隔神経の反射弓の興奮，もしくは中枢病変・代謝異常による中枢神経系の抑制によって起こる．吸気筋の痙攣に引き続いて声門が突然閉鎖するために生じる音である．

再発性・難治性の吃逆は精査を要する．嚥下障害に伴う吃逆は，食道癌，アカラシア，食道裂孔ヘルニアを疑う．

臨床所見

良性
自然軽快する吃逆は，健康人にもよくみられる．笑ったり，過食や呑気による胃の過伸展などを契機に始まることが多い．

薬剤
アルコール，全身麻酔薬，バルビツール，ベンゾジアゼピン，デキサメタゾン，メチルドパなどは原因となりうる．

迷走神経刺激
鼓膜に接する耳道内異物は迷走神経の耳介枝を刺激する．咽頭炎，喉頭炎，頸部腫瘍は反回神経枝を刺激することがある．

術後
吃逆は全身麻酔そのものの影響であったり，上腹部の手術による横隔膜への刺激によることがある．

肺炎
吃逆は，横隔膜の炎症が原因で起こる．咳，発熱，胸膜摩擦音に伴って胸膜性の胸痛を伴うことが多い．

転移性肝癌
原発が判明している場合は，まず転移を疑う必要があるが，吃逆が主症状となることもある．右上腹部に硬い腫瘤を触知する．

肺癌
腫大した縦隔リンパ節は横隔神経を刺激する．喫煙歴，血痰は診断の重要な手がかりである．

食道癌
下部1/3の食道癌は嚥下障害，吃逆を伴うことがある．

横隔膜下膿瘍
吃逆に，肩に放散する腹痛を伴い，身体所見上発熱，上腹部の圧痛を認めた場合には本疾患を疑う．

心膜炎
前傾姿勢で改善する胸痛が特徴的である．とくに心筋梗塞に合併した場合は，2，3の成分からなる心膜摩擦音を伴う．

尿毒症
吃逆の原因となる場合は，羽ばたき振戦を伴う代謝性脳症をきたすほど重度であることが多い．

中枢性
中枢性の吃逆は神経症状を伴う．脳炎，脳幹部腫瘍，脳底髄膜炎，多発性硬化症が頻度が高い．

心因性
睡眠中は吃逆が止まる．

脾梗塞
吃逆に，急性の左上腹部痛を伴う．心房細動，心内膜炎，鎌状赤血球症などの塞栓症を起こす原疾患があることが多い．

胸部大動脈瘤
解離が起こらなければ無症状である．上胸部に拍動を触知することがある．

(高田俊彦)

Section III　肺・胸部

Chapter 35　呼吸パターン

Plates　5, 21, 22, 23, 24, 25, 124, 125, 132, 133, 134

鑑別リスト

- ☐ 頻呼吸
- ☐ 発作性夜間呼吸困難
- ☐ 睡眠時無呼吸
- ☐ Cheyne-Stokes 呼吸
- ☐ Kussmaul 呼吸
- ☐ Biot 呼吸
- ☐ 無呼吸
- ☐ 失調性呼吸
- ☐ いびき呼吸

臨床所見

頻呼吸

肺由来の原因が多数あるが，最も重要なものは肺塞栓症であり，下肢の腫脹，胸膜性の胸痛を伴う．頭蓋内出血や，敗血症もしくはサリチル酸中毒による代謝性アシドーシスでは高度の頻呼吸を認める．（Kussmaul 呼吸を参照）

発作性夜間呼吸困難

うっ血性心不全の患者は，呼吸困難と発汗で覚醒し，新鮮な空気を吸うために窓を開けると医師に告げる．その際，咳を伴うことがしばしばある．

睡眠時無呼吸

同室の人から無呼吸発作と大きないびきを指摘される．無呼吸発作の後にはあえぎ呼吸が観察される．日中の強い眠気は，通常のいびきと睡眠時無呼吸の鑑別に役立つ．患者は肥満体型であることが多い．

Cheyne-Stokes 呼吸

呼吸は周期的に徐々に深くなり，それに続いて15～60秒の無呼吸を認める．このパターンは重症のうっ血性心不全で最もよくみられる．また，髄膜炎，脳腫瘍，肺炎，低酸素血症，高山病，脳梗塞などでもみられる．中枢性呼吸中枢へのフィードバックが遅れることでPco_2の変化に対する呼吸の微調節がなされない．肺から中枢神経への循環速度は，1サイクルに要する時間の半分になる．橋下部または延髄上部の病変はPco_2に無反応のCheyne-Stokesパターンを呈する．患者はチアノーゼを呈し，CO_2が蓄積する．酸素投与はこの呼吸パターンを増強する一方，典型的なCheyne-Stokesパターンでは逆に抑制が起こる．

Kussmaul呼吸

　ケトアシドーシス，サリチル酸中毒，メチルアルコール中毒，尿毒症などの急性代謝性アシドーシスにおいて，呼吸困難を伴わない規則的な深く速い呼吸を呈する．呼吸を止めることはできないため，患者は会話することができない．Kussmaul呼吸は，低血圧性ショックの鑑別に有用であり，頻呼吸は循環血漿量の低下よりも敗血症を示唆する．

Biot呼吸

　不規則的に不整な呼吸が突然始まり，止まると長時間の無呼吸を伴う．橋病変でみられ，呼吸停止に至ることもある．

無呼吸

　吸気終末期で呼吸が止まる徐呼吸は橋出血で最もよくみられる．脳底動脈閉塞，低血糖，無酸素症，重症の髄膜炎などでもみられる．

失調性呼吸

　延髄化学受容器の障害によって，1回換気量，頻度がさまざまに変化する換気がみられる．

いびき呼吸

　頭蓋内圧亢進のある患者では，呼吸により頬がふくらんだりへこんだりする．

〈高田俊彦〉

Chapter 36 肺雑音

Plates 57, 58, 59, 63, 103, 104, 105, 109, 110, 111, 147

鑑別リスト

- □ うっ血性心不全
- □ 肺炎
- □ 無気肺
- □ 特発性肺線維症
- □ 肺サルコイドーシス
- □ じん肺（石綿症）
- □ リウマチ関連肺疾患
- □ 強皮症

診断へのアプローチ

吸気初期のラ音は，通常粗雑で粗く，気管支の閉塞によるものである．肺気腫や喘息でみられた場合，FEV1/FVCは50％未満まで減少している．吸気終末のラ音は，間質が硬化した肺胞が膨らむ際に生じる．末梢気道で分泌物がゴロゴロする音はラ音と間違われることがあるが，その場合は湿性咳嗽を伴う．

臨床所見

うっ血性心不全
左心不全は両側のラ音を伴い，そのほかにIII音，頸静脈怒張を認める．

肺炎
ラ音は硬化した肺葉に限局した部位で聴取され，患者は発熱，湿性咳嗽を呈する．

無気肺
腹部手術や胸部外傷などの疼痛の強い状況では，肺を十分に膨らませることができない．このラ音は，患者が咳をした後には聴取できなくなる．

特発性肺線維症
聴診では，細かいVelcroラ音を認める．初期には肺底部で認められ，病期の進行とともに，ラ音は上方でも聴取されるようになり，呼吸困難も進行する．

肺サルコイドーシス
サルコイドーシスの肺への併発では，労作性呼吸困難と乾性咳嗽を呈する．呼吸器以外の症状としては，結節性紅斑，リンパ節腫脹，ぶどう膜炎，青紫色の光沢のある顔面の凍瘡様皮疹などを認める．

じん肺（石綿症）

ラ音はしばしば胸部X線所見に先行する．職業上粉じんや石綿（アスベスト）への曝露歴があることが多い．

リウマチ関連肺疾患

細かいラ音の聴取される間質性病変では，胸膜摩擦音，胸水を伴うことがある．対称性の多発関節炎，滑膜炎を呈する活動性関節リウマチでみられる．

強皮症

肺高血圧症を伴う肺線維症がみられる．手，顔面の光沢のある硬化した皮膚，固形物の嚥下困難などが手がかりとなる．

（高田俊彦）

Chapter 37 喘鳴

(Plates) 62, 63, 64, 148, 155

鑑別リスト

◆喘鳴
- □ 気管支喘息
- □ 反応性気道疾患
- □ 肺水腫
- □ 肺塞栓症
- □ 肺気腫
- □ 胃食道逆流症
- □ 薬物・中毒反応
- □ 声帯機能不全
- □ 異物誤飲
- □ 縦隔腫瘍
- □ カルチノイド症候群

◆ストライダー
- □ 粘液栓
- □ 喉頭外傷
- □ 血管性浮腫
- □ 急性喉頭蓋炎
- □ 後咽頭膿瘍

診断へのアプローチ

喘鳴は，気道の狭窄により気道の壁が振動することで生じる，持続的な楽音様の雑音である．単音からなる喘鳴では，末梢気道の病変，主に喘息を疑う．多音の喘鳴は，中枢気道の物理的圧迫によって生じる．

ストライダーは，中枢気道の閉塞を示唆する所見で，気道の完全閉塞の予兆であることもある．ストライダーが局所的に突然発症し，アレルギーや誘因が明らかでなく，気管支拡張薬に対する反応が乏しい場合には，異物誤飲もしくは気管支原性悪性腫瘍を疑う．誤飲や喫煙，ばち指の有無などの病歴が参考になる．

夜間の喘鳴は，うっ血性心不全（発作性夜間呼吸困難）や胃食道逆流症の可能性がある．

労作時の呼吸困難はFEV1予測値50％以下を示唆し，安静時の呼吸困難は25％以下を示唆する．強制呼気時間（FET）は気管の聴診により，気流音が確認できなくなるまでの時間で測定される．FET9秒は，FEV1/FVC70％を示唆する．ストライダーは，気道径5mm未満を示唆する．

臨床所見

気管支喘息

びまん性の呼気時喘鳴と呼吸困難感が主要症状である．著明な呼吸困難を伴う気管支喘息の急性増悪において喘鳴を聴取しない場合には，気流がほとんどない重度の気

道閉塞を示唆する．

反応性気道疾患
ウイルス性気道感染症において，一過性の喘鳴が起こる．患者は，アトピーもしくはアレルギーの既往歴があることが多い．

肺水腫
ラ音は特徴的であるが，喘鳴によってわかりにくくなることがある．頸静脈圧の上昇がみられることが多い．

肺塞栓症
炎症反応メディエーターの放出によって，びまん性もしくは局所での喘鳴が生じる．突然発症の胸膜性の胸痛，腫大した下肢，血痰は重要な手がかりとなる．

肺気腫
慢性閉塞性肺疾患では，発作性でなく，慢性，進行性の経過をたどる呼吸困難が特徴である．患者は喫煙者で，樽状胸を呈する．

胃食道逆流症
夜間の咳，喘鳴に胸やけと口腔内の酸味を伴う．

薬物・中毒反応
β遮断薬，アスピリン（鼻茸，喘息と併せて三徴を呈する），二亜硫酸，ヨード造影剤，グルタミン酸ナトリウムなどは経口摂取で喘鳴を誘発する．トルエンと二酸化硫黄は吸入で喘鳴を誘発する．

声帯機能不全
上気道の吸気時喘鳴に声色の異常を伴う．

異物誤飲
意識消失や歯科治療の後に局所的な喘鳴を生じる．

縦隔腫瘍
縦隔の圧迫は，顔面の腫脹を伴う上大静脈症候群，頸静脈怒張，前胸部の静脈怒張をきたす．

カルチノイド症候群
カルチノイド症候群は，発作的で短時間のほてりと喘鳴をきたす．

粘液栓
脱水傾向で喀痰を伴う弱々しい咳のある患者において，急性ストライダーが生じる．

喉頭外傷
頸部の外傷や，高温・腐食性物質を吸入したという病歴を認める．

	徴候	感度	特異度	尤度比
気管支喘息				
気道抵抗の増加	喘鳴	−	−	36
	樽状胸	−	−	10
	打診上鼓音	−	−	4.8
	努力呼気時間＞9秒	36〜50	86〜98	4.8
	奇脈	−	−	3.7
高炭酸ガス血症(pCO_2＞38)	呼吸音の減弱	−	−	13
	会話困難	−	−	6.0
	チアノーゼ	−	−	5.1
低酸素血症(pO_2＜60)	SaO_2＜93	−	−	6.7
肺気腫				
過膨張	心濁音階の減少	10	99	10
	打診上鼓音	32	94	4.8
	剣状突起下の心尖拍動	8	98	4.6
	呼吸音減弱	37	90	3.7

血管性浮腫

舌，口唇，眼窩周囲の局所的な腫脹にストライダーを伴う．

急性喉頭蓋炎

可視範囲では咽頭所見を認めないが非常に強い咽頭痛を訴え，厚みのあるくぐもった声（muffled voice），嚥下困難にストライダーを伴う．

後咽頭膿瘍

強い嚥下痛を認め，流涎，頸部腫脹，発熱，重篤な様相を呈する．

〔髙田俊彦〕

Chapter 38 肺炎

Plates 13, 18, 19, 21, 22, 24, 41, 42, 43, 44, 45, 170

鑑別リスト

- □ 肺炎球菌
- □ マイコプラズマ
- □ インフルエンザ桿菌
- □ クラミジア
- □ インフルエンザウイルス
- □ 黄色ブドウ球菌
- □ 結核菌
- □ レジオネラ
- □ クレブシエラ
- □ ニューモシスチス・カリニ
- □ クラミジア・シッタシ（オウム病クラミジア）
- □ SARS
- □ ハンタウイルス

診断へのアプローチ

今日では肺炎の原因菌を確定せずに，経験的に広域抗生物質を使用することが推奨されているが，臨床所見およびグラム染色などのベッドサイドで施行可能である簡便な手技を組み合わせることで驚くほど有用な情報を得ることが可能である．たとえば，慢性気管支炎の喫煙者ではインフルエンザ桿菌，肺炎球菌，モラキセラを起炎菌として考える．

臨床所見

肺炎球菌

急性の咳，発熱を認める患者で，Osler三徴（悪寒，胸膜性の胸痛，錆色の喀痰）が認められる．患者は重症感があり，発熱は40℃を超えることが多い．喀痰のグラム染色で，白血球と莢膜をもつグラム陽性双球菌を認めれば，診断の根拠となる．

マイコプラズマ

発症は亜急性で，少量の粘性痰，微熱を伴う．典型的には2〜3週間の潜伏期間の間に気管支炎または肺炎患者との接触歴のある若年成人にみられる．喀痰のグラム染色では，好中球は認めるが，菌体は認められない（ウイルス性，クラミジアやレジオネラなどの非定型肺炎でも同様のパターンを示す）．ベッドサイドでの寒冷凝集素検査は診断に役立つ．シュウ酸を加えた試験管内に血液を入れ，氷水に1〜2分浸ける．これによって凝集が起こり，次に体温まで加温して凝集が消えた場合に寒冷凝集素陽性が疑われる（少なくとも64倍以上）．再度氷水に浸けた場合に凝集が起こるかどうかは，マイコプラズマとウイルス性の寒冷凝集素の鑑別に役立つ．

	徴候	感度	特異度	尤度比
SARSとインフルエンザの比較	呼吸困難	46	86	3.3
	ラ音	28	90	2.8
	発熱	99.9	32	1.5

インフルエンザ桿菌

喫煙者に感染することが多い．インフルエンザ桿菌肺炎では，身体所見上，肺の硬化を示唆する所見がないのに対して著明なラ音を認めることが特徴的である．喀痰のグラム染色では，小型で多形性のグラム陰性球桿菌を認める．

クラミジア

マイコプラズマ肺炎に似るが，喉頭炎，副鼻腔炎などの上気道感染の症状がより強い．

インフルエンザウイルス

筋肉痛，咽頭痛，全身倦怠感などに加えて感冒症状が顕著であることが多い．咳は喀痰に乏しく，グラム染色の検体は得られないことが多い．

黄色ブドウ球菌

突然発症し，消耗性の発熱，悪寒，湿性咳嗽を伴い，患者はかなり重症となる．感染性心内膜炎からの血行性散布であることもあり，心雑音，爪下の線状出血，点状出血の有無を確認する．喀痰のグラム染色では，大型のグラム陽性球菌が塊状形成しているのがみられる．

結核菌

発症は亜急性で，全身倦怠感，食欲不振，発熱，体重減少を呈する．血痰は頻度の高い症状である．上葉の硬化像を確認する．患者がHIV感染者，ホームレス，施設収容者などの場合に疑う必要がある．

レジオネラ

咳は著明でないが，意識障害，相対的徐脈を伴う発熱，腹痛などの症状が目立つ．喀痰グラム染色では"非定型肺炎"のパターンを示すが，マイコプラズマやインフルエンザの場合と比較してより重症となる．

クレブシエラ

壊死性肺炎は，クランベリーゼリー様の喀痰が典型的な所見である．アルコール嗜好歴のある場合や誤嚥のリスクが高い場合に疑う．

ニューモシスチス・カリニ

潜行性の呼吸困難や乾性咳嗽がHIV陽性患者でみられた場合に疑う．

クラミジア・シッタシ(オウム病クラミジア)
鳥類との接触歴がある患者で疑う.

SARS(重症急性呼吸器症候群)
発熱と咳は頻度が高いが,呼吸困難,頻呼吸,胸膜性の胸痛は進行してからでないとみられない.他の非定型肺炎とは違って,SARSは鼻汁や咽頭痛のような上気道症状に乏しい.流行地域への渡航歴がある場合に疑う必要がある.

ハンタウイルス
齧歯類への接触歴がある患者で,発熱,筋肉痛が先行し,急速に肺水腫,低血圧を呈する.

(高田俊彦)

Section III 肺・胸部

Chapter 39 乳房腫瘤・分泌物

鑑別リスト

◆乳房腫瘤
- □ 線維嚢胞性乳腺症
- □ 線維腺腫
- □ 乳癌
- □ 管内乳頭腫
- □ 乳腺炎
- □ 血腫
- □ 血栓性静脈炎
- □ 乳瘤

◆乳房分泌物
- □ 薬剤
- □ 産後乳汁分泌
- □ プロラクチン分泌性下垂体腺腫
- □ 管内乳頭腫
- □ 線維嚢胞病
- □ 乳癌
- □ 乳管拡張
- □ 反復乳頭刺激

診断へのアプローチ

乳房腫瘤

孤立性あるいは明らかな乳房腫瘤の約20％が乳癌であるため，乳房のしこりをみたときは，乳癌の可能性を高く見積もるべきである．身体診察は，マンモグラフィー，穿刺細胞診を含めた診断の「三大テスト」の一つとして重要である．これら3つが陽性の場合，99.4％は乳癌であり，いずれも良性との所見であれば，乳癌の可能性は0.7％である．

スクリーニングでの乳房診察では約50％の乳癌を抽出できる．すべてが，マンモグラフィーの所見と一致するわけではなく，スクリーニングの身体診察で抽出されたものの10％はマンモグラフィーでは見逃され，マンモグラフィーで指摘されたものの40％は，身体診察では見逃されている．検査の感度を上げる方法として，（腕を上に上げ）胸壁と乳房を平らにすること，指の腹で円を描くように動かすこと，検査に時間をかけることが挙げられる．

周期的な痛みや圧痛は，線維嚢胞が原因であることが多い．乳癌でも痛みを生じるが，非典型的であり，一般的には圧痛を認めない．他の疾患を疑う痛みの特徴としては，重く乳汁が充満したような痛み（線維嚢胞），鋭く放散する痛み（神経根炎），瘙痒・焼けるような・裂けるような痛み（乳管拡張），焼けるような・刺されるような痛み（乳房痛），ひりひりした痛み，あざ，傷（外傷），拍動性の痛み（感染），うずく痛み，局所の圧痛（肋軟骨炎）がある．良性嚢胞は，月経前により目立つようになり，生理周期の卵胞期の間は小さくなる．触診上，硬く境界が不明瞭で，皮膚と密着

検査		感度	特異度	尤度比
乳房スクリーニング	40～49歳	68.5	95.5	15.2
	50～59歳	80.0	96.8	25.0

していたり，可動性のない腫瘤は癌が疑われる．皮膚のえくぼ徴候，乳頭陥没，乳頭からの血性分泌物，また，腋窩リンパ節腫脹も乳癌の重要な所見である．

乳房分泌物

乳汁漏出は，乳房におけるプロラクチン活性のレベルがエストロゲンやプロゲステロンよりも高いときに生じる．そのため，男性では女性化乳房がなければ乳汁漏出は非常にまれである．乳様の分泌物は外見から，漿液性や血性の分泌液と区別される．確定診断が必要な場合は，顕微鏡検査にて卵円形脂肪球（あるいはズダン染色を施行）を確認する．

血性分泌物は，1/3は管内癌（*in situ* または浸潤性）により，他の1/3は管内乳頭癌の出血，残りは乳管内要素（乳管拡張，乳管内過形成など）を含んだ線維嚢胞病変が原因である．血性分泌物を認めた場合はすべて精査が必要である．圧迫した際に，片側のみ分泌があった場合は，両側の場合よりも深刻である．両側の複数の乳管からの分泌で，潜血検査が陰性の場合は，通常は色調（乳色，茶色，緑，黄色，青，透明）によらず良性であり，内分泌性あるいは生理的なものと考えられる．

臨床所見

線維嚢胞性乳腺症

基本的な性質は，放射状に並んだ結節性嚢胞を伴う乳房の腫瘤である．可動性がある弾性（液体が貯留したような）の結節として触知し，それぞれの小結節の性質はいずれも同様である．通常は，月経前や胸部の外傷の後に大きくなり，自発痛や圧痛を伴う．診断には2つの方法があり，一つは針穿刺にて濃厚な黄緑色の液体を排出し，嚢胞の消失をみる．もう一つは生理周期の中で月経後5～7日の卵胞期に再度検査を行い，その時期に縮小していることを確認する．

線維腺腫

腫瘤は，可動性は良好で弾性硬で硬く，境界が明瞭で圧痛を伴わない．腎臓のように切痕を伴うこともある．青年期や妊娠，閉経期，ホルモン治療中に大きくなることがある．

乳癌

従来は，腫瘤は石のように硬く，可動性に乏しく境界が不明瞭であるとされていた．しかし，これらの所見は信頼性に乏しく，60％の癌は可動性が良好で40％は軟性あ

るいは囊胞状，40％は境界が明瞭である．追加所見として，より進行するとその部位の橙皮状皮膚（オレンジの皮様）や，腋窩リンパ節腫脹が認められる．浸潤性乳管癌は石のように硬く，乳頭癌は多中心性である．浸潤性小葉癌では皮膚は全体に厚くなる．炎症性乳癌では，胸部の皮膚の紅斑や浮腫を伴う．Paget病では乳頭の湿疹様の皮膚変化や分泌物をきたす．

管内乳頭腫
　乳頭腫では，片側性の分泌物と円状の乳輪下の腫瘤を認める．分泌物は通常，茶色で血漿のような透明な液体である．

乳腺炎
　放射状に腫瘤を認め，著明な圧痛と発赤および熱感があり，乳房の一部分に限局する．通常は，乳管の閉塞が原因である．

血腫
　一般には外傷後に認め，圧痛を伴う．

血栓性静脈炎
　下部外側の乳房の表面に圧痛を認め，索状物を触れる．

乳瘤
　授乳期にのみ起こる．

薬剤
　経口避妊薬，フェノチアジン，三環系抗うつ薬，ベンゾジアゼピン系，ベラパミル，レセルピン，メチルドパ，イソニアジド，オピオイドは，視床下部のドパミン分泌の抑制によりプロラクチンを産生し，乳汁分泌をきたす．

産後乳汁分泌
　正常の乳汁産生であり，授乳を中止後数年にわたり持続することがある．

プロラクチン分泌性下垂体腺腫
　無月経と同時に乳汁分泌が生じたり，産後の持続的乳汁分泌が一般的な症状である．視野欠損や頭痛が手がかりとなることがある．

乳管拡張
　閉経期の女性に両側性に乳管拡張を認め，痛みや痒み，乳頭の腫大を伴う．小葉の腫瘤上に管状の「ミミズのたくさん入った袋」のような構造物を触知する．分泌物は灰緑色である．

反復乳頭刺激
　妊娠歴のある女性に，乳母現象として，あるいは患者自身やパートナーによる乳頭への刺激を通して乳汁分泌を認めることがある．

（髙橋知子）

Chapter 40　女性化乳房

(Plates) 29, 34, 35, 36, 65, 66, 67, 70, 73

鑑別リスト

- ☐ 思春期
- ☐ 薬剤
- ☐ 肥満
- ☐ 肝硬変
- ☐ 慢性腎不全
- ☐ 甲状腺機能亢進症
- ☐ 両側精巣摘除術
- ☐ 異所性hCG
- ☐ 原発性性腺機能低下症

診断へのアプローチ

　女性化乳房では,腺組織の縁部を乳頭下に対称性に触知する.女性化乳房は,乳癌と鑑別する必要がある.不整な固い可動性不良な腫瘤,皮膚のえくぼ徴候,乳頭陥没,所属リンパ節腫脹などの有無を確認する.女性化乳房は1/3で片側性であり,自発痛,圧痛を伴うことが多い.

臨床所見

思春期

　女性化乳房は,思春期の男性における一過性の生理的現象としてみられ,しばしば片側性である.

薬剤

　エストロゲンを与えられて育ったウシの乳や肉などに含まれる外因性のエストロゲンは,女性化乳房の原因となる.スピロノラクトン,H2拮抗薬,ジギトキシン,フェノチアジン,アンフェタミン,レセルピン,メチルドパ,イソニアジド,ケトコナゾール,イミプラミン,フェニトイン,ヘロイン,マリファナ,抗アンドロゲン薬,同化ステロイドなどは女性化乳房をきたす.片側性もしくは非対称性のものが多い.

肥満

　他の組織の増加に比例して,胸部の組織の増加がみられる.加齢もテストステロンの産生低下に伴い,脂肪の増加をもたらす.

肝硬変

　くも状血管腫,手掌紅斑,腹水,精巣の萎縮などを検索する.

慢性腎不全

透析を受けている男性患者の半数に女性化乳房が認められる．

甲状腺機能亢進症

体重減少，頻脈，甲状腺腫，振戦，眼球突出は甲状腺機能亢進症を疑う．

両側精巣摘除術

外傷性，もしくは前立腺癌の治療目的のいずれによる場合も，女性化乳房に伴って髭や筋肉量の減少，体毛のない肌を認める．

異所性hCG（ヒト絨毛性ゴナドトロピン）

精巣の絨毛癌，および肺，肝臓，膵臓，大腸，胃の腫瘍が原因となりうる．精巣腫瘍や精巣の大きさの変化，柔らかさを診察で確認する．腹部の腫瘍は，副腎皮質癌の可能性がある．

原発性性腺機能低下症

Klinefelter症候群では，思春期に女性化乳房を認める．長い四肢，小さく固い精巣，二次性徴の欠落などの特徴を認める．

〔高田俊彦〕

Section IV 腹部

Chapter 41 急性腹症

(Plates) 41, 42, 43, 44, 45, 51, 65, 90

鑑別リスト

◆全体・臍周囲痛
- □ 胃腸炎
- □ 便秘
- □ 小腸閉塞
- □ 大腸閉塞
- □ 腸間膜虚血
- □ 腹膜炎
- □ 腹部大動脈解離
- □ 鎌状赤血球症

◆右季肋部・心窩部痛
- □ 肝炎
- □ 胆石疝痛
- □ 消化性潰瘍
- □ 腎盂腎炎
- □ 急性胆嚢炎

◆右下腹部痛
- □ 急性虫垂炎
- □ 炎症性腸疾患
- □ 卵管炎
- □ 腹直筋損傷
- □ 尿管結石
- □ 黄体嚢胞破裂
- □ 子宮外妊娠破裂
- □ 卵巣捻転

◆左季肋部痛
- □ 膵炎
- □ 脾梗塞
- □ 腎盂腎炎
- □ 心筋梗塞

◆左下腹部痛
- □ 炎症性腸疾患
- □ 憩室炎
- □ 卵管炎
- □ 腹直筋損傷
- □ 尿管結石

- □ 卵巣捻転
- □ 黄体嚢胞破裂
- □ 子宮外妊娠破裂
- □ S字結腸捻転

診断へのアプローチ

　急性発症の腹痛は，軽症のものから生命を脅かす重症のものまで幅広い疾患が原因となりうる．正確な診断と適切な対処をするためには，痛みのメカニズムの理解，典型的な臨床症状パターンの認識，幅広い鑑別，場合によっては非典型例やまれな疾患を疑うことが求められる．最終的な決定は，時間をかけて，病歴と身体診察を繰り返したうえで下す必要がある．鎮痛薬は症状を不明瞭にしてしまうため，診断がつくまでは控えるべきである．病歴から85～90％は診断がつく．痛みの最強点の場所と発症形式から原因臓器を予想する．上腹部痛では胸腔内由来の可能性を考える必要がある．身体診察で腹膜炎と反跳痛を確認するには，軽い打診で痛みを誘発すればよい．必ずしも従来の方法で反跳痛を確認する必要はない．筋性防御は腹膜炎の初期の所見

である.聴診所見では,麻痺性イレウスや進行した腹膜炎では腸蠕動音が消失し,早期の腸閉塞では高音の亢進した蠕動音を認める.脾梗塞や転移性肝癌では摩擦音を聴取する.骨盤診察,直腸診は腹痛のある患者の診察では欠かせない.

体性痛は,壁側腹膜の炎症による痛みであり,炎症の部位に一致した限局性の,鋭い,持続的な痛みとなり,圧痛を認める.腹壁筋の反射性攣縮が認められる.管腔臓器の閉塞による内臓痛は,典型例では間欠的な差し込むような痛みとなるが,腸管の過膨脹では持続的な鈍痛となる.内臓痛のある患者は絶え間なく身悶えるが,体性痛の患者は体を動かさないようにじっとしている.関連痛は,表層の痛みのように感じられ,痛覚過敏を伴い,腹壁は緊張する.血管閉塞は,血管病変または心房細動のある患者でみられ,軽度な腹部所見に反して非常に強い痛みを訴える.内臓痛は,神経が脊髄に入る高さで感じられる.たとえば,胆嚢の痛みは初めは肩甲骨で感じられ,その後,壁側腹膜に炎症が及んで右季肋部で痛みを感じるようになる.

健康にみえた人が突然激痛を訴え,とくに発症直後に最も痛みが強い場合,管腔臓器の穿孔または心筋梗塞や大動脈瘤破裂などの血管性病変を疑う.

	徴候	感度	特異度	尤度比
急性虫垂炎	McBurney点の圧痛	50〜94	75〜86	3.4
	左下腹部の放散痛	22〜68	58〜96	2.5
	37.3℃以上の発熱	70〜74	50〜70	1.8
急性胆嚢炎	Murphy徴候	65	87	2.8
	右季肋部の圧痛	77	54	1.6
	38℃以上の発熱	35	80	1.5
腹膜炎	腹部硬直	6〜31	96〜100	5.1
	筋性防御	13〜69	56〜97	2.6
	反跳痛	40〜95	20〜89	2.1
小腸閉塞	視診上の蠕動運動	6	100	18.8
	腹部膨満	58〜67	89〜96	9.6
	腸蠕動音の亢進	40〜42	89〜94	5.0
腹部大動脈瘤	心窩部の拍動の拡大	22〜68	75〜99	7.6

臨床所見

胃腸炎
　典型的な症状としては，腹部全体の差し込むような間欠痛，発熱，嘔気を認め，腸蠕動音が亢進し，腹部全体に軽度の圧痛を認める．細菌性の場合，高熱，悪臭のある水様性下痢，時に血便を認める．

便秘
　腹部は便で膨満し，便塊を腹壁から触知することができる．腹部には軽度の圧痛を認める．通常は，数日間排便がないという病歴を聴取するが，宿便が詰まった腸管のわずかな隙間から少量の下痢便が排出されることがある．

小腸閉塞
　痛みは間欠的な激痛で，局在不明瞭である．差し込むような痛みは，短時間でいったん完全に消失した後に再度強い波がくる．痛みが消失している時間が短時間のものは近位の閉塞で，長時間のものは遠位の閉塞である．患者はじっとしていられない．嘔吐は糞便を含み，近位の閉塞でよくみられる．遠位の閉塞では，腹部は膨満し，直腸は空虚で"風船様"である．圧痛は穿孔を起こさないかぎり，あまり強くない．金属音を伴う腸蠕動音は特徴的であるが，25％では低下もしくは消失している．80％の患者で，腹部の手術歴がある．

大腸閉塞
　完全閉塞に先立って，便秘もしくは排便習慣の変化を認めることが多い．痛みは臍下部に自覚する．小腸閉塞に比べて，腹部膨満は著明であるが痛みは弱い．

腸間膜虚血
　急性の血管閉塞は，軽度な腹部所見に反して腹部中央の激痛を呈する．痛みは間欠痛で始まり，増悪する．進行すると発熱，低血圧を認める．塞栓を生じるような基礎疾患（心房細動，急性心筋梗塞）の有無が重要である．便潜血は陽性となる．「腸管狭心症」では，再発性，間欠的な腹痛および膨満感が食後20～30分で起こり，2～3時間持続する．これによって，食欲が低下し，吸収不良性の下痢・脂肪便を認め，著明な体重減少をきたすこともある．上腹部に血管雑音を聴取することがある．

腹膜炎
　初期の嘔吐，腹部板状硬，反跳痛，発熱，腸蠕動音の消失を認める．患者はじっと横たわって動かない．痛みは初期には局在明瞭であることが多く（例：急性虫垂炎），その後，腹部全体に広がる．

腹部大動脈解離
　痛みは移動性の裂けるような激痛で，背部に放散する．患者は初期からショック状

態および低血圧をきたし，じっとしていられない．腹部には，拍動性の膨大した，圧痛のある大動脈を触知することができる．大腿動脈の拍動は欠落する．片側下肢の運動・感覚障害は脊髄動脈の病変を疑う．

鎌状赤血球症

鎌状赤血球症を基礎疾患としてもつ患者で，腹膜刺激症状を伴う腹部全体に広がる痛みを認める．

肝炎

食欲不振，倦怠感などの前駆症状を経て，右季肋部痛，圧痛，発熱，黄疸，嘔気，褐色尿，薄色の便を認める．

胆石疝痛

総胆管または胆囊管の急性閉塞によって，突然発症する15分～数時間の持続的な激痛が生じる．総胆管閉塞では心窩部痛，初期黄疸，嘔吐を認め，胆囊管閉塞では右上腹部痛を認める．痛みは肩甲骨に放散しうる．

消化性潰瘍

差し込むような激痛，灼熱感，空腹時の痛みを上腹部に認め，食物または制酸薬で一時的に軽快する場合に疑われる．背部への放散痛は，膵臓への穿通の可能性がある．十二指腸潰瘍は，食事の1，2時間後や夜間に痛みをきたす．

腎盂腎炎

典型例では，排尿時痛，発熱，嘔気，肋骨脊柱角の圧痛を認める．しかし，腹痛の局在が不明瞭であることもまれではない．

急性胆囊炎

嘔気，嘔吐，発熱を伴う右上腹部痛を認め，肩甲骨へ放散する．Murphy徴候（胆囊を触診した状態で患者に大きく息を吸わせると，痛みのため途中で吸気が止まる）を認め，30％の症例で拡張した胆囊を触れる．胆石発作が背景にあることが多い．悪寒戦慄を伴う発熱は化膿性胆管炎を疑う．

急性虫垂炎

臍周囲の局在不明瞭な内臓痛から始まり，右下腹部に移動して体性痛が増悪するというのが典型的な症状である．反跳痛はあることもないこともあるが，McBurney点に圧痛を認める．食欲不振，嘔気，微熱を伴うことが多い．

炎症性腸疾患

急性憎悪時に腹痛，発熱，血性下痢または粘液便を認める．若年成人の回腸末端炎は急性虫垂炎と鑑別を要する．Crohn病は関節炎などの全身症状が手がかりとなる．

卵管炎
　性的活動性のある女性で下腹部痛を認める．内診で頸管の黄色分泌物，頸部可動痛（シャンデリア徴候），付属器の圧痛を認める．強い圧痛のある付属器の腫瘤では，卵管・卵巣膿瘍を疑う．

腹直筋損傷
　外傷または筋肉を酷使するような経歴を聴取する．うずくような痛みは持続的であり，体動で悪化する．腹直筋上に圧痛を認め，筋肉の痙攣は筋性防御に似る．血腫は腫瘤のようになる．

尿管結石
　鼠径部に放散する側腹部の差し込むような激痛を呈する．患者は蒼白となり，痛みの軽快する体位はない．尿潜血反応が陽性となる．

黄体嚢胞破裂
　月経の前後に突然発症し，数時間持続する片側下腹部の痛みを認める．付属器に圧痛がある．痛みは虫垂炎よりも軽度であり，範囲はより広い．痛みは増悪するのではなく軽快していくことが多い．排卵期には，Greaf卵胞の破裂で同様の症状を呈する．

子宮外妊娠破裂
　月経が来ない，もしくは遅れていて（85％），付属器に腫瘤があるだけのこともある．そのため，疑って診療にあたる必要がある．破裂による痛みは急激に起こり，頸管出血，ショック，Douglas窩の血液貯留を伴う．痛みは肩に放散することもある．骨盤内炎症性疾患（PID）の既往が25％に認められる．

卵巣捻転
　若年女性で発熱のない急性発症の痛み，圧痛のある付属器腫瘤を認める．

膵炎
　背部に放散する左季肋部痛，悪心，嘔吐，アルコール嗜好歴，胆石症の既往歴が手がかりとなる．患者は座位で前傾姿勢，または胸膝位でベッドに横になる．臍の直上に反跳痛を認め，膵尾部の炎症によって肋骨脊柱角の圧痛をきたす．吃逆を伴うことがある．

脾梗塞
　心房細動，心内膜炎，鎌状赤血球症，腫瘍性の脾腫がある患者で，左季肋部痛，同部位の圧痛を認める．局所に摩擦音を聴取することがある．

Section IV 腹部

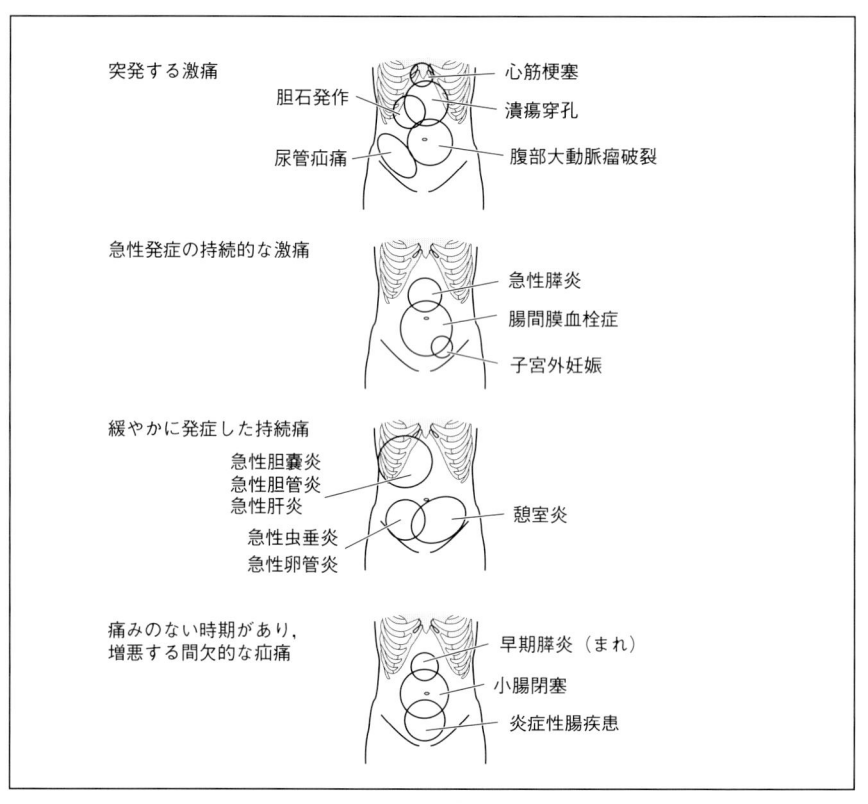

図9 痛みの性質と局在によって分類した急性腹症の原因
(Saunders CE, Ho MT. Current Emergency Diagnosis and Treatment. 4th ed. Norwalk, CT:Appleton&Lange, 1992, p.111より改変)

突発する激痛：心筋梗塞，胆石発作，潰瘍穿孔，尿管疝痛，腹部大動脈瘤破裂

急性発症の持続的な激痛：急性膵炎，腸間膜血栓症，子宮外妊娠

緩やかに発症した持続痛：急性胆嚢炎，急性胆管炎，急性肝炎，急性虫垂炎，急性卵管炎，憩室炎

痛みのない時期があり，増悪する間欠的な疝痛：早期膵炎（まれ），小腸閉塞，炎症性腸疾患

心筋梗塞

通常，胸痛を伴うが，上腹部痛のみでも虚血性心疾患の可能性を考えなければならない．下壁梗塞では嘔気を伴うことがある．

憩室炎

亜急性に左下腹部痛を認め，微熱を伴う（訳注：わが国では右側が多い．そのため急性虫垂炎との鑑別を要する）．腹部診察または直腸診で圧痛のある境界不明瞭な腫瘤を触知する．

S字結腸捻転

排便をしようといきんだ際に，突然激痛が生じる．急速に左上腹部の膨満が起こり，垂直方向の蠕動運動を認める．

（高田俊彦）

Chapter 42　慢性・反復性腹痛

Plates 11, 30, 31, 51, 53, 57, 65, 71, 73, 81, 131, 147

鑑別リスト

- 過敏性腸症候群
- 消化性潰瘍
- 胆嚢炎
- 慢性膵炎
- 炎症性腸疾患
- 間欠性腸間膜虚血
- 膵癌
- 胃癌
- 子宮内膜症
- 反復性腸閉塞
- 鎌状赤血球貧血
- 神経根症状
- 副腎機能不全
- 鉛中毒
- ポルフィリン症

診断へのアプローチ

　痛みの症状があるときに患者を診察することが，診断に重要である．慢性の腹痛を有する患者の大多数はさまざまな検査にもかかわらず診断がついていない．そのような患者に対して，新しい症状や何らかの症状の変化が認められたときに繰り返し病歴聴取と身体診察を行うことで，診断が得られることもある．

臨床所見

過敏性腸症候群

　典型的には，差し込むような腹痛があり，排便により軽快する．痛みの部位はしばしば変動するが，肝脾彎曲部やＳ状結腸が頻度の高い部位である．便は軟便か便秘のいずれかである．ガスに富む腹部膨満がしばしば報告されており，身体診察により評価できる．

消化性潰瘍

　典型的な症状は，心窩部のしつこい痛みや空腹時の痛みを伴う慢性的な消化不良であり，これらの痛みは食事や制酸薬により一時的に軽減する．

胆嚢炎

　胆石疝痛では右季肋部痛を繰り返し認め，それらの痛みは15分から数時間持続した後，完全に消失する．急性胆嚢炎では急速に進行する疼痛があり，胆嚢の圧痛を伴う．

慢性膵炎

　急性膵炎の反復による後遺症であり，たいていアルコールがその原因である．この

時期になると，脂肪便を伴う膵性の吸収不良症候群をしばしば認める．偽性囊胞は触知可能である．

炎症性腸疾患
とくにCrohn病では病変が回腸末端部に限局していることがあり，右下腹部痛をきたす．発熱や，限局性の圧痛，粘液性の便，血便，下痢便を認めることがある．

間欠性腸間膜虚血
虚血症状は腹部正中の差し込むような痛みや鈍痛として現れ，その痛みは食後15〜30分して始まり，2〜3時間持続する．食事を摂れないため，かなりの体重減少をきたすことがある．腸間膜動脈の血流不良はたいていアテローム性動脈硬化に起因しており，間欠性跛行や狭心症などのその他の動脈硬化の症状を有する患者に認められる．

膵癌
疼痛は患者の75％で認められ，とくに膵体部・膵尾部を巻き込んでいる場合に多く，背部に放散する深部の腹痛を伴う．深部に固定された腫瘤を左季肋部にわずかに触知できる．それ以外では，体重減少，黄疸，粘土色の便，暗黒色の尿，移動性の血栓性静脈炎（Trousseau徴候）が，この疾患を疑わせる．

胃癌
持続的な心窩部痛，食欲不振，悪心を伴う．

子宮内膜症
周期的に痛みの程度が変化する骨盤痛が典型的である．

反復性腸閉塞
癒着を引き起こすような腹部の手術歴を有する場合が多い．膨隆を伴う腹部正中の痛みである．閉塞が重度であれば嘔吐を伴うようになる．

鎌状赤血球貧血
鎌状赤血球貧血の患者は，急性発作性の腹痛（sickle crisis）を繰り返す．

神経根症状
原因として，帯状疱疹後神経痛，糖尿病性単神経炎，骨棘による神経根への圧迫がある．痛みは神経痛様（焼けるような，鋭い，電気が走るような痛み）であり，皮膚分節に沿い，正中を越えない．

副腎機能不全
かすかな腹痛（時には重篤にもなるが）に緩徐進行性の筋力低下や悪心，体重減少，起立性低血圧，色素沈着（とくに粘膜）を伴う．

鉛中毒

　移動性で限局性に乏しい疝痛が，脳症や末梢神経障害に付随して起こる．歯肉に，鉛塩の沈着による濃青色の「鉛縁」が認められれば，有用な手がかりとなる．

ポルフィリン症

　腹部全体にわたる重篤な疝痛が反復的に起こる．

〔野田和敬〕

Section IV 腹部

Chapter 43 急性下痢症

Plates 6, 57, 154

鑑別リスト

- □ ウイルス性胃腸炎
- □ ブドウ球菌エンテロトキシン
- □ 大腸菌
- □ サルモネラ
- □ カンピロバクター
- □ 薬剤
- □ C. difficile
- □ ランブル鞭毛虫
- □ 赤痢
- □ エルシニア
- □ 赤痢アメーバ
- □ 腸チフス
- □ 腸管ビブリオ
- □ クリプトスポリジウム
- □ コレラ
- □ 糞線虫

診断へのアプローチ

　急性下痢症のほとんどは自然寛解する．迅速に精査を行う必要がある場合は，脱水を伴う大量の水様性下痢，血性・粘液性の下痢，38.5℃以上の発熱，48時間以上の経過，50歳以上で腹部の激痛，易感染性を認める患者の場合である．

　原因と考えられる食物の摂取から6時間以内に症状が起こった場合，ブドウ球菌・セレウス菌の毒素によるものが疑われる．8〜14時間以内の場合はウェルシュ菌（*C. perfringens*）が，14時間以降はウイルス性または大腸菌が疑われる．

　分泌性下痢では，発熱はなく，強い悪心・嘔吐を伴う水様便を空腹時に認める．これは毒素（ブドウ球菌，大腸菌，コレラ菌），ガストリン（膵癌），カルシトニン（甲状腺髄様癌），血管作動性腸管ポリペプチド（VIP）によって起こる．腸管粘膜障害型の感染による滲出性下痢は，全身症状，発熱，悪寒，便中の血液・膿・蛋白様の物質を伴う．サルモネラ，赤痢，カンピロバクター，腸管出血性大腸菌などでよくみられる．血性下痢では腸管粘膜障害型を疑うが，上腸間膜動脈血栓症，炎症性腸疾患，薬剤性腸炎，虚血性腸炎なども鑑別に挙がる．

　小腸性の下痢は大量の軟便，臍周囲痛が特徴的である．大腸性の下痢はしぶり腹に伴う少量・頻回の便が特徴的である．

　HIVに関連する下痢症の病原菌は，サイトメガロウイルス，クリプトスポリジウム，イソスポラ，サルモネラ，ランブル鞭毛虫の頻度が高い．

徴候	感度	特異度	尤度比
炎症性腸疾患と感染性下痢症の比較			
潜行性の発症形式	—	—	18
排便回数（BM）1日に4回以下	—	—	15
血便	—	—	1.8
急性発症	—	—	0.1
初期の発熱	—	—	0.1
最近の海外渡航歴	—	—	0.5

臨床所見

ウイルス性胃腸炎
　下痢，悪心，嘔吐，頭痛，微熱，腹痛，全身倦怠感などの症状が突然始まる．腹部は全体に軽度の圧痛を認め，腸蠕動音は亢進する．下痢は小腸型である．

ブドウ球菌エンテロトキシン
　冷蔵せずに腐った食物を食べた2〜8時間後から，急性の悪心，嘔吐，腹痛，下痢が出現するのが典型的である．

大腸菌
　毒素原性大腸菌は，典型的な旅行者下痢症の起炎菌であり，分泌性の水様性下痢をきたす．腸管出血性大腸菌は出血性腸炎，発熱に伴い，血性・粘液性の下痢をきたす．

サルモネラ
　腸管粘膜障害型の感染は，毒素を介して分泌性・水様性の下痢症，腹痛，発熱をきたす．これは，血性・粘液性の下痢や敗血症に進展しうる．感染源は卵，鶏肉であり，潜伏期は12〜36時間である．

カンピロバクター
　腹部の激痛と悪臭のある便が典型的な症状である．便は水様性もしくは血性である．鶏肉やペットが感染源である．

薬剤
　フェノールフタレイン，マグネシウム含有の制酸薬，カフェイン，ジゴキシン，キニジン，プロカインアミド，抗生物質，NSAIDs，コルヒチン，ロバスタチン，フルオキセチンは頻度の高い原因薬剤である．しかし，すべての薬剤が下痢の原因になりうる．

C. difficile
　広域スペクトルの抗生物質の使用後に下痢が生じた場合に疑う．発熱を伴い，重症感が強い．

Section IV 腹部

ランブル鞭毛虫
軽度の下痢を伴う腹痛，放屁が高頻度の症状である．重症の小腸感染は，緩い，水様の，ぬめぬめした，悪臭のある，黄色い（脂肪便），粘性だが血液を含まない便を呈する．症状が10日以上持続する場合，吸収不良による体重減少をきたす．

赤痢
糞口感染のため，赤痢は子供を預かる保育園や発展途上国の農業地帯でよくみられる．小腸型，大腸型いずれの症状も起こりうる．患者は，発熱，血性下痢，悪心，嘔吐，腹痛を呈し，重症感が強い．

エルシニア
発熱，多発関節痛を認め，10〜40％では結節性紅斑を認める．回腸末端，盲腸に限局した感染では右下腹部痛をきたす．

赤痢アメーバ
症状は軽症から重症まで幅広く，急性の血性下痢，下腹部痛を認める．衛生状態の悪い地方への旅行歴があることが多い．

腸チフス
発熱，相対的徐脈，バラ疹（体幹に一過性に出現する紅斑），脾腫，咳，頭痛，右下腹部痛などの症状に，3週目から黄色濃厚な下痢を伴う．

腸管ビブリオ
牡蠣，鮭，小鯛の寿司などの生の魚介を食べた数時間後から数日後に軽度の症状が生じる．

クリプトスポリジウム
HIV患者に感染すると大量の水様性下痢を生じる．子供を預かる保育園や蓄糞と接触しうる職業でも感染しうる．

コレラ
軽症のものから，灰色・粘液性の米のとぎ汁様で1時間に1Lと大量の下痢があるものまで幅広い．

糞線虫
上腹部痛，水様性下痢，じんま疹，肛門周囲の瘙痒感，気管支攣縮，咳，喘鳴などを認める．流行地域は合衆国南部，中央アメリカ，熱帯アジア，アフリカなどである．

（高田俊彦）

Chapter 44 慢性下痢症

Plates 37, 38, 39, 40, 57, 63, 65, 80, 82, 148

鑑別リスト

- ◆腸管運動異常
  - □ 過敏性腸症候群
  - □ 糖尿病による腸管運動異常
- ◆炎症性
  - □ 炎症性腸疾患
  - □ ランブル鞭毛虫
  - □ クリプトスポリジウム
- ◆浸透圧性下痢
  - □ 乳糖不耐症
  - □ 薬剤
  - □ 膵機能不全
  - □ 胃切除後
  - □ セリアック病
  - □ 小腸リンパ腫
- ◆分泌性
  - □ 絨毛腺腫
  - □ WDHA症候群
  - □ カルチノイド腫瘍
  - □ Zollinger-Ellison症候群
  - □ 甲状腺髄様癌

診断へのアプローチ

　炎症性下痢の症状には，発熱，腹部の圧痛，血便，消化管以外の症状（関節炎，結節性紅斑，壊疽性膿皮症，ぶどう膜炎）などがある．浸透圧性下痢は，脂肪便または炭水化物吸収不良で起こり，空腹時に改善する．分泌性下痢は，夜間，空腹時にも持続する大量の水様性下痢が特徴的である．大量水様性下痢では小腸疾患を疑い，少量で頻回の下痢は大腸疾患を疑う．

　脂肪吸収不良症候群は，悪臭の強い大量の便が特徴的である．便はトイレで流れにくく，油分が残る．食欲，摂食が良好であるにもかかわらず体重が減少する．炭水化物吸収不良では，腹部膨満が起こる．蛋白喪失性腸症は末梢の浮腫と腹水を伴う．脂溶性ビタミンの吸収不良は各ビタミンの欠乏症をきたす．ビタミンA欠乏では，夜盲，ドライアイを，ビタミンD欠乏では感覚異常，筋痙攣を，ビタミンK欠乏では易出血性をきたす．

臨床所見

過敏性腸症候群（IBS）

　便秘，粘液性の便を伴った少量の下痢が数年にわたって増悪・軽快を繰り返す．締め付けられるような腹部不快感は通常左下腹部にあり，排便で軽快する．精神的ストレスによって増悪することがしばしばみられる．

糖尿病による腸管運動異常
　糖尿病性自律神経障害では，起立性低血圧，勃起不全に加えて夜間の下痢を認める．

炎症性腸疾患
　活動性の炎症は，頻回な血性・膿性の軟便，腹痛，発熱，しぶり腹をきたす．体幹や単関節の関節炎，壊疽性膿皮症，ぶどう膜炎，肝炎などを腸管外症状として認める．

ランブル鞭毛虫
　著明なガス，腹痛に伴って軽度の下痢を認める．河川の水などを飲んだという病歴が聴取されることが多い．

クリプトスポリジウム
　保育園に通っている小児やAIDSの成人で水様性下痢を認める．

乳糖不耐症
　乳製品を食べた後に腹部膨満，腹痛，下痢を認める．乳糖不耐症は成人後に発症することもあり，またウイルス性胃腸炎に続いて一時的に起きることもある．

薬剤
　過食症の患者では下剤の乱用を隠していることがある．抗生物質，カフェイン，ジギタリス，キニジン，ソルビトール（シュガーレスガムなど），非ステロイド性抗炎症薬（NSAIDs）なども下痢を起こす．

膵機能不全
　便は脂肪を含み，大量で悪臭を伴う．トイレで流すときに流れにくい．成人では，繰り返す急性膵炎や，繰り返す上気道感染，成長不良などを伴う囊胞性線維症の既往歴があることが多い．

胃切除後
　「ダンピング症候群」「盲管症候群」によって下痢をきたす．ダンピング症候群では，炭水化物の多い食物によって下痢をきたし，起立性低血圧，発汗，頻脈を伴う．盲管症候群では，脂肪吸収不良が起こり，その結果悪臭の強い，大量の便を認める．

セリアック病
　便は膵機能不全の場合と同様の特徴を呈する．それに加えて，体重減少やビタミン欠乏症状（皮下出血，舌炎，末梢神経障害）が著明である．グルテン過敏性腸症では，疱疹状皮膚炎（四肢伸側に集簇する水疱を認める）が少数の患者で認められることもある．

小腸リンパ腫
　腹痛，体重減少，ばち指，末梢の浮腫，腹部腫瘤を伴いながら潜行性に症状をきたす．

絨毛腺腫
　食物，水分摂取とは無関係に水様性下痢を認め，時に大量の粘液分泌をきたす．その結果，低カリウム血症が起こる．

WDHA症候群（watery diarrhea-hypokalemia-achlorhydria syndrome〈膵臓性下痢〉）
　血管作動性腸管ポリペプチド（VIP）は大量の水様性下痢をきたし，その結果電解質異常が起こる．ミオパシー，顔面紅潮，ニューロパシーなども起こりうる．

カルチノイド腫瘍
　発作性の下痢に，顔面紅潮を伴う．毛細血管拡張，チアノーゼ，ペラグラ様の皮膚症状，気管攣縮，右心系弁膜症なども重要な所見である．

Zollinger - Ellison症候群
　下痢をきたすこともあるが，難治性，好発部位以外の胃潰瘍がより典型的な症状である．

甲状腺髄様癌
　転移すると下痢がみられるようになり，予後不良の徴候である．

（高田俊彦）

Section IV　腹部

Chapter 45　便秘

Plates 32, 33, 86, 109, 110, 111, 127, 129

鑑別リスト

- □ 生活習慣
- □ 薬剤
- □ うつ病
- □ 過敏性腸症候群
- □ 骨盤底機能障害
- □ 甲状腺機能低下症
- □ 低カリウム血症
- □ 大腸癌
- □ 肛門直腸病変
- □ 排便をがまん
- □ 巨大結腸症
- □ 機械的閉塞
- □ 脊髄病変
- □ 高カルシウム血症
- □ 強皮症

診断へのアプローチ

　患者の言う「便秘」が何を意味しているかを判断する．患者は排便努責や過度に硬い便，排便を伴わない便意切迫，排便頻度の少なさ，排便後の残便感に悩まされている．

　最近発症した便秘では，大腸癌や狭窄，憩室疾患，炎症性腸疾患，異物などの閉塞病変を検索する．硬便が直腸にある場合には，機械的閉塞は否定され，直腸からの排出障害が疑われる．便の太さの変化は，いわゆる"apple core"病変よりも緊張した括約筋によるものであることが多い．

臨床所見

生活習慣

　運動不足，水分摂取や食物繊維の不足が便秘の原因となる．

薬剤

　緩下剤（慢性的な使用），鎮痛薬，鉄剤，カルシウムやアルミニウムを含有した制酸薬，カルシウムチャネル拮抗薬，三環系抗うつ薬のような抗コリン薬はよくみられる原因となる．肛門鏡で腸粘膜の褐色色素沈着が認められた場合，ヒマシ油やセンナのようなアントラキノン系緩下剤が乱用されている可能性を疑う．

うつ病

　便秘は，気分や認知の障害，その他の自律神経症状と関連して現れる一般的な身体症状である．

過敏性腸症候群

　若年で発症して長期にわたる経過があり，差し込むような腹痛とそれに続く排便，

腹部膨満，鼓腸，便秘がみられる．過度の収縮運動は排出力に乏しく，「ウサギの糞」のように小さく硬い便になる．症状は精神的ストレスにより増悪する．

骨盤底機能障害
排便に時間がかかったり，過度のいきみがあったり，腟や会陰部の圧力が排便に必要であったりする場合に疑う．

甲状腺機能低下症
便秘が主症状となることはめったにない．倦怠感や体重増加，寒さに弱くなるなどの症状や，甲状腺の腫大，硬毛や特徴的顔貌，眉毛外側の脱落，アキレス腱反射弛緩相の遅延などの所見により，この疾患が疑われる．

低カリウム血症
利尿薬や緩下剤の常用者の場合に疑われる．

大腸癌
50歳以上で，とくに大腸癌の家族歴があるときや，最近発症した便秘，便の太さの変化，直腸からの出血（潜血を含む）がある場合に疑われる．

肛門直腸病変
炎症や血栓による痔核，痔瘻，狭窄，直腸炎が一因となる．

排便をがまん
排便をがまんすることで普通の生理的フィードバックが抑制されるようになる（ダウンレギュレーション）．

巨大結腸症
大腸が弛緩して大きく拡張しており，直腸内容物のない腹部膨満感により疑われる．心因性の場合は遺糞症（夜間の便失禁）と関連がある．

機械的閉塞
症状には排便・排ガスの欠如，嘔吐（とくに小腸閉塞を伴う），大きな腹鳴を伴う可視性腸蠕動（蠕動不穏），進行性の腹部膨満，重篤な腹部疝痛がある．

脊髄病変
便秘は大腸が拡張することに起因し，多発性硬化症や脊髄癆，脊髄腫瘍に伴って起こる．肛門反射の消失を伴う肛門の感覚鈍麻や弛緩した肛門括約筋により疑われる．

高カルシウム血症
血清カルシウムはたいてい 12 mg/dL 以上となっている．それゆえ，中枢神経症状のような他の特徴がみられる．

強皮症
嚥下障害や硬く光沢のある皮膚に伴って便秘が起こる．

(野田和敬)

Chapter 46 腹部膨満

Plates 60, 61, 65, 66, 67, 70, 71, 73, 80, 149, 151

鑑別リスト

◆腹水
- □ 右心不全
- □ 肝硬変
- □ 低アルブミン血症
- □ 卵巣癌
- □ 門脈血栓症
- □ 肝静脈血栓症
- □ 腹腔内転移
- □ 結核性腹膜炎
- □ 乳び漏

◆ガス・鼓腸
- □ 呑気症
- □ 過敏性腸症候群
- □ 後天性乳糖不耐症
- □ 炭酸飲料
- □ 非吸収性炭水化物
- □ 脂質不耐症
- □ 小腸閉塞
- □ 胃過伸展

◆その他
- □ 肥満
- □ 膀胱過膨脹
- □ 妊娠子宮

診断へのアプローチ

　腹水貯留がある場合，腹部は膨張し，皮膚は伸展して光沢をもつ．また臍は平坦になる．腹水の身体所見としては，側腹部の膨張，波動，打診上濁音の移動が有用である．側腹部に貯留した腹水は，側腹部を下から持ち上げたときに重みを感じることで明確に認識することができる．

　腹壁皮静脈の怒張は鑑別に有用である．静脈は分岐し，臍より下での血流は正常では下向き，臍より上の血流は上向きである．門脈閉塞では，血流の方向は正常である．下大静脈閉塞では，臍より下の血流は逆転し，上大静脈へ流入するようになる．

　門脈圧亢進症では，肝臓が柔らかい場合には肝外閉塞を，硬い場合には肝硬変を疑う．非常に硬かったり結節がある場合には，肝癌の可能性が高い．門脈圧亢進症のみでは，低アルブミン血症または肝リンパ圧の上昇がないかぎり腹水は生じない．

　体重減少や腹痛のような全身疾患の徴候を検索する必要がある．たとえば，セリアック病では鼓腸，腹部膨満に加えて著明な体重減少，脂肪便，下痢を認める．

臨床所見

右心不全

　頸静脈怒張と浮腫は通常，腹水に先立って出現する．収縮性心膜炎では，頸静脈怒

	徴候	感度	特異度	尤度比
腹水	波動	62	90	6.0
	腹囲増大（病歴）	87	77	4.2
	浮腫	87	77	3.8
	体位によって移動する濁音	77	72	2.7
	側腹部の膨隆	81	59	2.0
肝硬変	顔面の毛細血管拡張	—	—	20.0
	黄疸	28	98	14.0
	脳症	14	99	14.2
	くも状血管腫	—	—	6.1
	白色爪	—	—	5.8
	腹壁皮静脈怒張	—	—	4.4
	腹水	27〜36	90〜95	3.9

張，心音減弱，腹水，肝腫大を認める．

肝硬変
慢性アルコール中毒もしくは肝炎の病歴があることが多い．その他，腹壁皮静脈怒張，くも状血管腫，精巣萎縮，女性化乳房，痔核，手掌紅斑などが認められる．

低アルブミン血症
原因疾患として，ネフローゼ症候群，吸収不良，蛋白栄養不良の頻度が高い．

卵巣癌
約2/3の症例が，腹水と触知可能な骨盤腫瘤を呈する．胃腫瘍のDouglas窩転移でも同様の症状を呈する．

門脈血栓症
門脈血栓症では食道静脈瘤がみられ，しばしば上部消化管出血，脾腫を伴う．

肝静脈血栓症
肝腫大，腹水が特徴的である．下大静脈が閉塞した場合，高度の下肢浮腫，腹壁皮静脈怒張が認められる．基礎疾患として腎細胞癌，多血症，遊走性血栓性静脈炎などが多い．

腹腔内転移
腹腔内にすでにある腫瘍性病変，肝臓や臍周囲の触知可能な結節，左鎖骨上リンパ節腫脹，著明な悪液質などが手がかりとなる．

結核性腹膜炎
下肢浮腫のない腹水，打診における濁音部の体位による移動，寝汗，肺外結核病変が診断に重要であるが，頻度は低い．

乳び漏
乳び漏は外傷または腫瘍性病変に伴ってみられることが多い．地域によっては，フ

ィラリア症（象皮病）の可能性もある．

呑気症

おくび（げっぷ）は有力な根拠である．炭酸飲料，唾液過剰な状態での嚥下（たとえば，ガムやハッカドロップ），慢性後鼻漏，過度の口腔乾燥（たとえば，Sjögren症候群や抗コリン薬），ストレスや癖からくる嚥下（時に診察中に観察される）などによって起こる．

過敏性腸症候群

客観的なガスの生成はほとんどないのに，腹部膨満感の訴えがみられることが多い．この症状は食後に増悪し，腹痛を伴い，腸管蠕動によって軽快する．便秘もしくは軟便もみられる．

後天性乳糖不耐症

牛乳，チーズ，アイスクリームによって軟便，鼓腸，疝痛，膨満が生じる．不耐症は成人になってから発症することがあり，とくにアフリカ系，アジア系の人に多い（患者の80〜90％はアフリカ系，アジア系）．ウイルス性胃腸炎後に一時的に生じることもある．

炭酸飲料

炭酸飲料，ビール，発泡性薬剤は，とくに一度に大量に飲んだときに腹部膨満を生じるが，放屁は増えない．

非吸収性炭水化物

煮豆，大豆，ブロッコリー，キャベツは非吸収性の炭水化物を含み，腸内細菌によって二酸化炭素，水素，メタンに分解される．サッカリン，ソルビトール（シュガーレスガムに含まれる），フルクトース（ナツメヤシ，プルーン，ブドウ，果物ジュースに含まれる）も完全には吸収されない．

脂質不耐症

二酸化炭素が十二指腸で産生され，食後の腹部膨満感を生じる．

小腸閉塞

局在不明瞭な差し込むような内臓痛，胆汁性嘔吐，打診上鼓音を呈する腹部膨満が典型的な症状である．聴診上は高音で亢進した蠕動音を呈する．腹壁筋が弛緩している場合には，拡張した腸管の蠕動が視診で確認できることもある．

胃過伸展

上腹部の過膨脹，打診上の鼓音，体をゆすったときの振水音がよくみられる徴候である．腹痛，消化性潰瘍，対麻痺，糖尿病（ケトアシドーシスまたは自律神経性ニューロパチー），低カルシウム血症，高カルシウム血症，低カリウム血症，尿毒症，薬

物（モルヒネ，抗コリン薬）などが胃内容物の排泄遅延の原因となる．

肥満

垂れ下がる贅肉を認める．腹水貯留のように伸展した光沢のある皮膚とはならない．また臍は腹水貯留のときのように突出するのではなく，むしろ深く陥凹する．

膀胱過膨脹

骨盤内の球状腫瘤を認め，打診上濁音を呈する．尿道に放散する強い差し込むような痛みを伴う．

妊娠子宮

妊娠は無月経と骨盤正中の膨隆した子宮から明らかである．

（高田俊彦）

Section IV　腹部

Chapter 47　食欲不振

Plates 13, 14, 15, 30, 31, 57, 58, 59, 65, 71, 72, 73

鑑別リスト

- □ うつ病
- □ 薬剤
- □ 神経性食思不振症
- □ うっ血性心不全
- □ 肝炎
- □ 癌
- □ HIV感染症
- □ 尿毒症
- □ Addison病
- □ 腸間膜虚血
- □ 視床下部病変

診断へのアプローチ

　ここでの鑑別は，長期にわたる食欲不振に言及する．急性の食欲不振は片頭痛の前兆として起こったり，虫垂炎の初期にみられたりする（Chapter 48の「虫垂炎」訳注参照）．

　食欲不振は，早期満腹感や嚥下痛（痛みのために嚥下を嫌がる）とは区別しなければならない．

臨床所見

うつ病
　抑うつ気分，楽しみの喪失，睡眠障害，やる気の喪失が鍵となる症状である．

薬剤
　ジゴキシン，麻薬，利尿薬，アンフェタミン，抗うつ薬（SSRI〈選択的セロトニン再取込み阻害薬〉），降圧薬（とくにACE〈アンジオテンシン変換酵素〉阻害薬）が原因として多い．

神経性食思不振症
　食欲不振は，ボディイメージの異常からくる拒食ほどは一般的ではない．非常にやせた若年女性で神経性食思不振症が疑われる．低体温，便秘，うぶ毛の増加がその他に認められる所見である．

うっ血性心不全
　食欲不振は進行した心不全でなければ起きないため，通常浮腫やラ音，Ⅲ音ギャロップなどの徴候を伴っている．

肝炎
　臨床的に黄疸が明らかとなる前から食欲不振があるが，右季肋上部の違和感や圧痛が存在する．

癌
　食欲不振は，胃癌や膵癌，肝転移を伴う癌で顕著である．腫瘍壊死因子（TNF）のような液性物質の影響によるものである．食欲不振に見合わないほどの体重減少がよくみられる．

HIV感染症
　食欲不振は，日和見感染や治療薬の副作用による消耗現象の初期症状として起こりうる．

尿毒症
　ろう状浮腫，土気色の皮膚，乏尿がよく認められる所見である．

Addison病
　倦怠感，低血圧，色素沈着（とくに手掌線や頬粘膜）が関連のある徴候である．

腸間膜虚血
　腹部の不快感を引き起こすため，患者は食事を摂りたがらない．全身性の血管疾患や腹部血管雑音が通常は同時に起こる．

視床下部病変
　サルコイドーシスや腫瘍のような病変もまた，食欲不振とともに視野欠損や代謝・体温調節の障害をもたらす．

　　　　　　　　　　　　　　　　　　　　　　　　　　　　（野田和敬）

Section IV 腹部

Chapter 48 悪心・嘔吐

Plates 30, 31, 37, 38, 39, 40, 65, 124

鑑別リスト

◆主要症状となるもの
- □ 胃食道逆流
- □ 妊娠
- □ 心因性
- □ 過食症
- □ 反芻症
- □ 糖尿病性ケトアシドーシス
- □ 肝炎
- □ 下壁心筋梗塞
- □ 尿毒症
- □ 副腎不全

◆腹痛を伴うもの
- □ ウイルス性胃腸炎
- □ 食中毒
- □ 消化性潰瘍
- □ 腎疝痛
- □ 膵炎
- □ 腎盂腎炎
- □ 虫垂炎
- □ 胆嚢炎
- □ 小腸閉塞
- □ 腹膜炎

◆神経学的徴候を伴うもの
- □ 片頭痛
- □ 前庭障害
- □ 自律神経障害
- □ 脳圧亢進
- □ 高カルシウム血症
- □ 小脳出血

診断へのアプローチ

神経性嘔吐は，噴出性か（先行する嘔気のない力強い嘔吐），体位性か，あるいはその他の神経学的徴候と関連している．中枢性嘔吐（化学受容器トリガーゾーンへの刺激，ほとんどの場合毒物）は，抗ドパミン薬によって緩和されるが，閉塞のような機械的原因による悪心に対しては奏効しない．

早朝の悪心は妊娠や代謝性の原因（たとえば尿毒症）を疑う．食後4〜6時間後に未消化の食事を大量に嘔吐する症状は，幽門閉塞や胃不全麻痺による胃内容物の停滞，もしくはアカラシアやZenker憩室のような食道疾患に起因している．糞便様の嘔吐では腸閉塞や胃結腸瘻を疑う．

臨床所見

胃食道逆流

慢性的な胸やけを有する患者では，胃酸やわずかな未消化の食物が容易に逆流してくる．悪心はまれに認められる．

妊娠

早朝嘔吐（つわり）は妊婦の50％以上で認められる．ほとんどの場合，最初に月経が

停止した後から始まり，妊娠第一期後に終わる．精神的ストレスが多い状況下で嘔吐した既往のある女性では，症状は重篤になりやすい．

心因性
不安が原因である場合，それは明白である．周期性嘔吐症候群は，症状のまったくない期間と，悪心や嘔吐が数日続く期間とに分けられるという特徴がある．

過食症
嘔吐は悪心を伴わずに起こる．身体診察上の手がかりとして，奥歯のエナメル質の侵食や耳下腺の腫大，手背のタコがある．

反芻症
腹筋の収縮と下部食道括約筋の弛緩により，未消化の食物が食後数分以内に容易に逆流してくる．

糖尿病性ケトアシドーシス
頻呼吸，見当識障害，フルーツのような呼気臭（ケトンを吐き出していることによる）が重要な手がかりとなる．

肝炎
食欲不振，悪心，嘔吐が，前駆症状の中心となる．肝臓の軽度の圧痛は，この段階でもみられることがある．

下壁心筋梗塞
70％の症例で発症時に悪心がみられ，それは求心性の迷走神経刺激によって起こるものであり，発汗を伴う．胸骨下の圧迫感や痛みが認められる．

尿毒症
倦怠感と，土気色の乾燥した皮膚がみられる．

副腎不全
患者は無力的で，限局性に乏しい腹痛と起立性低血圧を伴う．手掌線や頬粘膜で色素沈着が亢進しているかを検索する．

ウイルス性胃腸炎
悪心は，水様性下痢や差し込むような腹痛，発熱，筋肉痛，腹部全体の軽度の圧痛を伴って起こる．

食中毒
嘔吐は，ブドウ球菌の毒素介在型食中毒の目立った特徴であり，疑わしい食事を摂ってから1～6時間後に起こる．発熱はみられない．

消化性潰瘍
とくに幽門部潰瘍の場合，食後の嘔吐により一時的に痛みが軽減する．吐物は未消

Section IV　腹部

化の食物を含んでいる．

腎疝痛
激しい悪心と側腹部痛が主な症状である．痛みは，どのような体位をとっても軽減されず，鼠径部に放散する．

膵炎
背部に放散する左上腹部痛が基本的な徴候であり，患者の95％にみられる．

腎盂腎炎
悪心はしばしば著明であり，発熱，排尿困難，側腹部痛，圧痛を伴う．

虫垂炎
食欲不振，悪心，嘔吐が初期症状としてみられ，続いて臍周囲の痛みが起こり，最終的に右下腹部に限局した痛みとなる（訳注：文献によっては，虫垂炎は心窩部または臍部の疼痛で発症し，その後，食欲不振，悪心，嘔吐を伴うようになるとされている〈William Silen. Cope's Early Diagnosis of the Acute Abdomen. 21st edition. Oxford University Press, New York：2005. p.76〉）．

胆囊炎
総胆管が突然閉塞したとき，嘔吐が起こる．

小腸閉塞
顕著な悪心，嘔吐がみられる．閉塞が腸管の高位であればあるほど，より早期に，また，より重篤な嘔吐が起こる．通常は間欠的で差し込むような腹痛や膨隆，高音の腸音が認められる．吐物は未消化の食物か，透明な腸液を含む．遠位小腸の閉塞では，糞便様の嘔吐がみられる．

腹膜炎
早期からの嘔吐や腹部の硬直が特徴的である．患者はじっと動かずに横になっている．

片頭痛
光過敏や片側性の拍動性頭痛により疑われ，視覚的な前兆がある場合には片頭痛の診断はほぼ間違いない．

前庭障害
回転性めまいが目立ち，眼振も観察されうる．

自律神経障害
数時間前に摂った食事の嘔吐が特徴的である．診察により腹部にバシャバシャとした震盪音が認められる．糖尿病の自律神経障害が一般的な原因であり，血管運動神経障害（起立性低血圧）や下痢も伴う．

脳圧亢進
　とくに睡眠から覚めたときに噴出性嘔吐がみられ，両側前頭部や両側側頭部の痛みを伴う．乳頭浮腫が起こるが，通常みられるはずの網膜静脈拍動の消失が最も早期の徴候である．

高カルシウム血症
　最もよくあるのは，基礎疾患に悪性腫瘍を有する患者にみられる難治性の嘔吐である．

小脳出血
　悪心，嘔吐は重篤で，失調や頭痛を伴う．

（野田和敬）

Chapter 49 嚥下障害・胸やけ

(Plates) 15, 16, 19, 32, 62, 63, 64, 71, 72, 73, 78, 92, 109, 110, 111, 150

鑑別リスト

◆嚥下障害
- □ 感染性食道炎
- □ 逆流性狭窄
- □ Zenker憩室
- □ 嚥下通過障害
- □ びまん性食道痙攣
- □ 異物
- □ 食道癌
- □ アカラシア
- □ 外的圧迫
- □ 強皮症
- □ 重症筋無力症
- □ 放射線障害
- □ ヒステリー球（咽頭球）
- □ 食道ウェブ
  （先天性食道形成不全）
- □ ボツリヌス中毒

◆胸やけ
- □ 逆流性食道炎
- □ 薬剤
- □ 胃炎
- □ 妊娠
- □ 呑気症
- □ 感染性食道炎
- □ 強皮症

診断へのアプローチ

嚥下障害

のどに食べ物がくっついて飲み込めないような感覚であり，遠位の食道閉塞が頸切痕部の閉塞として感じられることもあるが，たいてい狭窄のあるレベルに生じる．嚥下痛は感染性食道炎（カンジダ，単純ヘルペスウイルス，サイトメガロウイルス）や重度の逆流，薬剤性食道炎により起こることが多い．恐食症（嚥下を恐れること）は転換性障害や狂犬病，破傷風，咽頭麻痺で起こる．

原因によらず嚥下障害では体重減少が起こりうるが，大幅な減少は癌を疑う．嚥下障害に先行して嗄声が起こった場合は，喉頭部の病変を強く疑う．嚥下障害の発症後に嗄声が起こった場合は，食道癌や気管支原発癌による反回神経障害や，逆流，神経筋疾患に伴う喉頭炎が疑われる．吃逆は下部食道病変（癌，アカラシア，食道裂孔ヘルニア）によることもある．進行性の嚥下障害では癌や消化管狭窄が原因であることが多く，一方，間欠的な嚥下障害ではほとんどが下部食道輪に原因がある．嚥下障害を伴う片側性の喘鳴は，食道と気管支とを巻き込んだ縦隔腫瘍が考えられる．

病歴により機械的狭窄と運動障害とは80％の精度で鑑別できる．

胸やけ

典型的には胸骨後部の焼けるような感じであり，食後や睡眠覚醒時に起こる．患者は胃酸や少量の未消化状態の食物を悪心・嘔気を伴わずに吐き出す．唾液の過分泌や

病歴	機械的狭窄	運動障害
発症の速さ	急速かつ進行性	緩徐
固形物と液体の影響	固形物＞液体	固形物＝液体
冷たいものの影響	不変	嚥下障害が増悪する
食塊の影響	逆流	嚥下の繰り返し、カー杯飲み込むこと、バルサルバ手技、頭や肩を後方に倒すことなどによって、通過する

泡沫状の反射性流涎過多やヒステリー球（喉に常時固まりがあるように感じること）といった症状もみられるが頻度は高くない．胸やけの程度と内視鏡所見による食道炎の重症度とは相関性に乏しい．

　嚥下困難，激しい悪心，嘔吐，体重減少，出血，初期治療に対する反応の欠如，運動による症状の増悪（狭心症を疑う）などの症状が同時に存在する場合には，早期に評価を行うべきである．下顎や肩に放散する胸部圧迫感を伴う場合には，胸やけが狭心症のようにみえることもある．痛みや嚥下困難では，活動性の炎症や悪性疾患，アカラシア，狭窄を考える．食事やミルクの摂取，制酸薬により改善する夜間の痛みは消化性潰瘍を疑う．食事によって増悪するが日常生活に支障をきたさない痛みはNUD（nonulcer dispepsia）が考えられる．

臨床所見

感染性食道炎
　主な症状は胸やけと唾液の嚥下に伴う痛みである．鵞口瘡はカンジダ食道炎の，口腔内水疱は単純ヘルペスの手がかりとなる．粘膜の炎症は放射線療法や化学療法に付随して起こる．HIV感染患者において，しばしばサイトメガロウイルス食道炎が肝炎や網膜炎とともに全身感染の一部分症としてみられる．

逆流性狭窄
　長年の逆流や胸やけによってできるSchatzki輪は，遠位部の閉塞感を引き起こす．嚥下障害は間欠的で，固形物の場合のみである（典型的な発症は肉を嚥下するときに起こる）．食塊の逆流や飲水により胸部不快感が軽快する．

Zenker憩室
　口臭と嘔吐が手がかりとなる．

嚥下通過障害
　患者は嚥下するとすぐに頸部に食塊が引っかかると訴える．固形物や液体の嚥下を開始するのが困難である．嚥下後の咳嗽を伴う誤嚥や，鼻からの水様吐出物，鼻声，

発音障害，構音障害も認められることがある．原因として仮性球麻痺，重症筋無力症，皮膚筋炎，筋ジストロフィがある．

びまん性食道痙攣
間欠的な嚥下障害があり，それは胸痛を伴い，冷たいものや熱いものによって誘発される．

異物
食事中に突然起こり，原因はたいてい魚や鳥の骨である．明確で限局的な異物感がある．

食道癌
著明な体重減少と数週にわたり進行する嚥下障害が特徴的である．しばしば胸痛や嚥下痛がある．ときどき過角化した手掌や足底がみられる．

アカラシア
急いで飲食したときの痛みが，第3相の強い痙縮により誘発される．ゆっくり摂取すれば食事はすべて摂れる．体位変換（たとえば夜間）や運動により逆流が起こる．食道にとどまった食物から発生する口臭に注意する．

外的圧迫
嚥下障害や片側性の喘鳴（反回神経が障害されると嗄声も同時に起きる）などの症状が合併している場合，圧迫が疑われる．原因として，甲状腺腫大，縦隔腫瘍，胸部下行大動脈瘤，傍食道型横隔膜ヘルニア，左房拡大，放射線照射，手術などがある．左房拡大は僧帽弁の弁膜症によって起こり，食道の下方1/3を圧迫する．

強皮症
胸やけや固形物の嚥下障害を有する患者で，とくにレイノー現象や，皮膚のわずかな硬化，手指・顔面の毛細血管拡張を同時に認める場合には，強皮症を考える．

重症筋無力症
嚥下の繰り返しにより，疲労が増悪する．両側性の眼瞼下垂はよく認められる所見である．

放射線障害
嚥下痛を伴う食道炎が急激に生じる．その後，最大照射部位に構造物が生じてくることがある．

ヒステリー球（咽頭球）
持続性の咽頭つかえ感があり，輪状軟骨に食べ物がくっついているような感覚を伴う．症状は嚥下運動と関連がなかったり，嚥下運動により改善したりする．転換性障害による失声の既往があることもある．

食道ウェブ（先天性食道形成不全）

嚥下障害はたいてい間欠的である．異食症（粘土や氷を渇望する）や蒼白を伴う鉄欠乏性貧血が存在する．

ボツリヌス中毒

悪心，嘔吐，舌の硬直が急激に進行して，失声と嚥下不能に至る．対称性の眼瞼下垂と斜視がみられる．

逆流性食道炎

逆流は，上方へ放散する後胸骨の焼けるような感覚として経験される．それに伴ってしばしば，口腔から自発的に液体が吐き出されたり，すっぱかったり（胃酸），しょっぱかったり（反射的な唾液の過分泌，"water brash"），あるいは苦みを感じたり（胆汁）する．症状は仰臥位や上体の前屈，あるいは大量摂食後に増悪しうる．随伴症状として，胸痛，夜間の咳嗽，嗄声，うがいの繰り返し，口腔内の泡沫状粘液などがある．

薬剤

抗コリン薬やテオフィリン，メペリジン，カルシウムチャネル拮抗薬，タバコ，酒，チョコレート，ペパーミントにより，下部食道括約筋の張力が減弱し，症状が増悪する．テトラサイクリン，アスピリン，鉄剤，キニジンは直接的に食道の傷害をきたす（「薬剤性食道炎」）．

胃炎

持続的な心窩部の灼熱感があり，食事摂取や制酸薬により軽快する．

妊娠

胸やけは腹腔内圧の上昇により生じ，下部食道括約筋の張力の減弱はエストロゲンとプロゲステロンに起因する．

呑気症

再発性のおくび（げっぷ）は空気の嚥下によって起こる．よくある原因として，不安や炭酸飲料，ガムを噛む，後鼻漏，食道発声がある．

（野田和敬）

Chapter 50 黄疸

(Plates) 1, 21, 22, 23, 24, 35, 46, 65, 66, 67, 68, 69, 70, 79, 179

鑑別リスト

◆抱合型
- □ ウイルス性肝炎
- □ 胆石閉塞
- □ 薬剤
- □ カロチン血症
- □ アルコール性肝炎
- □ 肝硬変
- □ 妊娠（胆汁うっ滞）
- □ 術後
- □ 転移性肝癌
- □ 膵癌
- □ 十二指腸乳頭部癌
- □ 肝癌
- □ 硬化性胆管炎
- □ 原発性胆汁性肝硬変
- □ レプトスピラ症
- □ 肝静脈閉塞（Budd-Chiari症候群）
- □ ヘモクロマトーシス

◆非抱合型
- □ 溶血
- □ Gilbert症候群
- □ 敗血症

診断へのアプローチ

　ビリルビンが 2 ～ 2.5 mg/dL になると，臨床的に黄疸が明らかとなる．エラスチンがビリルビンに高い親和性をもち，下地が白色であることから，強膜（しろ目）が黄疸の最も感度の高い指標となる．胆管閉塞では，ビリベルジンの集積により緑がかった皮膚色となる．溶血があると，自然光のもとで観察すると黄色がかった皮膚色に見える．それゆえ黄橙色の色調は，肝細胞性疾患をより疑わせる．偽性黄疸は，カロチン血症，尿毒症（黄土色），キナクリン（黄緑色），色素沈着した強膜を有する黒人で認められる．

　緑色の泡を伴う暗色尿は抱合型高ビリルビン血症の診断を確定的にし，溶血や抱合不全は除外される．非抱合型ビリルビンはアルブミンに強く結合しており，糸球体で濾過されない．

　Courvoisierの法則では，「黄疸の患者で胆嚢が触知可能である場合，黄疸が結石によるものではないことを示す」とされている．無痛性の黄疸はたいてい緩徐に進行し，肝内胆汁うっ滞で認められる．この場合，肝臓は腫大していることが多く，表面平滑で，圧痛はない．肝細胞性疾患を有する患者は，閉塞を有する患者と比べて，より病状が悪くみえる．増悪寛解する黄疸は，胆石や十二指腸乳頭部癌，毒物によって起こる．

　黄疸が明らかになるまでの2週間に食欲不振，悪心，嘔吐，体重減少があった場合，急性肝炎や胆石症を疑う．2週間以上前から黄疸が存在していた場合，悪性腫瘍によ

	徴候	感度	特異度	尤度比
肝細胞性	腹壁静脈怒張	42	98	17.5
	手掌紅斑	49	95	9.8
	くも状血管腫	35〜47	88〜97	4.7
	腹水	44	90	4.4
	脾臓を触知できる	29〜47	83〜90	2.9
胆管閉塞	胆嚢を触知できる	31	99	26.0

る胆道閉塞や慢性肝炎,毒物への曝露(たとえば,アルコール)を疑う.全身性の瘙痒は胆道閉塞を示し,腫瘍による外部由来のものか,薬剤性の肝内胆汁うっ滞による胆管由来のものか,どちらかである.

　黄疸を伴う腹水は,不良な徴候で,門脈圧亢進症を伴う非代償性の肝硬変や,肝転移を伴う悪性腫瘍を意味する.門脈圧亢進症では,臍から放射線状に静脈のうっ血がみられる.下大静脈閉塞症では,腹壁を上行する血流が起こる.肝臓の顕著な血管雑音は,悪性腫瘍やアルコール性肝炎,肝血管腫によって起こる.肝腫大を伴わない脾腫は,溶血や門脈閉塞症によって起こる.

臨床所見

ウイルス性肝炎

　前駆症状は,食欲不振,悪心,腹痛,関節痛,発熱,悪寒である.肝臓は圧痛があり,わずかに腫大している.曝露歴(疾患発生地方への旅行,輸血,生の貝の摂取,静脈注射薬の使用,針刺し傷)があることがある.無胆汁性の白色便とともに,尿は暗色になる.

胆石閉塞

　数か月から数年にわたって右季肋部痛が繰り返し起こることは,しばしばみられる.痛みは右肩甲骨や肩,背部に放散する.突然発症の疝痛や悪心,嘔吐とそれに続いて起こる発熱は,胆石が総胆管を閉塞したことを示す.

薬剤

　エストロゲンは管性の胆汁うっ滞をもたらす.フェノチアジンは小導管性の胆汁うっ滞をもたらす.メチルドパは自己免疫性溶血性貧血を引き起こす.肝毒性を有するものとして,ナイアシン,アセトアミノフェン,イソニアジド,フェニトイン,サルファ薬,ケトコナゾール,エリスロマイシン,クロルプロマジン,プロピルチオウラシル,蛋白同化ステロイド,バルプロ酸,アミオダロン,ビタミンAやD(いずれも高用量),四塩化炭素,テングタケがあげられる.

カロチン血症
黄橙色に見える．手掌や頬が最も顕著である．尿や強膜の色は正常である．ビタミンや緑黄色野菜の過剰摂取によることが多い．粘液水腫もまた，代謝の変化により，カロチン血症の原因となる．

アルコール性肝炎
大酒飲みの経歴と呼気のアルコール臭を認める．肝臓は腫大しており，肝硬変の場合にみられる萎縮した硬い肝臓とは対照的である．

肝硬変
アルコール中毒の病歴が得られる．肝辺縁は結節性である．手掌紅斑や女性化乳房，精巣萎縮，くも状血管腫などのようなエストロゲンの作用を示す徴候がしばしば認められる．腹水や特徴的な腹壁静脈の怒張模様は末期の徴候である．

妊娠（胆汁うっ滞）
肝内胆汁うっ滞が起こる妊娠第三期に黄疸がまれにみられ，瘙痒，白色便，暗色尿を伴う．

術後
輸血による溶血，血腫の再吸収，腹膜血腫，敗血症，低血圧，胆管損傷をはじめとするさまざまな機序により黄疸が起こる．

転移性肝癌
肝臓は結節性で硬い．通常，右上腹部痛を伴い，吸気により増悪する．肝臓の上で摩擦音が聴取される．原発巣は既知のものであることが多い．

膵癌
左季肋部深部の痛み，黄疸に先行する著明な体重減少，抑うつ状態，再発性の静脈血栓症が手がかりとなる．触知可能で無痛性の胆嚢（Courvoisier徴候）は，胆嚢の緩徐な拡張を伴い，悪性疾患による総胆管閉塞を疑わせる．腹水や心・腎疾患を伴わない黄疸患者で生じた浮腫は，下大静脈閉塞を伴う膵癌を疑う．

十二指腸乳頭部癌
血液の混ざった粘土色の無胆汁性便である有名な「銀色便」は，めったにみられない．癌の徴候（たとえば，体重減少）がある患者で，膵管の閉塞による急性膵炎が起こったり，あるいは，動揺性の黄疸による急性膵炎が起こったりする場合には，より考えられやすい．

肝癌
エストロゲン使用の病歴がある患者では，肝臓上に著明な動脈性雑音を聴取する．

硬化性胆管炎
　活動性の炎症性腸疾患を伴って起こる．炎症性腸疾患はまた，胆管癌や肝硬変，アミロイドーシス，胆石（回腸部クローン病を伴う）といった黄疸をきたす各疾患に合併する．

原発性胆汁性肝硬変
　激しい瘙痒や脾腫，黄色板症，腱黄色腫が重要な手がかりとなる．

レプトスピラ症
　汚染された水の中で泳いだあとに，二相性の症状が，発熱，髄膜刺激症状，著明な筋肉痛，結膜炎から始まる．1週間後に，黄疸，斑状出血，腎不全を引き起こす．

肝静脈閉塞（Budd-Chiari症候群）
　発症は急速で，重篤な腹痛，肝腫大，腹水，黄疸を伴う．経口避妊薬や発作性夜間血色素尿症，多血症がこの病態の誘因となる．

ヘモクロマトーシス
　患者はスレート色（濃い青みがかった灰色）の肌をしている．黄疸は糖尿病やうっ血性心不全とともに現れる末期の症状である．

溶血
　脾臓の端を触知できる．皮膚は，自然光のもとでは淡黄色をしている．重度の貧血を伴い，蒼白や，手掌線の紅潮反応の欠如がある．尿や便は正常にみえる．

Gilbert症候群
　軽度の黄疸が，絶食やウイルス性疾患に関連して起こる．軽度の高ビリルビン血症が以前から認められていることもある．

敗血症
　低血圧が長期にわたると，結果的に肝機能障害をきたす．

〔野田和敬〕

Chapter 51 肝腫大

(Plates) 7, 65, 66, 67, 68, 69, 70, 73, 161, 162, 164, 166, 169

鑑別リスト

- □ 急性肝炎
- □ 慢性肝炎
- □ 肝硬変
- □ 右心不全
- □ 脂肪肝
- □ 肝細胞癌
- □ 転移性肝癌
- □ リンパ腫/白血病
- □ 肝嚢胞
- □ 肝静脈閉塞（Budd-Chiari症候群）
- □ 原発性胆汁性肝硬変
- □ ヘモクロマトーシス
- □ アミロイドーシス
- □ Gaucher病

診断へのアプローチ

　平均的な肝臓の幅は，男性で10.5 cm，女性で7 cmである．肝臓の大きさは身長と関連性がある．これらの平均と比べて2～3 cm以上，大きかったり小さかったりした場合は異常と考えられる．肺気腫や右側胸水，Riedel葉，やせ型の体型の場合，肝臓は触知可能であるが腫大しているわけではない（正常肝）．

　肝動脈の血管雑音はアルコール性肝炎や癌（原発性，続発性を問わず）で聴取される．摩擦音は肝周囲炎や転移性肝癌，肝生検後に聴取される．

臨床所見

急性肝炎
　肝辺縁は平滑で，著明な圧痛があることが多い．発熱，倦怠感，食欲不振，悪心，黄疸が通常認められる．

慢性肝炎
　肝辺縁はやや硬く，圧痛がある．

肝硬変
　肝辺縁はやや硬く，とくに末期になって大きさが縮小し始めると小結節を触れる．結節はアルコール性や栄養性（脂肪性）肝硬変の場合には小さく，肝後性の原因の場合には大きい．脾臓はたいてい腫大しており，腹水を伴う．くも状血管腫，腹壁静脈怒張，手掌紅斑などのその他の皮膚所見は有用な手がかりとなる．腹部静脈の雑音を認めれば，肝硬変による門脈圧亢進症の診断は確定的である．

右心不全
　軽度の腫大から重度の腫大まで認められ，やや硬く，平滑で，圧痛を伴う．肝頸静

	徴候	感度	特異度	尤度比
肝腫大	肝臓が触知可能	67	73	2.5

脈逆流もしばしば認められる．肝臓が拍動する場合，三尖弁閉鎖不全を疑う．

脂肪肝
　肝表面は平滑，柔軟で，肝被膜の伸展のために圧痛があることもある．アルコール中毒，肥満，完全静脈栄養，妊娠，蛋白質-カロリー栄養失調，空腸回腸バイパスの患者の場合に疑う．

肝細胞癌
　肝辺縁は硬く，不整で，圧痛はない．高度に腫大している．患者が慢性B型肝炎の病歴を有していることがしばしばある．

転移性肝癌
　肝臓は不整で，結節性であり，圧痛はない．原発不明腺癌の場合を除いて，通常は肝腫大が初発症状となることは少ない．左鎖骨上リンパ節腫大が存在する場合には，それが重要な手がかりとなる．

リンパ腫/白血病
　リンパ節腫大と脾腫が通常顕著であり，寝汗もよくある症状である．肝腫大もまた，急性白血病患者の50％に認められる．

肝嚢胞
　嚢胞は腹壁を通してでも，丸く，液体で満たされていることがわかる．成人の多発性嚢胞腎の患者の30％に肝嚢胞が認められる．

肝静脈閉塞症（Budd-Chiari症候群）
　有痛性の肝腫大と腹水，肝硬変の徴候，その他の血栓症がしばしば認められる．

原発性胆汁性肝硬変
　著明な瘙痒，黄疸，脾腫，および腫大したやや硬い表面平滑な肝臓が認められる．

ヘモクロマトーシス
　糖尿病，うっ血性心不全，青銅色の皮膚を有する患者において疑われる．腹水やくも状血管腫をはじめ，肝硬変のその他の徴候がみられる．

アミロイドーシス
　舌，脾臓，心臓などのその他の臓器の腫大や末梢神経障害が手がかりとなる．慢性炎症をきたす基礎疾患や骨髄腫を有していることが多い．

Gaucher病
　アシュケナジー（ヨーロッパ中部・東部に定住したユダヤ人）に多く認められる肝腫大は，30歳以降に発症する．

（野田和敬）

Section IV　腹部

Chapter 52　脾腫

Plates 6, 7, 12, 41, 42, 43, 44, 45, 57, 58, 59, 65, 66, 67, 103, 104, 105, 149, 165, 167, 169, 184

鑑別リスト

- ◆感染症
  - □ 伝染性単核(球)症
  - □ ウイルス性肝炎
  - □ HIV感染症
  - □ 細菌性心内膜炎
  - □ 熱帯熱マラリア
  - □ 腸チフス
  - □ ブルセラ症
  - □ 住血吸虫症
- ◆免疫学的異常
  - □ 自己免疫性溶血性貧血
  - □ 関節リウマチ
- ◆血液学的異常
  - □ 軽症型サラセミア
  - □ リンパ腫
  - □ 慢性骨髄性白血病
  - □ 真性多血症
- ◆うっ血性
  - □ うっ血性心不全
  - □ 門脈圧亢進症
- ◆浸潤性
  - □ サルコイドーシス
  - □ リソソーム蓄積症
- ◆その他
  - □ 脾外傷

診断へのアプローチ

　脾腫の触診は患者が仰臥位の状態で行われるべきであり，検者の左手は胸郭後方を支え，右手は左季肋部に置き，吸気時に脾臓が右手指先に触れるのを感じ取る．触知可能な脾臓はたいてい50％以上（300g以上）腫大している．打診は左前腋窩線上の肋骨の最下縁（Castell space）で行い，吸気時，呼気時の両方で濁音の有無を確認する．

　触知可能な脾臓は若年成人の3％に認められる．病歴やそれ以外の身体所見は正常であり，かつ血算や胸部X線が正常である場合には，全身疾患を有したり，発症したりするリスクは高くない．高齢者ではほとんどの場合，精査により潜んでいた疾患が見つかる．

　巨脾（右腸骨稜にまで下がっているもの）は，非ホジキンリンパ腫，慢性リンパ性白血病，慢性骨髄性白血病，骨髄化生を伴った骨髄線維症，有毛細胞白血病，真性多血症，自己免疫性溶血性貧血，Gaucher病，慢性マラリアで認められる．

　発熱，末梢リンパ節腫脹，脾腫があれば伝染性単核(球)症，ホジキンリンパ腫，サルコイドーシス，血清病，HIV感染，全身性エリテマトーデス（SLE）を疑う．急性感染症では，触診上，脾臓は柔らかく，圧痛がある．慢性で浸潤性の疾患では，脾臓は硬く，圧痛はない．

　脾腫と間違われる左季肋部の腫瘤には，腎周囲膿瘍，便塊，そして，腎臓，副腎，脾彎曲部，膵臓にできた腫瘍がある．腎臓の腫瘤ではたいてい本来の正中のくぼみは

徴候		感度	特異度	尤度比
脾腫	触知可能な脾臓	58	92	7.3
	打診（Castell space）	82	83	4.8

残ったままであり，より後方に位置している．大腸の腫瘤は，はっきりとした辺縁がわからない．膵臓の腫瘤は，より正中に位置する．

臨床所見

伝染性単核(球)症
若年成人で認められる，急性発症の発熱，滲出性扁桃炎を伴った咽頭痛，著明な倦怠感，後頸部リンパ節腫脹，脾腫が特徴的である．

ウイルス性肝炎
発熱，倦怠感，関節痛，じんま疹様の皮疹を伴うインフルエンザに似た前駆症状に続いて，肝臓の圧痛を伴う黄疸が起こる．頸部リンパ節腫脹を伴う脾腫が症例の20％に起こる．

HIV感染症
軽度の脾腫は，早期の症候性疾患や日和見感染の結果として起こる全身性リンパ節腫脹の部分症状である．

細菌性心内膜炎
脾腫は30％の症例で起こり，末梢の点状出血（爪下線状出血斑，Roth斑，結膜の点状出血として認められる）を伴う．潜在的な感染は，発熱や心雑音，とくに新たな心雑音や，これまでと異なる心雑音によって特徴づけられる．

熱帯熱マラリア
傷害を受けた赤血球を除去するため脾臓が腫大しており，それは貧血の程度に比例する．診断のためのその他の手がかりとして，流行地域への旅行や，悪寒を伴うスパイク状の高熱，発作の間欠期には比較的状態が良いことなどがある．

腸チフス
典型的な症状は，比較的徐脈で，熱が40℃以上にまで徐々に上がっていくというものである．発熱は数週にわたって続くことがある．バラ疹は体幹部に現れる淡紅色の斑であり，最初の1週間に認められる．肝脾腫がほとんどの患者で認められる．

ブルセラ症
症状は非特異的で，発熱，倦怠感，体重減少が，牛と接触のあった人に認められる．脾腫は20％に起こり，診断のための唯一の手がかりとなる．

住血吸虫症

脾腫は末期の合併症として起こり，門脈圧亢進症を引き起こす肝線維症の結果である．患者には，地理的な曝露歴やその他の慢性肝疾患の既往がある．

自己免疫性溶血性貧血

臨床的な症状の出方はおおかたの貧血と同様であり，ふらつき，動悸，黄色っぽくも蒼白な皮膚色（高ビリルビン血症を合併した貧血によって起こる）を伴う．

関節リウマチ

Felty症候群は，脾腫を伴うもので，関節リウマチを長く患っている人に起こる．この所見は好中球減少症と関連がある．

軽症型サラセミア

軽度の貧血および黄疸が起こる．約20％の患者が触知可能な脾臓を有する．

リンパ腫

脾腫は一般的な所見で，顕著なこともある．1個から数個の，直径2cm以上の硬いリンパ節は，診断を確定的にする．発熱，体重減少，寝汗というB症状は，ホジキン病の患者でよくみられる．

慢性骨髄性白血病

代謝亢進（体重減少，発熱，倦怠感）や，脾腫そのものによる左季肋部の不快感に関連した症状を呈する．脾臓は非常に大きくなる．

真性多血症

脾腫は真性多血症の75％に起こり，一次性多血症を二次性多血症と鑑別するのに重要な所見である．その他の所見として，循環血液量過多や暗色調のチアノーゼ，網膜静脈うっ血を伴う霧視，温浴により増悪する重度の瘙痒症がある．

うっ血性心不全

うっ血性の肝脾腫は進行した右心不全の患者で起こる．肝頸静脈逆流を伴う頸静脈の怒張，末梢の浮腫といった随伴所見を認める．

門脈圧亢進症

肝硬変が最も一般的な原因であるが，肝静脈塞栓も同様の結果をもたらしうる．脾腫はうっ血性で，腹水や腹壁静脈の怒張（メドゥーサの頭）とともに起こる．原則として，門脈圧亢進症での脾臓の腫大は，肝内の原因により起こる．門脈血栓症や膵癌による圧迫のような肝外の原因では，ほとんど脾腫は起こらない．

サルコイドーシス

発熱，倦怠感，体重減少のような症状が一般的であるが，非特異的である．労作時呼吸困難や乾性ラ音があるときは，肺病変は明らかである．リンパ節腫脹，ベル麻痺，

虹彩炎，耳下腺炎，そして，結節性紅斑やろう様局面，硬く腫れた青紫色の顔面病変である凍瘡様狼瘡のような皮膚病変が診断の手がかりを与えてくれる．脾腫は 10 % に起こる．

リソソーム蓄積症

リソソーム蓄積症において肝脾腫は一般的であり，診断は確立されている．例外は Gaucher 病で，神経学的な症状を伴わずに，成人期になって脾腫や病的骨折を認めることがある．

脾外傷

左季肋部の鈍的外傷で痛みが続いている場合，被膜内の脾出血の可能性が高まる．この状況下で脾臓の触診を行うことは危険である．

〈野田和敬〉

Chapter 53 腹部・骨盤腫瘤

Plates 73, 90

鑑別リスト

◆腹部腫瘤
- □ 肝腫大
- □ 脾腫
- □ 糞便塊
- □ 憩室
- □ 大腸癌
- □ 胆嚢腫大
- □ 膵仮性嚢胞
- □ クローン病
- □ 腹部大動脈瘤
- □ 腎腫大

◆骨盤腫瘤
- □ 膀胱過伸展
- □ 妊娠子宮
- □ 卵管炎
- □ 卵巣嚢胞
- □ 子宮線維筋腫
- □ 卵巣癌
- □ 子宮内膜癌
- □ 子宮外妊娠
- □ 悪性沈着物

診断へのアプローチ

腫瘤の部位からその起源を推定する．圧痛がある場合は炎症または感染を疑う．腹部区域4分割法を用いた体系的な診察を行わなければ，大きい腫瘤でさえ見逃すことがある．

臨床所見

肝腫大

肋骨下縁より下に肝臓が伸展する．転移性肝腫瘍は硬く不整に触知される．急性肝炎では，肝臓は柔らかく辺縁は滑らかに腫大する．

脾腫

吸気によって左季肋部に脾臓の端を触知する場合，脾腫を疑う．

糞便塊

盲腸，S字結腸にみられることが多い．硬く可動性があり，繰り返し触診を行うことで完全に消失する．

憩室

左下腹部に柔らかく弾力のない，圧痛のある腫瘤を触知する．発熱を伴う．

大腸癌

排便習慣の変化，血便を伴い，不明瞭で可動性不良な腫瘤を認める．

胆嚢腫大

発作的な腹部の激痛（胆石疝痛）の既往のある患者に，卵円形で可動性良好な右季

肋部の腫瘤を認める．

膵仮性嚢胞
再発性膵炎の既往のある患者に，左季肋部に滑らかで円形な可動性不良の腫瘤を認める．

クローン病
体重減少，再発性の粘性・血性の下痢便を認める患者で，回腸末端に由来する右下腹部の腫瘤を認める．

腹部大動脈瘤
腹部中央に拍動性の腫瘤を認め，時に強い血管雑音を認める．腹部大動脈瘤と伝播した大動脈の拍動を鑑別するには，腫瘤の両端に手を置きその距離が拡大している場合，大動脈瘤の存在を疑う．

腎腫大
ピラミッド形の凝血塊を伴う肉眼的血尿を間欠的に認める患者で，側腹部に不整な結節を触れる場合，腎癌を疑う．腎癌は突然，左精巣静脈瘤を伴うことがある．

膀胱過伸展
平滑な腫瘤が骨盤の上に認められる．尿意切迫感を伴うことが多い．

妊娠子宮
月経がない場合に疑う．嘔気，乳輪の色素沈着，子宮頸管の青色化，子宮が球状に大きくなることなどの他の妊娠の徴候を検索する．

卵管炎
発熱，増悪する腹痛，強い圧痛のある，可動性不良な付属器の腫脹を認める．骨盤診察にて，子宮頸管を側方へ牽引すると痛みを誘発する（シャンデリア徴候）．

卵巣嚢胞
月経は正常である．双手診にて子宮と区別することができる．

子宮線維筋腫
漿膜下腫瘍（訳注：原著 subperiosteal は subserosal の誤り）以外では通常，月経痛が認められる．腫瘤は不整で子宮に付着する．

卵巣癌
骨盤内の可動性不良な腫瘤，腹水を伴う腹部膨満，片側下肢浮腫，悪液質，腹痛が手がかりとなる．

子宮内膜癌
不正出血が初期の徴候である．

子宮外妊娠

　破裂前では，軽度の圧痛のある付属器腫瘤がみられる．その他の徴候として，月経がなく，むらのある不正出血を認める．卵管破裂では，突然の痛み，低血圧，側腹部の腫瘤を認める．

悪性沈着物

　直腸診で硬い棚状のくぼみを触知する．

〔高田俊彦〕

Chapter 54 消化管出血

Plates 38, 51, 57, 65, 66, 67, 70, 71, 72, 73, 74, 78

鑑別リスト

- ◆上部消化管
  - □ 消化性潰瘍
  - □ 胃炎
  - □ Mallory-Weiss症候群
  - □ 食道静脈瘤
  - □ 食道炎
  - □ 鼻出血
  - □ 食道癌
  - □ 胃癌

- ◆下部消化管
  - □ 感染症による下痢
  - □ 憩室からの出血
  - □ 痔核
  - □ 肛門裂傷
  - □ 炎症性腸疾患
  - □ 血管形成異常
  - □ 大腸癌
  - □ 腸間膜虚血
  - □ 動脈-腸管瘻

診断へのアプローチ

　明らかな出血では，出血源がTreitz靱帯よりも近位か遠位かを決定することが，その後の診断的評価に重要である．吐血は上部消化管からの出血であり，循環血液量の1/4以上の出血があると考えられる．メレナ（黒色便，タール便）も上部消化管出血が原因となるが，勢いのよい出血や大量出血，通過が早い場合はメレナとはならない．吐血を伴わないメレナは，たいてい幽門より遠位の病変（たとえば，十二指腸潰瘍）か，少量ずつの出血に起因している．タール便は血液100 mL程度の量でも認められる．下部消化管からの出血では，血便（上行結腸からは赤褐色または凝血塊，下行結腸からは鮮血色）となる．トイレットペーパーに付く程度の少量の出血は，ほとんどの場合，痔核や裂傷からの出血による．銀色便は，十二指腸乳頭部癌からの管腔内出血に合併した無胆汁性の便であるとされる．

　血行動態からみた出血の重症度は，体位によるふらつきや脈拍・血圧の変化により決定される．口渇やふらつきという初期症状は，循環血液量の15％以上の出血により起こる．起立時に10 mmHg以上の血圧低下がみられる場合は，20％以上の血液喪失が考えられる．25〜40％の血液喪失では，低血圧や蒼白を伴うショック状態となる．

　次サリチル酸ビスマスや鉄分，甘草，木炭（便が黒くなる），ビーツ（便が赤くなる）など摂取するものによって，便の色は異常な色合いになりうる．これらの便はべたついていない．これらは便潜血検査が陰性である点で鑑別できる．

　便潜血検査は，1〜10 mL/日の出血を検出できる．潜血陽性の患者を精査すると，5〜14％の患者で大腸癌が，15〜35％の患者で大きな腺腫性ポリープが発見される．

	徴候	感度	特異度	尤度比
消化性潰瘍	コーヒー残渣様/メレナ	—	—	2.4
食道静脈瘤	吐血	—	—	1.7
Mallory - Weiss症候群	吐血	—	—	2.1
急性血液喪失＞350 mL	起立時脈拍＞30 仰臥位での低血圧	— —	— —	44.0 4.3
大腸癌スクリーニング	便潜血陽性 （1回法）	30〜50	96〜98	13.0

一度だけ陽性となった場合でも精査は施行すべきである．便潜血検査は大腸癌による死亡率を15〜33％低下させる．無症状かつ便潜血陰性の患者で大腸癌を有するのは，わずか0.2％である（訳注：上記表を元に算出すると，数値に矛盾があるが，原著通りに訳す）（この母集団での有病率は1.4％である）．しかし，便潜血検査1回法をスクリーニングの方法にすると，大腸癌の50〜60％は見逃される．

臨床所見

消化性潰瘍
心窩部の焼けるような，あるいはしつこく続く痛みがあり，それは食事摂取や制酸薬により軽快し，出血に先行してみられることが多い．

胃炎
心窩部の圧痛，食事摂取により増悪する痛み，悪心，口臭，舌苔や歯形のついた舌が手がかりとなる．アルコールやNSAIDs（アスピリンを含む）の服用が胃炎の誘因となる．

Mallory - Weiss症候群
悪心を伴う長引く嘔吐が出血に先行しており，しばしば明らかな吐血を伴う．

食道静脈瘤
食道静脈瘤では，突然，痛みもなく，時に大量出血し，くも状血管腫や腹水，特徴的な腹壁静脈の走行，女性化乳房を伴う．肝硬変や慢性肝疾患，アルコール依存の病歴が得られる．

食道炎
最近発症した痛みや嚥下時の灼熱感が出血に先行してみられる．

鼻出血
後方からの多量の鼻出血を嚥下した場合，メレナの原因となる．

食道癌

嚥下障害（食べ物がくっついている感じ）や体重減少，右鎖骨上リンパ節腫大がみられる場合，食道癌を疑う．

胃癌

消化性潰瘍に似ているが，体重減少や衰弱は進行性であり，より目立ったものになる．かすかに心窩部の腫瘤を触れることがある．左鎖骨上リンパ節腫大や腹部腫瘤，結節性の肝臓は，診断される時点で認めていることが多く，病状の進行を表している．

感染症による下痢

差し込むような腹痛を伴う血便はほとんどの場合，サルモネラや赤痢，カンピロバクター，腸管出血性大腸菌，アメーバ，*C. difficile*による腸炎といった（組織）侵襲性の強い感染症によって起こる．

憩室からの出血

憩室疾患を有している高齢患者でみられる無痛性で勢いのある出血（赤褐色便）が典型的症状である．

痔核

鮮血が便表面やトイレットペーパーに付着する．急性期に診察した場合，びらんを伴った痔核が直視下か，肛門鏡によって観察されることが多い．

肛門裂傷

若年成人で，トイレットペーパーに鮮血が付着するが，便には混じっておらず，硬い便を排出するときに痛みを伴う場合，裂傷が考えられる．裂傷が視覚的に明らかな場合，診断は確定する．すべての面をみるために肛門周辺の皮膚をくまなくのばしながら慎重に診察し，処置すべきである．

炎症性腸疾患

下痢や粘液便，下腹部の差し込むような痛み，切迫した症状，テネスムス（しぶり腹），発熱などの全身症状がみられるときは，炎症性腸疾患を疑う．結節性紅斑や壊疽性膿皮症は皮膚所見として有用な手がかりとなる．

血管形成異常

高齢者の無痛性再発性の出血として起こる．大動脈弁狭窄症や腎不全に合併して起こる．

大腸癌

体重減少や最近の排便習慣の変化，左鎖骨上リンパ節腫大，結節性の肝臓，黒色表皮症，直腸棚の腫瘤（訳注：腹腔の癌から沈下し，直腸膀胱窩あるいは直腸子宮窩に発育してくる転移性腫瘍細胞によって，直腸指診で触知しうる棚．〈ステッドマン第

5版,メジカルビュー社より〉）では大腸癌を疑う．大腸癌や腺腫性ポリープの家族歴や潰瘍性大腸炎の既往がある場合はより疑わしい．

腸間膜虚血

診察所見と不釣り合いなほどの腹痛がよくある急性期症状としてみられる．腸管アンギナ（食後の腹痛のため食事を摂らない）や，小腸性下痢，血管病変，心房細動は大きな手がかりであることが多い．

動脈 - 腸管瘻

大量の鮮血出血は腹部大動脈瘤や移植片に起因する．

〔野田和敬〕

Chapter 55 直腸痛

(Plates) 37, 38, 39, 40, 87, 91, 97, 117

鑑別リスト

- ☐ 痔核
- ☐ 直腸裂傷
- ☐ 前立腺炎
- ☐ 痔瘻
- ☐ 肛門瘙痒症
- ☐ 宿便
- ☐ 尾骨痛
- ☐ 直腸（肛門）周囲膿瘍
- ☐ 毛巣嚢胞の感染
- ☐ 潰瘍性直腸炎
- ☐ 感染性直腸炎
- ☐ 一過性直腸肛門痛
- ☐ 肛門癌

診断へのアプローチ

テネスムス（しぶり腹）とは，便はほとんど出ないものの，痛みを伴う強い便意がある状態のことである．

臨床所見

痔核

一般的な症状は，トイレットペーパーに鮮血が付いたり，直腸の腫瘤が脱出したり，瘙痒があったり，血栓症を伴ったりする．血栓症では，非常に強い痛みがあり，硬くて圧痛のある，青みがかった直腸の結節ができる．

直腸裂傷

通常，排便時に痛みがあり，鮮血がトイレットペーパーに付着する．全周囲にわたって肛門のまわりの皮膚を伸ばし，裂傷を注意深く探索しなくてはならない．

前立腺炎

主な症状は，持続的な会陰部の痛み，発熱，排尿困難である．圧痛を伴う腫れた前立腺の存在が診断の必須条件である．

痔瘻

瘻孔の症状は，持続する不快な膿，血液，粘液の排出である．よく観察すると，体外への開口部がみられる．ほとんどの場合，直腸（肛門）周囲膿瘍や，クローン病，放射線照射の既往がある．排膿している場合には痛みはないこともある．

肛門瘙痒症

特定可能な原因として，蟯虫症（夜間の瘙痒），尖圭コンジローマ（線状の突出物），

接触性皮膚炎（局所薬の使用により増悪する軽度の瘙痒），アルカリ性の便（ひどい下痢），乾癬（殿部のピンクの皮疹と体のどこかの落屑斑），カンジダ症（糖尿病や免疫力の低下した患者における，衛星病巣を伴う鮮紅色の病変）がある．

宿便
症状は腹部全体の不快感や，相反して起こる下痢であるが，水分が少なくなった便塊を排出しようとすることは苦痛である．たいてい直腸診により診断がつく．

尾骨痛
坐位や，尾骨上に直接加わる圧力により痛む．原因はたいてい外傷であり，殿部から直接落下したときに起こる．

直腸（肛門）周囲膿瘍
症状は，拍動性の直腸痛として始まり，非常に強い圧痛を伴う腫瘤へと進展する．その腫瘤は，体外から触知できるか，直腸診により内部から触知できる．

毛巣嚢胞の感染
殿裂上極の嚢胞周囲に発赤と圧痛が認められる．膿性の液体が排出されることもある．

潰瘍性直腸炎
膿性粘液の排出，出血，しぶり腹を呈する．直腸炎が直腸に限局しているときには，全身症状はほとんどみられない．

感染性直腸炎
肛門で性交を受ける男性の同性愛者で最も顕著に起こる．淋菌性直腸炎は直腸から膿性分泌物がある．単純ヘルペス性直腸炎は非常に激しい痛みがあり，しぶり腹，便秘，潰瘍，分泌物を伴う．

一過性直腸肛門痛
一過性（30分未満）の直腸痛が痙攣（スパスム）を伴って起こり，精査しても異常は認められない．

肛門癌
癌は瘙痒，粘液分泌，排便習慣の変化をもたらす．無痛性の硬い結節様，またはプラーク状の腫瘤が直腸診により見つかる．

（野田和敬）

Section V
性器・泌尿器

Chapter 56 血尿

Plates 22, 41, 42, 43, 44, 45, 51, 120, 121, 122

鑑別リスト

- □ 尿路感染症
- □ 尿路結石
- □ 抗凝固療法
- □ 長距離走
- □ 腎外傷
- □ 膀胱癌
- □ 腎細胞癌
- □ 移行上皮癌
- □ 糸球体腎炎
- □ 間質性膀胱炎
- □ 出血性膀胱炎
- □ ヘモグロビン尿症
- □ 感染性心内膜炎
- □ 多発性嚢胞腎
- □ 腎動脈塞栓症
- □ 腎静脈血栓症
- □ 子宮内膜症
- □ Wegener 肉芽腫症
- □ Goodpasture 症候群

診断へのアプローチ

尿沈渣にて尿中赤血球が 10 RBCs/HPF 以上である場合は，深刻な病態の存在を考慮する．尿試験紙法では 1〜2 RBCs/HPF 程度まで検出することが可能であるが，尿沈渣を調べることは必須である．尿中に白血球と細菌の存在は膀胱炎を示唆し，白血球円柱は腎盂腎炎を示唆する．赤血球円柱や，尿試験紙法にて蛋白尿が検出される場合は糸球体腎炎が考えられる．糸球体由来の赤血球は変形している傾向がある．尿試験紙法で血尿陽性であるが沈渣にて赤血球を認めない場合は，ミオグロビンの出現または血管内溶血による遊離ヘモグロビンの存在を考える．月経血の混入も顕微鏡的血尿の鑑別として重要である．

排尿初期の血尿では尿道由来を，排尿後期の血尿では尿道前立腺部，尿道三角，尿道基底部由来を，全血尿は腎臓，尿管，膀胱由来を疑う．大量の血尿は通常，悪性腫瘍，前立腺肥大，外傷由来である．鮮血尿は下部尿道由来を示す．膀胱由来の場合は大きな円盤状の凝血塊や形の崩れた凝血塊となり，尿道由来では細長い凝血塊，腎盂由来の場合はピラミッド形の凝血塊となる傾向がある．糸球体由来の場合は凝血塊を形成することはない（t-PA が糸球体や尿細管に出現するため）．痛みを伴わない全血尿を認めた場合，その 20 ％に尿路の癌が見つかる．

側腹部痛を伴う血尿は，結石または凝血塊が尿管を通過することによって引き起こ

されることがある．高血圧がある場合には腎疾患の存在を考える必要がある．皮疹，発熱，関節痛・関節炎，喀血の存在は膠原病や血管炎を疑う．ビーツ，ブラックベリー，ルバーブ，ピリジウム，リファンピン，フェノチアジン，アントラサイクリンなどは，血液の混入なく赤い尿をきたすことがある．

臨床所見

尿路感染症
膀胱炎は血尿の原因として最も頻度が高い．頻尿，尿意切迫，膀胱灼熱感などの症状を伴うことがある．膿尿は必須条件である．

尿路結石
顕微鏡的・肉眼的血尿を伴う，睾丸や大腿に放散する急性側腹部痛で発症する．痛みはかなり強く，患者はじっとしていられず，発汗を伴うことがある．

抗凝固療法
たとえ過剰な抗凝固状態の抗凝固療法を受けている場合の血尿でも，その原因となる器質疾患を検索する必要がある．

長距離走
問診からはっきりする．血尿もミオグロビン尿もきたすことがあり，尿試験紙法でヘモグロビン（ペルオキシターゼ）が陽性となる．

腎外傷
側腹部の鈍的外傷で疑う．

膀胱癌
典型的には頻尿，排尿後の陰茎痛，排尿後に数滴の血尿のうちどれか1つを認めることが多い．

腎細胞癌
腎癌は腹部腫瘤を伴う無痛性血尿として気がつかれることが多い．血尿は間欠的に，大量に出る．凝血塊が通過する際に側腹部痛を伴うことがある．

移行上皮癌
血尿は約80％の症例で認められる．

糸球体腎炎
顕微鏡検査における赤血球円柱が指標となる．発熱，乏尿，下肢・背中・眼瞼の浮腫を伴うことがある．最近の上気道感染症の既往は，感染後糸球体腎炎またはIgA腎症を疑う．

間質性膀胱炎
感染を伴わない排尿時痛として自覚されることがある．

出血性膀胱炎
担癌患者におけるシクロホスファミドの使用が最も原因として多い．

ヘモグロビン尿症
暗赤色～暗褐色で，顕微鏡的血尿を伴わない試験紙法陽性の尿として検出される．自己免疫性溶血性貧血，輸血，発作性夜間血色素尿症，播種性血管内凝固（DIC），溶血性尿毒症症候群，マラリア，ヘビやクモの咬傷による溶血を原因として起こる．

感染性心内膜炎
発熱，新しい心雑音，手指の爪甲下の直線状出血を伴う場合に検索を進める．

多発性嚢胞腎
両側性の側腹部腫瘤，多尿，腎不全や多発性嚢胞腎の家族歴がある場合に疑う．

腎動脈塞栓症
弁疾患や不整脈（とくに心房細動）を基礎疾患としてもつ人に発症する．急性発症であり，側腹部から上腹部にかけて鋭い持続的な痛みを生じる．

腎静脈血栓症
経口避妊薬の内服，ネフローゼ症候群，外傷，妊娠といった状況で若年成人に起こり，急性～亜急性の腎機能の悪化として発症することがある．高齢者の場合は，高血圧や繰り返す肺血栓塞栓症を伴っている場合がある．

子宮内膜症
出血は月経周期に合わせて起こる．

Wegener 肉芽腫症
血尿や急速に進行する腎障害は腎病変の存在を示している．咳嗽，血痰，呼吸困難といった呼吸器症状を認める．上気道症状としては化膿性または血性の鼻汁を伴い鼻中隔の穿孔，鞍鼻を伴うことがある．強膜炎，触知可能な紫斑，脳神経炎，また倦怠感，体重減少，関節痛といった全身症状を伴うことがある．

Goodpasture 症候群
血痰，血尿を伴う急速に進行する腎不全として発症する．

（宮原雅人）

Chapter 57 蛋白尿

(Plates) 22, 37, 38, 39, 40, 49, 99, 100, 101, 146, 159, 160, 165, 166, 167

鑑別リスト

- ☐ 糖尿病
- ☐ 薬剤・毒物
- ☐ 急性尿細管壊死
- ☐ 糸球体腎炎
- ☐ 起立性蛋白尿
- ☐ 全身性エリテマトーデス
- ☐ 妊娠中毒症
- ☐ 多発性嚢胞腎
- ☐ 間質性腎炎
- ☐ 腎静脈血栓症
- ☐ 多発性骨髄腫
- ☐ アミロイドーシス

診断へのアプローチ

尿検査,アルブミン喪失に伴う膠質浸透圧の低下による浮腫などで見つかることが多い.尿試験紙法では30 mg/dL以上のアルブミンを示す場合(感度70%,特異度92%,尤度比8.8)か,300〜500 mg/日以上の蛋白尿を示す場合に陽性となる.脱水や血尿がある場合には偽陽性となる場合があり,両方とも試験紙法(比重とヘモグロビン)で検出されてしまう.アルブミンではない低分子量の尿細管性蛋白(多発性骨髄腫における免疫グロブリン軽鎖,β_2-ミクログロブリンなど)の場合には偽陰性となりうる.ネフローゼ症候群においては,1日3.5 g以上の蛋白尿を認める.

発熱,皮疹,関節炎を伴う場合は全身性疾患を考慮する.

臨床所見

糖尿病

微量アルブミン尿が腎障害の初期マーカーとして有用であり,尿蛋白を検出できる試験紙法よりも早期病変の検出に優れている.尿糖も陽性となるが,多くの場合は腎合併症が起こる前に糖尿病と診断される.

薬剤・毒物

NSAIDs,長期にわたるアセトアミノフェン,造影剤,ACE(アンジオテンシン変換酵素)阻害薬,ヘロイン,水銀,ビスマス,金,ペニシラミンは腎障害と蛋白尿の原因となる.

急性尿細管壊死

尿細管性蛋白尿は,特に低血圧を伴うような急性疾患で出現する.尿検査で"汚い円柱(dirty casts)"を認める.

糸球体腎炎
尿沈渣にて赤血球または赤血球円柱を示す．著しい蛋白尿では通常，糸球体障害を疑い，なかでも膜性腎症の頻度が最も高い．

起立性蛋白尿
一過性の起立性または運動誘発性蛋白尿は良性である．起床時とその2時間後と，体位を変換した検体を比較したり，もしくは運動前後の検体を比較することで確認できる．

全身性エリテマトーデス（SLE）
顕微鏡的血尿，蝶形紅斑，関節炎，レイノー現象などが手がかりとなる．

妊娠中毒症
典型的には妊娠第三期に起こり，蛋白尿，急性に憎悪する高血圧や浮腫で顕在化してくる．

多発性嚢胞腎
30～40歳代で発症し，高血圧，側腹部痛，血尿，触知できるこぶだらけの腎臓を認める．尿路結石の既往をもつこともある．

間質性腎炎
血尿，発熱，斑状丘疹を伴い，たいていの場合は抗生物質（とくにメチシリン）の使用が関係している．尿中好酸球を時々認める．

腎静脈血栓症
急性側腹部痛，血尿，左側精巣静脈瘤などで発症する．

多発性骨髄腫
試験紙法では陰性か，あっても弱陽性である．とくに背部や肋骨の骨痛が多くみられる．

アミロイドーシス
全身疾患がなく発症した場合，腎臓は腫大しているにもかかわらず，尿沈渣で異常を認めないことが唯一の手がかりとなる．全身症状としては，神経障害，巨大舌，ろう様出血性眼窩周囲斑を認める．

（宮原雅人）

Section V 性器・泌尿器

Chapter 58 無尿・乏尿

Plates 39, 40, 49, 99, 100, 101, 118, 121, 122, 123, 146, 154, 160, 165, 167, 169, 183

鑑別リスト

- □ 急性尿細管壊死
- □ 腎前性高窒素血症
- □ 毒性物質による尿細管障害
- □ 膀胱開口部閉塞
- □ 両側性腎動脈閉塞症
- □ 腎硬化症
- □ 急性糸球体腎炎
- □ 間質性腎炎
- □ 腎動脈血栓症
- □ 腎静脈血栓症
- □ 単腎患者の尿管結石
- □ 骨盤内腫瘍
- □ 後腹膜線維症
- □ 浸潤性の腎疾患
- □ 血管炎
- □ 横紋筋融解症

診断へのアプローチ

無尿と尿閉とを区別すること．非閉塞性の無尿には，嘔吐，傾眠傾向，筋痙攣，頭痛，羽ばたき振戦を伴う尿毒症症状が随伴する．尿閉は恥骨上部の痛みや持続的な尿意切迫をもたらし，膀胱は触知可能となり，恥骨上部の打診で濁音を呈する．

臨床所見

急性尿細管壊死（ATN）

急性尿細管壊死では，尿は赤褐色で，尿検査にて蛋白尿を認める．心拍出量の減少や敗血症，循環血液量の減少に起因する一過性の低血圧が背景にあることが多い．

腎前性高窒素血症

口渇，排尿後低血圧，頻脈，乾燥した粘膜など体液量減少の徴候が認められる．

毒性物質による尿細管障害

腎毒性物質には，アミノグリコシド，アムホテリシンB，重金属，エンドトキシン，ミオグロビン，Bence Jones蛋白，ヨード造影剤，有機溶媒，エチレングリコールなどがある．とくに体液量減少や敗血症があると，このような腎障害が起こりやすい．

膀胱開口部閉塞

急性の尿閉では充満した膀胱（恥骨結合上部の打診による濁音）になり，たいてい尿排出の勢いの低下や遷延といった，閉塞を思わせる徴候が先行して存在している．三環系抗うつ薬のような，抗コリン作用を有する薬物の使用により急激に発症する．診察では，前立腺が肥大していることが多い．

両側性腎動脈閉塞症

びまん性の血管疾患（たとえば，拍動の低下を伴う間欠性跛行）や高血圧が存在することが多い．血流がまだ残っていれば，腹部血管雑音が聴取される．急性乏尿は急性閉塞（たとえば，心房細動からの塞栓症），あるいはアンジオテンシン変換酵素（ACE）阻害薬の使用により起こる．

腎硬化症

糖尿病や，コントロールの悪い高血圧の患者で起こる腎不全は，ほとんどの場合，腎硬化症に起因している．

急性糸球体腎炎

皮膚のレンサ球菌感染の後遺症として起こったり，全身性エリテマトーデス（SLE）やクリオグロブリン血症，Henoch-Schönlein 紫斑病，全身性の血管炎に伴って起こったりする．尿沈渣にて赤血球円柱が認められる．

間質性腎炎

随伴する発熱，皮疹，関節痛が目立った特徴であり，尿中好酸球が重要な手がかりとなる．通常薬剤が原因であり，多くの場合は半合成ペニシリンに起因するが，その他の抗生物質，サイアザイド，NSAIDs，アロプリノール，シメチジン，メチルドパ，フェニトインも関係している．レンサ球菌，トキソプラズマ，麻疹，梅毒のような感染症でも認められる．

腎動脈血栓症

心房細動や，最近の心筋梗塞，動脈カテーテルなど，血栓の原因が明らかである．急性の側腹部痛・腹痛が目立った特徴である．アテローム塞栓症では末梢の網状皮斑を認めることがある．

腎静脈血栓症

基礎疾患にネフローゼ症候群や凝固亢進状態のある患者において，急性あるいは亜急性の腎機能または蛋白尿の増悪がある場合，腎静脈血栓症を疑う．急性血栓症は発熱と側腹部痛を伴う．

単腎患者の尿管結石

側腹部痛や血尿（肉眼的または顕微鏡的）を伴う．単腎は，先天奇形によるものか，あるいは，外傷や片側性の腎血管疾患による後天的なものである．

骨盤内腫瘍

膀胱癌による閉塞では，通常，血尿や無菌性膿尿，排尿時痛の症状が先行している．局所浸潤した前立腺癌は，尿管または膀胱開口部の閉塞の原因となり，直腸診にて石様硬の前立腺として容易に検出される．子宮癌は幅広い靱帯に沿って進展し，尿管を

巻き込むことがある．したがって，内診によって検出される．不正出血が初期の徴候である．

後腹膜線維症
線維症は，陰嚢や下肢の浮腫と鈍い持続的な腰背部痛を伴う．Dupuytren拘縮やRiedel甲状腺炎，あるいは縦隔や胆管を巻きこむような，広範な線維化過程の部分症状の場合がある．原発性・転移性の後腹膜腫瘍も同様の症状を呈することがある．

浸潤性の腎疾患
アミロイドーシスは，慢性炎症性疾患を有する患者で認められる．

血管炎
血尿，重症高血圧，触知可能な紫斑，関節痛が手がかりとなる．

横紋筋融解症
尿は茶褐色であり，筋肉の外傷の既往がある．

〔野田和敬〕

Chapter 59 多尿

(Plates) 39, 57, 58, 59, 132, 133, 134, 165, 166, 167

鑑別リスト

- ☐ 尿路感染症
- ☐ 糖尿病
- ☐ 利尿薬
- ☐ 膀胱下尿道閉塞
- ☐ 腎性尿崩症
- ☐ 中枢性尿崩症
- ☐ 一次性多飲

診断へのアプローチ

　1日3L以上の排尿がある場合を多尿と定義する．頻尿，夜間尿とは区別されなければならない．夜間尿は，寝る前に水分をとることによって起こることが最も多いが，うっ血性心不全，肝硬変，ネフローゼ症候群，慢性腎不全，利尿薬の使用でも起こる．多尿の病態生理としてはさまざまな機序が考えられている．具体的には，腎臓の濃縮力障害（たとえば，腎実質性疾患）によるもの，膀胱容量の減少に伴うもの，血糖（糖尿病）・尿素（異化亢進）・マンニトールや造影剤といった浸透圧利尿によるもの，尿閉後または急性尿細管壊死後に伴うもの，ナトリウム利尿に対する尿細管のアルドステロン作用の減弱によるもの（嚢胞腎，Bartter症候群，急性尿細管壊死の回復期）などである．

臨床所見

尿路感染症
　不快感を伴う頻尿を起こすが，尿量自体は増えない．

糖尿病
　診断されていなかったり，治療コントロールが十分でない糖尿病は過度の口渇と尿糖の原因になる．尿糖は試験紙法により容易に調べることができる．目のかすみや体重減少を認めることもある．

利尿薬
　問診により明らかになることが多いが，患者が自分からは言及することのないダイエット薬やアルコールといったことも考える必要がある．

膀胱下尿道閉塞

一番多い原因は前立腺肥大で，残尿感，尿量の少ない頻尿がみられる．

腎性尿崩症

多様な基礎疾患（腎アミロイドーシス，多発性骨髄腫，リチウムの内服，高カルシウム血症，低カリウム血症，髄質嚢胞腎，鎮痛薬性腎症，閉塞性腎障害，アムホテリシンBの服用など）を見つけることが診断の鍵となる．

中枢性尿崩症

突然の多尿と過度の口渇，とくに冷たい飲み物を大量に欲しがることが特徴である．下垂体手術後，頭部外傷，低酸素または虚血性脳症，頭蓋咽頭腫，転移性脳腫瘍，浸潤性の下垂体病変（たとえば，サルコイドーシス），最近の頭蓋内病変が原因となることがある．

一次性多飲

尿量は大量の飲水量と一致する．尿量は変動があり，夜間尿は伴わない．尿は希釈されている．たいていの場合，不安，精神疾患，口渇をきたす抗コリン薬などの使用が原因となっている．

〔宮原雅人〕

Chapter 60 排尿困難

Plates 87, 88, 90, 91, 96, 158, 177

鑑別リスト

- □ 下部尿路感染症
- □ 急性腎盂腎炎
- □ 尿道炎
- □ 腟炎
- □ 急性前立腺炎
- □ 尿管結石
- □ Reiter症候群

診断へのアプローチ

　女性患者には，灼熱感が内部にあるのか（尿路感染症），外部にあるのか（腟炎）を尋ねる．尿路感染症を経験したことのある女性では，90％以上の人が再発と正しく自己診断できる．

　尿検査は，膿尿の存在を確定するための有用な診断ツールである．白血球エステラーゼや硝酸塩による検査は補完的なものであり，総合的な感度を高める．

　常に性感染症を考えておくが，ごく軽度の膿尿の場合や新しいセクシャルパートナーをもった人ではとくに注意する．

　排尿困難と頻尿があり，帯下や腟の炎症を伴わない場合は，急性尿路感染症に対する陽性尤度比は総じて24.6になる．

臨床所見

下部尿路感染症

　女性では，感染症は急性発症の尿意切迫感や頻尿，排尿時の内部の灼熱感として現れる．恥骨上部の圧痛や肉眼的血尿がしばしば認められる．男性では頻尿や尿意切迫感が灼熱感よりも目立つ．細菌性膀胱炎や上部尿路感染症は，構造的な尿路異常が存在しないかぎり，若年男性ではまれである．高齢男性では，膀胱開口部が閉塞した場合，感染にしばしば高度の残尿感を伴う．

急性腎盂腎炎

　常に排尿困難が起こるとは限らない．発熱や寒気（悪寒も），悪心，側腹部痛，肋骨脊柱角（CVA）の叩打痛があれば上部尿路感染症を疑う．

尿道炎

　排尿時の鋭い灼熱感があるが，膀胱刺激症状は少ないかまったくないという点で，

	徴候	感度	特異度	尤度比
尿路感染症	尿検査陽性	75	82	4.2
	自己診断	—	—	4.0
	血尿	—	—	2.0
	頻尿	—	—	1.8
	CVA叩打痛	—	—	1.7
	発熱	—	—	1.6
	排尿困難	—	—	1.5
	帯下	—	—	0.3

膀胱炎と区別される．化膿性（淋菌）か透明粘液性（クラミジア）の尿道分泌物がある．しばしば，患者には新しいセクシャルパートナーがいる．女性では，膿性粘液分泌物を伴う子宮頸管炎に尿道炎を合併することがあり，尿道や子宮口から流出する分泌物が認められる．

腟炎
　帯下と瘙痒に加えて，排尿時の外部の灼熱感が特徴である．頻尿は認められない．内診所見として帯下や紅斑を認めれば，それは感染の確かな徴候である．外部に重度の灼熱感やヒリヒリ感があるときは単純ヘルペスを疑う．

急性前立腺炎
　頻尿，会陰深部の重い感じや痛み，射精や排便時の痛みに加えて，排尿中に灼熱感がある．直腸診による前立腺の圧痛（柔らかく弾力性がない）が必須条件である．前立腺膿瘍を伴う場合，前立腺は極度の圧痛と熱感，波動性を有する．

尿管結石
　尿道の鋭い痛みは，結石が通過する際に出現する．男性では，ペニス後面の尿道内に時として結石を触れる．

Reiter症候群
　結膜炎や虹彩炎，急性対称性多関節炎，粘膜潰瘍，連環状亀頭炎に加えて，尿道の灼熱感が存在する．

（野田和敬）

Chapter 61　尿失禁

Plates 37, 38, 39, 40, 77, 86, 127, 128, 129

鑑別リスト

- □ 膀胱炎
- □ 前立腺肥大
- □ 骨盤底筋の弛緩
- □ 薬剤
- □ 前立腺炎
- □ 糖尿病
- □ 咳嗽
- □ 多発性硬化症
- □ 脊髄圧迫
- □ 大脳皮質の抑止力の低下
- □ 膀胱腟瘻

診断へのアプローチ

　身体診察では，充満した膀胱に圧力を加えると尿失禁が誘発されるかどうか，排尿後も膀胱が膨張しているかどうか，排尿後の残尿量を調べることなどが有用である．骨盤底筋の弛緩，萎縮性腟炎，尿道炎，骨盤内腫瘍，肛門括約筋の緊張度，宿便の有無，前立腺の結節を調べることも有用である．会陰の感覚と随意肛門収縮，会陰肛門反射（会陰部の皮膚に軽く触れることで肛門収縮が誘発されること），および球海綿体反射（陰茎または陰核を軽く握るまたはつまむことで肛門収縮が誘発される状態）を含めた仙骨反射を調べる必要がある．反射が保たれているが会陰の皮膚感覚が障害されている場合は，脊髄病変か多発性硬化症を考える必要がある．

切迫性尿失禁

　排尿筋過活動によって起こる．強い尿意の後に尿失禁が起こる．尿意を催してから数秒～数分後に尿失禁を起こす．尿失禁は周期的に起こるが頻回であり，夜間尿失禁もよく起こる．自発的な肛門収縮，仙骨部の感覚と反射は保たれている．排尿後の残尿は少ない．排尿筋の不安定さは脳梗塞の結果として起こることが多い．アルツハイマー病，脳腫瘍，パーキンソン病，膀胱下尿道閉塞，脊髄病変，間質性膀胱炎などが原因になることもある．

反射性尿失禁

　膀胱充満に対する過剰な圧反射によって起こる．排尿はいきむことなく，尿意なく起こる．仙骨反射は保たれているが，自発的な括約筋の収縮や会陰部の皮膚感覚は障害されていることが多い．排尿後の残尿量は増加している．多くは脊髄病変により起こるが，大脳皮質の障害によって尿意を自覚できないために起こることもある．

腹圧性尿失禁

膀胱が充満しているにもかかわらず括約筋の収縮を保てないために起こる．腹圧が上昇したときに少量の尿失禁が起こる（たとえば，咳嗽，笑い，くしゃみ）．圧力によって誘発される排尿筋過活動は，圧力がかかってから5〜15秒後に排尿が起こること，夜間に尿失禁が起こっていることなどから疑われる．

溢流性尿失禁

排尿筋の収縮性や尿路障害によって起こる．少量の尿失禁を繰り返し，排尿が始まるのにも時間がかかり，尿勢は減少し，膀胱を空にすることができない．排尿後の残尿量は多く，膀胱を触知することもできる．よくある病態としては，前立腺肥大や尿道狭窄といった尿路障害，ヘルニアによる排尿筋収縮の障害，糖尿病，悪性貧血，脊髄梅毒，馬尾症候群による末梢神経障害が原因となる．

臨床所見

膀胱炎

頻尿，尿意切迫，灼熱感が手がかりとなる．会陰部の感覚と反射は保たれている．細菌感染症または間質性膀胱炎がある．

前立腺肥大

肥大は尿閉を引き起こしたり，慢性的に膀胱は充満され時に触知可能となる．直腸診における前立腺の大きさは必ずしも膀胱排泄路障害の程度とは比例しない．

骨盤底筋の弛緩

主に，女性では出産や加齢，男性では前立腺の手術が原因で起こる．笑ったり，咳をしたり，くしゃみをしたり，重いものを持ち上げたりすると失禁が起こる．内診では，バルサルバ法の際に膀胱瘤が出現する．高齢者ではしばしば利尿薬の使用により症状が悪化する．

薬剤

多くの薬剤が尿失禁を増悪させる．たとえば，抗ヒスタミン薬，三環系抗うつ薬（これらは抗コリン作用をもつもの），利尿薬，テオフィリン，アルコール（これらは膀胱容量を超える尿量が出てしまうため），α作動薬（膀胱括約筋の緊張を高める），カルシウムチャネル拮抗薬（膀胱平滑筋の収縮性を低下させる）などである．

前立腺炎

尿意切迫感を伴う骨盤深部・会陰部の痛みの場合には疑う．

糖尿病

尿意を伴わない尿失禁が起こることがある．神経障害が関係しており，勃起障害と

末梢神経障害，自律神経障害を伴うことが多い．尿糖の増加により尿量が増加することも影響する．

咳嗽
圧力がかかった直後に尿失禁が起こるが，不随意な膀胱収縮により遅れて尿失禁が起こることもある．

多発性硬化症
尿失禁は排尿筋の痙縮による機能性排泄路障害か，反射性尿失禁による．随伴症状としては，さまざまな部位の感覚障害，反射亢進，視神経炎がある．

脊髄圧迫
神経の圧迫は，足の感覚・運動障害をきたす．自発的な排尿筋の制御と会陰部の感覚が障害されるが，仙骨反射は保たれる．

大脳皮質の抑止力の低下
アルツハイマー病，パーキンソン病，脳梗塞，脳腫瘍の患者では，社会的に不適切な排尿行動を認めることがある．

膀胱腟瘻
出産時の腟外傷で起こることがほとんどである．腟を通って尿が排出される．

(宮原雅人)

Section V　性器・泌尿器

Chapter 62　側腹部痛

Plates 37, 38, 39, 40, 51, 147

鑑別リスト

- □ 尿管結石
- □ 急性腎盂腎炎
- □ 広背筋の挫傷
- □ 腎周囲膿瘍
- □ 腎梗塞
- □ 腎外傷
- □ 腎癌
- □ 単神経炎
- □ 乳頭壊死

診断へのアプローチ

　腎臓の痛みは，被膜の伸展や集合管系の拡張に伴って起こる．痛みはほとんどが重篤でうずくような痛みであり，悪心，嘔吐，腸閉塞を伴う．Th9～10の皮膚分節上の知覚過敏が存在することがある．

　尿管の痛みは肋骨脊柱角（CVA）の部位で始まり，下腹部や大腿上部，精巣，陰唇に放散する．痛みは堪え難いほど強く，疝痛という次第に増強していく性質がある．患者はのたうちまわるが，痛みの和らぎは得られない．腎臓や尿管上の圧痛とともに，Th12の皮膚分節上にしばしば知覚過敏を認める．

臨床所見

尿管結石

　側腹部から精巣，陰唇にかけて，突然発症した痛みが放散する．患者は安らげる体位を見つけられない．重篤度は閉塞の急速性や尿管拡張の程度に関連している．痛みは結石が尿管を通過する際に起こるため，間欠的であり，前下方へ移動していく．顕微鏡的・試験紙法血尿は診断に重要であり，陰性の場合はその他の原因を探すべきである．

急性腎盂腎炎

　典型的な症状は，発熱，悪心，嘔吐であり，激しいCVAの叩打痛を伴う．

広背筋の挫傷

　物理的な負荷がかかった後に痛みが起こり，体幹を捻ったり，側方へ曲げたりすることにより再現される．

腎周囲膿瘍

　腎盂腎炎に合致する所見によりその存在が疑われるが，全身に及んだ悪影響は，適

切な抗生物質を用いても（腎盂腎炎の場合ほど）すぐには改善しない．

腎梗塞
ほとんどの場合，心房細動や最近の心筋梗塞を背景に，突然発症する．

腎外傷
側腹部または腹部の鈍的外傷後に鈍痛が持続する．顕微鏡的血尿が重要な手がかりとなる．

腎癌
側腹部痛や膨満感は末期症状である．肉眼的血尿，側腹部痛，触知可能な側腹部または腹部の腫瘤という古典的三徴がそろうことは少ない．下大静脈への浸潤により，左側精索静脈瘤や下肢の浮腫が突然発症することがある．発熱やホルモンによる影響（たとえば，高血圧，男性化，Cushing 症候群）が目立った特徴である．

単神経炎
痛みは，現実には灼熱感や電気が走るようなものであり，片側皮膚分節に分布する．帯状疱疹の先行症状や後遺症，神経根の圧迫，あるいは糖尿病性多発単神経炎として起こることがある．

乳頭壊死
鎮痛薬乱用の経歴があるときや，糖尿病を有しているときにはこの疾患を考慮する．

（野田和敬）

Section V　性器・泌尿器

Chapter 63　鼠径・大腿部の腫脹

Plates 83

鑑別リスト

- ◆鼠径部の腫脹
  - □ 内鼠径ヘルニア
  - □ 外鼠径ヘルニア
  - □ 陰嚢水腫
  - □ 感染性鼠径リンパ節腫脹
  - □ 悪性腫瘍のリンパ節転移
- ◆大腿部の腫脹
  - □ 感染性大腿リンパ節腫脹
  - □ 大腿ヘルニア
  - □ 異所性精巣
  - □ 滑液包腫脹
  - □ 脂肪腫
- □ 閉鎖孔ヘルニア
- □ 側腹壁ヘルニア
- □ 伏在静脈瘤
- □ 大腿動脈瘤
- □ 腸腰筋膿瘍

診断へのアプローチ

　上前腸骨棘と恥骨結節の間にある鼠径靱帯を目印として，それより末梢側を大腿，中枢側を鼠径と定義する．患者を立位と仰臥位の両方で診察する必要がある．
　しこりを直接触れることができる場合は，ヘルニア嚢ではない．還納できて咳をすると波動を触れる大腿部腫瘤は，大腿ヘルニアや伏在静脈瘤，腸腰筋膿瘍の可能性がある．還納できないヘルニアに腸閉塞の所見がある場合は，虚血を疑う．

臨床所見

内鼠径ヘルニア
　立位で前方に腫大し，圧迫で元に戻る．球形で，精索よりも後方にある．

外鼠径ヘルニア
　下腹部を斜めに走る腫瘤として認められる．ヘルニア嚢は管状であり，精索よりも前方に位置する．陰嚢の中にある場合には，睾丸の前方に存在する．

陰嚢水腫
　精巣をとりまく，透過性のある腫瘤であり，鼠径管のほうへ伸びている．睾丸瘤の場合には，睾丸を下に引っ張ると一緒に移動するが，ヘルニアの場合には移動しない．女性の場合，Nuck管の水瘤は，滑らかで可動性のない透過性のある腫脹として触れる．

感染性鼠径リンパ節腫脹
　鼠径靱帯の周囲の有痛性結節として触れ，外性器，直腸，下腹部，背部，大腿の上

1/3のリンパ領域を支配している．典型例としては，疥癬によるものの場合は柔らかく発赤しており，梅毒によるものの場合は，下疳のような固く，痛みを伴わない結節として認められることもある．

悪性腫瘍のリンパ節転移
かさがあり，固く，徐々に腫大する，炎症を伴わず初期は可動性の乏しい結節である．他部位のリンパ節腫大や脾腫，体重減少，盗汗などは悪性腫瘍を診断する手がかりとなる．

感染性大腿リンパ節腫脹
下肢の下2/3の皮膚感染症の影響で，有痛性のしこりができる．

大腿ヘルニア
女性に多く，大腿に位置することにより認識できる．還納してしまった場合，患者に咳き込んでもらうと触知できる．

異所性精巣
陰嚢は空で，鼠径管の中にしこりを触れる．

滑液包腫脹
腸腰靱帯と股関節の間に触知する，有痛性腫瘤である．

脂肪腫
分葉した柔らかい腫瘤であり，筋膜の外にある．

閉鎖孔ヘルニア
腫脹は恥骨枝の下に出る．大腿ヘルニアでは腫脹は恥骨枝の上に出る．股関節は屈曲したままになる．

側腹壁ヘルニア
腫瘤は鼠径靱帯よりも数センチ頭側に存在する．

伏在静脈瘤
下肢の大きな静脈瘤で，スリルを触知する．大腿ヘルニアが急速に腫大するのに比較して，静脈瘤は徐々に肥大する．

大腿動脈瘤
雑音を伴う膨張性の拍動として触知される．

腸腰筋膿瘍
鼠径靱帯の上下に圧痛を伴う波動を触知する．代償反応として背筋が緊張し，体幹が患側に屈曲する．

（宮原雅人）

Chapter 64 前立腺疾患

鑑別リスト

- □ 前立腺肥大
- □ 急性細菌性前立腺炎
- □ 慢性前立腺炎
- □ 前立腺癌
- □ 前立腺結石
- □ 前立腺膿瘍

診断へのアプローチ

　家族歴が危険度の判断に役立つ．第一親等の親族に前立腺癌の患者が1人いる場合にはリスクは2～3倍に，2人いる場合はリスクが5～8倍に上昇する．

　正常の前立腺は正中に稜線をもつハート形をしており，おおよそ20～25gの重量がある．外腺の背側は最も前立腺癌ができやすい場所なので，注意深く観察する必要がある．前立腺癌のスクリーニングにおいて，直腸診は結節，硬結，非対称性を調べるのに役立ち，PSA（前立腺特異抗原）が4～10の「グレイゾーン」の場合の評価に影響する．たとえば，PSAが軽度上昇している際に，大きな前立腺を触知する場合にはPSA上昇の原因として説明がつくが，前立腺が小さい，結節を触知する，非対称性であるといった場合には前立腺癌の疑いをより高めるべきである．直腸診で異常がある場合の前立腺癌の陽性的中率は15～30％であり，尤度比は1.5～2.0倍となる．感度が低いため，直腸診で異常がなくても前立腺癌は否定できない．直腸診で異常があるがPSAが4以下の場合には，前立腺癌の可能性は12％ほどあるので，生検することが望ましい．前立腺に結節を伴う場合は生検することが望ましい．なぜならば身体所見，検査所見だけでは正確ではなく，肥大と腺癌を区別することができないからである．

　これまで直腸診にて異常を指摘されたことがないにもかかわらず，新たな疑いがもたれた場合には，悪性度の高い腫瘍の可能性がある．最初の直腸診で発見された前立腺癌は5年後に約3％の死亡率であり，10年後は14％となる．今までの直腸診で異常がないにもかかわらず発見された前立腺癌の場合の死亡率は，5年後19％，10年後43％となっている．

徴候		感度	特異度	尤度比
前立腺癌 stage A	直腸診の異常	6	96	1.5
前立腺癌 stage B	直腸診の異常	69	96	17.3
前立腺癌 stage C	直腸診の異常	83	96	20.8

臨床所見

前立腺肥大

　前立腺肥大の場合，前立腺はびまん性に腫大しており，鼻の先程度の硬さとなる．前立腺は若干非対称性であるかもしれないが，構造は保たれている．線維組織による局所の硬結は触知しうる．閉塞症状は初期より起こり，口径が細くなり尿勢が低下し，頻尿も自覚するようになる．

急性細菌性前立腺炎

　排尿困難，尿意切迫，頻尿，発熱，会陰部の鈍痛が主な症状である．前立腺は柔らかく腫大し，圧痛を伴う．

慢性前立腺炎

　軽度の尿道炎症状が持続し，早朝には尿道から粘液の分泌を認める．前立腺は中程度の圧痛があるかないかである．

前立腺癌

　固い結節，平坦な硬結の触知，稜線または側溝の消失を認める場合には疑わしい．表面にない前立腺癌の場合は触診では検出不可能である．

前立腺結石

　結石も結節として触知され，大粒の砂のような触り心地となる．指先に捻髪感を伴うこともある．腺癌との鑑別は診察だけでは困難な場合がある．

前立腺膿瘍

　膿瘍は柔らかく，熱感のある，圧痛の強い腫瘤として直腸前壁に触知する．

〈宮原雅人〉

Chapter 65 陰嚢痛・腫大

Plate 73

鑑別リスト

◆痛みが強いとき
- □ 精巣上体炎
- □ 精巣捻転症
- □ 前立腺炎
- □ 放散痛
- □ 外傷
- □ 精巣炎
- □ 精巣垂捻転症
- □ 鼠径ヘルニア・嵌頓ヘルニア

◆腫れが目立つとき
- □ 精索静脈瘤
- □ 鼠径ヘルニア
- □ 陰嚢水瘤
- □ 精液瘤
- □ 皮脂嚢腫
- □ 精巣癌

診断へのアプローチ

　精巣捻転症は内科救急疾患の一つであり，急速に痛みが強くなるときには鑑別の第一に考えるべき疾患である．しかし，精巣上体炎の頻度は捻転の10倍多い．Prehn徴候（用手的に睾丸を持ち上げることで痛みが軽減する）は精巣捻転症と精巣上体炎を鑑別するのに有効である．精巣捻転症では精巣挙筋反射が欠如するが，精巣垂捻転症では認められる．

　精巣の近くに硬結や腫瘤を触知する場合には，必ず精巣癌を除外しなければならない．

　精巣にとくに所見を認めない場合には放散痛を考える．

臨床所見

精巣上体炎

　緩徐に進行し，排尿障害や発熱を伴うことがある．精巣の背側に位置する精巣上体はヒモ状であり，腫大し強い圧痛がある．35歳以下の場合，ほとんどは性感染症が，35歳以上の場合は尿路からの大腸菌感染が原因である．結核性精巣上体炎は陰嚢壁に癒着する．

精巣捻転症

　突然発症し，捻転した精巣は陰嚢内の高い場所に引き上げられる．捻転した精巣は前面に突出したり水平になったりし，そのさらに前面には圧痛のない精巣上体を認める．精巣挙筋反射は欠如する．30歳以前に発症することが多く，病歴に同様の症状

を繰り返していることが多い.

前立腺炎
　会陰と精巣のうずく痛みが，尿意切迫感や頻尿とともに現れる．後陰嚢神経が精巣への放散痛の原因となる．

放散痛
　会陰部，睾丸，大腿上部の痛みは後腹膜にある陰部大腿神経に沿った疾患が存在する場合（たとえば，腹部大動脈瘤，尿管結石症，盲腸後方の虫垂炎など）か，虫垂炎やヘルニアの手術後に陰部大腿神経が傷つけられた場合に起こる．

外傷
　問診が重要であり，殴られたり，自転車に乗っていたりするときに受傷する．睾丸は腫大し圧痛があり，精巣捻転症と同じような臨床像を呈することがある．外傷は打撲，血腫（または血瘤），睾丸破裂の原因となる．

精巣炎
　たいていの場合はムンプス（流行性耳下腺炎／おたふくかぜ）が原因で起こり，耳下腺炎の7〜10日後に発症する．精巣炎は片側性70％，両側性30％で起こり，高熱と睾丸の腫大・発赤を伴う．

精巣垂捻転症
　数日間にわたり徐々に痛みが出現する．精巣の上腹側に小さな圧痛のある結節を伴うことがあり，しばしば反応性に陰嚢水腫を引き起こすことがある．圧痛点の皮膚にみられる「blue dot sign」は梗塞と壊死を意味し，20％の頻度で認められ，疾患特異的である．

鼠径ヘルニア・嵌頓ヘルニア
　ヘルニアは鼠径輪を通して触知する柔らかい腫瘤で，バルサルバ法で腫大する．指診では内鼠径ヘルニアを越えることはできない．鼠径輪を通して収納可能である．蠕動音はヘルニアから直接聴取される．嵌頓すると，ヘルニアは徐々に痛みを増し，圧痛があり還納できなくなる．

精索静脈瘤
　陰嚢は「ミミズのたくさん入った袋」のようになり，青みを帯び，圧痛はなく，立位で大きくなる．たいていの場合は左側に起こる（左精巣静脈は直接腎静脈に還流し，解剖学的に圧迫されやすいため）．右側だけの精巣静脈瘤や，高齢者で急速に静脈瘤が出現する場合は，腎細胞癌や下大静脈を含めた腎静脈血栓症を考える必要がある．

陰嚢水腫
　大きな洋梨形の腫瘤が精巣の上前方に出現する．皮膚は引き伸ばされ透過性のある

明るい赤色に見える．精巣ははっきりしなくなることが多い．約10％の確率で精巣腫瘍が存在する．

精液瘤

精巣の上部にできる囊胞上の構造物であり，たいていは2cm以下の大きさで，透過性がある．

皮脂囊腫

球形の，ビー玉の大きさの，固い黄色調の囊胞であり，睾丸の皮膚の表面にできる．

精巣癌

癌は精巣内の固く，重く，圧痛のない腫瘤であり，透過性に乏しい．反応性の陰囊水腫を伴う場合には透過性がある．薄膜に浸潤するまでは睾丸の形を保っているが，柔らかい突出物で陰囊壁に癒着することもある．転移すると，左鎖骨上リンパ節が腫大することもある．ヒト絨毛性ゴナドトロピン（hCG）やエストロゲンを合成し，女性化乳房の原因となることもある．1/3の患者が痛み，圧痛，腫大で発症し，95％が20～45歳までに発症する．

〈宮原雅人〉

Chapter 66 勃起障害

(Plates) 37, 38, 39, 40, 151

鑑別リスト

- □ 精神的要因
- □ 薬剤
- □ 糖尿病
- □ アンドロゲン欠乏症
- □ 大動脈腸骨動脈閉塞症
- □ 内腸骨動脈-陰茎海綿体閉塞
- □ 陰部動脈閉塞症
- □ 静脈血漏出
- □ 原発性性腺不全症
- □ Peyronie病
  （形成性陰茎硬化症）
- □ 前立腺摘出術後
- □ プロラクチン過剰
- □ 脊髄病変
- □ 持続勃起症後

診断へのアプローチ

バイアグラ®の登場により，勃起障害を総合的に評価しようという趨勢は衰えつつある．

性欲（パートナーに対する性的欲求）の減退は，勃起障害とは区別するべきである．夜間や朝方の十分な勃起があれば，海綿体の血液供給や神経反射弓にはまったく問題がない．器質的な原因では，緩徐に発症してくる．経過の初期には症状は変動的であったとしても，すぐに日常的な勃起障害が認められるようになる．

仙骨神経領域の皮膚分節内で痛覚低下が認められる場合，神経学的な原因が考えられる．直腸のトーヌスが正常であれば，球海綿体反射は正常である．

臨床所見

精神的要因

ほとんどが生活上のストレスや環境による不安（アドレナリン作用物質の産生増加）に伴って起こり，突然発症するのが典型的である．睡眠中や覚醒時に十分な勃起が存在することは有用な所見である．勃起障害は，うつ病に合併していることも多く，その場合は気分障害や睡眠障害，喜びの喪失があることからわかる．

薬剤

多数の薬剤が勃起障害を引き起こしうる．その原因薬物として，降圧薬（β遮断薬，サイアザイド系利尿薬，メチルドパ，クロニジン），H_2拮抗薬，バルビツレート，フェノチアジン，三環系抗うつ薬，モノアミン酸化酵素（MAO）阻害薬，リチウム，

L-ドーパ，鎮痛薬，アルコール，抗ヒスタミン薬，スピロノラクトン，ケトコナゾール，抗癌薬，メトクロプラミド，フェニトイン，インドメタシンなどがある．薬物を中断したときに症状が改善されれば診断がつく．

糖尿病
勃起障害が起こる時点で，起立性低血圧や逆行性射精を含む，その他の自律神経障害の徴候がみられることが多い．

アンドロゲン欠乏症
勃起障害は不完全で，性欲の減退と関連している．精巣萎縮が認められ，径3.5 cm以下の柔らかい精巣となる．

大動脈腸骨動脈閉塞症
鼠径部の拍動の減弱や血管雑音を伴う大腿部痛および大腿四頭筋萎縮を認める．

内腸骨動脈 - 陰茎海綿体閉塞
動脈硬化の危険因子やその他の血管閉塞，骨盤内への放射線療法，骨盤外傷などが背景にあるとき考慮する．

陰部動脈閉塞症
会陰部の知覚障害は，動脈に隣接した陰部神経損傷の徴候である．最も一般的には，自転車のサドルによる慢性的な外傷の結果として起こる．

静脈血漏出
硬い勃起状態にはなるが，その後持続することができない．これは，静脈弁の機能不全により起こる．

原発性性腺不全症
小さく柔らかい精巣を認める．

Peyronie病（形成性陰茎硬化症）
陰茎の側面に硬結を触れる．勃起時に陰茎が横に曲がる．

前立腺摘出術後
前立腺癌に対する前立腺摘出術が，前立腺周囲神経を障害し，逆行性射精や勃起不全をもたらすことがある．

プロラクチン過剰
同時に存在する女性化乳房が手がかりとなる．

脊髄病変
勃起障害に加えて陰部感覚低下があるときは脊髄病変の疑いが強くなる．精巣挙筋反射（大腿内側をこすると陰嚢が収縮する）は消失する．原因として，脊髄損傷，腫瘍，脱髄性疾患がある．

持続勃起症後

　勃起時の側方偏位を伴う白膜の瘢痕，あるいは勃起不全を伴う静脈洞の瘢痕などのバリエーションがある．陰茎に硬い瘢痕組織があるかどうか診察する．持続勃起症の原因には，上背部の脊髄損傷，白血病，鎌状赤血球症，外傷，尿道浸潤を伴う膀胱癌がある．

〔野田和敬〕

Section V　性器・泌尿器

Chapter 67　不妊

Plates 39, 40, 87, 88, 89, 90

鑑別リスト

◆女性側因子
- □ 排卵停止
- □ 卵管閉塞
- □ 子宮内膜症
- □ 多嚢胞性卵巣症候群
- □ 黄体機能不全
- □ 頸管因子
- □ 子宮筋腫
- □ 精巣性女性化症候群

◆男性側因子
- □ 性感染症
- □ 勃起障害
- □ 薬剤
- □ 逆行性射精
- □ 精索静脈瘤
- □ 性腺区画不全
- □ 部分アンドロゲン不応症

- □ 低ゴナドトロピン性性腺機能不全症
- □ 原発性性腺機能低下症

診断へのアプローチ

　避妊せずに1年間性交渉を行っても子どもができない場合には，医学的に検索を進めるべきである．排卵は普通自発的に、規則正しく周期的に起こるはずであるが、毎日基礎体温を測定することで，ある程度予測できる．精子数・運動性の評価は精液の検鏡で行われる．男性不妊は全体の25％前後を占めているといわれる．

　仕事上のストレス，挙児希望の違い（カップルの片方しか不妊検査を希望しない場合に疑う），気づかれていない同性愛的な志向といった個人間の問題が，効果的な性交渉の妨げになっている場合もある．

臨床所見

排卵停止
　基礎体温の周期的な変動が欠如している場合には，排卵停止の可能性がある．女性不妊の30％を占めているとされる．

卵管閉塞
　一度骨盤内感染症になると10％が不妊になるといわれている．繰り返して感染すると75％が不妊になるといわれている．

子宮内膜症
　典型的な症状は月経困難症を伴う骨盤痛であり，子宮仙骨靱帯に沿った多発性の有

痛性結節を腟・直腸診にて触知することがある．子宮は後方に固定され，腫大した囊胞状の卵巣を認める．

多囊胞性卵巣症候群（PCOS）
男性化，月経異常，腫大した囊胞状の卵巣が手がかりとなる．

黄体機能不全
基礎体温表では排卵が記録されるが，黄体期におけるエストロゲン分泌不全のため着床が障害される．

頸管因子
精子の活動性が保たれているかどうか，頸管粘液を調べる．理想的には排卵直前・性交後の検体が望ましい．

子宮筋腫
子宮がこぶだらけになっていることがある．

精巣性女性化症候群
乳房はよく発達しているが，陰毛，腋毛，子宮，卵巣がない．

性感染症
前立腺に軽度の圧痛を認める場合には，潜在する前立腺炎を考慮するべきである．精子の質が変化し，精液中に白血球を認めるようになる．

勃起障害
問診で明らかになる．

薬剤
アルコールやマリファナは精巣萎縮の原因となることがある．降圧薬もインポテンツの原因となる．

逆行性射精
射精のないオーガスムを経験していることがある．尿検査で精子の有無を確認する．糖尿病または尿路手術の既往が原因となりうる．

精索静脈瘤
陰嚢が「ミミズのたくさん入った袋」のように見え，触知することができる．精巣は萎縮している．立位でバルサルバ法を行うと軽度の静脈瘤が陰嚢内で明らかになることがある．

性腺区画不全
成人発症のムンプス（流行性耳下腺炎／おたふくかぜ），外傷，停留睾丸，放射線治療により発症する．一方または両方の睾丸が萎縮する．

部分アンドロゲン不応症

女性化乳房を認める．

低ゴナドトロピン性性腺機能不全症

多くの場合，下垂体機能低下によるものであり，他のホルモン欠損症状がみられる．アンドロゲン欠乏症では陰毛，腋毛，顔の髭が薄く，皮脂が減少し，柔らかい萎縮睾丸を認める．

原発性性腺機能低下症

長い四肢，無精子症，小さい睾丸をみた場合にKlinefelter症候群を疑う．

〔宮原雅人〕

Chapter 68 続発性無月経

(Plates) 30, 31, 32, 33, 34, 35, 38

鑑別リスト

- ☐ 妊娠
- ☐ 閉経
- ☐ 機能性視床下部性無月経
- ☐ 薬剤
- ☐ 神経性食思不振症
- ☐ 避妊後
- ☐ 子宮内膜瘢痕化
- ☐ 内分泌障害
- ☐ 高プロラクチン血症
- ☐ 早発閉経
- ☐ 多嚢胞性卵巣症候群
- ☐ 嫌色素性腺腫
- ☐ 卵巣腫瘍
- ☐ 汎下垂体機能低下症
- ☐ ミューラー管発育不全症

診断へのアプローチ

まずは，問診と尿中hCG（ヒト絨毛性ゴナドトロピン）から妊娠の可能性を評価する必要がある．身体診察では，乳輪の色素沈着，腟粘膜がエストロゲンの影響を受けているかどうかをみる必要がある．

エストロゲンの分泌量は，頸管粘膜を顕微鏡で観察してシダ様変化を認めるかどうか，またはメドロキシプロゲステロンを5日間投与し消退出血の有無を確認することで評価できる．出血をきたす場合は，機能性無月経や多嚢胞性卵巣症候群などで起こるLH（黄体ホルモン）サージの抑制を示している．

臨床所見

妊娠

子宮頸管の発赤，腫大する子宮，色素沈着した乳輪が手がかりとなる．

閉経

ホットフラッシュ（のぼせ，ほてり），精神的不安定，腟乾燥感，性欲の低下が出現する．平均閉経年齢は50歳である．

機能性視床下部性無月経

精神的ストレスや肉体的ストレス（病気，突然の体重減少，薬物使用，とくに経口避妊薬やフェノチアジン，運動競技など）によりGnRH（性腺刺激ホルモン放出ホルモン）分泌が抑制されることで無月経となる．若い女性に多く，長時間専門職についている人や軽食しか摂らない人，精力的に毎日有酸素運動を行う人に多い．周期的なLHの産生が失われることにより，卵巣からのアンドロゲン産生が刺激され，軽度の

多毛やニキビが認められるようになる．

薬剤
プロラクチン産生を促す薬剤（フェノチアジン，三環系抗うつ薬，MAO〈モノアミン酸化酵素〉阻害薬，カルシウムチャネル拮抗薬，メチルドパ，レゼルピン）が原因となる．エストロゲン作用のある薬剤（ジゴキシン，マリファナ，経口避妊薬），卵巣毒性のある薬剤（ブスルファン，クロラムブチル，シスプラチン，シクロホスファミド，フルオロウラシル）なども考えなければならない．

神経性食思不振症
理想体重より10％体重が少ない場合，またはBMIが$18.5\,\mathrm{kg/m^2}$を下回る場合に無月経をきたすことがある．極端に体型が細く，とくに体重減少，高カロチン血症による黄みがかった青白い顔貌，うぶ毛，低血圧を伴っている場合は診断の手がかりとなる．患者はしばしば自分が嘔吐をしていることを認めたがらない．腫大した耳下腺と歯のエナメル質が溶けている場合は，今までに頻繁に嘔吐を繰り返していたことを示唆する．

避妊後
避妊薬を中止してからも最大6か月間は無月経が継続することがある．

子宮内膜瘢痕化
子宮内膜の感染症，搔爬術や放射線治療後の後産期多量出血に続いて起こるAsherman症候群が代表的である．

内分泌障害
軽症の甲状腺機能低下症を除いて，無月経になる前に内分泌疾患が明らかになっていることが多い．コントロール不良の糖尿病，とくにインスリン抵抗性が強い場合には無月経の原因となる．

高プロラクチン血症
乳汁漏出を伴う無月経が特徴的である．プロラクチン産生腺腫が続発性無月経の20％を占める．微小腺腫は妊娠に伴い腫大することがあるので，出産後に持続する無月経を認める場合にはプロラクチン産生腺腫を疑う．さらに乳汁分泌もない場合はSheehan症候群（出産後下垂体壊死）を疑う．

早発閉経
他の自己免疫性腺疾患の出現が手がかりとなる．とくに抗甲状腺抗体，抗副腎抗体が関係する．特発性のこともあれば，放射線治療や化学療法の結果として起こることもある．

多嚢胞性卵巣症候群（PCOS）

　無月経，高アンドロゲン血症（多毛とニキビ）で特徴づけられる疾患である．思春期に発症し，体重が増加するに従って症状も増悪する．50％の患者でBMIが$30kg/m^2$を超える．両側性に腫大した嚢胞状の卵巣を認める．

嫌色素性腺腫

　無月経が起こるまでには，頭痛と視野欠損（両耳側半盲）をきたすくらいまで腺腫が腫大していることが多い．甲状腺機能低下症，副腎機能不全，尿崩症も無月経に引き続いて発症しうる．

卵巣腫瘍

　両側性卵巣腫瘍はまれに無月経の原因となりうる．過度のエストロゲンを産生する顆粒膜細胞腫や，男性化をきたすアレノブラストーマ（セルトリ間質細胞腫瘍）も無月経の原因となる．

汎下垂体機能低下症

　分娩後の出血によって発症し，乳汁分泌障害や月経再開の遅れ，体毛の消失，無気力が先行することが多い．

ミューラー管発育不全症

　周期的腹痛と腹部膨満，多毛，巨大な分葉化した卵巣，肥満，黒色表皮症を認める．

〔宮原雅人〕

Chapter 69 不正出血

(Plates) 38, 99, 181

鑑別リスト

- □ 排卵期出血
- □ 無排卵性出血
- □ 子宮筋腫
- □ 機能性子宮出血
- □ 切迫流産
- □ 子宮頸部びらん・ポリープ
- □ 閉経期
- □ 悪露
- □ 子宮外妊娠
- □ 経口避妊薬
- □ 高アンドロゲン血症
- □ 子宮頸癌
- □ 子宮体癌
- □ 抗凝固療法
- □ 血小板減少症
- □ 視床下部–下垂体–性腺発達不全

診断へのアプローチ

　凝血塊が出てくるときや，タンポンで出血コントロールが不能な場合は，重症な出血（月経過多）を念頭におく．周期的な生理の間に起こる出血を不正出血という．出血は子宮からのもので，直腸や尿道からではないことを必ず確認しなければならない．

　思春期における不正出血では妊娠の可能性も考えなければならないが，90％は無排卵によるものである．思春期の月経過多の20％では潜在的な出血傾向を考えなければならない．成人の閉経前の女性においては，妊娠と悪性腫瘍が重要であるが，平滑筋腫（子宮筋腫）が最も一般的である．閉経前後の女性においては，長期のエストロゲン分泌を伴う無排卵周期とプロゲステロン欠乏の結果，子宮内膜過形成とポリープを引き起こす．閉経後の出血は子宮体癌の可能性を徹底的に調べる必要があり，その頻度はおおよそ10％ある．

臨床所見

排卵期出血

　排卵周期の中間に軽度の出血を伴うことがある（不正出血）．体重増加，乳房の圧痛，乳房の張り，月経困難症と関係している．

無排卵性出血

　出血は予期せぬときに起こり，量もさまざまである．

子宮筋腫

　子宮筋腫は35歳以上の女性の30％にみられ，他の出血源が偶然重なっている可能

性も考えなければならない．月経過多の原因となる．左右非対称な，弾力性のあるこぶだらけの子宮として触診される．

機能性子宮出血
ストレスや運動で起こる．月経が止まった後に長引く出血が起こる．エチニルエストラジオールで出血は止まり，メドロキシプロゲステロンで出血は誘発される．出血が止まった後の生理周期の正常化がみられれば診断は確定的である．

切迫流産
出血は妊娠の徴候があったときに起こる．つわり，乳房腫大，乳頭と乳輪の色素沈着，青みがかった頸管，腫大した子宮を認める．

子宮頸部びらん・ポリープ
月経と月経の間に起こり，性交後の出血の原因となり，内診にて観察可能である．

閉経期
無排卵性出血が起こると，月経周期は不規則となり，無月経の期間が長くなったり，出血が多量であったり，長引いたりする．

悪露
自然分娩，人工妊娠中絶後の出血の主な原因である．

子宮外妊娠
生理が遅れた後に，持続する出血と付属器腫大を伴う片側性の骨盤痛として発症する．破裂すると血圧が低下し，強い圧痛と肩に放散する強い痛みを伴う．

経口避妊薬
服薬量を変更したり，飲み忘れたり，精神的ストレスを感じたときに破綻出血をきたすことがある．

高アンドロゲン血症
慢性的に不規則な月経周期，多毛症，肥満，黒色表皮症を伴う場合は，多嚢胞性卵巣症候群を疑う．

子宮頸癌
性交後や月経と月経の間に出血したり，下着に血液が付着することがある．

子宮体癌
月経と月経の間，または閉経後の出血としてみられることが多い．月経は重く，少量の血液を含んだ水様の帯下となる．

抗凝固療法
抗凝固療法中の患者にひどい月経としてよく認められる．

血小板減少症
血小板が減少すると生理出血が普段より多くなり，下肢に紫斑を認める．
視床下部-下垂体-性腺発達不全
思春期の不規則な生理周期の，よくみられる原因である．

〔宮原雅人〕

Chapter 70 腟帯下

Plates 89, 90, 91, 96

鑑別リスト

- 生理的帯下
- カンジダ外陰腟炎
- 細菌性腟炎
- トリコモナス腟炎
- 萎縮性腟炎
- 刺激性皮膚炎
- 淋菌性子宮頸管炎
- クラミジア子宮頸管炎
- 単純ヘルペス
- 子宮頸癌

診断へのアプローチ

　腟炎の症状は，帯下，瘙痒感，過敏，痛み，臭いである．頻度は少ないが出血，排尿障害，性交痛があげられる．膀胱炎による排尿痛と鑑別することが大事である．膀胱炎の場合，内側の痛みであり，膀胱刺激症状（頻尿）を伴うことがある．腟炎の場合は外陰部を尿が通過する際に感じる外側の痛みである．同様に，帯下と瘙痒感を特徴とする腟炎と，帯下と骨盤痛を特徴とする頸管炎を区別することも必要である．

　身体所見上，細菌性腟炎では外陰部は正常所見である．発赤，浮腫，ひび割れがあればカンジダ，トリコモナスや皮膚炎を疑う．粘液膿性の帯下を伴う，発赤したもろい頸管は腟炎よりも頸管炎の可能性が高い．この場合，もろさのない外反症（正常の子宮頸管腺組織が円蓋部に見える状態）と区別しなければならない．

臨床所見

生理的帯下

　月経と月経の間に粘液の分泌量が最大となる．

カンジダ外陰腟炎

　抗生物質やステロイドの使用，糖尿病がある場合などに感染が起こる．pHが低下する月経の直前に発症する．強い瘙痒感を伴い，外陰部の発赤，腫脹，ひび割れ，表皮剝離が起こる．分泌物は粘性が高く，白色で粘着性のカッテージチーズ様になる．KOH処理を行うと，発芽した酵母菌と枝分かれした菌糸が多数認められるが，感度は80％にすぎない．腟のpHは一般的には4〜4.5であるが，細菌性またはトリコモナス性腟炎では4.5以上になり，鑑別に有用である．

203

細菌性腟炎

　症状は軽度であり炎症所見に乏しい．帯下は混濁しており，粘稠度の低い，のりのような灰色～黄色がかった色をしている．カビ臭く，臭気検査（KOHを加えると魚のような臭いがすること）が陽性となる．上皮細胞表面に球桿菌が付着した斑点模様に見える「クルー細胞」を，塩分処理した顕微鏡下で45％に認めることができる．運動性のある短桿菌を多数認めることもある．

トリコモナス腟炎

　性感染症の一つである．帯下量は増加し，その粘稠度は低く，泡立った白色～灰色，または緑がかった黄色で，KOHを加えると魚のような臭いがする．陰核の点状出血が起きるとイチゴのような外観になることがある．塩分処理かパパニコロー染色により，鞭毛運動を行う生物を50～70％の症例に認めることがある．

萎縮性腟炎

　閉経後の女性に起こることが多く，腟と外陰部の瘙痒感，性交後の灼熱感や痛みを伴う．粘膜は薄くなりびまん性に発赤を伴う．わずかながら水様帯下も認められる．

刺激性皮膚炎

　腟洗浄，避妊具の使用，香り付きのティッシュペーパーなどが原因で起こる．ペッサリー，タンポンの取り忘れも悪臭のひどい帯下の原因となる．

淋菌性子宮頸管炎

　粘稠性の強い，クリーム状の，化膿した，大量の刺激性の帯下を伴う．頸管，腟，尿道まで炎症が及ぶことがある．塗抹標本で多数の白血球を認める．グラム陰性双球菌を細胞内に認めることがあるが，その感度は50％である．

クラミジア子宮頸管炎

　黄色がかった白色の粘液膿性の帯下が子宮口から分泌される（白い綿棒が黄色くなることでわかる）．発赤，綿棒でこすると容易に出血する，頸管の外反症を同時に認めることが多い．子宮頸部の可動痛（シャンデリア徴候）を認めるようになる．

単純ヘルペス

　頸管感染は潰瘍化し，灰色がかった滲出液と水様の帯下を認める．鼠径部のリンパ節腫大を認めることもある．初感染の場合はインフルエンザ様の症状を伴うことがある．病変の擦過物からは多核の巨細胞を認める．

子宮頸癌

　頸管出血（多量で水様の，血液の混じった悪臭のある帯下）が主要な徴候である．

〔宮原雅人〕

Chapter 71　陰部潰瘍

Plates 83, 91, 95, 97, 130, 158, 177

鑑別リスト

- 単純ヘルペス
- 外傷
- 梅毒
- 固定薬疹
- Behçet病
- カンジダ性亀頭炎
- 鼠径部肉芽腫
- 軟性下疳
- 性病性リンパ肉芽腫症
- Bowen病
- 陰茎癌

診断へのアプローチ

　性感染症が圧倒的に可能性の高い原因である．それゆえ，注意深く性に関する問診を行わなくてはならない．患者は戸惑ったり，恥じらったりすることがあるため，明確にその質問の目的について説明することにより，正確な情報聴取に対する協力が得られる．治療は通常は臨床診断に基づいて開始される．典型的な症状は有用な指針にはなるが，潰瘍の出現が非典型的（とくにHIVの患者で）にみられたり，重複していたり，複数の原因が同時に存在したりすることもある．

臨床所見

単純ヘルペス

　典型的には，単純ヘルペスウイルス（HSV）が紅斑上の弛緩性水疱や浅い潰瘍の集簇をもたらす．それらは痛みがあり，灼熱感や異常感覚を伴う．

外傷

　最も一般的な原因は，ファスナーではさんだ傷とヒトによる噛み傷である．

梅毒

　無痛性の単発潰瘍は，基部が滑らかで，硬化した，丸まった周堤を形成する．また，弾力性のある無痛性の周辺リンパ節を伴っている．

疾患	徴候	感度	特異度	尤度比
梅毒	無痛性で硬くて滑らか	31	98	15.5
単純ヘルペス	多発性で浅くて痛い	35	94	5.8
軟性下疳	深くて徐々に蝕まれて化膿する	35	94	5.8

固定薬疹

赤色斑，プラーク，亀頭部の潰瘍として現れる．原因としてテトラサイクリンが最も多い．

Behçet病

陰嚢や陰茎の潰瘍は境界明瞭かつ深い潰瘍であり，瘢痕を残して治癒する．ぶどう膜炎と陰部潰瘍が同時にみられるときには，Behçet病を疑う．

カンジダ性亀頭炎

鮮紅色の下地の上に多発性有痛性の浅い潰瘍ができ，急速に癒合する．包皮がむくんで締め付けるようになる（包茎）．しばしば小さな衛星病巣が存在する．糖尿病の患者ではカンジダを疑う．

鼠径部肉芽腫

丘疹として発症し，それが徐々に破壊され，ベルベット（訳注：滑らかで光沢のある織物のこと）のような，赤い無痛性の肉芽腫になる．肛門周囲にまで進展し，二次感染を起こす．

軟性下疳

小水疱，小膿疱がすぐに破れて，赤い辺縁を有する受け皿のような潰瘍になる．潰瘍は有痛性ででこぼこしており，辺縁は侵食され（穿掘性潰瘍・下掘れ潰瘍），灰色がかった滲出物に覆われている．片側性のリンパ節腫脹が起こり，強く痛むようになる．

性病性リンパ肉芽腫症

下疳はボタンのように感じられる．

Bowen病

病変は鮮紅色で，辺縁はくっきりと明瞭なベルベット様の斑である．局所リンパ節は癌を伴い硬い．ヒ素曝露歴を聞き出す．

陰茎癌

小さく盛り上がった潰瘍を認め，その辺縁が不整でもろく，改善もしない場合には癌を疑う．

〔野田和敬〕

Section VI

筋骨格系

Chapter 72　頸部痛

Plates 103, 104, 183, 184

鑑別リスト

◆後頸部
- □ 筋靱帯捻挫
- □ 変形性頸椎症
- □ 頸部神経根症
- □ 後頸部リンパ節腫脹
- □ 髄膜の炎症
- □ 頸部骨折
- □ 環軸椎亜脱臼

◆前頸部
- □ 前頸部リンパ節腫脹
- □ 甲状腺炎
- □ 心筋虚血

診断へのアプローチ

　外傷後の頸部痛では，常に頸部骨折を考える必要があり，除外が確実となるまでは頸部を固定しておかなければならない．頸部の回転障害があるときには上部頸椎病変（C1-3）が，外側への屈曲に障害がある場合は下部頸椎病変（C4-7）が関与している．

　神経の圧迫による根症状，とくに運動性の筋力低下では，より深刻な病変が明らかになることもある．頭上から頭を下方に押すことで放散痛を生じるSpurlingテストは，頸椎根圧迫に非常に特異的であるが，感度は低い．Lhermitte徴候は，頸部を前屈すると電撃痛が背部に放散するもので，脊髄病変の所見である．椎間板による損傷では，四肢に長期間にわたる所見（腱反射亢進，トーヌスの亢進，歩行障害）と，時に軽度の頸部痛を生じる．

　頭痛や発熱を伴う頸部痛の場合は，積極的に髄膜炎を考える．

Canadian C-Spine Rule（カナダの頸椎ルール）

　外傷の急性期で，以下の条件のときには頸椎X線は必要ない．高リスク因子（65歳以上，危険な障害機序，四肢の感覚異常）がない，患者の頸部診察上リスクが少な

徴候		感度	特異度	陰性尤度比
外傷性頸椎骨折	頸椎ルール	99.4	45.1	0.013

（訳注：感度が高く特異度が低いため，頸椎ルールが陰性のときは，頸椎骨折は除外できる．）
〈参考文献 Ian G. Stiell. N Engl J Med 2003;349:2510-8〉

い（単純な追突事故，救急外来にて坐位や歩行が可能な場合，頸部痛が遅れて発症した場合，頸部正中の圧痛がない），自動的に頸部を左右に45°回転できる場合などである．

臨床所見
筋靭帯捻挫
損傷は，たいてい外傷性で，たとえばむち打ちや姿勢に関係したものなどである．首の動きに伴った痛みやこわばり，攣縮は数時間かけて徐々に悪化する．神経学的な欠失は認めない．片側性の攣縮による斜頸や，緊張により頭が一方に向いたままになることがある．

変形性頸椎症
外傷や関節面にできた骨関節の変形により，可動性の低下や，慢性的なこわばり，再発性の軽度の痛みを伴う不全脱臼や強直を生じることがある．痛みは，骨棘や，椎間板と骨棘の両者の増大が神経孔に及ぶと，後頭部や肩，上肢に放散する．

頸部神経根症
神経根圧迫では，末梢のしびれを伴った肩や上肢の痛みがあることが多い．C5領域（肩の前外側と上腕で，上腕二頭筋腱反射の低下を伴う），C6領域（背橈骨側の前腕と母指で，腕橈骨筋腱反射低下を伴う），C7領域（手の中心で，上腕三頭筋腱反射低下を伴う）に放散する痛みやしびれが多い．ほとんどは頸椎椎間板ヘルニアや変形性関節症に関連した関節面の肥大や骨棘の形成が原因である．

後頸部リンパ節腫脹
非連続性の圧痛のあるリンパ節腫脹は，伝染性単核（球）症で最も多くみられる．

髄膜の炎症
頭痛や発熱を伴った髄膜炎や，突然発症で激しい頭痛を伴うくも膜下出血は考慮しなければならない深刻な原因である．頸部の筋肉の不随意な攣縮があったり，頸部前屈で頸部のこわばりや痛みを起こすこと（Kernig徴候）がある（訳注：Kernig徴候は股関節90°屈曲時の，膝関節伸展不良をさすことが多い）．

頸部骨折
飛込みや自動車事故のように急に減速するような外傷では，骨折を疑う．頸部は正中に強い圧痛がある．放散する痛みやしびれがあれば，重大な損傷である可能性が高くなる．

環軸椎亜脱臼
関節リウマチで起こり，頸部は硬く回転ができず，頭は前方に曲がり，顎は下に下がる．

Chapter 72　頸部痛

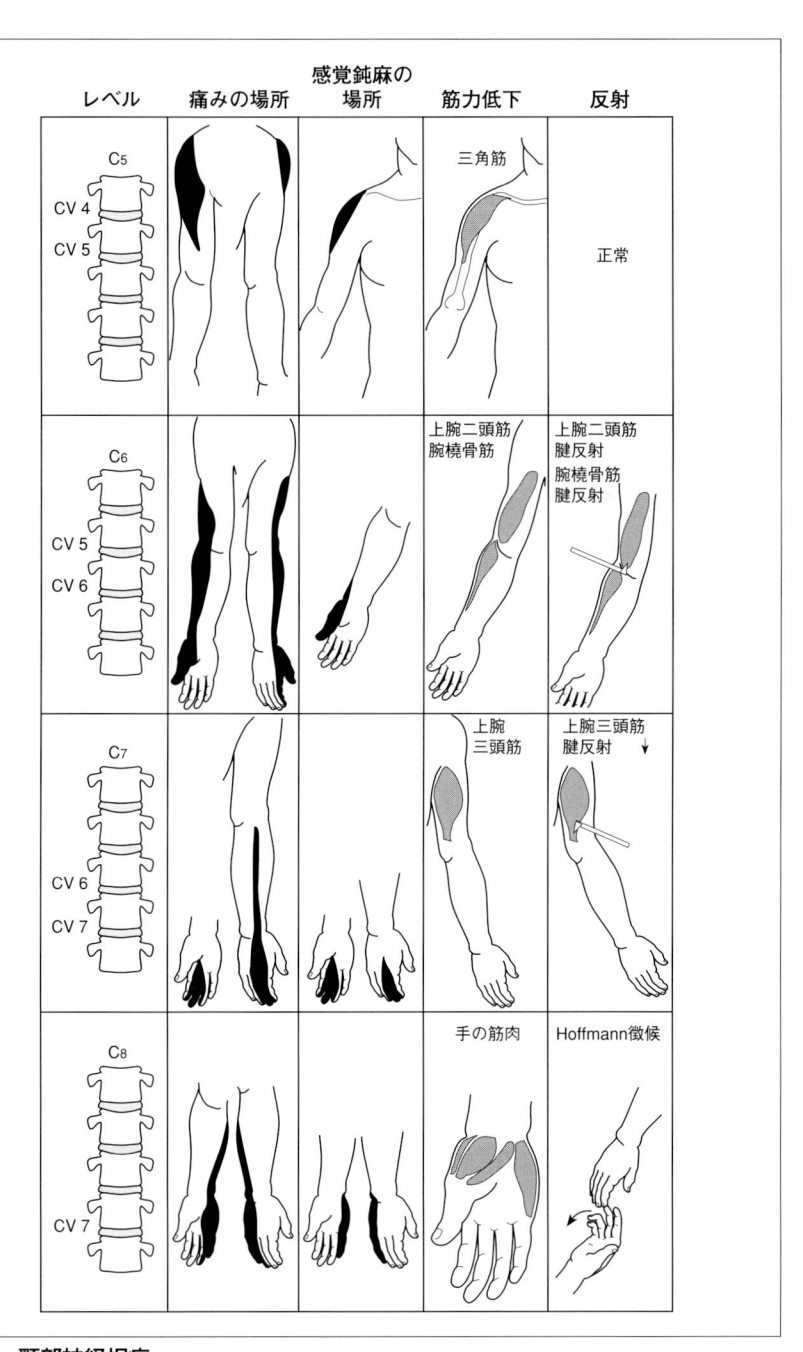

レベル	痛みの場所	感覚鈍麻の場所	筋力低下	反射
C5 (CV 4 / CV 5)			三角筋	正常
C6 (CV 5 / CV 6)			上腕二頭筋/腕橈骨筋	上腕二頭筋腱反射/腕橈骨筋腱反射
C7 (CV 6 / CV 7)			上腕三頭筋	上腕三頭筋腱反射
C8 (CV 7)			手の筋肉	Hoffmann徴候

図10　頸部神経根症
(Droste C, Von Planta M. Memorix Clinical Medicine. London: Chapman & Hall, 1997, p.274 より改変)

前頸部リンパ節腫脹

前頸部に圧痛を伴う非連続性のリンパ節腫大が，ウイルスやレンサ球菌による咽頭炎に伴って生じる．

甲状腺炎

甲状腺に著明な圧痛を認め，頻脈や微熱を伴う．

心筋虚血

労作性の頸部痛では，たとえ胸痛を伴わなくても狭心症の可能性を考える必要がある．急性心筋梗塞は，非労作性の頸部・顎部痛を伴うこともある．

〔坂爪　香〕

Chapter 73 肩の痛み

Plates 28, 29, 62

鑑別リスト

- 腱板の炎症
- 上腕二頭筋腱炎
- 肩鎖関節の炎症
- 肩鎖関節の脱臼
- 頸椎症
- インピンジメント症候群
- 腱板断裂
- 癒着性関節包炎
- 肩不安定症
- 関連痛
- 肩関節脱臼
- 上腕骨頸部骨折
- 上腕関節窩関節炎
- 反射性交感神経性ジストロフィ
- 上腕骨頭の無菌性壊死

診断へのアプローチ

　一見したところ，命に関わらない状態とされることもあるため，関連痛には注意が必要である．患者はしばしば筋骨格系のどこで痛みが起こっているかを特定しようとし，正しい診断から遠ざかってしまう誤った手がかりをもたらすことがある．肩関節の動きに伴う痛みがないときには，関連痛を考える．

　手を伸ばす動作で悪化する痛みの80％は，腱板炎やインピンジメントが原因であるとされている．そのなかで棘上筋腱炎が最も頻度が高い．動きに伴う痛みでは通常，関節周囲に原因がある．肩関節に約45°外転姿位での外転や外旋による等尺性の負荷をかけた場合，痛みは棘上筋腱炎でみられるが，インピンジメントではみられない．外旋の負荷による痛みは，棘下筋や小円筋の炎症で，内旋の負荷による痛みは，肩甲下筋の炎症で生じる．

　脱臼不安感試験：肩関節を90°外転，肘関節を90°屈曲し，検者は上腕骨の後面を前方へ押す．患者が痛みや症状を訴えれば，テストは陽性である．

　リロケーションテスト：上腕は肩の不安感試験と同じ位置で，患者が臥位となり，

	徴候	感度	特異度	尤度比
肩関節の不安定性	Clunk テスト	35	98	16
	前方解離	92	89	8.3
	リロケーションテスト	85	87	6.5
関節唇の断裂	二頭筋負荷 I	83	98	29
	二頭筋負荷 II	90	96	26
	内旋負荷	88	96	25
肩関節インピンジメント	有痛性の受動回旋	33	81	1.7

検者が上腕骨の前面を後ろに押すと患者は痛みが軽快するという.

前方リリース：リロケーションテストを行った後，検者が圧迫をやめると，患者は症状や痛みを訴える.

二頭筋負荷：患者は臥位で，肘関節を 90°に屈曲・前腕を極位まで外旋させ，肩関節を 90°に外転する（二頭筋負荷 I）．検者が前腕を外側に引っ張ると，患者は抵抗する．痛みが悪化すれば，テストは陽性である．二頭筋負荷 II テストは肩関節を 120°外転して検査する．

臨床所見

腱板の炎症

原因は棘上筋腱炎が最も多く，患者は三角筋上の一帯（C5 領域）に痛みを訴える．反復性の動作（たとえばペンキ塗りや大工仕事）以外に明らかな誘因は通常みられない．痛みは，肩関節の外転や挙上で増強する．また，母指を下に向けて両上肢を伸展し，患側上肢に下方負荷をかけると筋力低下がみられる（"empty beer can" test）．

上腕二頭筋腱炎

患者は肩関節前方の痛みを訴え，二頭筋溝を指で差し示す．肘関節を屈曲し，検者の抵抗に逆って前腕の回外をすると痛みが生じる．圧痛は，肩関節の前面の二頭筋溝にある二頭筋長頭でみられる．肘関節の屈曲の 85％ が腕橈骨筋や二頭筋短頭によってなされるので，二頭筋長頭が断裂しても筋力低下をきたさない．

肩鎖関節の炎症

重労働やぶつかり合うスポーツをしている人でみられる．痛みは，上方や前方に腕を伸ばすたびに生じる．痛みや圧痛は，鎖骨遠位端で肩甲骨上方にある肩峰鎖骨関節に限局している．

肩鎖関節の脱臼

急性の肩関節の外傷では，鎖骨遠位端が挙上し，跳躍台効果が認められる．肩鎖関節の圧痛は著明となる．

頸椎症

痛みの性状は神経痛様（しびれや灼熱感）で，肩関節の位置に影響されず，頸部を痛む側へ動かすことで誘発される．痛みは肩や上肢外側に放散することが多い．

インピンジメント症候群

肩帯を下方に押し下げながら，上肢を前方へ挙上すると肩峰下の痛みの増強もしくはひっかかりが誘発される．肥厚した棘上筋腱が肩峰と大結節の間に捕捉される外転角 60〜120°を受動的に動かすことで痛みが生じる．

腱板断裂

典型的には断裂は，上肢を伸展したまま転倒したり，直接的な鈍的外傷で，プツンという感覚とともに生じる．drop arm sign（腕落下徴候）は陽性（上肢を受動的に90°に外転させて放すと，上肢が脇に落ちる）である．受動的な可動域は十分であるが，自動的な外転は，リドカイン麻酔後でさえも十分にできない．触診上，細かい捻髪音と腱上部の陥凹を認める．

癒着性関節包炎

動かさないことで肩は硬直し，肩全体の痛みはしばしば夜間に悪化する．能動的にも受動的にも動かすことができるのは，痛みのないわずかな範囲に限られる．反射性交感神経性ジストロフィと関連することもある．

肩不安定症

関節包断裂の結果，肩関節は繰り返し"外れる"．上肢を徐々に外転し，外旋させると，関節の脱臼不安感が誘発される．

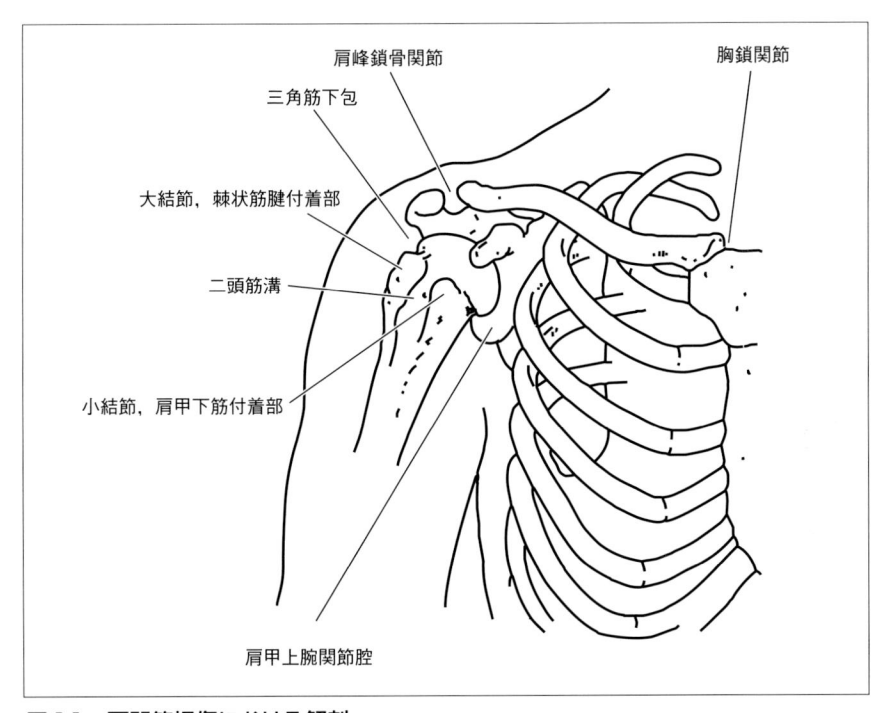

図11 肩関節損傷における解剖
（Cailliet R.Shoulder Pain.Philadelphia:FA Davis Co.,1966,p.41.より改変）

関連痛

心筋梗塞は胸部から左肩に放散する．上行大動脈の大動脈解離は右頸部や肩に痛みを生じ，大動脈弓や下行大動脈の大動脈解離は，左背部や肩の痛みを生じる．横隔膜下面の炎症は肩の後上部に痛みを生じ，深呼吸で増強する．肺尖部肺癌（Pancoast腫瘍）では腕神経叢の所見と同時に肩の痛みを生じることもある．

肩関節脱臼

たいていは肩を過伸展したときの外傷が原因で，脱臼は前方に起こすことが最も多く，肩の外側の丸みの消失や著明な腫脹が特徴である．上腕骨の丸い骨端を前方に触れることができる．腋窩神経障害，橈骨動脈触知，棘状筋腱断裂，上腕骨骨折などを評価する．

上腕骨頸部骨折

外傷歴（たいていは手を伸ばした状態で転倒する）と上腕近位部に出血斑を伴う著明な痛みと圧痛を認める．

上腕関節窩関節炎

軽度の痛みが，関節を動かすことで悪化する．診察では，筋萎縮や捻髪音，可動性の減少を認める．

反射性交感神経性ジストロフィ

典型的な所見は，持続する焼けるような痛みやびまん性の圧痛，肩関節の不動化，上腕の腫脹，皮膚への栄養障害（萎縮や色素沈着過剰，爪の菲薄化，多汗症など），手の血管運動神経の不安定性などである．

上腕骨頭の無菌性壊死

典型的な病歴として，ステロイド治療や鎌状赤血球貧血，ループス，透析など医学的な要因があり，肩に間欠的な痛みを伴うこわばりを認める．

〔坂爪　香〕

Chapter 74 肘痛

Plates 84, 85, 89, 113, 114

鑑別リスト

- ☐ 外側上顆炎
- ☐ 肘頭滑液包炎
- ☐ 内側上顆炎
- ☐ 二頭筋橈骨靱帯炎
- ☐ 肘部管症候群
- ☐ 橈骨頭骨折
- ☐ 化膿性関節炎
- ☐ 痛風
- ☐ 変形性関節症
- ☐ 肘関節脱臼
- ☐ 上腕二頭筋腱断裂
- ☐ 内側上顆リンパ節炎
- ☐ 頸部神経根障害

診断へのアプローチ

肘関節内から生じる痛みは，外側上顆から肘頭の範囲にほぼ限局し，肘関節を伸展することができない．肘関節外から肘に放散した痛みはあいまいであり，肘関節の動きではなく，首や肩の動きで悪化する．

臨床所見

外側上顆炎

外側上顆に強い圧痛を認める．痛みは，手首の背屈に対し抵抗を加えると悪化し，握力は低下する．

肘頭滑液包炎

肘頭部の可動性のある腫脹が特徴で，ほとんどは外傷性であり，化膿性の場合には圧痛がある．

内側上顆炎

内側上顆に圧痛を認める．痛みは，手首の掌屈に対し抵抗を加えると悪化する．手の外側や第5指の痛みやしびれを認める尺骨神経炎が，内側上顆炎患者の約半数に生じる．

二頭筋橈骨靱帯炎

二頭筋の遠位腱部に痛みと圧痛を認める．原因の多くは，投球などの肘関節を繰り返し屈曲する動作である．

肘部管症候群

小指球の萎縮を伴った尺骨神経領域の痛みやうずきが重要で，肘部管の内圧が上が

りそれらの症状を起こす．

橈骨頭骨折
肘を伸展した状態で転倒すると，前腕の回内・回外ができなくなり，外側上顆の遠位側の橈骨頭部に強い圧痛を認める．

化膿性関節炎
痛みはきわめて強く，動かすと悪化する．関節は熱感と圧痛を伴い，肘頭窩近接の溝に液体が貯留する．発熱を伴うが，多くは微熱である．30歳以下では淋菌感染による原因が最も多く，30歳以上ではブドウ球菌感染が多い．

痛風
化膿性関節炎のように，急性の痛み，発赤や腫脹が生じるが，ほとんどは発熱を伴わない．

変形性関節症
野球投手や体操選手にみられるような関節内骨折やスポーツ外傷などの特徴的な既往があることが多い．

肘関節脱臼
典型的には，肘を伸ばした状態で転倒したときに生じ，肘頭が異常に突出する．肘関節が軽度屈曲位となり，上肢は130°の状態で保たれ，それ以上屈曲も伸展もできない．

上腕二頭筋腱断裂
腱断裂は，重い荷物を持ち上げるなどの負荷に抗して屈曲するときに，「ブチッ」という音とともに生じる．前肘に痛みがあり，そこには二頭筋腱を触知できず，二頭筋部に膨隆を認める．

内側上顆リンパ節炎
圧痛を伴うリンパ節を肘の内側に触知できる．原因としては，手の尺側の細菌感染や猫ひっかき病，第2期梅毒がある．

頸部神経根障害
痛みは深部痛として肘に放散し，肘の動きには影響を受けない．

（坂爪　香）

Chapter 75 腰痛

Plates 51, 60, 61, 165, 166, 177

鑑別リスト

- ☐ 筋靱帯の損傷
- ☐ 腰椎椎間板ヘルニア
- ☐ 変形性関節症
- ☐ 圧迫骨折
- ☐ 腎盂腎炎
- ☐ 二次的疾病利得
- ☐ 脊柱側彎症
- ☐ 脊椎すべり症
- ☐ 癌の転移
- ☐ 脊髄狭窄症
- ☐ 横突起骨折
- ☐ 膵臓癌
- ☐ 強直性脊椎炎
- ☐ 仙腸骨炎
- ☐ 大動脈解離
- ☐ 馬尾症候群
- ☐ 化膿性脊椎炎
- ☐ 硬膜外膿瘍

診断へのアプローチ

　放散痛がある場合は神経根の圧迫があることが多く，放散痛がない場合は重大な椎間板ヘルニアがある可能性は低い．しかしながら，すべての放散痛が椎間板ヘルニアが原因であるというわけではない．その他の原因には，脊髄狭窄症や靱帯肥大，腰部深部筋の攣縮，転子滑液包炎などがある．

　安静時痛や体位，運動に無関係な腰痛は，腫瘍や骨折，感染，内臓関連痛である可能性が高くなる．脊椎の圧痛は感度が高いが，特異的な指標ではない．癌の転移を疑う手がかりは，癌の既往歴や説明のつかない体重減少，下肢の筋力低下や尿・便失禁，直腸反射の消失などの脊髄圧迫所見である．最近の細菌感染，注射器の使い回し，免疫抑制状態（ステロイドや化学療法，HIVなど）では，感染性のものを疑う必要がある．発熱は，骨髄炎（50％），硬膜外膿瘍（83％），結核（27％）で生じる．

　若年成人での骨折を考慮するのは，高所からの落下や自動車事故などの大きな外傷の場合である．高齢者では，小さな外傷や重い荷物の持ち上げなどでも圧迫骨折が生じる．

臨床所見

筋靱帯の損傷

　損傷（肉離れや靱帯損傷）はたいてい突然，もしくは繰り返し荷物を持ち上げたり，腰を曲げたり，ひねったりした後に生じる．痛みは，腰部から殿部，大腿後方へ放散するが，膝より末梢には広がらない．傍脊柱筋の痙攣をみたり，触知できることもあ

217

所見	徴候	感度	特異度	尤度比
椎間板ヘルニア	坐骨神経痛	95	88	7.9
	L4領域の痛み	14	97	4.7
	L5領域の痛み	61	80	3.1
	S1領域の痛み	75	70	2.5
	膝蓋腱反射減弱	30	96	7.5
	アキレス腱反射減弱	63	69	2.0
	患側の straight leg raise	80	40	1.3
	交差性 straight leg raise	25	90	2.5
	長母趾伸筋の脱力	50	70	1.7
悪性腫瘍	悪性腫瘍の既往	31	98	15.5
	1か月以上の持続	50	81	2.6
	説明のつかない体重減少	15	94	2.5
	臥床で改善しない	90	46	1.7
圧迫骨折	ステロイド治療歴	6	99.5	12.0
	70歳以上	22	96	5.5
	外傷	30	85	2.0
脊椎骨髄炎	発熱	83	98	41.5
	打診による圧痛	86	60	1.4
脊髄狭窄症	偽性間欠性跛行	60	—	—
強直性脊椎炎	動くことで軽快する腰痛	69	90	6.9
	徐々に発症する腰痛	88	76	3.7

る．誘因となる動きの再現により，痛みが増悪する．

腰椎椎間板ヘルニア

　痛みやしびれ，異常感覚が皮膚分節に沿って背部から足部に放散するのがこの疾患の特徴である．L4，L5，S1神経根が，95％以上を占めている．L4神経の圧迫（L3/4椎間板）は，足の甲にしびれを生じる．下腿前面の筋力低下や膝蓋腱反射の低下を生じることもあるが，常にみられるわけではなく，重症度の指標と考えるほうがよい．L5神経の圧迫は，足背の症状や母趾伸展筋の筋力低下を認め，腱反射の異常はない．S1神経の圧迫は，下肢の外側や踵の症状，足を回外する筋肉の筋力低下，アキレス腱反射の低下を認める．神経根を伸展させる下肢伸展挙上（straight leg raising）で，下肢に放散する痛みやしびれを生じる．この姿位で，さらに足を背屈させると痛みが悪化する．腰やハムストリング筋の張りからくる筋肉の攣縮を，陽性と過大に解釈してしまわないよう注意する．交差性straight leg raising陽性（挙上している反対の下肢に痛みが放散する）は，大きな椎間板や椎間板の破片が押し出されていることを示す．めったにないが，上位椎間板(L3)のヘルニアは，大腿前面の痛みや大腿四頭筋の萎縮，患者を腹臥位で行う背側への下肢伸展挙上（reverse straight leg raising）で陽性となる．

Chapter 75　腰痛

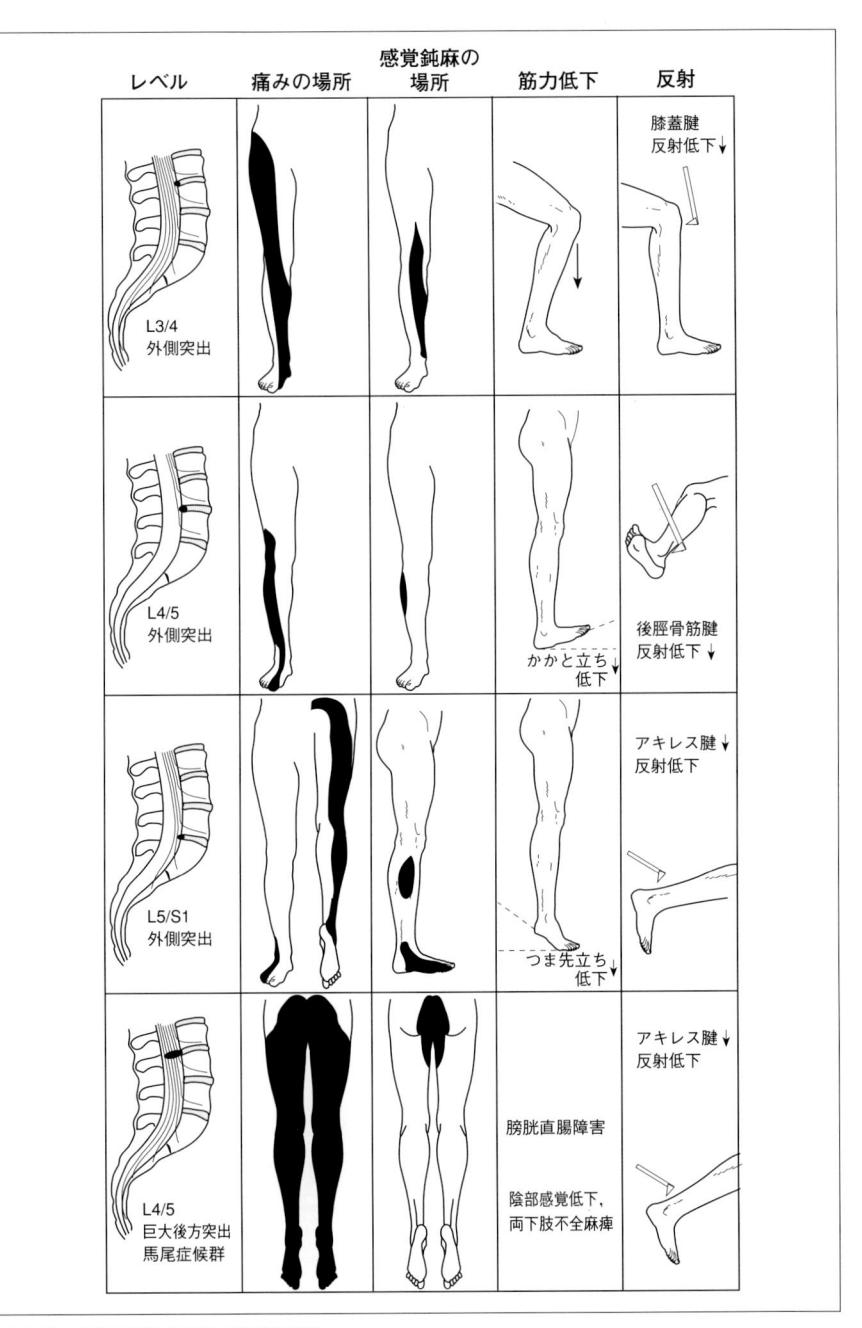

レベル	痛みの場所	感覚鈍麻の場所	筋力低下	反射
L3/4 外側突出				膝蓋腱反射低下↓
L4/5 外側突出			かかと立ち低下↓	後脛骨筋腱反射低下↓
L5/S1 外側突出			つま先立ち低下↓	アキレス腱↓反射低下
L4/5 巨大後方突出 馬尾症候群			膀胱直腸障害 陰部感覚低下, 両下肢不全麻痺	アキレス腱↓反射低下

図12　腰仙椎神経根圧迫症候群
(Droste C,Von Planta M. Memorix Clinical Medicine. London : Chapman & Hall, 1997, p.275 より改変)

変形性関節症

変形性関節症が他の場所（たとえばHeberden結節やBouchard結節）に認められる患者で，腰の前屈や回旋で痛みやこわばりを認める．肥厚関節面や骨棘，脊椎すべり症などが神経根圧迫を生じる．

圧迫骨折

骨粗鬆症と関係し，高齢者やステロイド治療中の患者に好発する．よくある病歴は，前屈による負荷で突然痛みが発症するというものである．痛みは体幹の脊椎に限局し，しばしば棘突起上に圧痛を認める．上部腰椎や下部胸椎が好発部位である．他の原因として転移性癌や多発性骨髄腫，副甲状腺機能亢進症などを考える必要がある．

腎盂腎炎

発熱や繰り返す嘔気，悪寒・戦慄，頻尿，肋骨脊柱角の痛みと圧痛を伴う．

二次的疾病利得

手がかりは，一貫性のない症状や身体的所見（変化したり，解剖学的分布に合わない），怒る，治すことに関心をもたずに特定の症状に執着し，訴訟を迫ることなどである．

脊柱側彎症

機能上の側彎は前屈で消失するが，構造上の側彎は増強する．

脊椎すべり症

しばしば無症状であるが，症状が起きると腰部の屈曲，伸展ともに痛みがあり，可動制限を生じる．欠損部位が腰部の前屈で増大する隆起として，障害レベルで触知することがある．

癌の転移

背部痛は潜行性に発症し，臥位になることで軽快せず，しばしば夜間に生じる．そして，「えぐられるような」「拡大する」痛みと表現される．癌の既往や説明のつかない体重減少などが特徴的な所見である．多発性骨髄腫や前立腺癌，乳癌，肺癌，大腸癌が一般的な原発巣である．

脊髄狭窄症

脊髄の狭窄は，変形性関節症を他の関節（手や膝など）に伴い，慢性の腰痛をもつ高齢者に最も生じやすい．痛みは，歩かなくても（間欠性跛行と異なる）立位によって悪化し，座位（椎間板疾患と異なる）や，脊椎や股関節の屈曲にて軽快する．痛みは下肢に放散し，しばしば両側性であるが，局在性に乏しい．

横突起骨折

原因は腰部筋の激しい筋収縮である．棘突起の外側に著明な圧痛を認める．後腹膜

出血と関連し，循環血漿量減少性ショックを生じることもある．

膵臓癌
膵臓癌と気づかぬまま進展し，腹痛と辛くて鈍い上位の腰痛を伴う．体重減少や抑うつが目立つ．

強直性脊椎炎
若年男性に緩徐に発症し，とくに朝に強い腰部のこわばりが生じる．活動性があるまたは陳旧性の虹彩毛様体炎（虹彩の癒着や前房に黒色点を認める），関節炎，炎症性腸疾患の既往などが手がかりとなる．Schoberテストによる脊椎の前屈制限の感度は良いが特異的ではない．

仙腸骨炎
仙骨のくぼみとして触知できる仙腸骨関節に強い圧痛を認める．

大動脈解離
急性発症で，移動性の，裂けるような背部痛，じっとしていられない「ショック様」の外見，大腿動脈触知の左右差，腹部の拍動や血管雑音などが手がかりとなる．

馬尾症候群
尿閉や溢流性尿失禁，陰部の感覚低下，両側下肢の筋力低下やしびれ，肛門括約筋の弛緩などが認められる．アキレス腱反射は減弱するが，大腿四頭筋に拮抗するものがないため膝蓋腱反射は亢進する．椎間板ヘルニアによるものが最も多い．

化膿性脊椎炎
微熱や持続性，進行性の背部鈍痛，脊椎の圧痛や叩打痛を認める．

硬膜外膿瘍
特徴的な指標は，圧痛，とくに叩打痛と限局性の背部痛を伴った発熱患者での，放散痛や進行する筋力低下である．痛みは，臥位や突然の動き，バルサルバ法により悪化する．電撃痛が背部に走るLhermitte徴候がしばしば認められる．切迫性対麻痺の初期徴候は，伸展性足底反射（つま先が上方に向く）や下肢の筋力低下，尿閉などである．

（坂爪　香）

Chapter 76 股関節の痛み

Plates 119

鑑別リスト

- □ 変形性股関節症
- □ 転子滑液包炎
- □ 坐骨滑液包炎
- □ 腸恥滑液包炎
- □ 腸腰滑液包炎
- □ 神経根圧迫
- □ 異常感覚性大腿痛
- □ 閉鎖孔炎
- □ 腸骨綾骨端炎
- □ 股関節骨折
- □ 大動脈腸骨動脈閉塞症
- □ リウマチ性多発筋痛症
- □ 強直性脊椎炎
- □ 化膿性関節炎
- □ 骨壊死
- □ 仙腸骨炎

診断へのアプローチ

　股関節から生じる痛みは，とくに体重をかけて動かした後に悪化し，安静で軽快する．一方，夜間の持続的な痛みでは，感染性や炎症性，悪性腫瘍を疑う．

　股関節の疾患でみられる最も初期の制限は，股関節過伸展時の内旋である．股関節は，大腿動脈の外側にある鼠径靱帯の直下に触れる．圧痛や握雪感は，動かすとそこに認められる．膝や股関節を屈曲して，他動的に股関節を内旋・外旋すると，痛みを誘発することが多い．また，検者が手掌でかかとを強くたたくことで痛みが誘発される．

臨床所見

変形性股関節症

　発症は緩徐で，長時間の立位や歩行，階段昇降で悪化する，軽度の痛みやこわばりで始まる．こわばりは長時間動かずにいると生じ，動かすと軽快するが，持続的に動かすと悪化する．可動域が制限され，関節のきしむ音を聴取することもある．進行すると，足を引きずり，疼痛回避歩行，外転筋筋力低下を示すTrendelenburg跛行（健側の足で立つと殿部が落ちる）を認めることもある．股関節は，屈曲，外旋，内転位に保たれる．

転子滑液包炎

　痛みは股関節外側に生じ，しばしば膝に放散し，夜間に悪化する．大転子上の著明な圧痛が特徴的である．

坐骨滑液包炎

たいていは長時間堅い座面の椅子に腰掛けていると誘発される殿部痛であり、座位などによる直接の圧迫で痛みが悪化する。痛みは大腿後部に放散する。坐骨結節に圧痛を認める。

腸恥滑液包炎

股関節の屈曲で痛みが生じ、Scarpa三角（大腿三角）の外側縁に限局した圧痛を認める。

腸腰滑液包炎

痛みは股関節の過伸展で悪化する。屈曲、外旋により痛みが生じる。

神経根圧迫

L1とL2の神経根障害が、股関節に投射される。腹臥位による背側への下肢伸展挙上（大腿神経伸展テスト）で痛みが悪化する。

異常感覚性大腿痛

大腿前外側の特徴的な灼熱感を伴う異常感覚は、上前腸骨棘で外側大腿皮神経が障害されることで起こる。

閉鎖孔炎

閉鎖孔徴候や股関節の内旋で痛みが悪化することで診断される。

腸骨稜骨端炎

痛みと圧痛は、大腿筋膜張筋の付着する腸骨稜に限局する。

股関節骨折

高齢者が転倒したときには骨折を疑う。下肢は短縮し、外旋する。痛みは強いが、歩行は可能なことがある。

大動脈腸骨動脈閉塞症

進行したアテローム動脈硬化によるもので、股関節や殿部に広がる間欠性跛行（歩くと痛みが生じ、安静で軽快する）を生じる（Leriche症候群）。大腿動脈の拍動減弱と血管雑音を認めることがある。

リウマチ性多発筋痛症

高齢者で両側性の近位筋（殿部や肩）の痛みがあり、椅子から立ち上がるときに著明な筋力低下を認める。受動的な可動範囲は保たれている。

強直性脊椎炎

仙腸関節と腰椎がともに侵され、股関節に放散痛を伴う。

化膿性関節炎

発熱や血行性播種の原因病巣、股関節内に金属物などがあるときは感染を疑う。股

関節は，屈曲位で保たれ，圧痛と腫脹を伴う関節包を認めることもある．

骨壊死

虚血性または非化膿性の壊死として知られている．緩徐発症の鼠径部痛と可動制限がある．慢性的なステロイド治療や異常ヘモグロビン症，アルコール依存症などが危険因子である．

仙腸骨炎

限局性の圧痛を伴う後殿部痛があり，Patrickテスト（患側の足を屈曲，外転，外旋させ，足首を反対側の膝に置き，患側の膝を診察台の方向へ下げる）で痛みを認めるが，股関節の受動的な動作では痛みを生じない．

〔坂爪　香〕

Chapter 77　手首・手の痛み

(Plates) 32, 33, 89, 100, 101, 103, 104, 107, 108, 109, 111, 114, 115, 116, 117

鑑別リスト

- ☐ 手首の捻挫
- ☐ 爪周囲炎
- ☐ ガングリオン
- ☐ 手根管症候群
- ☐ 尺骨神経障害
- ☐ ばね指
- ☐ 槌指
- ☐ 指のガングリオン
- ☐ Dupuytren 拘縮
- ☐ De Quervain 腱骨膜炎
- ☐ Colles 骨折
- ☐ 舟状骨骨折
- ☐ 中手骨骨折
- ☐ ひょう疽
- ☐ Bennett 骨折
- ☐ Smith 骨折
- ☐ 屈曲筋腱断裂
- ☐ 反射性交感神経性ジストロフィ
- ☐ 月状骨脱臼
- ◆ 手の関節炎
- ☐ 変形性関節症
- ☐ 関節リウマチ
- ☐ 痛風
- ☐ 全身性エリテマトーデス
- ☐ 乾癬性関節炎
- ☐ 強皮症
- ☐ 淋菌性関節炎

診断へのアプローチ

　手の多くの関節の疼痛，腫脹，紡錘状腫大は炎症性関節炎の特徴である．DIP（遠位指節間）関節が関わるのは乾癬性関節炎，PIP（近位指節間）やMCP（中手指節）関節では関節リウマチがみられる．変形性関節症はPIPやDIP関節でみられるが，腫脹するのは軟部組織よりも骨自体である．

　感染を伴う場合，その原発巣の部位にかかわらず，腫脹は手背に最も著明である．

　握力は，検者の左右の指を両手で同時に握ることで大まかにわかり，またきつく巻いて少し膨らました血圧計のカフを握ることで，定量的に比較できる．

臨床所見

手首の捻挫
　外傷後に，軽度から中等度の手首の痛みとこわばりを認める．

爪周囲炎
　発赤や腫脹で特徴づけられる感染は，爪の基部や外側境界に限られる．感染が慢性的な場合（たとえばカンジダが原因の場合）は，爪遠位端皮膚接合部はピンク色でくすみ，爪には横しわが寄る．

ガングリオン

手掌や手首の背側，橈骨側に痛みのない限局した腫脹を認める．滑膜から生じ，圧迫感を感じたり，手首を使っているうちに大きさが変わることがある．

手根管症候群

第1指～第3指と第4指の橈骨側に電撃様の疼痛と異常感覚が，とくに夜間に生じ，手首を振ると軽快する．Tinel徴候（手首の屈側を叩く）やPhalen徴候（30～60秒手首を屈曲する）で症状が再現されることが診断に有用であるが，陰性でも手根管症候群を除外できない．進行すると母指球が萎縮する．主な原因には，キーボードを使う仕事，妊娠，甲状腺機能低下症などがある．

尺骨神経障害

神経障害により手の尺骨側のしびれや筋力低下を起こす．典型的には，削岩機の操縦者や外傷後に生じる．

ばね指

ひっかかりのある指の伸展痛，あるいは手指の屈曲位での固定の病歴を聴取し，診察で手掌のMCP関節上に腱鞘の結節を認める．糖尿病や関節リウマチが一般的な要因である．

槌指

DIP関節が伸展できず，屈曲した指先を認める．遠位側の伸筋腱が外傷により断裂したことによる．

指のガングリオン

指の関節に固定された固い結節として認められ，種子骨と間違われることがある．

Dupuytren拘縮

痛みのない，手掌腱膜の結節様の肥厚が徐々に増大し，手指，たいていは第4指，第5指の屈曲拘縮を伴う．一般的な誘因は，慢性的な振動障害，糖尿病やアルコール依存である．

De Quervain腱骨膜炎

手関節橈側の痛みと握力低下を合併することが特徴である．母指を手掌側に握り，手関節を尺側へそらせる（Finkelsteinテスト）と，痛みが解剖学的嗅ぎタバコ窩上に生じる．捻髪音を橈骨茎状突起上に感じることがある．慢性的に繰り返す手首や母指の動きが，一般的な原因である．

Colles骨折

手を伸ばしたまま転倒したときに起こる．外側から見ると，変形はフォークの側面のようで，明らかである．

	徴候	感度	特異度	尤度比
舟状骨骨折	嗅ぎタバコ窩の圧痛	100	98	50
	抵抗に反して回外する時の痛み	100	98	50
	長母指筋の圧痛	98	96	25
手根管症候群	症状の分布	61	71	2.1
	Tinel 徴候	60	67	1.8
	Phalen 徴候	75	47	1.4
	Tinel 徴候 and/or Phalen 徴候*	88	73	3.3
変形性関節症	CMC 骨肥大	39	95	7.8
	DIP 骨肥大	91	67	2.8
	第一 MCP 骨肥大	37	85	2.5

*訳注:Tinel and Phalen では感度46 特異度73 尤度比1.7 Tinel or Phalen では感度88 特異度41 尤度比1.5
(参考文献:Katz JN. The Carpal Tunnel Syndrome. Diagnostic Utility of the History and Physical Examination Findings. Ann Intern Med 1990;112:321-7)

舟状骨骨折
典型的には手を伸ばしたまま転倒したときに生じ,解剖学的嗅ぎタバコ窩に圧痛があるときは疑うべきである.

中手骨骨折
手を握ったとき,指関節の突出が消失する.腫脹部に圧痛を認める.

ひょう疽
指先に発赤や腫脹が生じる.腫脹が硬く,弾力性を失ったときには,膿がたまっている.

Bennett 骨折
第一中手骨の脱臼骨折は,母指を伸ばした状態で外傷を受けると生じ,母指が対立(内側に折ること)できなくなる.

Smith 骨折
手を過屈曲して転倒すると生じる.遠位側の骨片は,手掌の方向へ移動し,「逆フォーク様」になる.

屈曲筋腱断裂
手指それぞれを独立して曲げることができず,物を握るときに突発する手指の疼痛が認められる.深指屈筋は,PIP関節を伸展したままDIP関節を屈曲させることで評価される.浅指屈筋の機能は,他の手指でMCP関節を伸展し,PIP関節が屈曲していれば確認できる.

反射性交感神経性ジストロフィ
手の灼熱感のある痛み,腫脹,圧痛は肩の痛みと関連している.手は温感,または冷感があり,皮膚は湿潤している.

月状骨脱臼

月状骨は，第3指の線上の橈骨のすぐ遠位のくぼみにある．偏位に伴ってさらにへこんだり，圧痛を認める．手根管症候群を認めることもある．

変形性関節症

PIP関節の骨肥大（Bouchard結節）やDIP関節の骨肥大（Heberden結節）を伴う，対称性の関節炎を認める．著明な変形や，動かすことでわずかな痛みを伴った捻髪音を認めることもある．手根中手骨関節は一般的に慢性的な使用で疲労する場所であり，母指基部に痛みや捻髪音を生じる．

関節リウマチ

MCP関節の対称性の滑膜腫脹，内在筋の荒廃，手指の尺側偏位，スワンネック変形，ボタン穴変形，伸筋表面の結節，正中神経の神経障害などが特徴的所見である．MCP関節で手を握ったときに，多くの関節で典型的な痛みを認める．

痛風

他の場所よりも，手に生じることは一般的ではなく，著明な炎症性変化を単関節で認め，時々尿酸結晶が基盤となって，手がろう様の黄色に変色することがある．

全身性エリテマトーデス（SLE）

DIP関節やMCP関節の対称性の紡錘状腫脹，手のびまん性腫脹，腱滑膜炎が典型的な所見である．

乾癬性関節炎

短縮した手指（「オペラグラス様」）や爪の点状陥凹は手がかりとなるが，前者は進行してからの所見である．乾癬の原発巣をたいてい認めるが，頭髪や耳介後部，殿裂に隠れていることがある．

強皮症

初期症状はたいていレイノー現象であり，その後，手のびまん性浮腫，硬化した皮膚を生じる．手指はソーセージ様となり，手指の萎縮をしばしば認める．検眼鏡で表皮の毛細血管拡張が認められる．

淋菌性関節炎

急性，非対称性に少数型の関節炎，発熱，手の膿胞性・壊死性皮膚病変，腱滑膜炎を伴って生じる．

（坂爪　香）

Chapter 78 足首・足の痛み

Plates 103, 104, 113, 114

鑑別リスト

◆足首の痛み
- □ 足関節捻挫
- □ 腓骨骨折
- □ アキレス腱炎
- □ 痛風発作

◆足の痛み
- □ 足底筋膜炎
- □ 痛風発作
- □ 外反母趾
- □ 坐骨神経痛
- □ 中足骨痛症
- □ 中足骨疲労骨折
- □ 前脛骨筋腱炎
- □ 扁平足
- □ 踵骨骨折
- □ 趾間神経腫
- □ 後脛骨神経絞扼性障害
- □ コンパートメント症候群

診断へのアプローチ

急性の足関節の外傷において，体重をかけて4歩以上歩けることと，外果（腓骨），内果（脛骨）の先端または後方に圧痛がないことを満たせば重大な骨折を除外できる（Ottawa Ankle Rule）．

急性の足の外傷において，体重をかけて4歩歩けることと，舟状骨や第5中足骨基部に圧痛がないことの両方を満たせば中足骨の重大な骨折を除外できる（Ottawa Foot Rule）．

	徴候	感度	特異度	尤度比
足関節周囲の骨折	Ottawa Ankle Rule	100	49	2.0
	体重をかけられない	67	81	3.5
中足骨骨折	Ottawa Foot Rule	100	79	4.8

臨床所見

足関節捻挫

内反負荷により受傷することが最も多い．踵腓靱帯や前距腓靱帯が伸ばされ，足関節の前側方に疼痛，腫脹，鋭い圧痛を生じる．前方引出しテストが安定性（および損傷の程度）を評価するのに有用であり，脛骨より足が4mm以上前方に引き出せる場合には異常である．足関節の亜脱臼を伴う腓骨骨折がないかぎり，内側三角靱帯断裂は起こりにくい．健側との比較が役立つ．

229

腓骨骨折

外傷後に起こり，遠位腓骨に鋭い圧痛と腫脹，血腫を伴う．骨折しているにもかかわらず体重をかけることは可能である．

アキレス腱炎

患者のアキレス腱は紡錘状に腫大し，圧痛を伴う．競技による使いすぎが最も多い原因であるが，脊椎関節症や関節リウマチ，家族性高コレステロール血症でも生じる．使いすぎによるアキレス腱の炎症は付着点から最大2～6cm程度まで及ぶ．脊椎関節症の場合は最大でも付着点の部分のみで起こる．アキレス腱断裂は突然起こり，つま先立ちができなくなり，アキレス腱断裂部分にへこんだ部分を触知する．靴と踵がこすれることにより生じる後踵骨滑液包炎はアキレス腱炎様の症状を呈することがある．

痛風発作

典型的にはpodagra（親趾の中足指節関節に，急性発症の，痛みを伴う暗赤色の腫脹を生じ，鋭い圧痛を伴う）であるが，外傷なく片側の踵に発作が起こることもある．

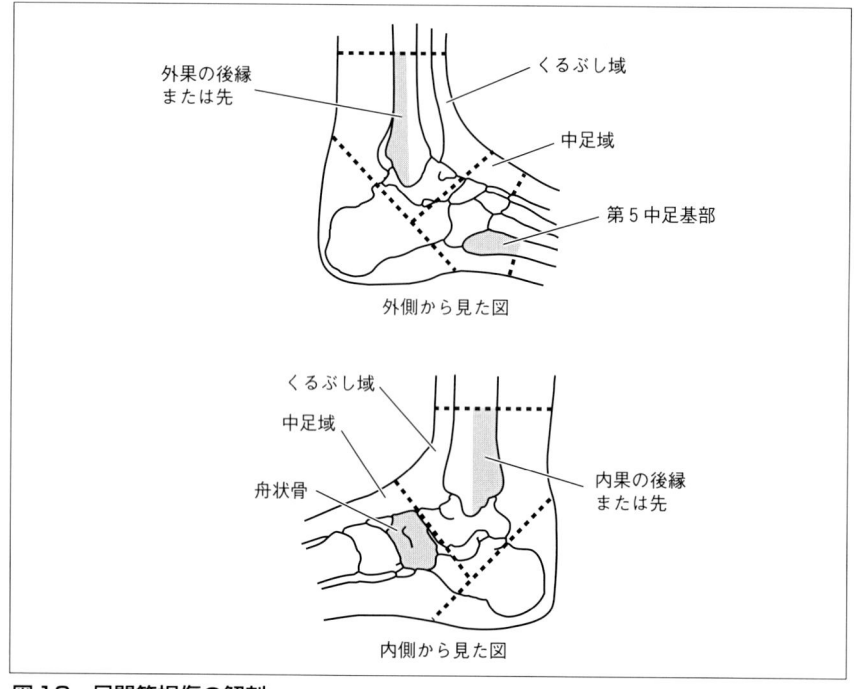

図13 足関節損傷の解剖
(Stiell IG, McKnight RD, Greenberg GH, et al. Implementation of the Ottawa ankle rules. JAMA 1994; 271(11):828.より改変)

足底筋膜炎
しばらく安静にした後に体重をかけると痛みが最大になる．足底の内側部分（踵骨の遠位端）に圧痛があり，つま先を背屈させると痛みが増強される．扁平足，肥満の人に多い．

外反母趾（腱膜瘤）
第1趾中足骨頭の外側の突出した部分に，圧痛を伴う滑液包を認める．立位で足底のアーチが扁平となる．

坐骨神経痛
L4の皮膚分節は足の甲に，L5は足底に，S1は踵と足の外側に分布する．痛みは多くの場合，異常感覚（しびれ感や灼熱感）を伴う．痛む場所に圧痛や腫脹は認めない．膝（L4）や足首（S1）の腱反射は減弱したり欠如したりすることもある．

中足骨痛症
体重をかけているときに中足骨頭の真ん中に痛みを感じる．突出した中足指節関節にたこができ，足の裏にも圧痛を認める．一般的な原因は凹足，ハイヒールの靴を履いていることである．

中足骨疲労骨折
痛みと圧痛は第2趾，第3趾の中足骨に起こることが多い．ランナーではよくみられる損傷である．

前脛骨筋腱炎
鋭い圧痛を伴う痛みを腱付着部の足部外側に認め，足の外反で痛みが増強する．腱に沿って球状の腫脹を認めることもある．

扁平足
足底が平らだと，長時間立っていたり歩いたりすると痛みが誘発される．縦のアーチがなく，踵が外反し，舟状骨が突出する．

踵骨骨折
ジャンプしたり，高いところから飛び降りて踵からまともに着地したときに受傷する．踵に強い痛みがある．

趾間神経腫
症状は焼けるような痛みと第3趾，第4趾の筋痙攣を起こし，さすると軽快する．前足を押しつけ，第3中足骨間を押し上げるとクリックを触知でき，症状も誘発できる．圧痛は中足骨間で最大となり，結節を触知できる．

後脛骨神経絞扼性障害
足根管で神経が圧迫されると内果から足底を通り，指先にかけて灼熱感としびれ感

が出現する．踵の外反と踵骨骨折がリスクファクターとなる．足関節でTinel徴候が陽性となりうる．

コンパートメント症候群

　痛みと感覚障害が足部に放散する．コンパートメント症候群は下肢の急性外傷，外科手術，虚血がある場合に疑うべきである．前方コンパートメントの痛みは指先を他動的に屈曲させるだけで誘発され，足の筋力も低下している．

〔宮原雅人〕

Chapter 79 関節炎・皮膚炎

Plates 57, 58, 59, 60, 61, 87, 89, 90, 99, 100, 101, 102, 103, 104, 105, 106, 107, 108, 109, 110, 111, 112, 113, 114, 115, 116, 117, 118, 122, 123, 152, 158, 159, 183

鑑別リスト

- ライム病
- 結節性紅斑
- 関節リウマチ
- 全身性エリテマトーデス
- 乾癬性関節炎
- 播種性淋菌血症
- サルコイドーシス
- 強皮症
- 皮膚筋炎
- Reiter症候群
- リウマチ熱
- Behçet病
- Still病
- 過敏性血管炎

臨床所見

ライム病

遊走性紅斑（急速に拡大する環状の紅斑で，中心部は正常皮膚になってゆく）が初期診断の手がかりとなる．病変の中心部にマダニの刺口があり，通常，非常に硬く，水疱になったり壊死を起こしたりする．皮疹が軽快した後，非対称性の関節炎を2～3か所に認める．

結節性紅斑

前駆症状として発熱，悪寒，倦怠感，多関節痛を認める．前頸部やくるぶしに，不連続で圧痛のある軽度隆起した皮下結節が出現する．A群レンサ球菌感染症，結核，サルコイドーシス，炎症性腸疾患，経口避妊薬やサルファ薬などの薬剤の使用に伴って出現することがある．

関節リウマチ

滑膜の増殖を伴う対称性の多関節炎であり，主に手関節を侵す．朝のこわばりが1時間以上継続することが早期の関節症状の特徴である．リウマチ結節は伸側に起こりやすい．血管炎病変はとくに指趾に生じやすく，小紅斑または紫斑となり，進行すると痛みを伴う結節や潰瘍になる．

全身性エリテマトーデス（SLE）

典型的な蝶形紅斑を40％の人に認め，日光にさらされると増悪する．日光にさらされて生じるびまん性の斑丘疹状の皮疹は全身性エリテマトーデス（SLE）の前駆症状となりうる．中心部の萎縮，毛細血管拡張，赤～すみれ色の落屑を伴う円板状の病変は約20％に認める．血管炎の所見として，四肢の有痛性の潰瘍や触知可能な紫斑，

深在性ループス(前額部,頬部,殿部,上腕の皮下脂肪中の硬い結節)などを認める.典型的な関節炎は,主に近位指節間関節や中手指節関節に対称性で紡錘状の腫脹として認め,手はびまん性に腫脹し,腱滑膜炎も伴う.

乾癬性関節炎

乾癬(銀色の鱗屑を伴う紅斑)が診断に必須であるが,頭皮や臍部,殿溝に隠れている場合もある.爪に凹凸が生じたり黄色調に変化することも診断の手がかりとなる.典型的な関節炎は近位指節間関節と遠位指節間関節に起こり,ソーセージ様に腫脹する.関節炎は浸食性となり,(関節骨を溶かして)望遠鏡様の手指変形を生じることがある.1/4の患者は体幹の骨格に関節炎を認める.

播種性淋菌血症

典型的には肢端に出血性の小囊胞を認めるが,点状出血,出血性皮疹や出血性水疱も起こりうる.発熱,悪寒,腱滑膜炎,多関節炎も所見として認める.

サルコイドーシス

一過性の斑丘疹状の皮疹が体幹,顔面,四肢に起こり,ぶどう膜炎やリンパ節腫大,耳下腺腫大を伴う.半透明の,痛みを伴わない赤茶色〜紫色の皮疹が,顔面(凍瘡様狼瘡),殿部や四肢に認められる.関節症状は移動性で一過性の関節痛として認められる.

強皮症

レイノー現象と腫脹した指で発症する.のちに,手指硬化(つっぱりのある滑らかな光沢を伴った細い指,硬い皮膚),皮膚の拘縮に伴う鷲手様変化,表情の乏しい顔貌(薄い唇,かぎ鼻,くぼんだ頬),小口症,爪襞・顔・唇・口腔粘膜や体幹の毛細血管拡張,主に関節周囲の皮下石灰沈着を認めるようになる.

皮膚筋炎

典型的な皮膚症状は眼瞼の薄紫色のヘリオトロープ疹であり,蝶形紅斑様の分布を示すこともある.Gottron徴候は指節間関節の背面や肘,膝,内果に出現する紫色の鱗屑を伴う扁平な皮疹であり,これらは遅れて出る症状である.関節炎はなく,近位筋の痛みや筋力低下が著明である.患者は手を挙げることができず,椅子から立ち上がることもできなくなる.後屈に比較して首の前屈が障害されやすい.

Reiter症候群

関節炎,尿道炎,結膜炎と皮膚粘膜の潰瘍が認める.関節炎は非対称性であり,多くの場合下肢の関節に認める.1本の指だけソーセージ様に腫脹することがある.腱炎と筋膜炎も認める.皮膚粘膜病変はびらん性の小水疱であったり,亀頭冠や亀頭の皮疹として認められ,時に融合し連環状亀頭炎となることがある.小膿胞は厚く過角

化した皮疹として手掌や足底に認められ，膿漏性角皮症といわれる．

リウマチ熱
　発熱と急性の移動性多関節炎を認める．肘，こぶし，足首，頭皮や後頭部など骨が突出した部分に皮下結節を認める．心筋炎を伴うこともあり，とくに辺縁が不整な一過性のピンク色の皮疹（有縁性紅斑）は心筋炎と関係がある．

Behçet病
　古典的三徴は関節炎，虹彩炎，口腔内と会陰の潰瘍である．再発性の口腔内アフタは必須条件である．それらは斑点状の紅斑で始まり，徐々に表面が灰色の潰瘍となる．陰嚢や陰唇の潰瘍も認められる．前房蓄膿性ぶどう膜炎は顕著な特徴であるが，まれにしか認めない．関節は，膝や足首がまず侵される．

Still病
　皮膚病変は赤く，平坦で，直径1cm以下である．皮疹は一過性であり，スパイク状の発熱とともに認める．移動性の多関節痛も起こりうる．

過敏性血管炎
　上気道症状の後に，若年成人の四肢伸側や殿部に触知可能な紫斑が出現する．関節炎や浮腫，血便を伴う間欠的な腹痛は，診断の手がかりとなる．

〔宮原雅人〕

Chapter 80 多発性関節炎

(Plates) 12, 57, 58, 59, 89, 99, 100, 101, 102, 103, 104, 105, 106, 107, 108, 109, 110, 112, 113, 114, 115, 116, 117, 118, 121, 143, 144, 152, 158, 159, 177, 183

鑑別リスト

- □ 変形性関節症
- □ 関節リウマチ
- □ ライム病関節炎
- □ 全身性エリテマトーデス
- □ 乾癬性関節炎
- □ 多関節性の痛風
- □ ウイルス性関節炎
- □ 強皮症
- □ Reiter症候群
- □ 炎症性腸疾患
- □ 淋菌性関節炎
- □ 強直性脊椎炎
- □ 全身性血管炎
- □ サルコイドーシス
- □ 偽痛風（CPPD）
- □ リウマチ熱
- □ Still病

診断へのアプローチ

　関節の痛み，つまり関節の動きで悪化する痛みであるということで診断が確定する．滑膜炎があれば，炎症性関節炎や全身性リウマチ性疾患に限定される．滑膜炎の所見には，関節周囲の柔らかい皮下組織の触知や，関節の熱感，滲出液などがある．手関節，肘関節，中手指節（MCP）関節が関与しているときは，変形性関節症よりも炎症性疾患を疑う．少なくとも1～2時間続き，NSAIDsで軽快する朝のこわばりは，発赤を伴う関節のように，炎症性関節炎の典型である．

　鑑別の特徴は以下のような点である．

結節性紅斑：サルコイドーシス，炎症性腸疾患関連関節炎，Behçet病．

皮疹：ループス，Still病，血管炎，皮膚筋炎，心内膜炎，汎発性淋菌感染，Behçet病．

40℃以上の高熱：Still病，細菌性関節炎，ループス．

関節炎に先行する発熱：ウイルス性関節炎，ライム病，反応性関節炎，Still病，細菌性心内膜炎．

スパイク熱：細菌性関節炎，Still病．

脾腫：関節リウマチ，ループス．

レイノー現象：強皮症，MCTD（混合性結合組織病），ループス．

口内炎：ループス，Behçet病，ウイルス性関節炎．

目の乾燥や口渇：Sjögren症候群，MCTD，ループス．

目の所見：ループス，Behçet病，サルコイドーシス，反応性関節炎．

移動性の関節炎：淋菌性敗血症，リウマチ熱，髄膜炎菌性敗血症，ウイルス性関節炎，

	徴候	感度	特異度	尤度比
関節リウマチ	リウマチ結節	10	100	10
	手関節の滑膜腫脹	81	87	6.2
	MCP関節の滑膜腫脹	87	84	5.4
	手関節とMCP関節腫脹	73	94	12.2
	対称性	68	82	3.8

ループス，急性白血病，Whipple病．
発作性再発性関節炎：ライム病，結晶誘発性関節炎，炎症性腸疾患，Still病，ループス．
朝のこわばり：関節リウマチ，リウマチ性多発筋痛症，Still病，ウイルス性関節炎．
対称性小関節の滑膜炎：関節リウマチ，ループス，ウイルス性関節炎．

臨床所見

変形性関節症

　母指やMCP関節，膝関節，股関節，腰椎椎間関節などの，とくに負担が大きい関節に無菌性の（非炎症性の）対称性多発関節炎として出現する．Heberden結節（遠位指節間関節），Bouchard結節（近位指節間関節）などが認められることが多い．こわばりは，関節の安静の後に悪化し，15分以内の朝のこわばりを伴い，関節の疲労で進行する．可動域制限や関節の捻髪音などを認め，痛みは軽度なこともある．全身症状は認めない．

関節リウマチ

　伸側にリウマチ結節を伴い，近位指節間（PIP）関節，MCP関節，手関節などの柔らかい滑膜腫脹のある，亜急性で対称性の多発関節炎を認める．手指の尺側偏位，スワンネック状変形，ボタンホール変形は晩期の所見である．

ライム病関節炎

　典型的には再発性移動性の関節炎を認め，第2期には持続的，拡大傾向を示し中心部は色が抜けた環状紅斑（遊走性紅斑）やインフルエンザ様の症状を伴う関節痛を認める．関節炎は発作的で，主に大関節に生じる．

全身性エリテマトーデス（SLE）

　対称性の多発関節炎で，小関節には変形を認めず，移動性の場合もある．鼻唇溝を超えない頬部の蝶形紅斑（50％）や，レイノー現象（30％），脱毛症（40％），口内炎（40％），摩擦音を伴う漿膜炎（50％），多成分の摩擦音を伴う心内膜炎（30％），脾腫（15％）などが診断に有用である．爪床や手掌の梗塞，触知可能な紫斑や網状紅斑，皮膚潰瘍などで血管炎の存在を疑う．プロカインアミドによるループスは，多発関節炎や発熱が主な特徴である．

乾癬性関節炎

遠位指節間（DIP）関節の非対称性の少数関節炎である．指は短縮し，びらん性変化を認める（オペラグラス様変形）．乾癬の皮疹は頭皮や殿裂，臍，耳介後部などに隠れていることがある．爪の点状陥凹も一つの手がかりである．

多関節性の痛風

急速に関節が赤くなり，数時間後には著明な痛みを伴う．しばしば，単関節炎の病歴（とくに母趾の足部痛風）がある．非対称性の少数関節炎となり，耳介や伸側表面にある痛風結節が診断の助けとなる．

ウイルス性関節炎

B型肝炎の発症前に，移動性の多発関節炎，発熱，じんま疹などがしばしば起こる．風疹やパルボウイルスB19では，しばしば発疹を伴い，突然発症の，対称性の多発関節炎を認めることがある．関節炎はとくに手に多い．HIV感染症は一過性の強い関節痛や，急性発作性の少数関節炎，持続する対称性多発関節炎となることがあるが，通常は発熱を伴わない．

強皮症

関節の症状は軽度で，手指の硬化，全身の皮膚硬化がとくに著明で，手指に革様の捻髪音を伴う．レイノー現象，嚥下障害を伴った食道の蠕動障害，表皮の毛細血管拡張症などが診断の助けとなる．指先の萎縮や潰瘍があれば重症のレイノー現象を疑う．

Reiter症候群

非対称性の下肢の関節炎，とくに踵の痛みとして生じる足底の筋膜炎，片側性の仙腸骨炎が主に若年男性に生じる．特徴的な所見としては，尿道炎や虹彩炎，結膜炎，口内炎，連環状亀頭炎，膿漏性角皮症などがある．下痢やクラミジア尿道炎，非定型抗酸菌症を伴ったHIV感染症などの後に反応性に起こることがある．角皮症は，足底やつま先，亀頭の小水疱から始まり，不透明な丘疹へと進行し，過角化を伴った癒合した皮疹となる．連環状亀頭炎は亀頭に水泡を形成し，癒合して表層のびらんとなる．

炎症性腸疾患

腸疾患は関節炎が進行するときには活動性が高いことが多く，発熱や腹痛，下痢，血便，粘液便を伴う．関節炎は，発熱や口内炎，結節性紅斑，壊疽性膿皮症を伴って，膝関節や足関節，手関節に生じる．

淋菌性関節炎

特徴としては，発赤を伴った膿疱状の皮膚病変や尿道炎，子宮頸管炎を伴う移動性の多関節炎と腱滑膜炎を認める．患者は，発熱や著明な倦怠感などの全身症状を認める．

Chapter 80　多発性関節炎

強直性脊椎炎
　臥位で悪化し運動で軽快する下部の腰痛を伴って，脊椎（仙腸関節や腰椎）の関節炎が，潜行性に始まる．前屈制限は初期から認められる．再発性の前部ぶどう膜炎を伴うことがある．大血管疾患は晩期の所見である．

全身性血管炎
　発熱と多発関節炎は血管炎の特徴的所見であり，触知できる紫斑や血尿のような特徴的所見と同時に生じる．巨細胞性動脈炎（側頭動脈炎）は発熱と多発筋痛症を伴うが，慎重に診察すると，関節痛を認めない．

サルコイドーシス
　若年女性に紅斑や関節周囲の腫脹を伴う，とくに足関節の病変を認めるときは，痛風よりもサルコイドーシスを疑う．結節性紅斑やろう様の赤褐色皮疹，リンパ節腫脹も手がかりとなる．

偽痛風（CPPD）
　変形性関節症様の変化が手，肩，肘，足関節に認めるときに疑う．膝関節が最も好発部位である．

リウマチ熱
　咽頭痛に引き続いて，数週間後に多発関節炎が発症する．関節炎は発症すると，24時間以内に関節の著明な腫脹，発赤，熱感，圧痛が急速に悪化する．数日後初めの炎症部位は正常に戻るが，他の関節に移動する．成人では，多発関節炎や発熱が心臓の病変よりも一般的である．発熱は1週間かそれ以上続く．

Still病
　悪寒や一過性のピンクの皮疹とともに高いスパイク熱を認める．関節炎は発症のたびに移動する．

（坂爪　香）

Chapter 81 急性膝関節痛

Plates 87, 89, 90, 103, 104, 152

鑑別リスト

- ☐ 変形性膝関節症
- ☐ 膝蓋大腿骨痛
- ☐ 側副靱帯捻挫
- ☐ 半月板損傷
- ☐ 前十字靱帯断裂
- ☐ 膝蓋骨下大腿四頭筋腱炎
- ☐ 急性単関節炎
- ☐ 膝蓋前滑液包炎
- ☐ 鵞足滑液包炎
- ☐ ハムストリング損傷
- ☐ Baker囊胞
- ☐ 感染性関節炎
- ☐ 腸脛靱帯炎
- ☐ 関節血症
- ☐ 膝蓋骨骨折
- ☐ 膝蓋骨脱臼
- ☐ 離断性骨軟骨炎
- ☐ 骨壊死

診断へのアプローチ

　受傷機転について注意深く問診を重ねることが最も大切となる．酷使による損傷やバランスのとれていない歩行による過度のストレスが原因として多い．階段をおりる際に「逃げる感じ」がする場合は関節半月後角の損傷か前十字靱帯の断裂を考慮する．関節接合部の痛みは変形性膝関節症，高度の側副靱帯損傷，半月板断裂，脛骨プラトー骨折時に認められる．関節接合部より数センチ内側下方に位置する痛みの場合は，鵞足滑液包炎や軽度の内側側副靱帯損傷を考える．膝関節前面の痛みは大腿四頭筋に損傷があるときや多量の関節滲出液がある場合に認められる．膝窩の痛みは多量の滲出液による場合が多い．

　診察の際は，体系的にそれぞれの方向から膝関節にストレスをかけて痛みを誘発し，対側と比較して痛みや関節が弛緩していないかどうかを調べる．半月板損傷や関節内遊離体が原因で滲出液が貯留すると，関節可動域は制限されうる．膝の真のロッキングとは，屈曲は可能だが，伸展が完全伸展位まで10°届かないことをいう．McMurrayテストは，膝を90°に屈曲した状態で大腿に対して脛骨を内側に回旋させ，その後に膝を伸展させながら外側に回旋させる方法である．内旋で痛みを伴うクリックを認めた場合は，外側半月板損傷を疑い，外旋で所見を認めた場合には内側半月板損傷を疑う．前方引出しテストは，膝を90°に屈曲した状態で脛骨を前方に引いたときに痛みと動揺性が誘発され，陽性ならば前十字靱帯断裂を疑う．Lachman徴候は，膝を15°屈曲させた状態で行うと最も感度がよい．滲出液がある場合は膝関節のくぼみが消失し，波動を認めることもある．

	徴候	感度	特異度	尤度比
半月板損傷	McMurray テスト	52	97	17.3
	関節滲出液	35	100	5.7
	内旋・外旋テスト	69	83	4.8
前十字靱帯断裂	Lachman テスト	87	93	12.4
	前方引出しテスト	48	92	6.0
後十字靱帯断裂	後方引出しテスト	81	95	16.2
膝関節周囲の骨折	Ottawa Knee Rule	100	49	2.0
	膝関節 ROM＜30°	21	97	7.0
変形性膝関節症	骨肥大	28	85	3.0
	屈曲時の痛み	22	92	2.7
	Heberden 結節	24	88	1.7

　急性膝関節損傷においては，Ottawa Knee Rule を用いると重大な骨折を見逃すことなく X線検査をせずに済む．(a) 54歳以上の場合，(b) 腓骨頭に圧痛を伴う場合，(c) 膝蓋骨だけに圧痛を認める場合，(d) 90°以上膝を曲げることが困難な場合，(e) 体重を支えられないまたは診察室で4歩以上歩けない，のいずれかの項目に当てはまる場合は X線撮影の適応となる．

　クリックを触知することは必ずしも異常を表しているわけではない．半腱様筋が内顆を滑る場合や腸脛靱帯が外顆を滑る際にも認められるからである．

臨床所見

変形性膝関節症

　初期には軽度のこわばりを自覚し，動かしているうちに軽快する．痛みは膝の前方，内側に起こることが多い．膝の骨化，膝の運動時の捻髪音や関節が冷えていることは手がかりとなる．過度の使用により急に発赤が出現することがある．

膝蓋大腿骨痛

　ジョギングをする人に多い膝の痛みの一般的な原因であり，階段を上るときに膝蓋骨の裏側の痛みが誘発される．膝を伸ばした状態で膝蓋骨を下に押すと痛みが誘発され，膝蓋骨を側方に動かすと捻髪音を感じることもある．

側副靱帯捻挫

　脚を固定した状態で膝に側方から力を加えると側副靱帯に負荷がかかる．下肢を固定し，側方（外反）または内側（内反）に働く力をさまざまな角度に曲げた膝に加えると，痛みや動揺性が誘発される．

半月板損傷

　足を固定し，屈曲し，体重をかけた状態で膝をひねることで受傷する．関節接合部に圧痛があり，膝関節自体は固定された状態になり，クリックがみられることもある．

急性発症の場合は滲出液を伴う．McMurrayテストを行うと，膝を伸展した状態で脛骨を内側にひねると半月板の内側に負荷がかかり外側は解放される．この操作によって，外側半月板損傷の場合には痛みを伴うクリック（膝の上に手を置いて触れる）が誘発され，内側半月板損傷の場合には圧迫され痛みが誘発される．外旋させると逆の半月板に負荷がかかる．

前十字靱帯断裂

損傷の機序は，「ふんばって急に止まったり」，割って入ったり，過度の伸展で「ブチッ」という音とともに受傷する．前十字靱帯断裂は，脛骨が大腿骨から「逃げる感じ」として自覚することがある．（急性の）前十字靱帯断裂の痛みと膝の動揺性は，前方引出しテスト（膝を90°に屈曲させた状態で脛骨を前方に引き出す）やLachmanテスト（15°屈曲させた状態で脛骨を前方に押し出す）で誘発される．

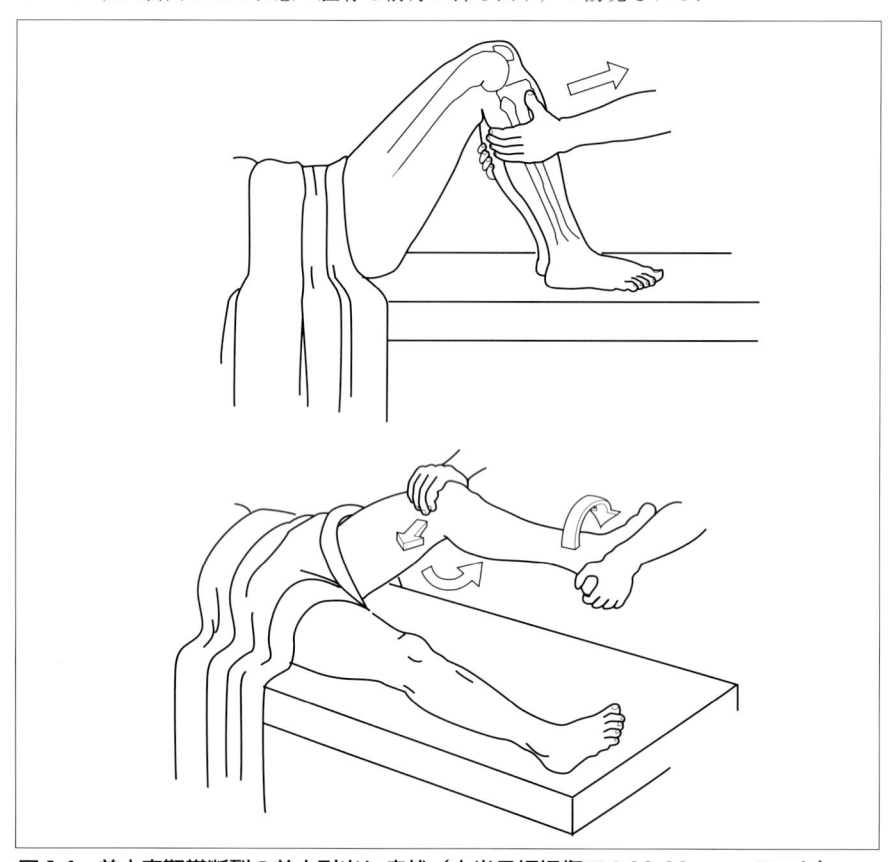

図14　前十字靱帯断裂の前方引出し症状（内半月板損傷でのMcMurrayテスト）
（Reilly BR. Practical Strategies in Outpatient Medicine. 2nd. ed. Philadelphia: WB Saunders, 1991:1193, 1195より改変）

Chapter 81　急性膝関節痛

膝蓋骨下大腿四頭筋腱炎
　膝下の大腿四頭筋腱の痛みと圧痛は，階段を上るときに誘発される．滑液包が炎症を起こすことにより波動のある嚢胞を触知することがある．思春期においては，Osgood-Schlatter病が脛骨前面に同様の痛みを起こすことがある．

急性単関節炎
　膝は熱感を伴い，とくに感染症の場合は発熱することがある．膝関節は関節リウマチや化膿性関節炎（とくにブドウ球菌性と淋菌性），痛風で侵されることが多い．ライム病やリウマチ熱でも起こりうる．

膝蓋前滑液包炎
　外傷歴があったり，繰り返し中腰になるといった病歴が多い．膝蓋骨の下半面に滲出液を含んだ滑液包を触知することができる．関節可動域は通常障害されない．

鵞足滑液胞炎
　膝の内側の痛みが夜間に起こり，歩行により増悪する．脛骨粗面に圧痛を認めることがある．内側側副靱帯は正常に保たれている．

ハムストリング損傷
　過度の伸展により膝窩に痛みと圧痛が出現する．

Baker嚢胞
　滑液包を伴い，膝を伸展させると膝窩が腫大し，屈曲すると消失する．滑液包が大きくなりすぎると屈曲した際に圧迫感を自覚する．関節炎に伴って生じる．

感染性関節炎
　膝関節は熱感と痛みを伴う．患者の全身状態は悪く，発熱を伴う．尿道炎症状，膿疱性皮疹，腱滑膜炎を伴う若年成人の患者においては淋菌性菌血症を疑う．

腸脛靱帯炎
　大腿外側顆に自発痛および圧痛を認める．靱帯は触知可能で，弾発音を聴取することもできる．

関節血症
　半月板損傷，靱帯損傷，骨折などにおいて，急速に腫大する，熱感を伴った膝の痛みとして発症する．血友病，抗凝固状態，白血病が基礎疾患としてある場合は，より軽度の外傷で発症することもある．

膝蓋骨骨折
　膝から直接落ちたときは骨折を疑う．骨折した膝蓋骨には激しい圧痛があり，砕けた個々の骨片を親指の爪で触知できる．

膝蓋骨脱臼

過度に膝蓋骨が動き，膝が「逃げる感じ」を呈する．

離断性骨軟骨炎

若年成人で，外傷後の膝内側の痛みとして自覚する．遊離体により膝が固定されることもある．

骨壊死

高齢者やステロイドを内服している患者において，体重をかけた際に急に激しい痛みを自覚する．

〔宮原雅人〕

Chapter 82 急性単関節炎

Plates 57, 58, 68, 87, 89, 90, 99, 100, 101, 103, 104, 105, 113, 114, 115, 116, 117, 152, 159

鑑別リスト

- ☐ 外傷
- ☐ 痛風
- ☐ 変形性関節症
- ☐ ライム病
- ☐ 淋菌性関節炎
- ☐ 血清反応陰性脊椎関節症
- ☐ 化膿性関節炎
- ☐ 偽痛風
- ☐ 化膿性滑液包炎
- ☐ 虚血壊死

診断へのアプローチ

　関節を動かすことにより，痛みが誘発されるかどうかで関節炎の有無を確認する．関節の熱感，腫脹があり，発熱や体重減少，全身倦怠感を伴う場合には感染症を考える．皮膚病変が，乾癬，全身性エリテマトーデス（SLE），ウイルス感染症，ライム病などの手がかりとなる．結節性紅斑はサルコイドーシスや炎症性腸疾患でも認めうる．尿道炎は淋菌やReiter症候群などで認めうる．関節リウマチやReiter症候群，強直性脊椎炎，感染性関節炎，炎症性腸疾患，サルコイドーシスなど多関節炎を呈する疾患が，まれに単関節炎の症状を示すことがある．

臨床所見

外傷

　患者は外傷のエピソードと，遅れて出現した関節痛を関連づけていないことがあるので，積極的に聞き出さなければならない．病歴を聞くうちに捻挫，急な減速，直接の外傷が明らかになることがある．外傷の原因としての反復運動は，具体的に質問をしないと聴取できないことがある．

痛風

　極度の発赤，痛み，腫脹が関節周囲にまで広がり，炎症所見は著明である．第1趾の中足指節関節が好発部位であるが，膝・踵・手首・肘頭滑液包などにも起こりうる．過度の飲酒や，サイアザイド系利尿薬の使用が痛風発作を誘発しうる．繰り返す痛み，コルヒチンへの迅速な反応，痛風結節などが診断の手がかりとなる．

変形性関節症

　もともとの長期にわたる変形性関節症に，急性の単関節炎を呈することがある．

245

Heberden結節やBouchard結節が手に生じうる．侵された関節は骨性の腫瘤を形成し，いずれ関節可動域が制限される．

ライム病
関節炎の数日～数か月前に，発熱を伴うインフルエンザ様の症状や関節痛，中央部分は正常皮膚面の環状紅斑が出現する．膝の単関節炎の頻度が高い．疫学的な状況（季節や場所）が背景として存在する．

淋菌性関節炎
性的に活発な若年成人で鑑別にあげる必要がある．発熱，多発関節炎，腱滑膜炎，膿疱性または壊死性の皮膚病変などの初期症状に続いて数日後に化膿性の関節症状が出現する．同時に起こる尿道炎や頸管炎（膿性の帯下を伴う）が診断の手がかりとなるが，全症例に認めるわけではない．

血清反応陰性脊椎関節症
乾癬性関節炎，Reiter症候群や炎症性腸疾患は単関節炎を起こしうる．膝関節には多量の滲出液を認めうる．足趾に症状が及ぶと骨膜（訳注：およびその周囲の軟部組織）の炎症により，ソーセージ様に腫脹することがある．

化膿性関節炎
免疫力の低下，外傷，人工関節の患者に発症し，膝などの大関節に起こることが多い．急な発熱，悪寒を伴い，関節痛は次第に増悪し拍動性の激痛となる．関節は熱感を帯び，圧痛がある．免疫不全患者，静脈内麻薬使用者，人工関節を使用している場合にはとくに感染を起こしやすい．

偽痛風
高齢者に発症し，また副甲状腺機能亢進症やヘモクロマトーシスなどに関係がある．

化膿性滑液包炎
膝蓋前皮下包や肘頭部滑液包に起こることが多い．化膿性滑液包炎は可動域制限を伴わず，蜂窩織炎のような症状を呈する．発熱，リンパ管炎，皮膚の侵入門戸が重要な手がかりとなる．

虚血壊死
ステロイドの使用，空気塞栓，脂肪塞栓，窒素塞栓などの素因を考える．

（宮原雅人）

Chapter 83 関節周囲の痛み

(Plates) 89, 113, 114, 119

鑑別リスト

- □ 腱炎
- □ 滑液包炎
- □ 腱滑膜炎
- □ 筋筋膜痛
- □ 神経根の痛み
- □ 痛風
- □ 線維筋痛症
- □ リウマチ性多発筋痛症
- □ 反射性交感神経性ジストロフィ

診断へのアプローチ

関節周囲の痛みは，関節自体を動かすことよりも筋肉を使うことで生じる．主な症状は，疼痛，こわばり，可動域制限，痛みによる睡眠障害である．起床時にこわばりがあれば，関節周囲の炎症を疑う．

	徴候	感度	特異度	尤度比
線維筋痛症	15か所の痛点	56	87	4.3
	11/18以上の圧痛点	90	78	4.1
	僧帽筋の圧痛	60	83	3.5
	網状皮斑	15	95	3.0
	睡眠障害	75	73	2.8
	過敏性腸症候群	30	88	2.5
	倦怠感	81	61	2.1

臨床所見

腱炎

腱の炎症は，運動や組立てラインでの仕事，楽器の演奏，タイプ打ちのように反復的な動きや使いすぎによって生じることが多い．腱炎には，次のような疾患を含む．手首の伸展や前腕の回外で痛みが増強する外側上顆炎（テニス肘），手首の屈曲や回内で痛みが増強する内側上顆炎，踵骨隆起後方の痛みと圧痛を認めるアキレス腱炎，橈骨突起上の母指伸筋に圧痛と腫脹を伴い，母指を中に手を握ると痛みを生じる（Finkelstein徴候）de Quervain病，肩関節外側の圧痛と肩の外転で痛みを認める棘上筋腱炎，肘を90°に屈曲し前腕の回内に対して抵抗を加えると上腕二頭筋溝に痛みを生じる上腕二頭筋腱炎などがある．

滑液包炎

炎症は，骨隆起部上の滑液包に生じる．たとえば，肘頭，大転子，鵞足（膝外側），膝蓋前，三角筋下，坐骨などである．圧痛は非常に限局しており，しばしば貯留液を触知する．肘頭粘液囊は感染が原因である場合が多く，発熱や発赤があれば疑う．

腱滑膜炎

腱鞘上に発赤と痛みを認める．痛みは，腱を動かすことで悪化する．腱鞘上に捻髪音を触知または聴取することもある．炎症はたいてい，反復性の運動によって生じるが，尿道炎や発熱，囊胞性の皮膚病変を認めるときは，播種性の淋菌血症も考慮すべきである．

筋筋膜痛

痛みは，使いすぎや筋肉や腱の急性傷害によって生じ，それぞれで圧痛点を認める．痛みはたいてい限局性に乏しく，うずきやしびれ，痛覚過敏を伴うこともある．一般的な部位を以下に示す．たとえば，咬筋に圧痛点を伴う顎関節症，肩甲骨に圧痛点を伴う肩関節，僧帽筋や頸筋に圧痛点を伴う後頭部痛，胸筋や前鋸筋に圧痛点を伴う前胸部痛，腰部傍脊椎筋に圧痛点を伴う腰痛，殿部筋に圧痛点を伴う坐骨神経痛，広範囲の圧痛を生じる大腿外側の大腿筋膜痛などである．全身性の筋痛症は激しい運動や外傷，横紋筋融解症，ウイルス感染，血管炎で生じることがある．

神経根の痛み

神経根の圧迫は，四肢の深部にうずくような痛みとして認められる．皮膚分節に沿って分布し，痛みの部位に圧痛を認めず，孤発性の運動神経障害や深部腱反射の減弱を認めることから鑑別できる．

痛風

最も一般的には，母趾の中足指節（MTP）関節周囲の広範な軟部組織の炎症（足部痛風）であるが，関節周囲の発赤や腫脹を認め，他のどの関節にも生じる．たとえば足関節や中足骨関節などである．

線維筋痛症

米国の大学のリウマチ学科では，広範囲な筋骨格系の痛み，18か所中11か所以上の特異的な圧痛点を認め，同時に説明可能な疾患を認めないとき線維筋痛症と診断する．うずくような痛みやこわばりはびまん性で広範囲であり，睡眠障害や易疲労性，腫れたような感覚，頭痛なども伴う．筋膜の圧痛点は特徴的で，僧帽筋上縁の中点や第二肋軟骨関節，後頭部，下部頸椎の脊椎靱帯，肩甲骨中線（棘状筋の起始部），外側上顆，大転子，殿部の上外側，膝の内側側副靱帯にある．

Chapter 83 関節周囲の痛み

リウマチ性多発筋痛症

　肩帯や腰部にびまん性で強い痛みが，発熱や倦怠感，体重減少とともに生じる．しゃがんだ姿勢から立ち上がったり，上肢の挙上で痛みがある．こわばりは痛みよりも目立つ．脱力はリウマチ性多発筋痛症を除外するものではないが，他の鑑別を考えるべきである．頭痛や顎跛行，索状で圧痛を伴う側頭動脈，視力障害で特徴づけられる側頭動脈炎もまた，その一部分症である．

反射性交感神経性ジストロフィ

　四肢の限局性に乏しい痛みと指趾の血管攣縮で特徴づけられる．痛みは焼けるような，刺すような痛みが持続し，皮膚分節には沿わない．皮膚温は異常で，経過の早期には温かく，後に冷たくなる．皮膚色も同様で，早期に赤く，後にチアノーゼとなる．発汗も変化し，早期に湿潤となり，後に乾燥する．四肢の浮腫や頭髪，爪，皮膚の萎縮を認める．痛覚過敏や反復刺激への過剰反応，脱力などを認めることもある．

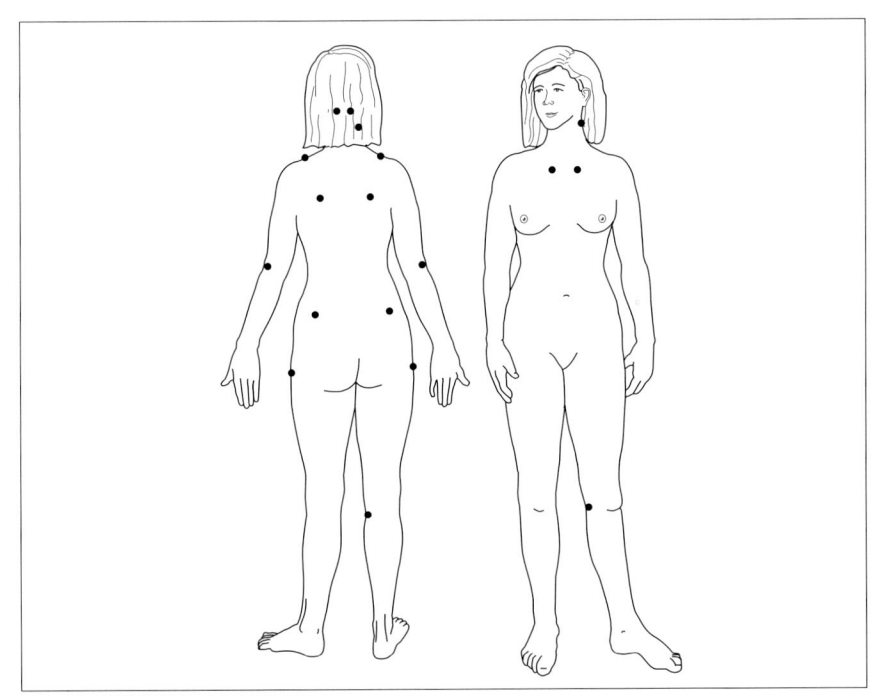

図15　線維筋痛症の圧痛点
(Rubenstein E, Federman DD. Scientific American Medicine. New York: Scientific American, 1992, p.15:vi:7 より改変)

〔坂爪　香〕

Section VI　筋骨格系

Chapter 84　レイノー現象

Plates 99, 100, 101, 102, 109, 110, 111, 112, 119, 169

鑑別リスト

- □ 特発性
- □ 全身性エリテマトーデス
- □ 強皮症
- □ 薬剤
- □ 胸郭出口症候群
- □ 鎖骨下動脈動脈硬化
- □ クリオグロブリン血症
- □ 慢性振動曝露
- □ 凍傷

診断へのアプローチ

　通常は寒冷刺激が誘因となる．典型的な三相反応は20％で生じ，四肢末梢に急激な境界明瞭の蒼白化で始まり，次に血流うっ滞による鈍い痛みとともにチアノーゼ様（青紫色）に変色する．温まると，指がどす黒い紫色から深い赤になる．橈骨動脈の脈拍は正常である．「白色化発作」は，指先の動脈閉塞であるが，一方でチアノーゼや皮膚の斑点形成は動静脈シャントの閉塞や小動脈の血管攣縮によって生じている可能性がある．痛みがあるときは，重度の組織虚血や基礎疾患が隠れている可能性がある．レイノー現象は，皮膚の変色を伴わずに手足が冷たいという一般的な現象と鑑別する必要がある．

　発熱や関節痛などの身体症状は，膠原病の診断に至りにくい指標である．レイノー現象の初期症状が出現してから，膠原病と診断されるまでには長い時間がかかることもある．

　片側性のレイノー現象は，胸郭出口症候群や鎖骨下動脈の動脈硬化のような四肢近位部の血管疾患による．1指のレイノー現象は，四肢末梢の外傷や手掌動脈の塞栓による．

　爪襞の毛細血管は，液浸油を使った40倍の検眼鏡で観察することができる．拡張し，変形した毛細血管のループは基礎に膠原病がある，もしくは膠原病に発展する可能性があることを念頭におく必要がある．強皮症やCREST症候群，MCTD（混合性結合組織病）では，爪襞の毛細血管の顕微鏡検査で以下の所見がみられる．

	徴候	感度	特異度	尤度比
二次性レイノー現象	毛細血管30本以下/5mm	46	92	5.8
	毛細血管30本前後，巨大ループ	54	92	6.8
	毛細血管30本前後，bushy pattern	62	78	2.8
	毛細血管30本前後，滲出液	67	76	2.8

臨床所見

特発性
若年女性に好発する，全身の血管過敏性の一症状で，片頭痛のような血管が収縮する現象と関連がある．

全身性エリテマトーデス（SLE）
SLEの30～50％に生じる．蝶形紅斑や発熱，漿膜炎，関節炎は特徴である．

強皮症
強皮症の90％にレイノー現象を認め，70％では初発症状である．皮下の石灰沈着（C）やレイノー現象（R），食道蠕動低下（E），手指硬化（S），毛細血管拡張（T）などを認める古典的CREST症候群の一症状である．液浸油を使った40倍の検眼鏡で，血管は拡張して数が減少し，繊細な血管構造が歪曲された，表皮の毛細血管ループの異常が80％の患者でみられる．

薬剤
エルゴタミン，麻薬，コカイン，アンフェタミン，β遮断薬，ブレオマイシン，シスプラチン，ビンブラスチン，シクロスポリン，インターフェロンα，塩化ビニルなどで，レイノー現象を生じる．

胸郭出口症候群
鎖骨下動脈を間欠的に圧迫すると手が冷たくなる．動脈拍動も欠損し，症状は寒冷曝露に関係しない．末梢での血管攣縮はなく，境界が明瞭である．Adson試験（頸部を後屈して患側に回旋し，呼吸を吸気で止めると，橈骨動脈の拍動が触知できなくなる）が陽性である．

鎖骨下動脈動脈硬化
片側の脈拍減弱や血圧の左右差，鎖骨上窩の血管雑音，上腕の間欠性跛行が臨床的所見である．

クリオグロブリン血症
寒冷曝露により鼻や耳の先端のチアノーゼとして，レイノー現象が生じることがある．

慢性振動曝露
削岩機の操縦や鉱山労働のような仕事でもレイノー現象が生じる．

凍傷
体温調節による指の循環不全が繰り返し起こり，凍傷となることがある．

（坂爪　香）

Section VI 筋骨格系

Chapter 85 爪の変化・ばち指

Plates 1, 2, 9, 10, 27, 32, 34, 35, 36, 41, 42, 43, 44, 45, 60, 61, 63, 65, 66, 67, 70, 74, 75, 76, 78, 101, 103, 111, 115, 137, 164, 169

鑑別リスト

◆爪の変化
- □ 点状陥凹
- □ 爪甲横溝
- □ 横断する白線
- □ 爪郭の毛細血管拡張
- □ 爪郭の梗塞
- □ 線状出血
- □ 爪甲離床症
- □ さじ状爪
- □ 青緑色爪
- □ 白色爪
- □ 半月爪
- □ 黄色爪
- □ 青色半月
- □ 赤色半月
- □ 黒色線条

◆ばち指
- □ 気管支癌
- □ 肺結核
- □ 心内膜炎
- □ 炎症性腸疾患
- □ 家族性
- □ 外傷
- □ バセドウ病
- □ 肝硬変
- □ 囊胞性線維症
- □ チアノーゼ性先天性心疾患
- □ 肺線維症
- □ 縦隔ホジキン病
- □ 中皮腫
- □ 肺膿瘍
- □ 気管支拡張症
- □ 肥大性骨関節症
- □ 強皮骨膜炎

診断へのアプローチ

　爪には，その成長に影響する生理的状態についての情報が刻まれている．木の年輪に過去の夏の気候が記録されているのと同様である．詳しく調べてみると，心内膜炎のような重要な全身疾患の手がかりが含まれていることもある．

　ばち指は，側面から見て，正常な爪の角度がない，すなわち，対応する左右の指の背面をあわせたときの爪の隙間からダイヤモンド形の光がみられなくなることで確認することができる．爪基部の弾力化や柔軟化はもう一つの早期所見である．覆っている皮膚はなめらかで光沢があり，爪床には白い部分（半月）がある．慢性爪周囲炎の人の爪は，ばち指と迷うことがある．

　ばち指を認めるときは，心内膜炎，心雑音，脾腫，黄疸，喘鳴，肺野ラ音・水泡音，胸水，鎖骨上窩リンパ節腫大，肝腫大，腹部腫瘍，甲状腺腫大，眼症などを含む疾患に関する所見をとくに検索する．

　片側のばち指は，上肢への血液供給障害によって生じていることもある．原因としては，大動脈や鎖骨下動脈の動脈瘤や大動脈弓の奇形，動脈管開存症による肺高血圧，上腕動静脈瘻，肺尖部腫瘍，再発性の肩関節脱臼などがある．1指のばち指は，正中神経傷害やサルコイドーシスによって生じることがある．つま先のばち指は，大動脈縮窄症でみられる．

臨床所見

点状陥凹
乾癬で最も一般的に生じるが，アトピー性皮膚炎や扁平苔癬，円形脱毛症などでもみられることがある．

爪甲横溝
全身性のストレス（たとえば，重症感染症や心筋梗塞，外傷など）が一時的な爪甲の薄弱化（Beau線）を引き起こし，爪が伸びるとともに徐々に移動していく．

横断する白線
一時的な低アルブミン血症や全身性のストレスに伴うものが最も多い（Mees線）．古典的にはヒ素毒によるものといわれた．

爪郭の毛細血管拡張
液浸油を使って，40倍の検眼鏡で観察する．皮膚筋炎や強皮症，二次性のレイノー現象では，糸球体のような密集した血管が認められる．細かく蛇行した血管は，ループスに認められる．

爪郭の梗塞
Bywater病変は，小さく，無痛性で，赤褐色の爪郭の梗塞であり，血管炎でみられる．

線状出血
線状で爪末端の出血は外傷によるものが最も一般的であるが，心内膜炎や血管炎，壊血病でもみられる．すべての爪にみられるときは，旋毛虫病を疑う必要がある．

爪甲離床症
皮膚疾患はなく，爪（とくに第4指）が爪床より剥離し，亀裂が入っているときは，甲状腺機能亢進症を疑うが，乾癬や皮膚糸状菌感染症，テトラサイクリンによる日光過敏でも生じることがある．

さじ状爪（スプーン爪）
爪がくぼんで見える．後天的な場合は，鉄欠乏性貧血や梅毒，甲状腺疾患と関連していることがある．

青緑色爪
青緑色の爪は緑膿菌感染症に独特である．

白色爪
ネフローゼ症候群や肝硬変のような低アルブミン血症（2.2g/dL以下）では，先端がピンク色で不透明な白色の爪となる．

Section VI　筋骨格系

半月爪
爪の20〜50％を占める末梢側の赤褐色の帯は，肝硬変や糖尿病，うっ血性心不全で生じる（Terry爪）．メラニンの沈着によってできる末梢側の茶色の帯は，腎不全でみられる（Lindsay爪）．

黄色爪
黄色の「油滴」のような爪の病変は，乾癬に典型的である．皮膚糸状菌感染症やリンパ浮腫もまた爪外側に黄色の線を生じる．爪上皮を除いた爪全体が黄色になる「黄色爪症候群」は，慢性的な呼吸器感染症やリンパ浮腫でみられる．

青色半月
銀中毒や肝レンズ核変性症（Wilson病），マラリア治療薬で生じる．

赤色半月
赤色の半月は一酸化炭素中毒や心不全でみられる．

黒色線条
色黒の人では正常な所見のこともあるが，爪床のメラノーマや接合部母斑，Peutz-Jeghers症候群が原因であることもある．

気管支癌
喫煙歴，喀血，体重減少が手がかりとなる．ばち指は転移性肺癌ではまれであるが，気管支癌では5〜10％にみられる．

肺結核
患者は発熱や夜間盗汗，喀血を伴う．ばち指は，単なる肺結核では典型的ではないが，慢性的に空洞をもつ患者の1/4でみられる．

心内膜炎
人工弁やリウマチ熱の既往，僧帽弁逸脱症，最近歯科治療を行ったなどの危険因子をもつ人は，この診断を考える必要がある．新しい心雑音や脾腫，末梢の塞栓，発熱などの所見がある．

炎症性腸疾患
腹痛，下痢，発熱，血便や粘液便などが特徴である．

家族性
指の特徴は，生涯にわたり変わらない．

外傷性
ばち指は削岩機の操縦者で典型的である．

バセドウ病
甲状腺ホルモンによる偽性ばち指が両側手指と足趾に生じる．眼球突出や凝視，

Graefe徴候（眼瞼遅滞）を頻脈や振戦とともに認める．

肝硬変
アルコール依存症や慢性肝炎のある人では，肝硬変を考える．くも状血管腫，腹水，肝臓の縁が結節状になっているのも手がかりになる．

囊胞性線維症
たいていは慢性的な肺感染症や吸収不良が明らかになる幼少期に診断されるが，時々成人で診断されることがある．

チアノーゼ性先天性心疾患
チアノーゼは右左シャントがあると生じ，幼少期から口唇や四肢末梢が青いことで明らかになる．ばち指は，心室中隔欠損や動脈管開存症，大動脈縮窄症などの非チアノーゼ性先天性心疾患では生じない．

肺線維症
Velcroラ音が特徴的所見で，ばち指は早期から生じる．

縦隔ホジキン病
夜間盗汗などのB症状（訳注：体重減少，発熱，夜間盗汗）や頸部リンパ節腫脹，脾腫などが手がかりとなる．

中皮腫
アスベストに曝露する職業歴やはっきりしない持続する胸痛があるときには，中皮腫を考える．

肺膿瘍
膿瘍は，慢性的に悪臭のある咳をしている有熱患者では容易に診断がつく．

気管支拡張症
慢性的な強い咳は，第一の手がかりとなる．

肥大性骨関節症
手関節，足関節，手や足に，灼熱感のある深部の耐えがたい痛みが生じる．この痛みは夜間に悪化し，また，ぶら下げても悪化する．熱感，発赤，筋腫脹などが，下腿のような長管骨にみられる．レイノー現象，末梢のチアノーゼ，異常感覚，筋力低下も生じる．

強皮骨膜炎
一次性の肥大性骨関節症に加え，四肢の円筒型肥厚や手足のかぎ爪様の肥大などの末端肥大徴候が，多汗症，脂漏，ライオン様のしわの深い顔などとともに生じる．

（坂爪　香）

Chapter 86 筋クランプ（こむら返り）

Plates 78, 103, 104

鑑別リスト

- □ 特発性筋クランプ
- □ 筋疲労
- □ 脱水
- □ 薬剤・中毒
- □ 低カリウム血症
- □ 低ナトリウム血症
- □ 過換気
- □ 虚血
- □ むずむず脚症候群
- □ 低カルシウム血症
- □ ジストニア
- □ 筋萎縮性側索硬化症
- □ 片側顔面痙攣
- □ 脊髄病変
- □ 筋酵素欠損
- □ 筋緊張性ジストロフィ
- □ クロゴケグモの咬傷
- □ 破傷風

診断へのアプローチ

夜間の足の筋痙攣（こむらがえり）はよくあることであり，筋肉の使いすぎ，扁平足などの構造上の問題，長時間の座位，固い床に立っていること，細胞外液の減少，電解質平衡異常などによって生じる．

全身の筋痙攣では，筋萎縮性側索硬化症のような運動ニューロンの慢性疾患を疑い，一つの筋群の再発性局所性の筋痙攣は神経根疾患を疑う．ミオトニー（筋緊張）では，握った手（握手やドアノブ）を開くことが大変で，握ったり開いたり繰り返すことで軽快する．

臨床所見

特発性筋クランプ

単一の筋肉の痙攣で不随意，有痛性であり，こわばりを触知する．夜，足（ふくらはぎ，足底）に起こることが多く，同時に局所に線維束性攣縮を生じ，筋肉を引き伸ばすと改善する．

筋疲労

運動中や筋肉を使っている最中に有痛性の筋痙攣が生じる．拮抗筋群の過度な収縮の結果，しばしば異常な姿勢となる．水泳選手の筋痙攣はこのよい例である．「職業的な筋痙攣」もまた，筋肉の使いすぎによって起こる．たとえば，作家の筋痙攣や，ホルン演奏者の口唇や顔面の筋痙攣である．

脱水
激しい運動や発熱による過度の発汗，塩分喪失に伴って起こる．低浸透圧のためと考えられ，同様の現象が透析中にも生じる．

薬剤・中毒
スタチンは筋痛や筋痙攣から重度な筋肉の炎症まで，筋肉毒性を生じうる．ストリキニーネは強直性というよりは間代性の攣縮を起こし，主に四肢よりは全身性に生じる．過剰のエルゴタミンは筋痛や間欠性跛行を起こす．

低カリウム血症
普通の筋痙攣と同様であり，利尿薬を使用していることが多い．

低ナトリウム血症
ナトリウムの喪失は利尿薬の使用や抗利尿ホルモン分泌異常症候群（SIADH）で最もよく起こる．

過換気
無痛性の手足の攣縮が，口のまわりや手足のピリピリ（チクチク）する感覚とともに生じる．患者は自分の呼吸が速くて深いことに気づいていないことが多い．

虚血
真の筋肉の痙攣ではなく，虚血によって起こる間欠性跛行を筋肉の痛みとして感じる．労作で起こり，安静で改善する．

むずむず脚症候群
夜間に下肢にむずむずする，痛みのような，身もだえする感覚が生じる．基礎疾患としては，鉄欠乏性貧血や妊娠，関節リウマチ，尿毒症などがある．

低カルシウム血症
発作性，あるいは持続性（数時間～数日）のテタニー様の四肢の収縮と，神経の易刺激性がみられる．異常感覚やChvostek徴候，Trousseau徴候がみられる．自然になることもあるが，血圧計のカフの圧迫に反応し，手指末梢は伸展し，中手指節関節は屈曲，母指は手掌側に引っ張られるという「助産婦の手」が誘発される（Trousseau徴候）．

ジストニア
主動筋と拮抗筋が同時に収縮し，一定の姿位をとり，抗精神薬や抗うつ薬が原因となる事もある．

筋萎縮性側索硬化症（ALS）
脱力，萎縮，線維束攣縮が筋攣縮に伴う．

片側顔面痙攣

瞬きなどちょっとした顔面の動きが，細かい攣縮や持続する顔面痙攣となっていく．後頭蓋窩の中を通っている顔面神経が圧迫されて起こる．

脊髄病変

大腿や膝，足の，こわばり，筋痙攣，屈筋痙縮などの症状が，皮膚や内臓刺激によって生じる．発汗や立毛，失禁のような自律神経症状も認める．

筋酵素欠損

ホスホリラーゼやホスホフルクトキナーゼの欠損は，激しい活動で有痛性の筋痙攣を生じる．カルニチンパルミチルトランスフェラーゼ欠損は，とくに絶食や低炭水化物食を続けた後の長時間の運動や寒冷刺激で筋痙攣を生じる．

筋緊張性ジストロフィ

特徴は，随意的に収縮させた筋肉の弛緩が遅延することである．

クロゴケグモの咬傷

クロゴケグモに咬まれた人に持続性の筋硬直や有痛性の筋痙攣が生じる．

破傷風

持続的なこわばりを伴う不随意の痙攣．経過の早期に開口障害が生じ，頸部は過伸展位で項部硬直を伴う．たいていは皮膚に感染源を認める．

（坂爪　香）

Section VII 神経学・精神医学

Chapter 87 頭痛

(Plates) 5, 12, 17, 23, 49, 50, 62, 92, 94, 119, 124, 125, 126, 132, 146, 154, 171, 179, 191, 192

鑑別リスト

- □ 片頭痛
- □ 緊張型頭痛
- □ 急性副鼻腔炎
- □ 急性緑内障
- □ 脳振盪後
- □ 群発頭痛
- □ 髄膜炎
- □ 薬剤
- □ 低血糖
- □ 良性労作性頭痛
- □ 顎関節症
- □ 硬膜下血腫
- □ くも膜下出血
- □ 急性硬膜外血腫
- □ 腰椎穿刺
- □ 脳腫瘍
- □ HIVにおける頭痛
- □ 偽性脳腫瘍
- □ 高血圧性脳症
- □ 一酸化炭素中毒
- □ 側頭動脈炎
- □ 精神疾患
- □ 脳膿瘍
- □ 脳炎
- □ 動静脈奇形
- □ 海綿静脈洞血栓症
- □ 下垂体卒中
- □ 頸動脈解離

診断へのアプローチ

　重篤な疾患を示唆する危険信号には以下の点が挙げられる．突然発症の「今までに経験したことのないようなひどい頭痛」―とくに頭痛もちではない患者「の場合」，以前からの頭痛とは異なる頭痛，体位変換・咳・労作による誘発，外傷もしくは発熱の随伴，異常な精神状態もしくは他の神経学的所見，睡眠を妨げる頭痛もしくは目覚めてすぐに自覚する頭痛，HIVなどの免疫不全である．

　時間経過は頭痛の診断に役立つ．動脈瘤破裂による「雷鳴」頭痛は瞬時にピークに達する．群発頭痛は3～5分でピークに達して，ピークの痛みは45分持続し，徐々に減弱する．片頭痛は数時間かけて増強し，数時間から数日持続して，睡眠で改善する．

　再発した片頭痛の患者を評価する際，以前の片頭痛と異なるかどうか，発熱の有無，網膜静脈拍動の病的な消失の有無を確認することが必須である．これらによって別の原因の検索を適正に行える．もし頭痛とともに発熱があれば，髄膜炎を鑑別することが必要である．

　頭部前屈で視野がぼける場合，目覚めたときに頭痛があり起立で改善する場合，複視，協調運動や平衡の喪失，嘔気を伴い日々増悪する頭痛などの場合には，頭蓋内圧

亢進を疑うべきである．テント上に起因する痛みは前頭，側頭，頭頂に放散し，後頭蓋窩以下の痛みは後頭部に放散する．後部矢状静脈洞もしくは横静脈洞由来の痛みは眼や前額に放散する．

　腰椎穿刺，硬膜下血腫は，起立性の頭痛を生じさせる．後頭部から頭頂や前額に放散する痛みは通常，頸椎症によるものであるが，脳底部くも膜下出血や後頭蓋窩腫瘍，髄膜炎でも生じる．

	徴候	感度	特異度	尤度比
片頭痛*	嘔気	82	96	23.2
	光過敏	79	87	6.0
	音過敏	67	87	5.2
	体動で悪化	81	78	3.7
	拍動性	76	77	3.3
	片側性	66	78	3.1
くも膜下出血	項部硬直	59	94	10.3
	巣症状欠如	64	89	5.9
	痙攣	32	86	2.2
側頭動脈炎	頭皮の結節	14	99.5	28.0
	頭皮の圧痛	41	98	20.5
	顎跛行	39	98	19.5
	側頭動脈圧痛・拍動減弱	58	97	19.3
	舌跛行	3	99.8	15.0
	片眼の完全な視力喪失	3	99.7	10.0

*訳註：緊張型頭痛をコントロールとした場合

臨床所見

片頭痛

　前兆を伴う片頭痛（古典的片頭痛）では，ほぼ必ず前兆が片頭痛に先行しており，診断の必要条件である．神経学的症状には閃輝暗点（野火のように，中央が暗く，辺縁が明るくぎざぎざして広がる），感情変化（抑うつや易怒性）がある．まれだが，失語や片麻痺が前兆となりうる．片側性頭痛が前兆に続き，通常嘔気，食欲低下，光・音過敏などの自律神経症状を伴う．眼底では血管径の変化を認めることがある．典型的片頭痛では，患者は片頭痛が生じることを予感できるが，神経学的な前兆は生じない．片頭痛は自律神経症状や，増悪因子（たとえば，赤ワイン，ストレス，睡眠や食事の不足，強い臭い），寛解因子（たとえば，睡眠，妊娠，高揚感，スマトリプタン）によって識別される．頭痛は思春期か若年成人で発症する．年長者での新規発症はありうるが，器質的原因を検索すべきである．

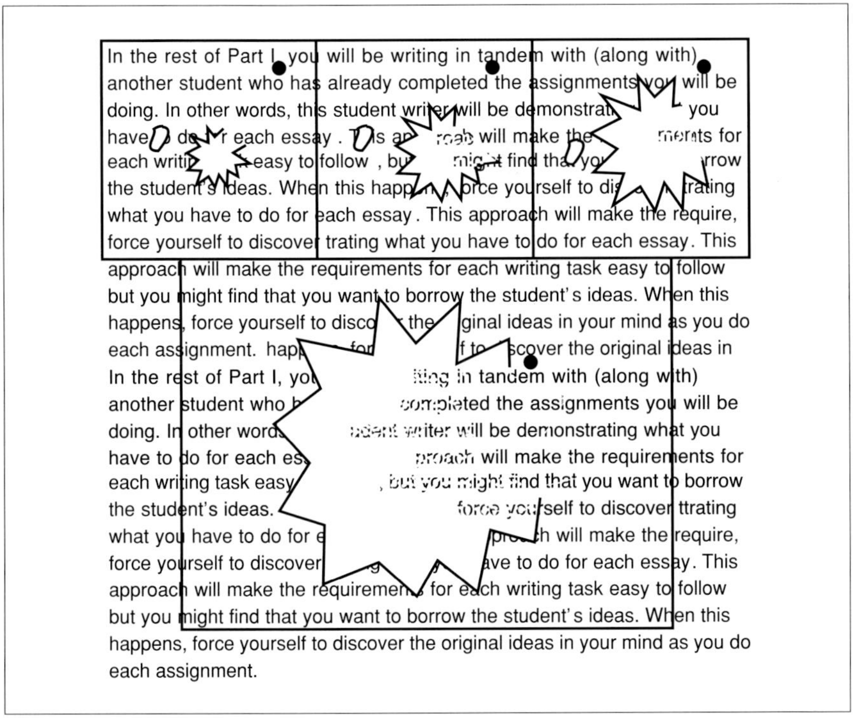

```
In the rest of Part I, you will be writing in tandem with (along with)
another student who has already completed the assignments you will be
doing. In other words, this student writer will be demonstrat[ing what] you
have to do for each essay. This approach will make the [require]ments for
each writing task easy to follow, but you might find that you [want to bo]rrow
the student's ideas. When this happens, force yourself to di[scover] [t]rating
what you have to do for each essay. This approach will make the require,
force yourself to discover trating what you have to do for each essay. This
approach will make the requirements for each writing task easy to follow
but you might find that you want to borrow the student's ideas. When this
happens, force yourself to disco[ver] the [ori]ginal ideas in your mind as you do
each assignment. hap[pens,] for[ce yoursel]f to [di]scover the original ideas in
In the rest of Part I, yo[u will be wri]ting in tandem with (along with)
another student who [has already] completed the assignments you will be
doing. In other word[s, this stu]dent writer will be demonstrating what you
have to do for each es[say. This ap]proach will make the requirements for
each writing task easy [to follow], but you might find that you want to borrow
the student's ideas. [When this happens,] force yourself to discover ttrating
what you have to do for e[ach essay. This app]roach will make the require,
force yourself to discover [trating what you h]ave to do for each essay. This
approach will make the requiremen[ts] for each writing task easy to follow
but you might find that you want to borrow the student's ideas. When this
happens, force yourself to discover the original ideas in your mind as you do
each assignment.
```

図16　片頭痛の閃輝暗点
（Sacks O. Migraine. University of California Press, 1992 より改変）

緊張型頭痛

　頭囲（頭頂，前頭，側頭）に，バンドで圧迫されたような感覚を受ける．重く持続的で，午後から夕方にかけて悪化する．数日，数週，数か月間持続するが，激しく悪化することはない．不安，抑うつ，感情的葛藤がしばしば誘引となる．

急性副鼻腔炎

　痛みの中心は前頭（前頭洞），頬（上顎洞），眼間（篩骨洞），前頭側頭と後頭部（蝶形骨洞）である．頭痛は持続する圧迫感であり，前屈で悪化する．発熱，鼻閉，後鼻漏が通常認められる．

急性緑内障

　眼窩の頭痛が，眼辺縁の痛みから始まって三叉神経眼神経領域に広がる．圧痛のある硬い眼球，角膜縁の紅潮を伴う赤色眼，角膜の混濁，前房の正接光の通過障害が認められる．

脳振盪後

外傷は受傷部位の頭皮の圧痛と緊張型頭痛様の痛みを生じさせる．とくに乗用車の追突事故による患者では，頭痛，めまい（浮動性，回転性），記憶障害，集中力低下，不安を認める．

群発頭痛

群発頭痛は中年男性において，持続的，穿孔様，灼熱様で，片側の眼窩の痛みに同側の眼の充血と流涙，鼻汁，顔面紅潮，発汗を伴う夜間発作として生じる．同側の眼瞼下垂，縮瞳（20〜40%）も認めうる．頭痛は臥床後数時間で生じ，1〜2時間持続する．数週間から数か月の間，夜ごとに反復し，その後数年間消失する．

髄膜炎

発熱が鍵となる徴候である．頭痛は重度で全体的，持続的であり，頭蓋底で最も強く，頸部前屈で増悪する．頸部と背部は屈曲に対して反射的に硬直する（Kernig 徴候，Brudzinski 徴候）．嘔気，光過敏，せん妄から昏睡までの精神状態の変化がしばしば頭痛に伴う．原因に関する手がかりには，以下が含まれる．点状出血斑（髄膜炎菌，エンテロウイルス，黄色ブドウ球菌，レプトスピラ），耳下腺炎（コクサッキー，リンパ球性脈絡髄膜炎〈LCM〉，Epstein-Barr ウイルス〈EBV〉），水疱（単純ヘルペスウイルス），HIV（リステリア，肺炎球菌），糖尿病（肺炎球菌，グラム陰性菌，黄色ブドウ球菌，クリプトコッカス，ケカビ症），淡水浴（アメーバ），ステロイド使用（クリプトコッカス，真菌），夏または秋の発症（エンテロウイルス，ボレリア，レプトスピラ）である．急性中耳炎，副鼻腔炎もしくは肺炎，頭蓋底骨折，脾摘後では，肺炎球菌性髄膜炎を疑う．電撃的に発症し，血管虚脱と角ばった紫斑に暗灰色の色調を伴う場合には，髄膜炎菌が考えられる．緩徐発症や多発性脳神経異常は結核性髄膜炎を疑う．

薬剤

サルファ剤，イブプロフェン，スリンダク，ケトロラク，イソニアジド，アザチオプリン，ペニシリンは，無菌性髄膜炎の原因となりうるが，全身性エリテマトーデス（SLE）や混合性結合織病の患者ではとくにその傾向が強い．併存する顔面腫脹，じんま疹，結膜炎が有用な手がかりである．硝酸塩，エルゴタミン，アンフェタミン，フェノチアジン，アルコール，そしてカフェインの離脱も，頭痛を生じさせる．

低血糖

糖尿病患者で全身の発汗，拍動性の前頭もしくは全体的な頭痛，脱力感，錯乱，易怒性を呈する際に疑う．

良性労作性頭痛（一次性労作性頭痛）

片頭痛を有する患者に生じやすい．性交頭痛はオルガズムの際に突然生じ，数分以内に沈静化する．通常は良性であるが，数時間も持続するかもしくは嘔吐を伴う場合には，くも膜下出血を考慮すべきである．

顎関節症

噛むと症状は悪化し，夜間の不随意な歯ぎしり（ブラキシズム），顎の食いしばりがよくみられる．顎関節の圧痛とクリックは感度が高いが，特異的な所見ではない．

硬膜下血腫

脳振盪を伴う頭部外傷に意識清明期が続き，その後精神状態の変化や，片麻痺，瞳孔散大，うっ血乳頭などの局所神経学的異常が進行する．硬膜下血腫は，軽度の持続性頭痛，傾眠，錯乱を呈し，そして意識消失へと進展する．

くも膜下出血

出血は突然発症で非常に重篤である．頭痛，光過敏，嘔気，髄膜刺激症状，意識消失が急速に進行する．大出血の前に，同様の症状ではあるが，より軽症で自然軽快する「警告出血」が先行することがしばしばある．

急性硬膜外血腫

通常，側頭骨骨折により生じる．進行性の意識レベル低下が原則であるが，脳振盪から回復して血腫が増大する前に短い意識清明期が生じることがある．

腰椎穿刺

座位・立位で強い後頭部・前頭部痛が生じて，臥位で改善する．発症は手技から12日も経ってから起こることもある．腰椎穿刺が適応となった中枢神経系の原疾患による頭痛か，穿刺による頭痛か識別が難しい．

脳腫瘍

「古典的」な腫瘍性頭痛は朝に増悪し，嘔気・嘔吐を伴うものであるが，これは20％未満にみられるにすぎない．臥床すると改善し，排便，咳，かがみ込みで悪化する．特徴としては，同一部位にとどまるが進行性であり，持続時間や程度が数か月かけて悪化していくことがあげられる．夜間の頭痛による覚醒はしばしば認められるが，診断には直結しない．通常，頭痛の進行とともにわずかな神経学的変化が認められる．眼底鏡により，しばしば静脈拍動の消失から明らかなうっ血乳頭までの所見が認められ，頭蓋内圧亢進が明らかになる．摂食と無関係に嘔吐する中枢性の嘔吐を認めることがある．後頭葉腫瘍は閃輝暗点を生じるために片頭痛と誤ることがある．

HIVにおける頭痛

急性HIV感染は無菌性髄膜炎を起こすことがあり，咽頭痛やびまん性の斑状丘疹，

全身のリンパ節腫脹を伴う．クリプトコッカス症は頭痛，発熱，嘔気を起こす．トキソプラズマ症は通常，脳症と痙攣を呈する．中枢神経系リンパ腫では頭痛もしくは痙攣が認められる．HIV脳症は，痙攣，記憶喪失，集中力低下を呈する．

偽性脳腫瘍

肥満のある若年女性で脳腫瘍様の症状を呈し，慢性の眼窩後部の頭痛があり眼球運動で増悪する．一過性の視野のぼけ，複視，めまいや顔面のしびれなどのあいまいな症状がある．診察上，うっ血乳頭がしばしば認められる．

高血圧性脳症

通常，高血圧の増悪（血圧＞230/130mmHg）とともに後頭部痛が生じるが，拡張期血圧が110mmHgと低くても認められることがある．頭痛は朝増悪する．高血圧性脳症は頭痛，嘔気，嘔吐，視野障害，錯乱，痙攣，昏睡を呈する．局所神経学的異常，網膜出血，うっ血乳頭が手がかりとなる．頭痛と高血圧が発作性で発汗，動悸，体重減少を伴うならば，褐色細胞腫を疑う．

一酸化炭素中毒

エンジンの排ガス，密閉された所での石油ヒーターの使用により，強い拍動性頭痛が生じる．

側頭動脈炎

高齢患者で，片側の鈍くうずくような持続性頭痛を呈する際には，側頭動脈炎を疑う．側頭動脈上で最も症状が強く，圧痛があり，索状物もしくは結節を触れる．発熱や食欲低下などの全身症状，顎跛行（噛むことで誘発される脱力，倦怠感，疼痛），頭皮圧痛（髪をとかすときに痛む）がしばしば頭痛に伴う．

精神疾患

おおげさな言葉で頭痛を表現するが，明確なパターンはない．稲妻のような，もしくは爆発するような，といった言葉が用いられるが，患者が不快な症状を実際に経験しているようには見えない．

脳膿瘍

注射薬剤の使用，肺膿瘍，免疫不全，髄膜周囲の感染巣が手がかりとなる．発熱と局所神経徴候の有無は調べるべきであるが，常にあるわけではない．

脳炎

脳炎は，急性もしくは亜急性の頭痛，発熱，昏睡，痙攣，精神状態の変化，局所神経症状など脳実質障害の徴候をもって，発症する．ヘルペス脳炎では85％で，前頭または側頭葉に起因する神経学的所見，部分発作を呈する．

動静脈奇形

片側（通常同側）の拍動性で前兆を伴わない慢性頭痛が生じる．聴診器にて眼や側頭部に血管雑音が聴取されることがある．

海綿静脈洞血栓症

眼窩後部の頭痛で始まり，座位で悪化する．結膜浮腫，眼球突出，有痛性眼筋麻痺（第3, 4, 6脳神経の障害）が認められる．痙攣や片側の知覚鈍麻もしくは脱力感がみられることがある．先行する原疾患には，急性副鼻腔炎，中耳炎，凝固障害があげられる．

下垂体卒中

重度の両側前頭部痛，傾眠，複視，視覚障害（とくに両耳側半盲）がみられる．

頸動脈解離

頸部の外傷に伴って解離が生じる．同側前頭，眼窩，側頭部痛に，Hornel症候群や局所神経徴候を伴うことが手がかりとなる．頸動脈の血管雑音がしばしば聴取される．

（木村　健）

Section VII 神経学・精神医学

Chapter 88 めまい

Plates 127, 128, 129, 173

鑑別リスト

◆ vertigo
- ☐ 良性発作性頭位めまい症
- ☐ 前庭神経炎
- ☐ 中毒性迷路炎
- ☐ 椎骨脳底動脈循環不全
- ☐ メニエール病
- ☐ 片頭痛
- ☐ 多発性硬化症
- ☐ 聴神経腫瘍
- ☐ 帯状疱疹（Ramsay Hunt症候群）

◆ disequilibrium
- ☐ 多因子性平衡障害
- ☐ 脳卒中
- ☐ 小脳疾患
- ☐ 前頭葉性失行

◆ lightheadedness
- ☐ 起立性低血圧
- ☐ 単純性失神
- ☐ 過換気症候群
- ☐ パニック発作

診断へのアプローチ

vertigo（回転性めまい），disequilibrium（動揺感），lightheadedness（頭のフワッとした感じ）を鑑別する．それぞれ，重複しない鑑別点がある．
- vertigoは，患者自身もしくは周囲が回転運動しているような感覚である．
- disequilibriumは，立位もしくは歩行時の平衡障害の感覚である．
- lightheadednessは，意識を失いそうな感覚である．

正確な病歴を聴取するため，患者に具体例を伝える．（例：vertigoは子どもの頃のくるくる回転した後の感じ）

暫定診断を確定させるために，歩行，移動，回転の観察，立位でのバイタルサイン，Dix-Hallpike法，Romberg手技，3分過呼吸試験などの手技によるめまい誘発を試みる．Dix-Hallpike法では，患側を向いて水平より30°下方に頭を傾けたときに，後半規管の刺激により回転性めまいと眼振が誘発される．眼振の観察のために，患者には正面を見させる．眼振は減衰していく．これらの所見は，後半規管の半規管結石が良性発作性頭位めまい症（BPPV）を引き起こしていることを示す．Romberg手技は，立位の患者を観察する方法である．閉眼で揺れるならば，固有覚もしくは前庭の障害が疑われる．開眼時と閉眼時どちらでもふらつくならば，小脳由来である．

vertigoは，通常前庭病変でみられる（脳幹病変はまれ）．耳鳴を伴わない頭痛と嘔吐が先行しているならば，中枢性疾患を疑う．中枢性めまいは頭部の動きに非常に敏感であり，通常，持続的である．他の脳神経系所見や長経路徴候が認められることが多い．耳鳴，耳の圧迫感，聴力低下は問題を内耳に限定するものであり，患側で起こる．眼振は回転性めまいが消失した後も残存する．自発垂直眼振は，前庭神経核もしくは小脳の病変を示す．患者が緩徐相の方向を見ると眼振が逆転する場合は，中枢病変を疑う．労作性のlightheadednessは，重症の貧血，大動脈弁狭窄，肺高血圧症，心膜疾患，肥大型心筋症で生じる．

特徴	末梢性（迷路性）	中枢性（脳幹・小脳）
重症度	著明	軽度
眼振	一方向性，回旋性・水平性	両方向性，垂直性
耳鳴	しばしば認められる	なし
Dix-Hallpike法	重度，2〜10秒の潜時，速やかに減衰	軽度，潜時がなく減衰しない
中枢神経症状	なし	しばしば認められる

徴候	感度	特異度	尤度比
末梢性めまい　Dix-Hallpike法陽性＋悪心・嘔吐	43	94	7.6

臨床所見

良性発作性頭位めまい症（BPPV）

BPPVは，短時間持続し，頭位変換，とくに患側への寝返り・回転で誘発される発作性の回転性めまいである．Dix-Hallpike法が陽性となる．聴覚障害はない．過去の頭部外傷の既往がしばしば認められる．

前庭神経炎

急性の迷路炎で，より長く持続する回転性めまいであり，しばしば他のウイルス感染症状を伴う．

中毒性迷路炎

典型的な原因としてはアルコールとアミノグリコシドがあり，後者は失聴をきたす．サリチル酸中毒は回転性めまい，過呼吸，失聴をきたす．サリチル酸中毒では，錯乱状態となるので服薬歴は不明瞭となる．

椎骨脳底動脈循環不全

高齢患者で，発作性の回転性めまい，霧視もしくは複視，顔面の感覚異常，下肢脱力，構語障害などの多様な症状が生じる．これらの症状が上肢を使うと生じ，鎖骨下の血管雑音が聴取され，血圧の左右差があるならば，鎖骨下動脈盗血症候群を疑うべ

メニエール病

耳鳴，片側の聴力低下，複聴，音過敏を伴う，発作性（1〜3時間）かつ反復性の回転性めまいを呈する．発作は他の原因に比して激烈で，患者は疲弊し，蒼白，発汗を伴い，自発眼振を認める．症状の変動や聴覚補充現象がみられれば，聴神経腫瘍よりもメニエール病を考える．

片頭痛

回転性めまいに他の片頭痛の症状，たとえば片側性の頭痛や嘔気，光・音過敏，閃輝暗点などを伴う．

多発性硬化症

視神経炎（新規もしくは陳旧），求心性瞳孔障害（訳注：Murcus Gunn 瞳孔）が生

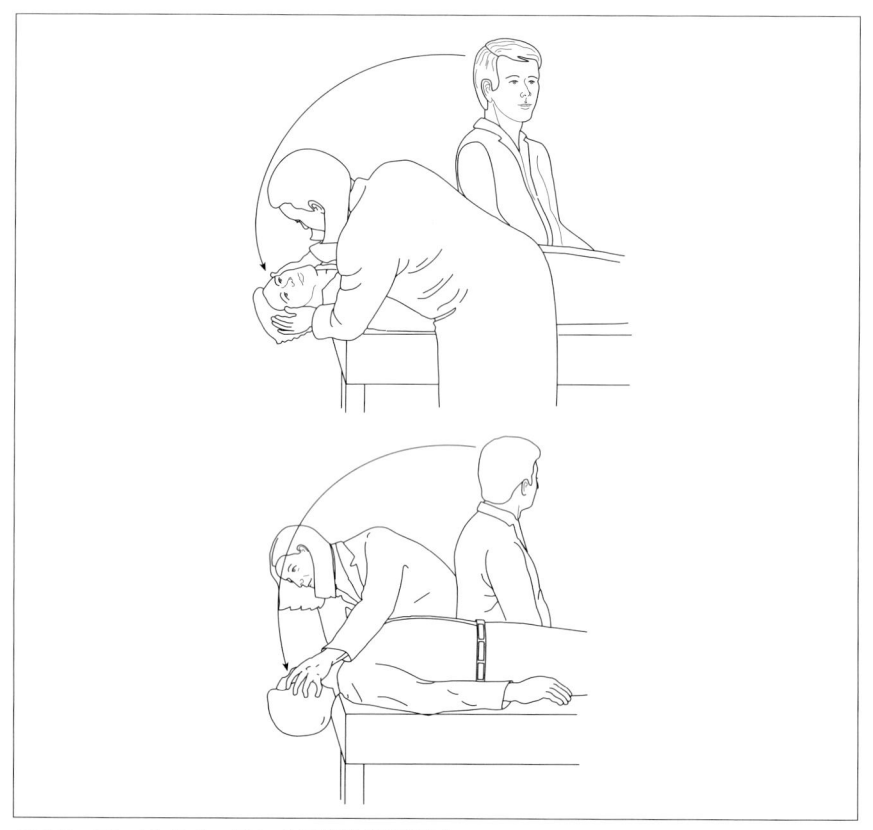

図17　Dix-Hallpike法による頭位眼振誘発
〔Reilly BR. Practical Strategies in Outpatient Medicine. 2nd ed. Philadelphia: WB Saunders, 1991, p.204 より改変〕

じうる．核間性眼筋麻痺（共同視を試みると，片眼が内転できず，他眼は外転位で眼振を生じる）は内側縦束が侵されていることを示す．一過性の顔面知覚鈍麻や複視もよくある症状である．

聴神経腫瘍

通常，緩徐進行性の耳鳴と聴力低下を認め，回転性めまいも呈しうる．中枢性眼振，角膜反射消失，顔面感覚異常が認められる．

帯状疱疹（Ramsay Hunt症候群）

回転性めまいに，外耳道の丘疹，聴力低下，耳鳴，顔面麻痺を伴う．

多因子性平衡異常

歩行には，視覚，前庭，固有覚の感覚入力を要し，これらのいずれかが侵されること，あるいはそれぞれの微小な障害が重なることによって，歩行が障害される．通常，Romberg試験や継ぎ足歩行が異常となる．

脳卒中

回転性めまいは後下小脳動脈や橋枝の塞栓の際に生じる．高齢者，血管疾患や心房細動のある患者でこれを疑う．

小脳疾患

開眼・閉眼ともにRomberg試験でふらつき，指鼻試験で異常が認められる．

前頭葉性失行

患者は氷上を歩いているかのようである．歩行開始が困難で，方向転換は片脚を軸に旋回して行われる．

起立性低血圧

立ち上がったときにのみ症状が現れる．起立の際の30以上の脈拍数増加，失神をきたすほど，あるいは臥床が必要なほどのふらつきの出現は，1L以上の体液喪失を示唆する．

単純性失神（presyncope）

通常，目の前が暗くなる感覚，嘔気，冷感，視野のかすみ，蒼白などの前駆症状がある．

過換気症候群

重要な手がかりは，口周囲や四肢先端のしびれ感である．不安を認める．

パニック発作

めまいに，重症感，胸部圧迫感，動悸，コントロールできないことへの恐怖を伴う．鑑別診断には，発作性頻拍，褐色細胞腫の自律神経症状，低血糖，複雑部分発作がある．

（木村　健）

Chapter 89 失神

(Plates) 56, 78

鑑別リスト

- ◆起立性・自律神経性
  - □ 神経調節性失神
  - □ 体液量減少
  - □ 咳嗽性失神
  - □ 貧血
  - □ 自律神経障害
- ◆心原性・閉塞性
  - □ 心筋梗塞
  - □ 肺塞栓症
  - □ 大動脈弁狭窄
- □ 閉塞性肥大型心筋症
- □ 大動脈解離
- □ 心タンポナーデ
- □ 左房粘液腫
- ◆心原性・不整脈
  - □ 完全房室ブロック
  - □ 洞不全症候群
  - □ 頻脈性不整脈
  - □ 頸動脈洞過敏症
- ◆神経原性
  - □ 椎骨脳底虚血
  - □ 低血糖
  - □ (目撃者のいない)てんかん発作
  - □ 鎖骨下動脈盗血症候群
- ◆精神疾患
  - □ 過換気
  - □ 転換性障害（ヒステリー）

診断へのアプローチ

　失神の原因は通常，注意深い病歴聴取と身体診察により明らかとなる．心原性を同定することは重要であり，それは不良な予後の前兆となるからである（年間死亡率は18〜33％）．心疾患を有する患者において，心原性失神であることの最も特異的な指標となるのは，臥位もしくは労作時の失神，目のかすみ，発作的失神である．心疾患の既住を有さない患者においては，動悸のみが，心原性であることの有意な指標となる．

　先行する症状と目撃証人の供述に焦点を当てる．予告なく突然生じる意識消失は，通常不整脈による．胸痛を伴う失神の場合，大動脈解離，心筋梗塞，肺塞栓を除外しなければならない．労作時の失神では，大動脈弁狭窄，閉塞性肥大型心筋症，徐脈を疑う．失神後の錯乱，傾眠，神経学的症状などの出現は，てんかんを考える．

　予期せぬ大腿骨頸部骨折や自動車事故などの外傷の原因として，失神を考慮しなければならない．

臨床所見

神経調節性失神

　迷走神経性失神もしくは単純性失神としても知られ，この現象は静脈系うっ滞によ

る心前負荷減少を発端として生じる，自律神経の奇異性反射である．患者が立位の際に失神が生じる．通常，もうろう状態もしくは悪心などの前兆症状が失神に先行し，持続する脱力感が後に続く．観察下では，患者は蒼白で，額に玉の汗をかき，あくびをし，手足の冷感があり，橈骨動脈拍動は弱く緩徐である．失神の際には痙攣様運動を生じることがあるが，膀胱直腸機能の喪失は生じない．失神はしばしば，脅威，恐怖，感情的ストレス，疼痛を感じたことで誘発され，また，排尿，咳嗽，バルサルバ手技，眼球刺激，温熱による血管拡張の際にも生じる．

体液量減少
利尿薬，下痢，嘔吐，出血などにより，起立する際にもうろう状態もしくは失神が生じる．起立による著しいバイタルサインの変動を認める（起立2分後での収縮期血圧 20 mmHg 以上もしくは拡張期血圧 10 mmHg 以上の低下）．

咳嗽性失神
重度の長引く咳に続いて失神が生じる．

貧血
立位でのもうろう状態，蒼白，手を開いたときに手掌線に赤味がないことが手がかりである．

自律神経障害
失神は労作の後に起こる．血圧が低下したときに心拍数を増加させられない．瞳孔反応の低下や尿失禁，下痢，インポテンツなどの他の自律神経所見が認められる．

心筋梗塞
胸部圧迫感の頻度増加や，より低い活動レベルでの誘発といった，不安定狭心症の病歴がしばしば発作に先行している．痛みは深く重く，胸骨後部から左肩，頸部，上腕に放散する．もうろう状態や失神は，発汗や低血圧を伴う．

肺塞栓症
重症の肺塞栓症では失神が主要な徴候となる．鍵となる所見は，胸膜性胸痛，急性の呼吸困難，血痰，下肢腫脹などの随伴症状である．

大動脈弁狭窄
循環動態的に重要な徴候には，頸動脈拍動量の減少と遅延（小脈と遅脈），Ⅱ音大動脈成分音消失，Ⅱ音まで達して上部胸骨右縁から頸部へ放散する長く大きな心雑音がある．

閉塞性肥大型心筋症
起立時，収縮期雑音が劇的に増大する．

大動脈解離

突然発症で最悪の，引き裂くような痛みが生じ，解離の進行とともに痛みの位置が移動し，しばしば肩甲骨間に放散する．患者はじっとしていられず，その動きには常に楽な姿勢を見つけようとする傾向が認められる．脈拍の左右非対称は重要な手がかりである．灰色のチアノーゼが認められるにもかかわらず，血圧は正常でありうる．しばしば高血圧，胸部の鈍的外傷，Marfan症候群の既往がある．

心タンポナーデ

タンポナーデは，不明瞭な心音もしくは心膜摩擦音，奇脈，脈圧の減少が特徴である．

左房粘液腫

種々多様な拡張期雑音と全身の塞栓症状の存在が，このまれな病態の手がかりとなる．

完全房室ブロック

これは通常，緩徐だが強い脈拍を呈し，頸静脈にてキャノンA波が認められる．房室結節抑制作用のある薬物使用の有無を調べる．

洞不全症候群

失神は通常，8～10秒間という長い洞停止によって生じる．

頻脈性不整脈

房室結節リエントリーや，副伝導路性の頻拍で認められるような，180/分以上の心拍数が失神の誘引となる．しばしば動悸の訴えがあり，失神は患者が臥位でも生じる．

頸動脈洞過敏症

頸動脈洞過敏症においては，頸動脈マッサージが長時間の心静止を生じさせる．きつい襟の衣類着用や頭位変換により症状が生じ，ジゴキシンにより増悪することがある．

椎骨脳底虚血

動揺感もしくは回転性めまい，同側顔面と対側肢のしびれ，複視，構音障害，嚥下障害が生じる．実際の失神はまれである．

低血糖

失神の発症は緩徐で，初期に落ち着きのなさ，錯乱，不安を伴う．低血糖は完全な失神よりも意識レベルの変調をきたしやすい傾向がある．

（目撃者のいない）てんかん発作

前兆，舌咬，失禁，多部位の軟部組織損傷（強直間代発作による），遷延する回復期により，てんかんと判断される．

鎖骨下動脈盗血症候群
　上肢を使った労作に続いて失神や脳底部神経症状が生じる．上肢血圧の左右差，鎖骨下の血管雑音が認められる．

過換気
　窒息しそうな感覚が生じ，口囲や四肢末梢のしびれ感を伴う．時にテタニーが生じる．

転換性障害（ヒステリー）
　大勢の人の前で床やソファーへ向けて劇的かつ優雅に卒倒し，患者は感情が伴わない素振りでその出来事を回顧する（「美しき無関心」la belle indifference）．嘔気，発汗，蒼白は認めない．

（木村　健）

Section VII 神経学・精神医学

Chapter 90 昏睡

Plates 5, 22, 23, 124, 125, 132, 134

鑑別リスト

- □ アルコール中毒
- □ 薬物中毒
- □ 低血糖
- □ 代謝性アシドーシス
- □ 硬膜下血腫
- □ 低体温
- □ 熱射病
- □ 髄膜炎
- □ くも膜下出血
- □ 頭部外傷
- □ 虚血性脳症
- □ 硬膜外血腫
- □ 橋出血
- □ 小脳出血
- □ 心因性

診断へのアプローチ

　昏睡とは，周囲の状況を認識せず，覚醒不能の，病的な無意識状態である．昏睡は，橋中部より高位での網様賦活系の障害か，もしくは両側大脳半球の障害によって生じる．これと区別すべきものに，大脳・小脳の機能停止による脳死があり，その特徴は刺激応答，呼吸ドライブ，中枢反射の欠如である（脊髄反射は保持されうる）．持続的な植物状態とも区別すべきであり，植物状態の特徴は，昼間覚醒してはいるが認識や疎通が不能であることである．

瞳孔

　頭蓋内圧亢進を見いだすには，うっ血乳頭よりも瞳孔反応のほうが感度が高い．正常な瞳孔は，中脳と動眼神経が障害されていないことを表す．対光反射が保たれており脳幹障害の他の徴候を認める場合は，中毒性あるいは代謝性の原因が疑われる．瞳孔の反応性が左右非対称である場合は，急性の器質的障害が疑われる．片側の瞳孔散大は，同側の鉤ヘルニアを考慮する．低体温，中脳病変によって，瞳孔は正中位で対光反射は消失する．橋病変やオピオイドによって，瞳孔は針先状となる．両側の散瞳と対光反射消失は，無酸素症や，テント切痕ヘルニアによる重度の中脳障害，また抗コリン薬によって生じる．大きな瞳孔が自律性に散大・収縮する（瞳孔変動）が，対光反射を生じない場合は視蓋病変を疑う．

偏視

　氷水を耳に注入（カロリックテスト）すると，正常では刺激された耳の方向へ両眼の偏視が生じる．その欠如は橋あるいは延髄の障害を意味する．大脳皮質の占拠性病変は，患側への共同偏視を生じるが，カロリックテストへの反応は保たれる．脳幹や

橋の病変は，健側への共同偏視を生じ，カロリックテストに反応しない．代謝性あるいは薬物中毒による昏睡では，頭の回転とは左右反対の方向に，緩徐な眼球運動が生じる．橋や小脳の病変では，斜偏視（眼球の水平軸のずれ）が生じる．眼球浮き上がり運動（すばやい下方運動とゆっくりとした上方運動）は，両側橋病変の結果として生じる．眼球沈み運動（ゆっくりとした非律動性の下方運動とそれに続く急速な上方運動）は，カロリックテスト正常の場合，無酸素脳症によるものである．

肢位

除皮質肢位（上肢屈曲と下肢伸展）は，大脳半球病変か代謝疾患による錯乱状態の際にみられる．除脳肢位（上下肢伸展）は，中脳や橋上部の器質性もしくは代謝性の障害を意味する．不快刺激に対する屈曲，伸展，内転は反射性に認められる．肩関節や股関節の外転には皮質の活動が含まれており，四肢を引っ込める動作は随意運動を意味する．

呼吸パターン

あくびや嚥下運動が認められれば，昏睡度は重くなく，脳幹機能は保たれている．Cheyne-Stokes呼吸（漸増・漸減する"crescendo-decrescendo"パターンと，短い無呼吸期）は脳ヘルニア，代謝性脳症，うっ血性心不全で認められる．中枢性過呼吸（急速で深い呼吸）は中脳から橋の間での脳幹障害を示す．失調性呼吸は延髄病変で生じる．吸気の終わりに休止期を伴う持続性吸息呼吸は橋病変で生じ，呼吸停止に先行する．

骨格筋緊張や深部腱反射，Babinski反射の左右非対称は器質的病変が考えられる．錯乱，失見当識，傾眠は，中毒性・代謝性疾患の可能性があり，ミオクローヌスやクローヌスはそれをさらに支持する所見である．

グラスゴー・コーマスケール（GCS）は以下のとおりM，V，Eごとに点数化する．運動反応（M）：6 命令に従う，5 痛みに対して払いのける，4 痛みに対する逃避的屈曲，3 異常屈曲，2 伸展，1 まったくなし．言語反応（V）：5 見当識あり，4 混乱し

	徴候	感度	特異度	尤度比
頭蓋内圧亢進	網膜静脈拍動の消失	—	—	8.1
オピオイド中毒	ナロキソンにて覚醒	—	—	28
	針先状瞳孔	—	—	5.1
神経学的異常所見からみた心停止後の予後				
直後	痛刺激に対する逃避の欠如	—	—	1.7
24時間後	角膜反射消失	—	—	12.9
	瞳孔反応欠如	—	—	10.2
	GCS＜5	—	—	8.8

275

た会話，3 混乱した言葉，2 理解不明の音声，1 まったくなし．開眼（E）：4 自発開眼，3 呼びかけにより開眼，2 痛刺激により開眼，1 まったくなし．

臨床所見

アルコール中毒
呼気のアルコール臭が認められる．アルコール中毒患者の診断の際には頭部外傷など別の（隠れた）原因が存在するかもしれず，注意を要する．

薬物中毒
麻薬中毒は針先状瞳孔と低換気をもたらす．ナロキソンに対する反応は急速で，診断に用いられる．バルビツレート酸中毒は，人形の目現象の消失や角膜反射の消失をきたすが，対光反射は保たれる．

低血糖
患者はインスリンか経口血糖降下薬を使用しており，50％デキストロースの静注にて改善する．

代謝性アシドーシス
通常，背景となる病態が明らかである（敗血症，尿毒症，糖尿病性ケトアシドーシス，ショック）．Kussmaul 呼吸を伴った過換気が手がかりとなる．糖尿病性ケトアシドーシスでは，呼気が果汁様の，甘い，アセトン臭を呈す．

硬膜下血腫
通常は頭部外傷，頭痛や意識レベルの変動の病歴がある．

低体温
環境曝露歴や，患者に触れて冷たいときに疑う．特殊体温計による深部体温測定が必須である．

熱射病
発汗を伴わない発熱を認めた際に考慮する．

髄膜炎
亜急性発症の著明な頭痛，発熱，Kernig 徴候や Brudzinski 徴候を伴う項部硬直が，昏睡に先行する．

くも膜下出血
急激に発症する強い頭痛と，その後に髄膜刺激徴候，瞳孔不同，斜視（第3もしくは第6脳神経麻痺），伸展肢位を伴うのが，典型的な経過である．

頭部外傷
乳様突起の出血斑，結膜下出血，パンダ様の眼，鼓室出血を認めた際には疑う．透

明な鼻汁は，頭蓋底損傷を考慮する．頭部外傷による昏睡の最多の原因は硬膜下血腫であり，その際は大脳皮質徴候が徐々に進展する．頭部外傷（小さな外傷）の際に頭痛が先行し，とくに運動感覚の左右差を認める場合には，テント上出血を疑い，後頭部痛，とくにめまいや失調，複視，嘔吐を伴う場合は，テント下出血を疑う．

虚血性脳症

通常，高度の血圧低下（心肺停止）や無酸素（溺死寸前）に続いて生じ，反復性の多巣性ミオクローヌスが特徴である．慢性閉塞性肺疾患（COPD）のような低酸素の場合は，中心性チアノーゼを伴う．一酸化炭素中毒は顔の紅潮をもたらす．

硬膜外血腫

頭部外傷，とくに側頭部の打撲・骨折の病歴があるときに疑う．緩徐な中硬膜動脈出血は，初期の錯乱を伴う脳振盪とそれに続く意識清明期，その後深昏睡に至るという典型的徴候を生じる．片側の「膨張した」瞳孔（固定・散大）は，鉤ヘルニアの初期徴候である．Cheyne-Stokes 呼吸（漸増・漸減する"crescendo-decrescendo"パターンと無呼吸期）は両側大脳半球が障害されて脳幹機能は保持されていることを示すものであり，テント切痕ヘルニアの最初の徴候を示す．

橋出血

角膜反射の消失と人形の眼現象の消失が認められる，拡大鏡観察下で強い光に対しては反応する針先状瞳孔を伴う．呼吸パターンは持続性吸息呼吸（長く持続する吸気が，短く急激な呼気によって一時的に中断される）を呈する．

小脳出血

後頭部痛，嘔吐，注視麻痺，立位保持不能を伴う回転性めまいに続いて，昏睡が生じる．

心因性

通常，精神科的既往歴がある．瞳孔は反応があり，カロリックテストで眼振が生じる．患者はだらりとしており，逃避反応を示す．

〔木村　健〕

Chapter 91 健忘

Plates 92, 94

鑑別リスト

- □ 脳振盪
- □ アルツハイマー病
- □ 薬剤
- □ 全般性発作
- □ 片頭痛
- □ 一過性全健忘
- □ 心因性
- □ 単純ヘルペス脳炎
- □ 複雑部分発作
- □ Korsakoff症候群

診断へのアプローチ

健忘は，意識レベルは正常であるにもかかわらず，過去の出来事を思い出したり，新しい情報を学ぶことができないことで特徴づけらる．両側の側頭葉が障害されると健忘が起こる．

臨床所見

脳振盪

原因となる外傷がたいていは本人が覚えている，または他人に目撃されており，少なくとも表層の打撲傷から推測される．短期記憶の刷込みの障害は，障害の程度に比例した期間の，一過性順向性・逆行性の健忘を生じる．通常は一過性の意識障害をも認める．

アルツハイマー病

短期記憶がおぼつかない健忘が，全般性の認知症が明らかになる前に生じることがある．

薬剤

アルコールに酔った状態で，出来事についてまだら健忘（アルコール性記憶喪失）を生じる．ベンゾジアゼピンも同様の現象を引き起こす．

全般性発作

強直間代発作の後に，発作後の意識混乱期と健忘期がある．

片頭痛

片頭痛は，典型的には視覚的前兆と片側性の頭痛，嘔気が生じるとされている．健忘はめったに生じないが，特筆すべき症状である．

Chapter 91　健忘

一過性全健忘
　既往のない健康な人にも，突然の意識混乱と健忘が生じる．患者は当惑し，即時想起はできるが，新しい情報の刷込みができない．その他の神経学的検査は正常である．症状は2～12時間持続し，しばしばその後に頭痛や吐き気を伴う．発作誘因としては，冷水や温水に浸かったり，感情的刺激，激しい運動，性交，車の運転などがある．

心因性
　殺人に遭遇するなどの心的外傷を生じるような出来事の後に，その出来事に関する健忘が生じる．解離性遁走は，理由があり，葛藤が原因で起こる．時に長期にわたって，自分自身や過去の記憶を失うが，新しい記憶は簡単に刷込みできる．

単純ヘルペス脳炎
　経過の早期に，両側側頭葉の感染によりKorsakoff症候群に似た状態となる．発熱を認める．

複雑部分発作
　発作を記憶できずに記憶が途切れ，自覚がない場合もある．側頭葉発作は前兆と反復行動が特徴である．

Korsakoff症候群
　患者は新しい情報を覚えられない（記銘障害）にもかかわらず，意識レベルと即時想起は正常で，作話で補正する．Korsakoff症候群は慢性的なアルコール依存症，とくにWernicke脳症の後に生じ，急激な意識混乱が起こることが特徴であり，非アルコール性では，チアミン（ビタミンB_1）欠損でも生じる．

　　　　　　　　　　　　　　　　　　　　　　　　　　　　（坂爪　香）

Section VII　神経学・精神医学

Chapter 92　認知症

Plates 1, 15, 16, 17, 50, 77, 86, 124, 131, 132, 134

鑑別リスト

- □ アルツハイマー病
- □ 多発梗塞性痴呆
- □ 抑うつ
- □ 薬剤
- □ パーキンソン病
- □ 前頭葉痴呆
- □ ビタミンB_{12}欠乏症
- □ HIV脳症
- □ Korsakoff症候群
- □ 脳腫瘍
- □ 正常圧水頭症
- □ 慢性硬膜下血腫
- □ 神経梅毒
- □ Creutzfeldt-Jakob病
- □ Wilson病

診断へのアプローチ

多くの患者が，加齢に伴い細かなことを忘れるようになったことを心配するが，これは，正常な現象である．これは通常，注意力の低下に由来する．自覚があり，心配しているという事実自体，彼らを初期の認知症の患者と区別するものとなる．正常な物忘れでは，語彙やつづりは保持され，また，きっかけがあれば思い出せる．それに対してアルツハイマー病の患者では，ランダムな単語リストを思い出すことに比べて，関連性のある単語リストを思い出すことがまったく容易にはならず，同程度に障害されている．認知症の患者では，以下の一つもしくは複数が困難となる．①新たな情報を学び，保持する（たとえば，出来事を覚える），②複雑な作業を行う（たとえば，帳簿を決算する），③推察（たとえば，予期せぬ出来事に対処できない），④空間の見当識（たとえば，慣れ親しんだ場所で迷子になる），⑤言語（たとえば，物品の名称を想起できない），⑥行動．

記憶，注意，集中力の微細な障害は，しばしば容易に代償され，指摘しがたい．単純な事柄の判断や抽象化の障害，人格変化（著しい易怒性）によって最初に気づかれることが多い．発症の時間的経過は，せん妄と区別するのに役立つが，しかし潜在性の認知症が薬剤や急性身体疾患によって増悪してせん妄様を呈することが，しばしば認められる．

Mini-Mental State Examination（MMSE）は，記憶，管理機能，注意，言語，実行，視空間能力など，認知機能の領域を横断的に測るものである．合計点が30点中24点以下の場合，認知症かせん妄が疑われる．20〜24点は軽度の障害で，16〜19点は中等度，15点以下は重度の障害である．点数評価することで，その後の疾患の経過や治療反応性をみることにも役立つ．

MMSE（日本語版）	点数
日付（年、季節、何時頃、日、月）	5
場所（県、市、市のどの辺、病院、病棟）	5
3つの語を覚える	3
100から順に7を引く（5回まで）[1]	5
先に繰り返した言葉を尋ねる	3
鉛筆と時計の命名	2
「ちりもつもればやまとなる」を復唱[2]	1
3段階の命令「大きい方の紙を取り、半分に折って、床に置く」	3
記載された文章に従う「眼を閉じる」	1
文章を書く	1
図形の模写（立方体透視図）[3]	1

訳注：森らの日本語版では、原文に修正が加えられている。
[1] 原文では「WORLDを逆に綴る」。
[2] 原文では「"No ifs ands or buts"（だけどやっぱりでもはだめ）を復唱」。
[3] 原文では「重なった2つの五角形を模写する」。

（森悦朗, 三谷洋子, 山鳥重. 神経疾患患者における日本語版 Mini-Mental State テストの有用性, 神経心理学 1985;1:82-90）

Mini-Cog

3つの物を復唱し，時計描画試験（8時20分を示す時計を描かせる）を行い，3つの物を思い出させる．思い出せる物が1つもないときか，もしくは1個か2個で時計描画テストが異常なときに，認知症が疑われる．

	徴候	感度	特異度	尤度比
認知症	MMSE 20点以下	39〜69	93〜99	14.5
	MMSE 21〜25点	26〜51	—	2.2
	MMSE 26点以上	4〜10	14〜27	0.1
	時計描画	87	93	12.4
	Mini-Cog	99	93	14.1

臨床所見

アルツハイマー病

失語，失行，失認を伴い，進行性に，緩徐に悪化する．無関心，易怒性，被害妄想などの人格変化が初期の徴候である．通常，手掌頤反射，口尖らし反射などの「前頭葉徴候」が認められる．初期の嚥下困難は，急速な認知低下の予兆となる．進行した患者は，筋緊張，クローヌスの亢進を呈する．

多発梗塞性痴呆

認知の障害は階段状に生じ，通常，局所神経脱落症状を伴う．心房細動やコントロール不良の高血圧，糖尿病，頸部の雑音を伴う血管病変など，背景となる原疾患が通常明らかである．Hachinski Ischemia Scoreは鑑別に有用である．急速な発症：2, 段階的増悪：1, 経過の動揺性：2, 夜間せん妄：1, 人格保持：1, 抑うつ：1, 身体

的愁訴：1，感情失禁：1，高血圧の既往：1，脳卒中の既往：2，局所神経症状：2，動脈硬化合併の証拠（狭心症など）：1．7点以上では，多発梗塞性痴呆の可能性が高い．

抑うつ

気分の障害，自責の念，楽しみの喪失，睡眠障害，活動開始時の億劫さが手がかりとなる．通常，患者は抑うつを自覚している．

薬剤

抗コリン薬，抗パーキンソン病薬，抗うつ薬，NSAIDs，抗ヒスタミン薬，麻薬，ステロイド，H_2拮抗薬，薬物乱用によって認知症が引き起こされるか，もしくは悪化する．

パーキンソン病

パーキンソン病の患者は，認知症を発症するリスクが6倍高まる．固縮，動作緩慢，安静時振戦，歩行障害などの，典型的な臨床所見が認められる．仮面様顔貌は，さらなるリスクの高さを予期させる．幻視や妄想が特徴的という点では，認知症とL-ドーパの副作用とは鑑別が難しい．このような症状の場合は，Lewy小体病による認知症のほうが頻度が高く，日中傾眠や，長時間の宙を見つめた表情や，無秩序な思考がその特徴である．

前頭葉痴呆

典型的には，衝動的な行動や，統合機能（たとえば，目標設定や計画）の障害がみられる．Pick病では，単語や言い回しを反復する（反響言語）か，的外れな会話が溢れ出る（語漏症）．

ビタミンB_{12}欠乏症

認知症に，末梢神経障害（遠位の針で刺されるようなしびれ感）と大球性貧血を伴う．しばしば，悪性貧血や他の自己免疫疾患の家族歴がある．後索障害は位置覚や振動覚の低下をもたらし，側索障害は深部腱反射亢進とBabinski反射陽性をきたす．筋力低下や痙縮も生じ，痙直性〜失調性の歩行をきたす．

HIV脳症

患者は通常，すでにHIVに感染しているか，そのリスクがある．記憶障害，集中力低下，反応の遅さ，自発性欠如，脱力，失調がしばしば認められる．クリプトコッカスやトキソプラズマ性髄膜炎，中枢神経系のリンパ腫もAIDS患者に認知機能の障害をもたらすものであり，それゆえに鑑別が難しい．

Korsakoff症候群

重症のアルコール乱用の病歴がある．患者は暗示を受けやすく作話的であり，回想

や注意持続力および意識レベルは正常であるものの，新しい情報を記憶することができない．

脳腫瘍

うっ血乳頭や局所神経症状が通常認められる．前頭葉腫瘍は比較的症状を出しにくいが，無為，動作緩慢，引きずり，嗅覚脱失，前頭葉徴候により気づかれる．急速な認知障害の進行は，脳浮腫の際にみられる．

正常圧水頭症

古典的三徴は，認知症，歩行障害（緩徐で小刻み，開脚，失調性），尿失禁であり，くも膜下出血や髄膜炎，頭部外傷の病歴は認めない．

慢性硬膜下血腫

初期の所見は，高齢患者での頭痛，傾眠，奇妙な行動である．局所症状は後から生じる．頭部外傷の病歴は聴取できないことがあり，そのため，強く疑うことが重要である．

神経梅毒

Argyll Robertson瞳孔（調節力はあるが，光に反応しない），視神経萎縮，脊髄癆，下疳の病歴が手がかりとなる．進行麻痺は，痙性四肢麻痺を生じる．

Creutzfeldt-Jakob病

必ずミオクローヌスが認められ，小脳症状もしばしば認められる．

Wilson病

錐体外路徴候，虹彩のKayser-Fleischer輪，肝障害が重要な手がかりとなる．

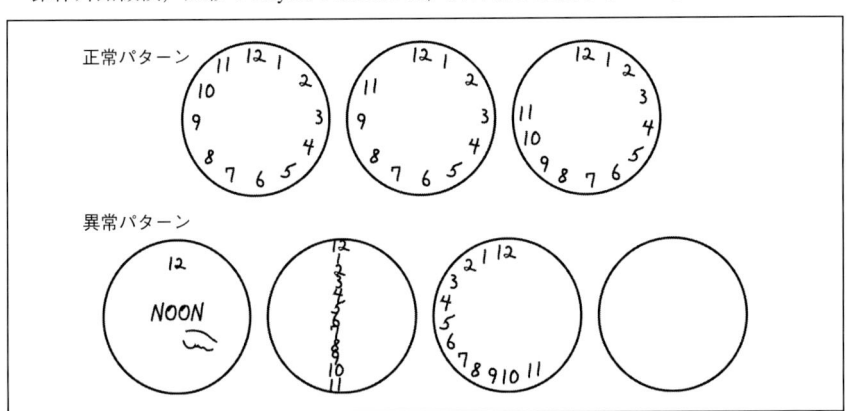

図18 時計描画テスト（訳注：数字の順序自体が正しく，円に沿っていれば正常）
(McGee S. Evidence-Based Physical Diagnosis. WB Saunders, 2001 より改変)

（木村　健）

Chapter 93 失語・構音障害

Plates 86, 127, 128, 129, 155, 165, 167

鑑別リスト

◆失語（中枢性）
- □ Broca失語
- □ Wernicke失語
- □ 伝導失語
- □ 失名辞失語
- □ 全失語
- □ 非流暢性（運動性）超皮質性失語
- □ 純粋語聾
- □ 失書を伴わない純粋失読
- □ 失読失書

◆構音障害（末梢性）
- □ 球性の構音障害
- □ パーキンソン病
- □ 多発性硬化症
- □ 舌への浸潤

診断へのアプローチ

種類	言語理解	復唱	呼称	流暢さ
Wernicke失語	×	×	×	亢進
Broca失語	○（文法のみ障害）	×	×	低下
全失語	×	×	×	低下
伝導失語	○	×	×	正常
非流暢性超皮質性失語	○	○	×	低下
流暢性超皮質性失語	×	○	×	正常
言語野孤立症候群	×	反響言語	×	自発言語なし
失名辞失語	○	○	×	言語検索能障害
純粋語聾	会話のみ障害	×	○	正常
純粋失読	読字のみ障害	○	○	正常

臨床所見

Broca失語

上中大脳動脈の閉塞により運動性の言語領域に関係する中心前回が障害される．会話は電文体で，発語に努力を要する．語順や時制などの文法が誤っており，取るに足らない単語や語尾を省略するが，理解はできる．書字や会話の理解は良好である．患者は障害を認識しており，フラストレーションを抱えている．Broca領域は運動皮質に近接しているため，たいていの場合は片側の不全麻痺を認める．

Wernicke失語

Wernicke野は，聴覚入力を認識したり，会話の出力を監視する一次聴覚野を含む．

会話は正常なリズムで流暢だが，迂回表現や，錯語により情報伝達能は低下する（「ジャルゴン失語」）．理解力や復唱，呼称が障害されるが，長く複雑な文を繰り返して言うことはできる．書字は正常であるが，書く内容が障害される．患者は自分自身の障害に気づかない．運動神経の障害はほとんどないが，半盲や四半盲が生じることがある．

伝導失語

感覚を統合し情報を連合する角回の病変，しばしば分水嶺の梗塞や灌流低下で生じる．会話は流暢だが，錯語（たとえばdishをfishというように）があり情報伝達が不完全である．患者は会話も読字も理解できるが，音読ができない（ただし，黙読による理解は良好である）．復唱や呼称，書字が障害を受ける．患者には，書字障害（簡単なスペルミスから失書まで）や口部顔面失行，軽度の右片麻痺，片側性の感覚障害を認めることがある．

知名辞失語

この種類の失語は，代謝性疾患や圧排性の占拠性病変によって生じる．会話は流暢であるが情報伝達に乏しい．患者は読字も会話も理解でき，正常に繰り返すこともできる．運動機能の障害はない．

全失語

広範囲の中大脳動脈の梗塞で，理解力低下や会話が困難になるとともに，片側不全麻痺が生じる．

非流暢性（運動性）超皮質性失語

前頭葉の障害による会話は，Broca失語のように理解力は保たれて流暢ではないが，複雑な文章の復唱はできる．片側上肢（末梢よりも近位部）の筋力低下が認められる．

純粋語聾

両側側頭葉や深部左側頭葉病変で生じる．患者は，会話は理解できないが，聞き取りは正常で，音読も可能である．

失書を伴わない純粋失読

患者は会話の理解は可能で，複写もできるが，読むことができない．書字も可能であるが，書いたものを読めない．病変は脳梁膨大部と左視覚野である．

失読失書

優位半球角回の障害で，Gerstmann症候群（手指失認，左右失認，失計算，失書）と健忘失語，構成失行が生じる．

球性の構音障害

口唇や舌，喉頭の筋力低下により子音を発音する機能が低下する．原因には，

Guillain-Barré症候群やポリオ，後頭蓋窩の髄膜炎（梅毒や癌性髄膜炎），後下小脳動脈梗塞がある．

パーキンソン病
会話は正常な抑揚がなく，不明瞭でゆっくりである．

多発性硬化症
会話は1音節ずつなぞるように発音される．

舌への浸潤
舌癌や血管性浮腫，アミロイドーシスによって，はっきりしない話し方となる．

（坂爪　香）

Chapter 94 複視・眼振

Plates 35, 38, 39, 57, 59, 83, 86, 124, 125, 126, 127, 128, 129, 131

鑑別リスト

◆複視
- □ アルコール
- □ 糖尿病
- □ 脳幹虚血・脳幹病変
- □ バセドウ病
- □ 多発性硬化症
- □ 眼筋麻痺性片頭痛
- □ 重症筋無力症
- □ Wernicke脳症
- □ 頬骨骨折
- □ 脳底髄膜炎
- □ 後交通動脈瘤（破裂）
- □ 海綿静脈洞血栓症
- □ 梅毒
- □ Guillain-Barré症候群亜型
- □ ボツリヌス中毒

◆眼振
- □ 迷路炎
- □ 多発性硬化症
- □ 眼球回転発作
- □ 小脳病変
- □ 脳幹病変
- □ 前頭葉病変
- □ 頭頂葉病変
- □ 中脳背側病変
- □ 重金属中毒
- □ 先天性

診断へのアプローチ

　最も顕著な複視を生じる注視方向が，麻痺している筋動作を反映している．両眼複視は，眼位異常に起因しており，患者は通常，片眼を閉じて代償する．急性の単眼複視は，角膜収差，白内障，黄斑牽引によって生じることがある．

第3脳神経麻痺：外直筋と上斜筋が拮抗を受けないので，眼は外下方に回転する．急性の病変は，末梢性（糖尿病もしくは虚血性）と中枢性（後交通動脈瘤や海綿静脈洞病変）がありうる．両者とも，眼瞼下垂，上転・内転障害を生じるが，末梢性では瞳孔のサイズや反応は正常である（pupillary sparing）．中枢性病変で瞳孔は散大し，対光反射や調節反射が欠如する．原因としては腫瘍，動脈瘤，重度の外傷があげられる．

第4脳神経麻痺：上斜筋筋力低下は，垂直性の複視を生じる．患者は健側へ頭を傾けて偏位を軽減しようとする．典型的な原因は，比較的軽い頭部の殴打や特発性のものである．

第6脳神経麻痺：外直筋麻痺は外転筋力低下と，遠方視よりも近見視で改善する水平複視を生じる．第5脳神経にも影響がある場合（顔上部や角膜などの顔面感覚低下），海綿静脈洞病変が疑われる．うっ血乳頭も検索すべきであり，それは粗大病変が脳幹部にあることを示す．

287

もし患者がこれらの脳神経の単独病変を有する場合，疼痛は患側の眉毛直上に限局する．眼球自体もしくは眼球運動時の疼痛は，眼窩内病変を示唆する．生涯で最悪の頭痛では，頭蓋内動脈瘤を疑う．

　真の眼振は，急速で規則的な眼球の振動で特徴づけられ，外方視だけではなく前方視でも固視点付近で生じる．極位外方視での数回の眼振は病的ではない．眼筋性の眼振は振子様となるが，中枢神経系疾患による眼振では急速相と緩徐相の要素がある．規則性のない突発する眼振は，たいてい小脳病変の存在を示す．

　核間性眼筋麻痺は，動眼神経と外転神経（第3と第6脳神経）の連結が内側縦束で断たれた場合に生じる．共同視を試みると片眼は内転できず，他眼は外転位（外方視）で眼振を生じる．この所見は多発性硬化症や橋血管病変で認められる．

臨床所見

アルコール
　複視は急性中毒で生じる．

糖尿病
　通常，第3脳神経が侵されるが，瞳孔の神経線維は保持される．

脳幹虚血・脳幹病変
　椎骨脳底動脈の一過性虚血は，複視に加えて，めまい，同側顔面と対側上下肢の知覚鈍麻，構音障害，嚥下障害を伴う．対側の振戦を伴う第3脳神経病変は，赤核の病変で生じる．対側の痙性片麻痺を伴う第3脳神経病変は，皮質脊髄路を含む腹側病変で生じる（Weber症候群）．脳幹病変は典型的には，患側注視で増強される垂直眼振を生じさせる．外転神経核病変は患側注視麻痺を生じさせ，患側の「人形の眼現象」やカロリックテストが陰性となる．

バセドウ病
　代謝亢進の全身症状と同様に眼球突出やGraefe徴候がみられる．正面位斜視と不完全な眼球運動が認められる．複視は筋緊張に起因するので，罹患した筋の側へと眼位は偏位し，対側視で最も結像が悪化する．

多発性硬化症
　重要な手がかりは，視神経炎，核間性眼筋麻痺，感覚神経病変の病歴である．眼振，企図振戦，断綴性言語のCharcot三徴が，古典的な所見である．

眼筋麻痺性片頭痛
　片側の頭痛（訳注：両側性も少なくない），嘔気，閃輝暗点などの視覚症状が片頭痛の手がかりとなる．

重症筋無力症

複視は変動する．第4もしくは第6脳神経の単独麻痺に，片側もしくは両側の眼瞼下垂を伴う．瞳孔反応は正常である．

Wernicke脳症

低栄養のアルコール依存患者で，外転神経麻痺，水平性複視，眼振が生じる．

頬骨骨折

顔面外傷に続いて，下斜筋が絞扼されて上方視麻痺を生じる．失調，錯乱，多発神経炎がみられることもある．

脳底髄膜炎

片側もしくは両側の第6脳神経麻痺が初期の徴候である．癌，結核，サルコイドーシス，クリプトコッカスがこの症候群を起こすことがある．

後交通動脈瘤（破裂）

ほとんどの患者は激しい頭痛，昏迷もしくは昏睡，完全な（中枢性）第3脳神経麻痺を生じる．

海綿静脈洞血栓症

眼窩後部の頭痛に，多発神経障害（第3, 4, 5, 6脳神経）による眼筋麻痺，眼球突出，結膜浮腫が続く．

梅毒

Argyll Robertson瞳孔は，調節は可能だが，光に反応しない．通常，自然軽快した性器下疳の既往がある．

Guillain-Barré症候群亜型

両側の多発神経障害による眼筋麻痺に，腱反射消失と失調を伴う（訳注：Miller Fisher症候群）．

ボツリヌス中毒

複視は高頻度に認められる症状である．随伴徴候には，両側の眼瞼下垂，散瞳，嚥下障害，発声困難，嘔吐，全身性の筋脱力が含まれる．6時間から36時間以内の，汚染の可能性のある缶詰食品の摂取が重要な手がかりである．

迷路炎

眼振は頭位変化ののち3～10秒遅れて誘発され（Dix-Hallpike法），減衰する．回旋性の眼振が典型的である．

眼球回転発作

パーキンソン病では強直性の上転が認められ，フェノチアジンの作用で強直性の下転が生じる．

小脳病変
　刺激病変が，患側へ向かう粗い眼球運動を生じさせ，そこから遠ざかる微細な運動も生じる．頭位変化に対する潜時はなく，回転性めまいはほとんどない．

前頭葉病変
　患側への強直性偏視と，対側への衝動性運動の麻痺を認める．カロリックテストは正常である．

頭頂葉病変
　患側への追視麻痺を認める．カロリックテストは正常である．

中脳背側病変
　上方視麻痺，散大したArgyll Robertson瞳孔（瞳孔麻痺），垂直方向の追視欠如，眼瞼後退を認める．原因には，視床出血，代謝性脳症，松果体腫瘍，梅毒があげられる．

重金属中毒
　とくにマンガンや鉛の中毒で眼振が生じる．

先天性
　小児期から眼振を呈し，黄斑は低色素性である．

（木村　健）

Chapter 95　筋力低下

Plates　28, 29, 32, 34, 35, 36, 37, 38, 39, 40, 106, 107, 108, 127, 128, 129

鑑別リスト

◆全身性
- □ ステロイドミオパチー
- □ 糖尿病性筋萎縮症
- □ リウマチ性多発筋痛症
- □ 多発筋炎
- □ 重症筋無力症
- □ Guillain-Barré症候群
- □ 甲状腺機能亢進症
- □ 筋ジストロフィ
- □ Eaton-Lambert症候群
- □ 代謝性ミオパチー

◆不全対麻痺
- □ 外傷
- □ 多発性硬化症
- □ 筋萎縮性側索硬化症
- □ Guillain-Barré症候群
- □ 硬膜外膿瘍
- □ 亜急性脊髄連合変性症
- □ 脊髄空洞症
- □ 大動脈解離
- □ 転換性障害

診断へのアプローチ

　筋力低下は，全身疾患に伴う機能性の脱力感とは区別しなければならない．真の筋力低下の患者は特定の作業の困難さや四肢の重さ・こわばり感を訴える．ミオパチーは，近位筋脱力（階段を上るもしくは髪をとかす），対称性に分布していること，感覚異常・疼痛や膀胱直腸障害は伴わないことによって識別される．近位筋力低下はミオパチーで顕著であり，遠位筋力低下は末梢神経障害もしくは前角障害で顕著である．会話や嚥下困難として現れる球筋群筋力低下は，前角細胞や神経筋接合部の疾患による．眼筋脱力は，重症筋無力症や，筋緊張性もしくは眼咽頭型ジストロフィで生じる．

　数時間のうちに発症した急性全身性筋力低下は，カリウム・カルシウム・ナトリウム・マグネシウム・リンの低下，ボツリヌス症，ウイルス性筋炎によって生じる．筋緊張増加と突然の開放（折りたたみナイフ現象）として現れる痙直は，中枢神経疾患で生じる．固縮は錐体外路障害で生じる．カクカクと「力が抜ける」ような脱力を呈する際には，機能的オーバーレイ（訳注：器質的原因による症状が，精神疾患により，無意識のうちに増強もしくは遷延させられている状態）を疑う．

　peek sign：眼輪筋脱力は閉眼時に観察される．初めに眼瞼縁が完全に閉じた後に，数秒以内に開いて，強膜の白色がのぞき見られる．**アイステスト**：氷囊（ゴム手袋の指の部分に，砕いた氷を満たす）を，下垂した眼瞼に2分間乗せる．2mm以上目

が開けば陽性である．**振戦性の眼球運動**：注視の方向を変えた際に眼が非常に早く短くぴくつく，反射様の運動．**理解困難な会話**：長時間の会話の後に生じる．

所見	上位運動神経障害	下位運動神経障害	ミオパチー
萎縮	なし	重度	軽度
線維束攣縮	なし	しばしば	なし
緊張	痙性	減弱	正常〜減弱
分布	区域性	遠位/局所	近位
深部腱反射	亢進	減弱/消失	正常〜減弱
Babinski反射	陽性	陰性	陰性

	徴候	感度	特異度	尤度比
重症筋無力症	peek sign	—	—	30.0
	アイステスト	—	—	24.0
	嚥下後の口腔内食物残存	—	—	13.0
	理解困難な会話	—	—	4.5
	振戦性の眼球運動	—	—	4.1

臨床所見

ステロイドミオパチー
ステロイドの長期内服患者で，近位筋力低下が進行する．

糖尿病性筋萎縮症
下肢の近位筋力低下と萎縮に，通常は食欲低下，体重減少，抑うつを伴い，コントロール不良の糖尿病患者に生じる．

リウマチ性多発筋痛症
近位の筋痛と関節痛はしばしば筋力低下として受け取られる．発熱，体重減少，側頭動脈炎も，この疾患でみられる．

多発筋炎
椅子から立ち上がったり階段を上ることが困難となる，対称性の近位筋力低下が，最も特徴的な所見である．嚥下困難も25％で生じる．深部腱反射は保持される．

重症筋無力症
筋の急速な疲労と反復使用により増悪する筋力低下，安静後の部分的な回復が，特徴的である．疲労はとくに眼筋でみられ，結果として眼瞼下垂，複視が生じる．鼻声を伴う発声障害，会話が長引いた際の声量減弱，鼻汁流入による窒息感が生じる．

Guillain-Barré症候群
上行性麻痺，腱反射消失，軽度の感覚障害が特徴である．

甲状腺機能亢進症

筋力低下は近位筋か，もしくは全身性に起こる．線維束攣縮，球症状，眼球運動障害を呈する．通常，甲状腺機能亢進症の他の徴候，たとえば微細な振戦，動悸，Graefe 徴候，眼球突出が認められる．

筋ジストロフィ

初期症状は，階段上行困難，臥位からの起居困難（上肢使用を要する）である．殿筋脱力による腰椎前彎と動揺性歩行，腓腹筋仮性肥大もみられることがある．以下のような型がある．①Duchenne 型（男児が罹患する），②顔面・肩甲・上腕型（10〜20歳で発症する），③肢帯型（肩と骨盤部の筋が侵される），④筋緊張性ジストロフィ（若年成人で発症し，末梢筋萎縮，前頭部禿頭，白内障を伴う）．

Eaton-Lambert 症候群

傍腫瘍症候群は肺小細胞癌で最もよく認められる．筋力低下は脳神経領域よりも四肢で生じやすく，腱反射は筋力と不相応な減弱を呈する．

代謝性ミオパチー

ホスホフルクトキナーゼ欠損症（糖原病Ⅶ型），乳酸脱水素酵素欠損症，筋ホスホリラーゼ欠損症（糖原病Ⅴ型）は，有痛性筋痙攣，労作時の筋力低下，ミオグロビン尿（尿テスト試験紙で蛋白陽性）を生じる．酸性マルターゼ欠損症（α-グルコシダーゼ欠損症，糖原病Ⅱ型）はミオグロビン尿を伴わない進行性の筋力低下をもたらす．カルニチン欠乏症は進行性の筋力低下，労作による増悪をきたす．

外傷

受傷歴が明白である．弛緩性麻痺を認め，腱反射は消失する．

多発性硬化症

典型的な所見としては，複視，視神経炎・萎縮，上下肢の感覚異常，核間性眼筋麻痺があげられる．時間的・空間的（神経学的）に分離された，まだら状で皮膚分節に一致しない感覚障害が，典型的な徴候である．

筋萎縮性側索硬化症（ALS）

下位運動神経障害では，緩徐進行性の非対称性筋力低下，運動を伴う筋痙攣，萎縮，線維束攣縮が認められる．皮質脊髄路障害では硬直が主要症状で，腱反射亢進と痙縮を伴う．

硬膜外膿瘍

緩徐発症の筋力低下が，背部痛や発熱とともに生じる．

亜急性脊髄連合変性症

手足の感覚障害，下肢の後索障害，下肢筋力低下，深部腱反射亢進と Babinski 反射

陽性を伴う痙縮が特徴である．

脊髄空洞症
　下肢の痙縮，上肢深部腱反射減弱，上肢と胸部の温痛覚減弱，上肢の筋力低下と萎縮を呈する．

大動脈解離
　脊髄動脈の解離は，突然発症の下肢麻痺に至るが，上肢筋力は保たれている．背部の深部痛があり，患者はじっとしていられず（症状をつくり上げているかにみえる），下肢の動脈拍動は消失する．

転換性障害（ヒステリー）
　正常な深部腱反射，美しき無関心（la belle indifference）が，主要な手がかりとなる．

〔木村　健〕

Chapter 96 振戦・不随意運動

(Plates) 1, 32, 34, 35, 36, 65, 66, 67, 99, 100, 101, 127, 128, 129

鑑別リスト

◆振戦
- □ 不安
- □ 生理的振戦
- □ 本態性振戦
- □ パーキンソン病
- □ 小脳疾患
- □ 甲状腺機能亢進症
- □ オピオイド離脱症状

- □ ミオクローヌス
- □ 多発性硬化症
- □ 筋萎縮性側索硬化症

◆不随意運動
- □ チック
- □ 薬剤
- □ 全身性エリテマトーデス
- □ リウマチ熱
- □ ハンチントン病
- □ Tourette症候群
- □ Wilson病

診断へのアプローチ

　姿勢時振戦は腕を伸ばしたときの指や手の細かく規則的な運動が特徴であり，安静時には出現しない．不安や良性の本態性振戦，甲状腺機能亢進症や薬物（アルコール，カフェイン，リチウム，β刺激薬やフェニトイン）などが原因となる．肩，骨盤，首を含む近位部の姿勢時振戦は小脳疾患によるものである．

　企図振戦，動作時振戦は運動によって起こる不規則な痙攣であり，多発性硬化症，アルコールや傍腫瘍性小脳変性（肺癌，卵巣癌）などのような小脳疾患が原因となる．遺伝性運動失調症もこのパターンをとる．

　安静時振戦は，罹患部位が支えられた状態または安静によって増悪し，随意運動によって振戦の振り幅が変動しながら減弱する．歩行によって症状は増悪する．また食器を使用したり，文字を書くことが困難となる．パーキンソン病，フェノチアジン，重度の本態性振戦，Wilson病，水銀中毒，進行性麻痺，中脳領域の疾患（脳血管障害や脱髄疾患）で起こる．

　舞踏様運動は，短時間の不規則な痙攣様の非律動的な筋収縮である．バリズムは振れ幅の大きな痙攣であり，四肢を投げ出すような運動を認める．片側性であることが多い（片側バリズム）．アテトーゼは，指，四肢，体幹，舌などの持続的なくねるような運動を呈する．ジストニアは不随意のゆっくりとした捻るような筋攣縮である．チックでは，ある一定の協調運動が急激かつ間欠的に出現する．

文字や絵を描かせると，本態性振戦では大きく震えた角張った曲線を認め，パーキンソニズムでは小字症を認める．水平または垂直方向の頭部振戦は本態性振戦，頸部ジストニアや小脳虫部の障害と関連している．また，顔面，唇，顎の振戦はパーキンソニズムでみられる．

	徴候	感度	特異度	尤度比
パーキンソン病	頭部，四肢の振戦	—	—	11.0
	引きずり歩行	—	—	3.3〜15.0
	小書症	—	—	2.8〜5.9
	筋固縮と動作緩慢	—	—	4.5
	Myerson 徴候	—	—	4.5
	仮面様顔貌	—	—	2.1
	錐体路症状	—	—	0.14
	小脳症状	—	—	0.03

臨床所見

不安
不安・緊張を誘発する精神的な刺激が明らかである．発汗，頻脈，下痢を伴う．

生理的振戦
8〜12 Hz の細かい振戦であり，患者に一定の姿勢を保持させた状態で最もよく観察される．不安，筋疲労，低血糖，カフェイン，リチウムや三環系抗うつ薬で増強される．

本態性振戦
安静時には出現せず，上肢を前方に伸ばした姿勢で明らかとなる．これは精密さを要求される作業（書字など）で増強され，アルコールで軽減される．筆跡は粗大で不均整となり，またコップで飲み物を飲むのが難しくなる．本態性振戦は生理的振戦よりも振れ幅が大きく，ゆっくりで，左右対称である．頭部振戦や声の震えが出現することがある．通常家族歴があり，緩徐に進行する．

パーキンソン病
弛緩し支えられた状態の四肢で顕著となる安静時振戦を呈し，動作によって減弱する．第1指と第2指の「丸薬を丸めるような運動」が3〜8 Hz の振動数で起きる．動作時や睡眠時には弱まり，精神的な負荷で増大する．振戦のみを呈することはなく，歯車様強剛，動作緩慢，仮面様顔貌，前傾姿勢，小字症，後方突進，声量の低下を伴う．

小脳疾患
患肢をある目標に到達させようとする際，その目標に接近するにつれて徐々に増強

する振戦を呈する．これは方向不定のゆっくり（2～4 Hz）とした粗大な振戦であり，アルコールで増悪する．頭頸部の揺動（titubation）を認めることがある．これは，多発性硬化症，小脳梗塞，脊髄小脳変性疾患，ポリニューロパチーで認められることがある．

甲状腺機能亢進症

手指を広げた状態で細かい振戦を観察することができる．甲状腺機能亢進症の他症状（Graefe 徴候〈眼瞼遅滞〉，頻脈，つやつやした皮膚など）を伴う．

オピオイド離脱症状

振戦は手，唇，舌などに出現する．オピオイドの使用歴があり，しばしば錯乱，せん妄状態となる．

ミオクローヌス

短時間の稲妻様の筋肉の攣縮である．羽ばたき振戦はこの振戦の一型であり，手関節を背屈させた状態を保持させると，律動的な羽ばたき様の振戦が出現する．肝性・尿毒症性脳症のような代謝性疾患において特徴的である．

多発性硬化症

Charcot の三徴としての企図振戦，眼振，断続的言語は典型的な症状である．視神経炎もしくは視神経萎縮と核間性眼筋麻痺が手がかりとなる．

筋萎縮性側索硬化症（ALS）

早期には亜急性の非対称性の脱力と視診上明らかな筋萎縮，線維束性攣縮を認める．舌には攣縮，扇形の波形模様，萎縮を認める．皮質脊髄路の障害によって，Babinski 徴候を呈する．

チック

通常良性であるが，病的な原因がある場合との鑑別は困難である．瞬きと顔をゆがめることが一般的な症状である．

薬剤

フェノチアジン系やL-ドーパはジストニアや舞踏様運動の原因となることがある．たとえば，頸部を捻るなどの急性のジストニア反応を呈する．また，長期間の使用が唇を鳴らす，舌を突き出すなどの遅発性のジスキネジアを生ずることがある．

全身性エリテマトーデス（SLE）

大脳動脈炎に伴い舞踏病様運動が起こる．蝶形紅斑，漿膜炎，関節炎，発熱などは診断の鍵となる．

リウマチ熱

Sydenham 舞踏病はリウマチ熱（発熱，関節炎，心筋炎，咽頭炎，輪状紅斑などを

呈する）の既往のある子どもあるいは若年成人に起こる．顔面，舌および四肢の不随意運動は安静時には消失し，運動時に出現する．物を握ると一定の力で握り続けることができないことが特徴的である．筋緊張が低下し，会話と嚥下が障害される．

ハンチントン病

優性遺伝の緩徐進行性の舞踏病様運動であり，出現するのは40歳を過ぎてからである．関連症状として妄想を伴う知的障害がある．

Tourette症候群

運動と音声チック（汚言症を伴う）が必発する特徴的な症状である．

Wilson病

振戦は羽ばたき振戦または羽ばたき運動様であり，手関節の屈曲伸展を繰り返す．パーキンソン病のように見えることがあるが，本症は通常若年者に好発し，肝硬変やKayser-Fleicher輪（虹彩縁の黄色色素の輪）を伴う．

〔寺田和彦〕

Chapter 97 運動失調

(Plates) 11, 37, 38, 39, 40, 77, 81, 86, 121, 127, 128, 129, 130

鑑別リスト

◆慢性
- □ ビタミンB_{12}欠乏症
- □ パーキンソン症候群
- □ ミオパチー
- □ 頸髄症
- □ 多発性硬化症
- □ 多発皮質下梗塞
- □ アルコール性小脳変性

- □ 水頭症
- □ 前頭葉腫瘍
- □ 小脳腫瘍
- □ 脊髄小脳変性症
- □ 脊髄空洞症
- □ 脊髄癆
- □ 舞踏病

◆急性
- □ アルコール中毒
- □ 内耳炎
- □ 小脳出血
- □ 小脳梗塞
- □ Guillain-Barré症候群
- □ ヒステリー
- □ 頭頂葉由来の失行症

診断へのアプローチ

　片麻痺歩行は，脳梗塞の後遺症で，体幹が対側へ傾き，下肢を外側に振りまわすように歩く．脊髄疾患や大脳麻痺にてみられる対麻痺歩行は，「はさみ足歩行」が特徴で，一歩ずつ足を交差させながら歩く．鶏歩は腓骨神経障害でみられ，下垂足のためつま先がひっかからないよう高く足を上げ，べたっと足を着く．ミオパチーなど下肢近位筋の筋力低下でみられるアヒル歩行（動揺性歩行）では，下肢を高く上げ，体幹は反対側に傾く．パーキンソン症候群での歩行は，股関節や膝，肘が屈曲し，前かがみで，加速する小刻み歩行である．歩行失行は，両側性前頭葉疾患に関係し，引きずり歩行であるが，躊躇しながらの不連続な歩行である．小脳失調性の歩行は，足を大きく開き，ふらつく．感覚性失調歩行はRomberg徴候陽性で両脚を広げて歩く．内耳障害性の歩行では，患者は歩行時も立位時も，一方向へ倒れる．解離障害性の歩行は，座位での下肢の協調性は正常であるが，立つときに激しく転倒する．

　Romberg徴候陽性（閉眼で動揺し，開眼で安定する）の場合，後索障害を疑う．脊髄の後索病変では，顕著な筋力低下と痙性による運動失調を生じることはめったにない．小脳病変は，測定障害や運動の分解を生じる．会話は1音節ずつ区切って発音し，たどるような話し方になる．

　感覚性運動失調に関して，触覚消失は運動失調を生じにくいが，固有受容器の消失は，閉眼で悪化する重度の運動失調を生じる．歩行は歩幅が広く，力強く足を着く．Romberg徴候や指鼻試験，踵膝試験は陽性となる．末梢神経や脊髄後索（ビタミン

B₁₂亜急性連合性脊髄変性症，脊髄癆），内側毛帯，視床，感覚皮質などの病変が原因である．多発神経炎は糖尿病や結節性多発動脈炎，アルコール，ヒ素，Guillain-Barré症候群，ポルフィリン症などで起こる．

鑑別の要点は以下のようである．

	小脳	下位運動ニューロン	皮質脊髄路	錐体外路
筋萎縮	なし	あり	なし	なし
筋力低下	なし	あり	あり	なし
筋緊張	低下	亢進（痙性）	亢進（硬直性）	低下
筋線維束攣縮	なし	あり	なし	なし
歩行	失調性歩行	鶏歩/アヒル歩行	痙性/はさみ歩行	小刻み/加速歩行

臨床所見

ビタミンB₁₂欠乏症

後索や側索の障害である亜急性連合性脊髄変性症は，筋力低下や知覚異常から始まり，下肢のこわばりや運動失調となる．振動覚や位置覚の消失，Babinski反射陽性や下肢の腱反射消失も認める．精神状態の変化も生じることがある．

パーキンソン症候群

典型的所見は歯車様の固縮や，周期性の振戦，筋緊張の亢進である．患者は，四肢の動きが少ない小刻み歩行でゆっくりと動き，股関節と膝関節はやや屈曲し，体幹をほとんど回旋せずに方向を変える．歩行速度が徐々に増す（加速歩行）．

ミオパチー

近位筋の筋力低下が明白で，足を高く上げ，1歩ごとに胴体が反対側に傾くアヒル歩行を認める．

頸髄症

Babinski反射が陽性で，頸部や上肢の痛みが特徴である．

多発性硬化症

視神経炎や再燃寛解を繰り返し（時間的多発），さまざまな場所に出現する（空間的多発）しびれを伴うことが最も一般的である．眼の所見には，視神経炎（急性期には視神経乳頭が充血し，慢性期には視神経乳頭が白色に萎縮する）や眼振，核間性眼筋麻痺などがある．頸部屈曲で電撃痛を感じるLhermitte徴候を認めることがある．尿意切迫感や失禁，性機能障害などの自律神経所見や痙性，筋力低下，クローヌスなどの反射所見を認める．

多発皮質下梗塞

階段状の進行，感情失禁，腱反射亢進，下顎反射亢進，構音障害などが認められる．

アルコール性小脳変性
下肢の運動失調が特徴的で，上肢の運動失調や会話，眼球運動の障害は目立たない．通常は多発神経障害が現れる．

水頭症
運動失調，記憶力低下や失禁を伴う．

前頭葉腫瘍
「前頭葉性運動失調」は，後ろに転倒したり，小脳失調様徴候，把握反射，嘴反射，失禁，思考力減退などを特徴として認める．

小脳腫瘍
小脳疾患は，運動失調や運動障害を生じる．半球外側を含む場合は，四肢（とくに上肢）の運動失調や筋緊張低下を起こす．片葉小節葉を含む場合は，体幹失調，酩酊歩行，頭や体幹のふらつきを生じる．前葉に影響がある場合は，継ぎ足歩行ができない歩行障害を認める．小脳正中や虫部の障害によって，患者は運動失調や平衡障害のために立位や歩行ができなくなるが，四肢は正常で，座位や臥位では眼振がない．成人の小脳腫瘍は，たいていは転移によるものである．

脊髄小脳変性症
家族歴が特徴で，腱反射減弱や Babinski 反射陽性などの広範囲な障害を認める．凹足をしばしば認める．

脊髄空洞症
特徴は感覚解離で，温痛覚は消失するが，触覚，深部覚は保たれる．前角細胞が筋肉萎縮や筋線維束攣縮，上肢の腱反射消失に関与し，皮質脊髄路は痙性に関与する．

脊髄癆
歩行は，かかとで地面を強く叩くようにして歩く失調性歩行である．位置覚，深部覚，温痛覚の消失や反射消失，調節はできるが対光反射のない Argyll Robertson 瞳孔を認める．

舞踏病
関節の著明な過伸展を伴う筋緊張の低下を認める．歩行は過剰な不随運動と異常な姿勢を伴う足幅の広いよろめき歩行である．

アルコール中毒
酔って，呼気にアルコール臭があり，足を大きく開いた歩行を認める．

内耳炎
めまいは特徴的で，頭位によって悪化する．患者は一方向に傾く．

小脳出血
　突発する後頭部の頭痛，めまい，眼球注視麻痺を認めるが，四肢の筋力や感覚は保たれる．

小脳梗塞
　小脳出血と似たような病歴であるが，顕著な四肢，体幹，歩行，会話の失調，眼振，低血圧を認める．

Guillain-Barré症候群
　運動失調はしばしば初期から進行する．腱反射が消失する．

ヒステリー
　運動失調は一貫性がなく，その時々で異なり，病歴と身体所見に解離がある．

頭頂葉由来の失行症
　患者は歩き方を「忘れる」が，診察所見は正常である．

（坂爪　香）

Chapter 98 深部腱反射異常

(Plates) 32, 33, 37, 39, 49, 50, 77, 127, 128, 129, 130, 131, 165, 167

鑑別リスト

◆腱反射減弱
- □ 神経根圧迫
- □ 甲状腺機能低下症
- □ 糖尿病
- □ アルコール中毒
- □ ビタミンB_{12}欠乏症
- □ 尿毒症
- □ ミオパチー
- □ 不顕性癌
- □ 毒物
- □ Guillain-Barré 症候群
- □ アミロイドーシス
- □ 脊髄性ショック
- □ Adie 症候群
- □ ボツリヌス中毒
- □ Charcot-Marie-Tooth 病

◆腱反射亢進
- □ 脳卒中
- □ 頸椎症
- □ 脊髄圧迫
- □ 多発小梗塞
- □ 多発性硬化症
- □ 代謝性脳症
- □ 筋萎縮性側索硬化症

診断へのアプローチ

Babinski 徴候陰性（つま先が下がる）の場合，対称性の腱反射亢進あるいは低下は，通常，正常である．Babinski 徴候陽性（つま先が上がる）は常に異常であり，上位運動ニューロンの病変を意味しており，通常痙性の筋力低下，腱反射亢進がみられる．下位運動ニューロンの病変は，腱反射低下，弛緩性の筋力低下，筋萎縮，筋攣縮が特徴である．

反射	高位
下顎反射	三叉神経
上腕二頭筋	C5-6
腕橈骨筋	C5-6
上腕三頭筋	C6-8
手指屈筋反射	C8-T1
膝蓋腱反射	L3-4
アキレス腱反射	S1

臨床所見

神経根圧迫

頻度の高い所見として，S1圧迫でアキレス腱反射，L3-4圧迫で膝蓋腱反射，C5-C6圧迫で上腕二頭筋腱反射と腕橈骨筋反射，C6-8圧迫で上腕三頭筋反射が，それぞれ左右差をもって低下することがあげられる．

甲状腺機能低下症
全般性の腱反射低下に，弛緩相遅延を伴う．弛緩相遅延はアキレス腱反射で最もよく認められる．

糖尿病
アキレス腱反射は両側性に消失し，振動覚は低下するが，筋力低下はほとんど生じない．

アルコール中毒
振動覚低下と足部圧痛を含む感覚性ニューロパチーが典型的である．

ビタミンB_{12}欠乏症
所見には，初期の靴下・手袋型ニューロパチー，反射減弱もしくは亢進，失調，易怒性から明らかな認知症にまで及ぶ，精神状態の異常が含まれる．

尿毒症
レストレスレッグ症候群（むずむず脚症候群），深部遠位感覚消失，腱反射消失を伴う筋萎縮，灼熱感が生じる．

ミオパチー
腱反射減弱（消失はしない）や，遠位よりも近位で顕著な筋力低下が認められる．

不顕性癌
とくに肺癌はニューロパチーを呈する．

毒物
鉛，ヒ素，イソニアジド，ビンクリスチン，フェニトインは，末梢神経障害による腱反射低下をもたらす．

Guillain-Barré症候群
腱反射消失が顕著であり，急性もしくは亜急性の筋力低下を伴うが，感覚鈍麻はほとんど生じない．手足のじんじんとしたしびれ感が生じ，歩行や手の使用が困難となる．両側性の顔面筋力低下は重要な手がかりとなる．自律神経障害も認めうる．

アミロイドーシス
自律神経障害を伴う感覚性ニューロパチーを呈するものであり，癌や深部組織感染などの慢性炎症性疾患において生じる．

脊髄性ショック
急性期には腱反射が減弱，感覚レベルと筋力の低下を伴う．外傷，血管性，腫瘍性の病態によって生じる．

Adie症候群
全身性に腱反射が消失する．瞳孔は開大しており，遠見調節時に（正常より）緩徐

に散瞳するが，対光反射は消失している．

ボツリヌス中毒
腱反射は減弱しているか正常である．重要な所見は，対称性・下行性の麻痺，複視，構音障害，嚥下障害，瞳孔反射異常など初期の著明な脳神経障害である．

Charcot-Marie-Tooth病
感覚脱失，逆シャンペンボトル様下腿，広範な腱反射消失，凹足を特徴とする家族性のニューロパチーである．

脳卒中
麻痺側と同側で，腱反射亢進がみられる（訳注：原著では「急性期には腱反射低下」と記載されている）．

頸椎症
頸部の疼痛や可動域制限に加えて，手や腕の筋萎縮がみられる．高齢者において，ほとんどは変形性関節症によって生じる．Heberden結節やBouchard結節など，手指末梢所見も認められることが多い．

脊髄圧迫
癌患者では強く疑うべきである．初期症状としては背部痛，下肢異常感覚，階段昇降時の脱力感，便秘，膀胱機能障害がある．初期の他覚所見として，下肢の痛覚，振動覚，温度覚が減弱し，上肢に比して下肢の腱反射が軽度に亢進しており，脊柱の叩打痛がある．進行期の所見としては，Babinski徴候陽性，（肛門）括約筋緊張低下，特定の脊髄レベルでの感覚低下がある．

多発小梗塞
高血圧や糖尿病患者で生じる．随伴症状には，感情の易変性，下顎反射亢進，認知症，失調が含まれる．

多発性硬化症
これを示唆する症状には，一肢の重い感じやしびれ感，片側性の一過性視力喪失，尿失禁，複視，歩行障害がある．所見としては，左右差のある腱反射亢進，視神経乳頭蒼白，核間性眼筋麻痺，小脳失調，構音障害，下肢の痙縮や筋力低下が含まれる．

代謝性脳症
尿毒症，肝性脳症において生じ，ミオクローヌスがしばしばみられる．

筋萎縮性側索硬化症（ALS）
脳幹・脊髄での上位運動ニューロンと下位運動ニューロン障害の徴候が複合されており，感覚障害を伴わないことが診断の鍵となる．下顎反射亢進，Babinski徴候陽性，小筋群の萎縮を伴う線維束攣縮（舌など）を検索する．　　　　　　（木村　健）

Section VII　神経学・精神医学

Chapter 99　末梢神経障害

Plates　11, 37, 38, 39, 40, 77, 81, 82, 83, 86, 118, 121, 130, 131, 165, 167

鑑別リスト

- ☐ 糖尿病
- ☐ アルコール
- ☐ ビタミンB₁₂欠乏症
- ☐ 薬剤
- ☐ 癌性
- ☐ 鉛中毒
- ☐ Guillain-Barré症候群
- ☐ 脊髄癆
- ☐ 脊髄空洞症
- ☐ 結節性多発動脈炎
- ☐ アミロイドーシス
- ☐ 多発筋炎
- ☐ ペラグラ
- ☐ ヒ素中毒
- ☐ ポルフィリン症
- ☐ Wallenberg症候群
- ☐ 視床病変
- ☐ Brown-Sequard症候群

診断へのアプローチ

　感覚神経障害には，ピリピリ感やチクチク感，灼熱感，冷感，電撃痛などが陽性症状としてあげられる．身体所見には筋力低下，線維束攣縮，萎縮，失調，足を大きく開いた開脚歩行，異常な発汗，深部腱反射減弱もしくは消失，起立性低血圧，過敏帯で囲まれた感覚低下，温・痛覚に先行する振動覚・位置覚の障害などがある．

　自律神経症状として，インポテンツ，逆行性射精，発汗，失禁，残尿，便秘，下痢，起立性めまい，顔面紅潮があげられる．身体所見として対光反射遅延，安静時頻脈，洞性不整脈，起立性低血圧があげられる．

　一肢の一部に限局する感覚異常は，外傷，絞扼，血流不全による末梢神経・神経叢・神経根の障害が考えられる．多発単神経炎では時間を経て多数の神経が障害される（たとえば，糖尿病や血管炎による）．多発神経炎は靴下・手袋型の分布で，最長の神経から始まり，中毒性や代謝性などによる軸索障害が原因である．多発神経炎や脊髄病変では両側対称性の症状が認められ，片側性の障害は，対側脳幹・視床・大脳皮質の疾患で生じる．

　太い有髄線維の損傷では，触覚・固有覚が減弱し，「厚い絨毯の上を歩いている」ような感覚，もしくは平衡障害を生じさせる．中程度の太さの神経線維の障害では触覚と振動覚が減弱する．糖尿病やアミロイドーシスのように，細い無髄線維の障害では，温・痛覚が減弱し，異常感覚が生じる．温・痛覚障害に比べて顕著な振動覚・固有覚消失は，脊髄後索障害（たとえば，脊髄空洞症，ビタミンB₁₂欠乏症，多発性硬化症）や，脱髄性の多発神経炎で生じる．

Chapter 99 末梢神経障害

| 横断性脊髄損傷や | Brown-Sequard | 脊髄中心症候群 |
| 前脊髄症候群 | 症候群 | （脊髄空洞症） |

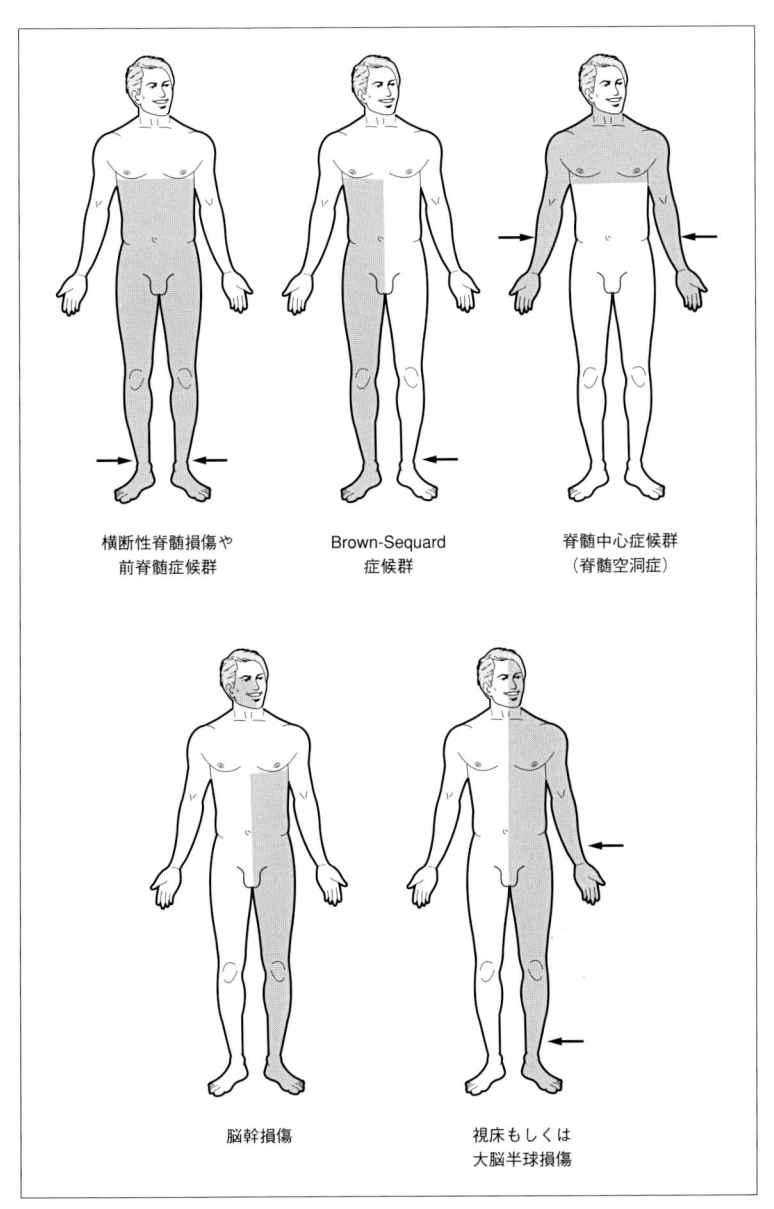

脳幹損傷　　視床もしくは
　　　　　　大脳半球損傷

図19　感覚症候群
（McGee S. Evidence-Based Physical Diagnosis. WB Saunders, 2001 より改変）

Section VII　神経学・精神医学

末梢神経障害
手根管症候群

神経根障害
C6 神経根症

多発神経炎（軽度）　　（中等度）　　（重度）

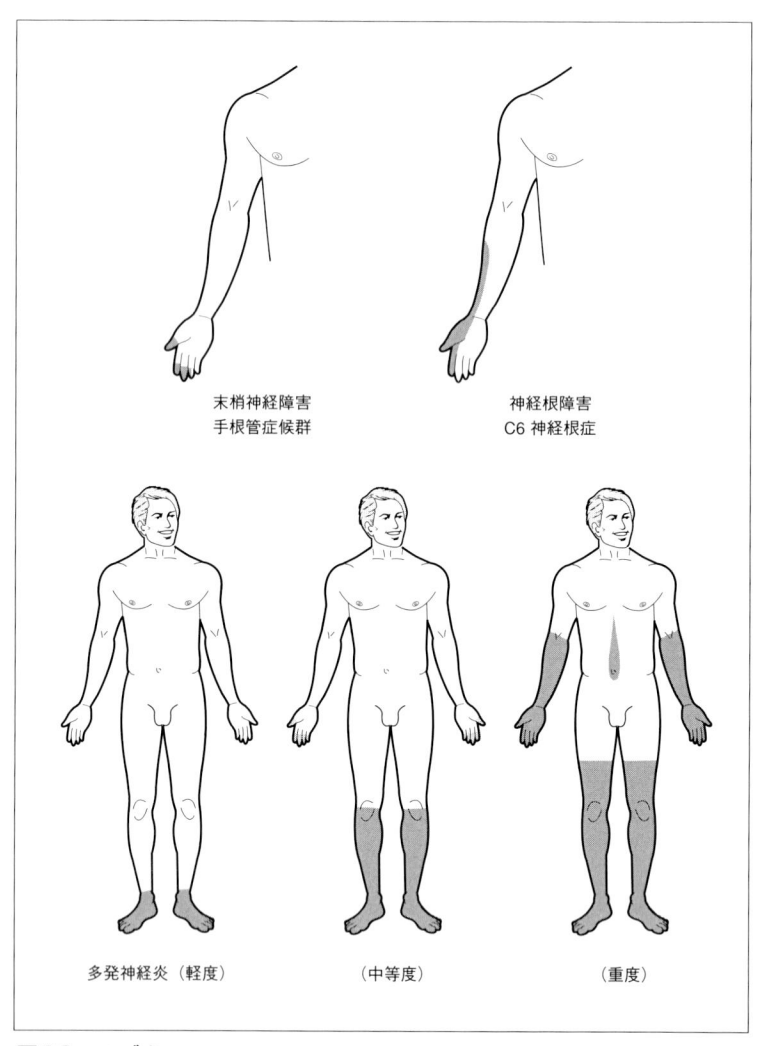

図19　つづき

横断性脊髄損傷では病変高位以下のすべての機能の喪失と，病変高位での痛覚過敏帯を生じさせる．側索圧迫では感覚異常が初期症状となる．後索の圧迫は温・痛覚障害を伴わずに固有覚・触識別覚を障害する．悪性貧血や脊髄癆では後索障害が先行する．

臨床所見

糖尿病
対称性の靴下・手袋型分布が典型的である．最初に振動覚・位置覚が著明に障害され，次に腱反射減弱や有痛性の異常感覚，血管運動機能異常が続く．

アルコール
アルコール依存症患者での対称性の靴下・手袋型神経障害は，チアミン（ビタミンB_1）欠損もしくはアルコールの直接の神経毒作用による．

ビタミンB_{12}欠乏症
下肢の進行性の錯感覚や異常感覚を呈する．複合機能障害（錐体路，後索，末梢神経）が認められる．

薬剤
末梢神経障害は，ビンクリスチンなどの抗癌薬でよくある副作用である．

癌性
この神経障害では，感覚性の多発神経炎，筋力低下と萎縮（しばしば筋無力症の症状をとる），振戦，失調，平衡機能異常を伴う亜急性連合性脊髄変性症などの所見が複合して現れる．

鉛中毒
腹痛，頭痛，失調，記憶喪失が神経障害に併発する．

Guillain-Barré症候群
錯感覚に続いて速やかに腱反射消失，筋力低下，麻痺が生じる．症状は手足末梢から始まり，上行性に拡大する．筋力低下に比して感覚障害はわずかであり，固有覚，振動覚をつかさどる太い有髄線維が主に障害される．

脊髄癆
発作性の疼痛（電撃痛），深部腱反射消失，後索機能消失，Argyll Robertoson瞳孔（調節は保持されるが対光反射が消失）がみられれば，梅毒を疑う．

脊髄空洞症
通常，ケープ（袖なしの外衣）を羽織ったような分布（上背部，両肩，上腕全体）の温・痛覚脱失を呈すが，他の感覚機能は保持される．

結節性多発動脈炎
多発神経炎に発熱，体重減少，動脈病変を伴う場合には血管炎を考慮する．

アミロイドーシス
対称性もしくは非対称性の感覚-運動神経障害を呈する．診断の鍵となるのは，随伴する巨舌症やろう様の眼窩周囲出血斑，肝腫大，うっ血性心不全である．

多発筋炎
四肢の疼痛を呈し，近位筋力低下，腱反射消失，位置覚・振動覚の減弱を伴う．

ペラグラ
対称性の日光皮膚炎を呈し，その部分は表面が褐色で独特の光沢を帯びている．

ヒ素中毒
靴下・手袋型分布の灼熱感と手掌の角化亢進が合併する場合，ヒ素中毒を疑う．

ポルフィリン症
急性の脱力を伴う神経痛と，腹痛（疝痛）が顕著な特徴である．尿は光に当てて放置すると赤ワイン色になる．

Wallenberg症候群
延髄外側の病変では，同側顔面と対側上下肢，体幹の温・痛覚が障害される．さらに病変と同側のHorner症候群，回転性めまい，眼振，嗄声，嚥下障害も認められる．

視床病変
対側の感覚障害は全感覚を侵し，錯感覚，知覚過敏，痛覚過敏（刺激に伴う不快な灼熱痛）を生じる．最も頻度が高い原因は高血圧性ラクナ梗塞である．

Brown-Sequard症候群
病変と同側の固有覚・振動覚減弱と筋力低下，対側の温・痛覚低下が特徴である．

（木村　健）

神経根性疼痛・感覚異常

(Plates) 32, 33, 37, 38, 39, 40, 57, 58, 59, 62, 63, 103, 104, 127, 128, 129, 152, 165, 167, 173

鑑別リスト

◆上肢
- □ 正中神経
- □ 尺骨神経
- □ 橈骨神経
- □ 腋窩神経
- □ 腕神経叢
- □ 長胸神経
- □ 胸郭出口症候群
- □ 反射性交感神経ジストロフィ
- □ 脊髄空洞症

◆下肢
- □ 坐骨神経
- □ 外側大腿皮神経
- □ 総腓骨神経
- □ 大腿神経
- □ 閉鎖神経
- □ 後脛骨神経

◆脳神経
- □ 顔面神経
- □ 三叉神経

診断へのアプローチ

感覚異常（感覚鈍麻，ピリピリ・チクチク感，感覚過敏）は，神経障害の症状である．その範囲を正確に知るためには，患者によく尋ねる必要がある．

神経根の運動機能には以下がある，C5―肩外転，C6―手首伸展，C7―肘伸展，C8/T1―手指外転・内転，L2,3,4―膝伸展，L5―足首・母趾背屈，S1―足部底屈．神経根の反射機能には以下がある．C5,6―二頭筋反射，C7,8―三頭筋反射，L2,3,4―膝蓋腱反射，S1―アキレス腱反射．

上肢の萎縮性脱力と下肢の痙性脱力は，頸椎症や筋萎縮性側索硬化症（ALS）を疑う．頸椎症では，頸部から肩背側より手首にまで至る疼痛があり，上肢を動かすことで増悪する．通常，ALSでは感覚障害がない．

コンパートメント症候群は肢を脅かす緊急事態であり，注意すべきである．そのコンパートメント内の筋肉が障害され，局所の激しい疼痛が進行する．末梢の感覚異常が頻度の高い初期症状であり，それは末梢脈拍を触知し，灌流良好と思われる場合でさえ生じうる．

	徴候		感度	特異度	尤度比
頸椎症性神経根症	C5	肘屈曲力低下	83	84	5.3
	C6	二頭筋反射・腕橈骨筋反射減弱	53	96	14.2
		母指感覚低下	32	96	8.5
		手首伸展力低下	37	84	2.3
	C7	三頭筋反射減弱	64	98	28.3
		肘伸展力低下	65	84	4.0
	C8	小指感覚低下	23	99	41.4
		三頭筋反射減弱	64	98	28.3
		手指屈曲力低下	50	87	3.8

訳注：本表の数値は頸椎神経根障害の患者のみを対象として調査したため，手根管症候群や尺骨神経障害など他の疾患との鑑別にあてはめることはできない．

臨床所見

正中神経（C6-T1）

手根管症候群は，手関節掌側の圧迫が原因である．症状は手掌の母指から中指までの感覚低下やしびれである．Tinel徴候（手関節掌側の叩打で電撃痛が生じる）とPhalen徴候（長時間の手関節屈曲で増強する手指への放散症状）がしばしば認められる．後に母指球の筋萎縮と筋力低下が生じる．両側性手根管症候群には，関節リウマチや粘液浮腫，糖尿病，妊娠，先端巨大症，アミロイドーシスなど全身性の変化が関与する．前腕（回内，橈屈）と手（"LOAF"：虫様筋 lumbricales，対立 opposition，外転 abduction，屈曲 flexion）の筋が両方侵されるような正中神経全域の病変は，腋窩または肘の外傷が原因であることが多い．

尺骨神経（C8-T1）

通常，肘部管もしくは，豆状骨と有鉤骨の鉤との間のGuyon管での損傷によって生じる．典型的な症状は，手の尺側（環指と小指）の感覚低下と，手根屈筋や尺側指の屈筋・対立筋の筋力低下である．長期間にわたる損傷（通常手首）は小指が屈曲した鷲手を生じる．

橈骨神経（C5-8）

下垂手（手根伸筋の筋力低下）と，三頭筋筋力低下が頻度の高い徴候である．感覚低下は手背を含む．損傷は通常腋窩（たとえば，松葉杖使用）もしくは肘（"新郎の麻痺"すなわち腕枕）において生じ，糖尿病や鉛曝露でも生じる．

腋窩神経

三角筋筋力低下による上腕外転力低下に，三角筋部位の感覚低下を伴う．肩関節脱臼，上腕骨頸部骨折，松葉杖使用が関与する．

Chapter 100　神経根性疼痛・感覚異常

腕神経叢

　尺側への放散痛を伴う肩や肩甲骨の疼痛，T1に分布する錯感覚，レイノー現象が認められる．肩の強制的な下方牽引に伴うC5-6の上位神経叢損傷（Erb-Duchenne麻痺）では同側腕に"Waiter's Tip肢位（訳注：肩内転・内旋，肘腕伸展，前腕回内，手掌屈・尺屈，指屈曲．チップを受け取るときのポーズ）"で跛行を生じる．腕の乱暴な上方牽引もしくは肩関節脱臼により生じるC8-T1の下位神経叢損傷（Klumpke麻痺）では鷲手や尺側の感覚低下が生じる．パンコースト腫瘍は，重度の肩の疼痛や，棘上筋および棘下筋の筋力低下・萎縮を伴う肩甲上神経障害があれば疑われる．2/3の症例でHorner症候群が生じる．

長胸神経

　翼状肩甲は，先行するウイルス感染やワクチン接種後に急性かつ重度の肩・肩甲部痛を呈する，腕神経叢炎の結果として生じる．

胸郭出口症候群

　手固有筋脱力と手掌環指，小指側感覚低下を呈する．肋骨による圧迫から動脈の所見も生じ，脈拍・血圧の低下や末梢の塞栓に至ることもある．

反射性交感神経ジストロフィ

　近位の疼痛（たとえば，肩腱炎）から始まり，遠位の，灼熱様で刺すような，皮膚分節に一致しない疼痛・異常感覚に至る．温度変化（初期は温かく，後には冷たい），色変化（初期は紅色，後にチアノーゼを呈する），発汗変化（初期は湿潤し，後に乾燥）が認められる．他の所見としては感覚過敏，平滑で萎縮した皮膚，関節可動域制限がある．

脊髄空洞症

　解離性感覚脱失を伴う上肢の疼痛，筋萎縮，腱反射消失に，病変高位以下での錐体路徴候を伴う．Horner症候群がみられることがある．

坐骨神経（L4-S3）

　ハムストリングや膝下のすべての筋に分布する．最も多い原因は椎間板ヘルニアによる単一神経根の圧迫であるが，梨状筋による坐骨棘での絞扼により複数の皮膚分節に及ぶ疼痛が生じうる．局所の圧痛やTinel徴候が認められる．

外側大腿皮神経（L2, 3）

　大腿前外側にしびれや灼熱感を生じさせる，純粋な感覚神経の障害である（異常感覚性大腿痛）．神経が上前腸骨棘の内側を通過する地点で傷害される．症状は臥位にて増悪する．

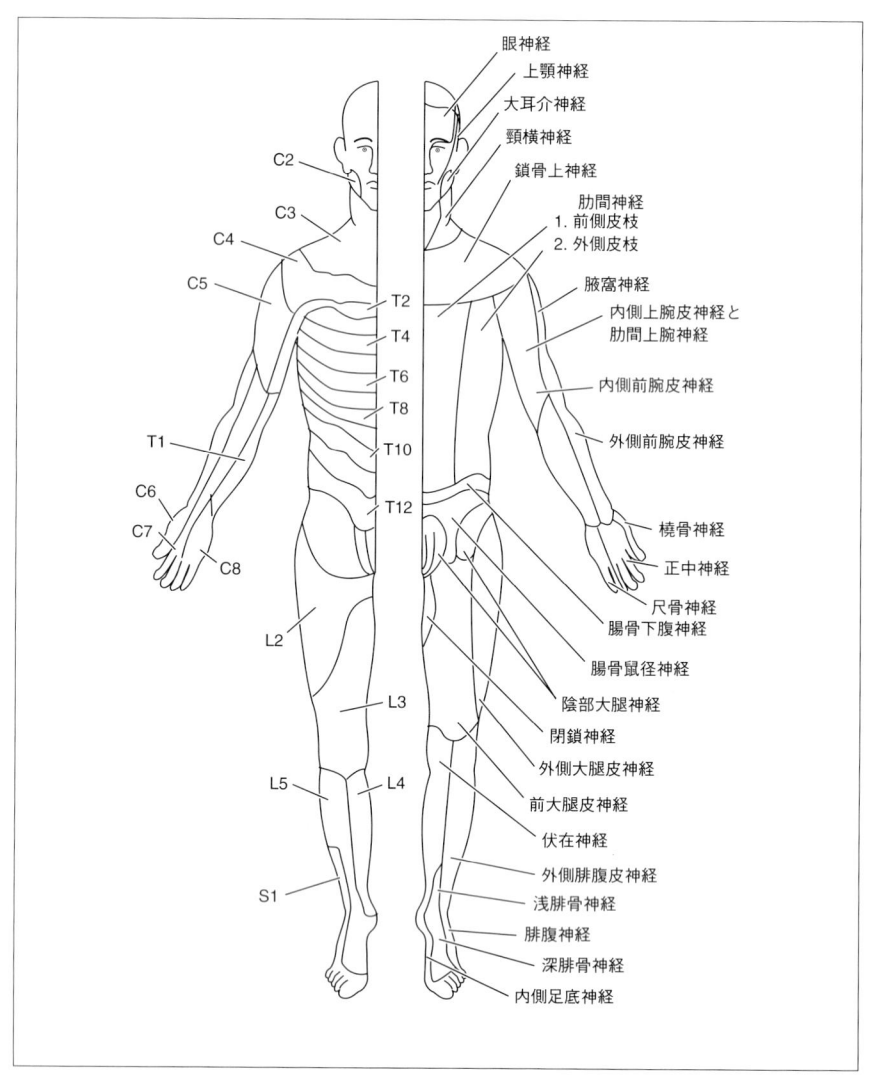

図20　皮膚分節（デルマトーム）と末梢神経の体表分布―前面
(Carpenter MB, Sutin J. Human Neuroanatomy. 8th ed. Baltimore: Williams & Wilkins, 1983 より改変)

総腓骨神経

　鶏歩と靴のつま先を引きずって歩く垂れ足を生じる．第1趾背屈力低下と第1，2趾間の感覚低下がみられる．通常，膝外側の圧迫が原因となる．

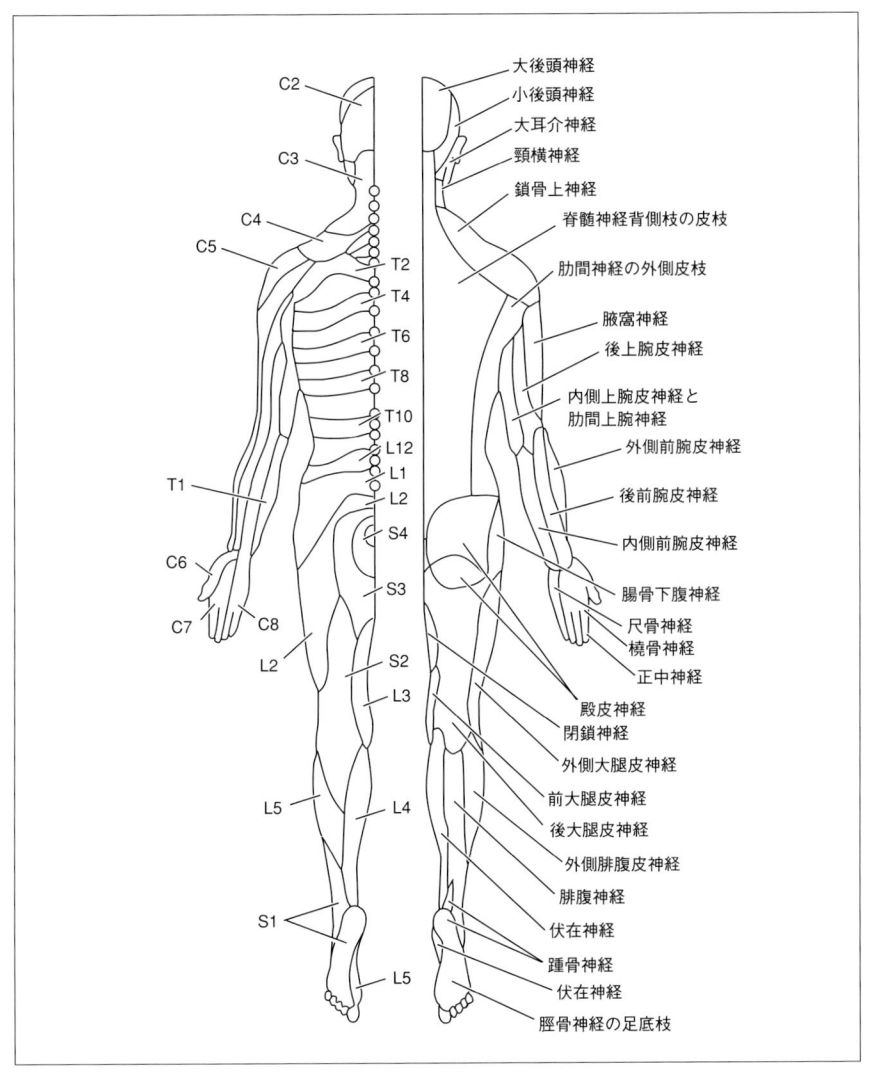

図21 皮膚分節（デルマトーム）と末梢神経の体表分布―後面
（Carpenter MB, Sutin J. Human Neuroanatomy. 8th ed. Baltimore: Williams & Wilkins, 1983 より改変）

大腿神経

　股関節屈曲と膝関節伸展が障害され（背側L2,3,4），四頭筋の萎縮，股関節屈曲と膝蓋腱反射低下を伴う．原因には糖尿病，腫瘍，多発動脈炎，骨盤外傷がある．

閉鎖神経

労作，あるいは糖尿病や骨盤内腫瘍により，大腿内転（腹側 L2,3,4）が障害されることがある．大腿内側のしびれが骨盤骨折や恥骨骨炎による圧迫で生じる．

後脛骨神経

第 1～3 趾のしびれが，内果での足根管を神経が通過する際に圧迫されて生じる．

顔面神経（第 7 脳神経）

末梢神経を侵すベル麻痺は，顔面上部下部両方の片側脱力を呈する．中枢性では前頭筋は保持される．ほかに障害される部分には，涙腺，アブミ骨筋（聴覚過敏を生じる），舌の前 2/3 の味覚が含まれる．大半は特発性であるが，EB（Epstein-Barr）ウイルスや小脳橋角部腫瘍，多発性硬化症での脳幹プラークによっても生じることがある．後二者は通常脳幹の他の徴候を伴う．両側第 7 脳神経麻痺はサルコイドーシスやライム病を考慮する．

三叉神経（第 5 脳神経，第 2,3 枝領域）

損傷や炎症により，顔面に，発作性で耐え難い，刺すような疼痛を生じる．疼痛は触れたり噛むときに誘発される．三叉神経節への単純ヘルペスウイルス感染，腫瘍，脱髄疾患（とくに若年患者）によって生じることがある．

〔木村　健〕

Chapter 101 脳血管障害

Plates 41, 42, 43, 44, 45, 50, 62

鑑別リスト

- ◆一過性脳虚血発作・脳梗塞
  - □ 中大脳動脈梗塞
  - □ 前大脳動脈梗塞
  - □ 後大脳動脈梗塞
  - □ 分水嶺梗塞
  - □ 視床ラクナ
  - □ 椎骨脳底虚血
  - □ 橋ラクナ
  - □ 橋梗塞
  - □ 中脳梗塞
  - □ 純粋運動性片麻痺
  - □ 運動失調性片麻痺
  - □ 延髄外側梗塞
  - □ 側頭葉梗塞
- ◆出血
  - □ くも膜下出血
  - □ 小脳出血
  - □ 視床出血
  - □ 橋出血
  - □ 被殻出血

診断へのアプローチ

　梗塞に至る脳虚血は，頸動脈もしくは心原性の塞栓によるものか，全身性の低灌流によるもの，あるいはその部位での血栓形成によるものである．塞栓性梗塞は突然発症し，発症時に最大の局所神経脱落症状を呈する．急速な改善は，塞栓性の一過性脳虚血発作（TIA）でよく認められる．血栓症状は階段状に変化する．脳出血は数分あるいは数時間かけて緩徐に進行する．動脈瘤の破裂によるくも膜下出血は一瞬で生じ，局所脳機能障害は通常伴わない．片頭痛による脳血管障害様症状は，頭痛，食欲不振・嘔気・光過敏などの随伴症状，若年発症で識別される．

　TIAは10〜40％が梗塞を続発する．通常，頸動脈プラークの潰瘍化によって生じる「緩徐進行性のTIA」において，とくに危険が高い．一過性黒内障（「影が降りてくる」もしくは一過性の単眼視力消失）は典型的な症状である．内頸動脈系循環不全による一過性黒内障は，椎骨脳底動脈系循環不全である一過性半盲とは区別すべきである．無症候性の頸動脈雑音は，不完全ではあるが頸動脈狭窄と続発する梗塞リスクの指標である（TIAの先行しない同側脳梗塞の年間リスクは1〜3％）．

　眼底検査によりコレステロール結晶や，白色の血小板-フィブリン，もしくは赤色の血栓塞栓子が明らかになる．硝子体下出血はしばしば，くも膜下出血もしくは脳出血に伴って起こる．白い中心点を伴った赤い斑点（Roth斑）は細菌性心内膜炎においてみられる．頸動脈閉塞において虹彩は斑点状であり，同側瞳孔が散大して反応不良

	徴候	感度	特異度	尤度比
片側大脳半球疾患	前腕回転テスト*1	87	98	36.3
	上肢のドリフト*2	79	98	33.0
	顔面脱力	77	98	32.3
	片麻痺	75	98	31.7
	手根伸筋脱力	69	98	29.0
	Babinski反射	45	98	19.0

訳注：
* 1 肘を曲げて両方の前腕を互いに平行にし，5～10秒間すばやく両前腕を動かし，相互の周りを回転させる．大脳半球病変では，病変の対側の腕は動かせず，同側の腕がその周りを周回する．
* 2 上肢Barré徴候と同義．

となる．

臨床所見

中大脳動脈梗塞

片麻痺と，下肢よりも上肢と顔に強く生じる皮質性感覚低下が，失語もしくは劣位半球の機能障害とともにみられる．眼は患側に共同偏倚する．塞栓に伴う部分的な中大脳動脈系症状には，ほとんど失語を伴わない運動感覚麻痺，伝導性失語，片麻痺を伴わないWernicke失語がある．

前大脳動脈梗塞

所見には麻痺，失行，下肢のみの皮質性感覚障害がある．失禁，保続症を伴う精神活動鈍化，把握反射と吸啜反射などの前頭葉所見がみられる．

後大脳動脈梗塞

運動麻痺を伴わない同名半盲，著しい感覚脱失，純粋失読，色名呼称障害，近時記憶障害を生じる．

分水嶺梗塞

上肢の近位筋力低下がみられ，遠位筋は保持され，超皮質性失語を伴う．

視床ラクナ

片麻痺を伴わない，顔，上肢，下肢の感覚脱失を伴う純粋感覚性梗塞が生じる．

椎骨脳底虚血

一過性の回転性めまい，不明瞭な会話，失調，複視，同名半盲，交代性もしくは両側性の顔や口唇周囲のしびれ感が生じる．

橋ラクナ

会話が不明瞭になり，片側上肢の巧緻障害や軽度の筋力低下が生じる（構音障害・手不器用症候群）．

橋梗塞
橋中部病変では，筋力低下と核間性眼筋麻痺が生じる．橋外側もしくは被蓋部病変では，感覚脱失や小脳症状が生じる．

中脳梗塞
Weber症候群は，散瞳，眼瞼下垂，眼筋麻痺，対側の片麻痺からなる．

純粋運動性片麻痺
橋や内包のラクナ梗塞では，感覚低下を伴わない顔面，上肢，下肢の麻痺が認められる．右片麻痺を呈す場合には失語は伴わない．左片麻痺を認める場合，頭頂葉障害は伴わない．

運動失調性片麻痺
橋や内包のラクナ梗塞では，片側下肢の失調と筋力低下が生じる．

延髄外側梗塞
Wallenberg症候群は，顔面のしびれ，上下肢失調，Horner症候群，眼窩上部の疼痛を呈し，対側の温痛覚障害を伴う．回転性めまい，嘔気，吃逆，嗄声，嚥下障害，複視も認められる．

側頭葉梗塞
視野のゆがみ（たとえば，小視症），既視体験，反復性の恐怖を体験することがある．

くも膜下出血
典型的症状は，活動中に突然重度の頭痛が発症し，意識レベルの変化や項部硬直を伴う．脳実質内出血を合併しないかぎり，局所神経症状は認めない．後交通動脈瘤は動眼神経麻痺を伴う．前交通動脈病変は，前頭葉症状を合併する．中大脳動脈瘤では失語を呈するか，もしくは特有の所見を呈さない．後交通動脈瘤では動眼神経圧迫による症状を生じるか，もしくは，一過性の重度の頭痛と項部硬直を伴う「警告出血」を生じ，それが大出血の前触れとなる．

小脳出血
頭痛，嘔吐，歩行障害が主要な特徴である．筋力と感覚は通常正常である．患側への注視麻痺があり，外転神経麻痺も生じることがある．眼振と四肢の失調は時折認めるのみである．

視床出血
両眼は鼻側下方視となり，縮瞳し，対光反射は消失する．著明な感覚低下を認め，片麻痺を伴うことも伴わないこともある．

橋出血
このタイプの出血の患者は昏睡状態となり，pinpoint pupilとなり，強い光で対光反

射が生じる．眼は中間位で，人形の眼現象は消失する．四肢麻痺を認め，Babinski反射が陽性となる．

被殻出血

片麻痺，頭痛，視野欠損，出血側に向かい麻痺側からは遠ざかる共同偏視を呈する．

〔木村　健〕

Chapter 102　痙攣

Plates 92, 94

鑑別リスト

- □ 全般発作（大発作）
- □ 部分発作（局所発作）
- □ 複雑部分発作
   （側頭葉てんかん）
- □ 欠神発作（小発作）
- □ 血管迷走神経失神
- □ ミオクローヌス
- □ 脱力発作（失立）
- □ 精神運動発作
- □ 偽発作

診断へのアプローチ

　患者が意識のない状態で発見されたとき，鑑別すべきは，痙攣か失神かである．診断確定のためには目撃者からの聴取が必須である．痙攣は，色調（痙攣ではチアノーゼ，失神では蒼白），前兆，転倒による損傷，遷延する強直間代性の運動，舌咬傷，失禁，意識の回復遅延（痙攣）によって識別される．痙攣発作後には錯乱，頭痛，傾眠が生じるが，一方，失神後には，身体的脱力が生じ，意識は明瞭である．痙攣にはしばしば，特定の臭いを感じるなどの前兆があり，失神には視野狭窄の前兆がある．痙攣では閉眼，左右に頭を振る，動かず反応しないなどの状態が長く続く．

　痙攣の一般的な誘引は，睡眠不足，腎不全などの全身疾患，低血糖や低ナトリウム血症などの代謝・電解質異常，アルコール，薬剤使用などである．熱性痙攣や先行する頭部外傷の病歴を聞き出すべきである．過去にコントロールされながら再発する痙攣の原因には，アルコール，感染，薬剤服用量の誤りがある．

　軽度の片麻痺，腱反射の左右差，Babinski反射陽性などの神経学的異常は，潜在する器質疾患を示唆する．痙攣は，低悪性度の神経膠腫や髄膜腫のような，緩徐進行性の大脳病変があるときにより多くみられる．

	徴候	感度	特異度	尤度比
痙攣	発作中のチアノーゼ	—	—	16.0
	舌咬傷	—	—	7.3
	発作後の失見当識	—	—	5.0
偽発作（ヒステリー）	精神科的既往	—	—	10.0
	まわりの様子を意識している	—	—	8.0
	診察に抵抗する	—	—	4.5
	声を出す	—	—	4.0

臨床所見

全般発作（大発作）
　強直間代性発作では，無呼吸，暗紫色の皮膚（チアノーゼ），舌咬傷，失禁，激しい規則的な筋収縮が生じる．痙攣発作後に傾眠と錯乱が続く．全身性の原因には，高熱，アルコールもしくは薬物離脱，低ナトリウム血症，代謝性アシドーシス，腎・肝不全があげられる．局所的な原因としては，外傷後瘢痕や腫瘍，中枢神経系の血管炎がある．

部分発作（局所発作）
　前頭葉の病巣から遠ざかる眼球偏位が生じる．ジャクソン発作は，母指か口角の強直運動で始まり，隣接部位へと進展していく．片側性の場合は，患者は覚醒している．

複雑部分発作（側頭葉てんかん）
　最もよくみられる側頭葉てんかんの特徴は，前兆と，周囲に対する認識の喪失であり，反復性の行為や運動を伴う．前兆としては，幻覚（嗅覚，味覚，視覚，聴覚），空間のゆがみ，既視感もしくは未視感，情動変化（不安や怒り）が生じることがある．反復運動性の行為は，典型的には唇を鳴らすことや脱衣，支離滅裂な会話を含む．動作は目的を有するが統合性に乏しい．発作は感覚性，回転性めまい，自律神経性，嚥下障害，既視感，感情，錯覚（大視症や小視症），（訳注：単に光とか色とかでなく，風景や音楽などの）構造化された幻覚がみられる．発熱と錯乱のある患者では，単純ヘルペス脳炎を考慮すべきである．

欠神発作（小発作）
　この発作は，5〜10秒間の注視や行動中断が特徴であり，眼瞼の瞬きや顔面の筋攣縮がある．舌なめずりや足をばたつかせるなどの自動症が生じることがある．これらの症状は過換気でのアルカローシスにより再現されることがある．

血管迷走神経失神
　意識喪失を伴う非持続性（15秒以内）の間代性の痙攣がみられることがある．

ミオクローヌス
　大脳の低酸素障害や代謝性脳症において，規則的な運動性痙攣が生じる．

脱力発作（失立）
　小発作を伴う姿勢緊張の喪失が特徴で，この発作は失神と鑑別が難しい．

精神運動発作
　恐怖や怒りの感情，もしくは悪夢を生じる．

偽発作

　典型的痙攣とは異なる動き，発作後の状態の欠如，疾病利得がよく認められる手がかりである．発作は大勢の人の前で生じる．動きはしばしば大げさで，舌咬傷はなく，Babinski反射は正常である．

〔木村　健〕

Chapter 103　不安

(Plates) 32, 35, 36

鑑別リスト

- □ 状況・性格
- □ 心的外傷後ストレス障害
- □ 薬剤・薬物中断
- □ 全般性不安障害
- □ パニック障害
- □ 恐怖症
- □ 激越性うつ病
- □ 低血糖
- □ 甲状腺機能亢進症

診断へのアプローチ

不安は，莫然とした不安感から，危機迫った感じや恐怖まで多様である．思考力や集中力が低下し，自己認識と驚愕反応が過剰となる．しばしば落ち着きのなさや爪咬み，振戦，チック，過度の発汗が目立つ．交感神経系の活動により動悸や紅潮，発汗，下痢などを生じる．立ちくらみ，口の周りのしびれに伴って，過換気が起こることもある．

過敏な知覚と正常な身体感覚の悪い方への誤った解釈が，受診するきっかけとなる．不安は，胸痛や動悸，息切れなどの症状として身体化することがよくある．不安に関連した空気嚥下（呑気症）はげっぷを生じる．

抑圧は防御機能であるが，解離につながり，麻痺や感覚麻痺，失声，健忘などの転換症状へと変わる．葛藤の一方を抑制（一般的な防御機能）すると，現実の認識を歪め，意思決定が困難になる．

臨床所見

状況・性格

不安はたいてい軽度で，ストレス因子に関連して一進一退する．この反応は，文化や生い立ちにおいて不安になる素因があると強くなる．

心的外傷後ストレス障害（PTSD）

予期しない悲劇的な出来事を体験した人が，しばしば繰り返しフラッシュバックや悪夢，落ち着きのなさを生じる．社会的に孤立し，適応できていないと感じる．

薬剤・薬物中断

コカイン，アンフェタミン，幻覚剤，カフェイン，エフェドリン，β作動薬，ステロイド，外因性のチロキシンなどはすべて不安を生じる．アルコールや薬物乱用，ニ

コチンの中断は不安や興奮，妄想や幻覚，落ち着きのなさなどの症状を起こす．

全般性不安障害
　筋緊張や交感神経過活動，予期不安によって，慢性的で全般的な神経過敏，不眠，倦怠感，興奮，多彩な身体的愁訴などを生じる．

パニック障害
　突然抗し難い不安と死に瀕した感覚となり，それに続いて呼吸困難，動悸，気が遠くなるような感じになるのが典型的な症状である．突然発作が起こり，20～30分以内に消退し，多くは再発する．

恐怖症
　ある物やある状況に対する不合理な不安で，回避行動につながる．一般的なものとして，広場恐怖症や閉所恐怖症，高所恐怖症，対人恐怖症がある．

激越性うつ病
　著しい落ち着きのなさ，不安，絶え間ない心配，マイナス思考，自律神経症状などを特徴とする．

低血糖
　糖尿病患者で，発作的に不安感，発汗，精神錯乱が生じるが，グルコースや食事の摂取で軽快する．

甲状腺機能亢進症
　振戦や頻脈，眼瞼異常，軽度の甲状腺腫大などがみられるが，わかりにくい場合がある．

　　　　　　　　　　　　　　　　　　　　　　　　　　　　　　（坂爪　香）

Chapter 104　抑うつ

(Plates) 32, 33, 34, 35, 36, 50, 73

鑑別リスト

- □ 気分変調症
- □ 大うつ病
- □ 抑うつ気分を伴う適応障害
- □ 季節性感情障害
- □ 双極性障害
- □ 薬剤
- □ 悲嘆
- □ 甲状腺疾患
- □ 認知症
- □ 脳卒中
- □ 腫瘍随伴

診断へのアプローチ

　プライマリーケアの現場において，抑うつはしばしば，食欲不振，体重減少，倦怠感，不眠（とくに早朝覚醒），集中困難などの身体症状にマスクされている．器質的疾患に起因する症状を感じる程度が抑うつによって増強されることもよくある．抑うつが正常な機能を妨げるならば，それは病的な抑うつといえる．

　抑うつが同定されたならば，自殺リスクの評価が必須である．これを実施する最良の方法は，患者に対して率直に，自分を傷つけたくなる気持ちがあるかどうか，もしあるなら計画をしているか，を尋ねることである．自殺の危険因子としては，独居，過去の自殺未遂歴，自殺企図や薬物乱用の家族歴，全身性疾患，極端な希望の欠如，精神疾患，薬物乱用がある．

　SQとは次の単一の質問によるスクリーニング法である．「この1年，しばしば，気分の落込みあるいは悲しみを感じてきましたか？」

　CAGE質問法は，アルコール依存症や大量飲酒者（1日に8杯以上．訳注：日本では純アルコール換算150 mL/日以上）を同定するためにつくられている．

(1) 今までに酒量を減らさなければならないと感じたことがありますか？（Cut down）
(2) 今までに飲酒のことで批判されて苛立ったことがありますか？（Annoyed）
(3) 今までに自分の飲酒について，後ろめたさや罪悪感を感じたことがありますか？（Guilty）
(4) 今までに朝酒や迎え酒を飲んだことがありますか？（Eye opener）

	徴候	感度	特異度	尤度比
抑うつ	SQ陽性	—	—	2.3
	SQ陰性	—	—	0.16
飲酒の問題	CAGE 0点	—	—	0.14
	CAGE 1点	—	—	1.5
	CAGE 2点	—	—	4.5
	CAGE 3点	—	—	13.2
	CAGE 4点	—	—	101

臨床所見

気分変調症
　長期にわたり，程度の軽い抑うつ気分，消極的な考え，興味・喜び喪失があり，自律機能の障害はわずかか，もしくは認めない．

大うつ病
　DSM-Ⅳの大うつ病の診断基準によると，以下の9つのうち最低5つを含む．①1日の大半にわたる抑うつ気分，②興味・喜びの喪失，③著しい体重減少もしくは増加，④不眠もしくは過眠，⑤精神運動興奮もしくは減退，⑥倦怠感や体力の消耗，⑦無価値感や罪悪感，⑧集中力低下や決断力のなさ，⑨反復する希死念慮．しばしば，うつ病かアルコール依存症の家族歴がある．

抑うつ気分を伴う適応障害
　この抑うつは，生活上の著しいストレスが誘引となっている．その誘引となった出来事が頭から離れない．抑うつ気分は，不安，絶望感，無力感，無価値感を伴う．

季節性感情障害
　過眠，過食，炭水化物への渇望などの非典型的な自律機能障害を伴う，反復性の冬季の抑うつである．男性よりも女性で頻度が高い．

双極性障害
　通常は大うつ病を呈するが，多幸症や誇大気分，活力増強，必要な睡眠時間の減少，高揚した自己評価，不適切なほど行為の結果を顧みないなどの，躁症状を一過性に伴う．

薬剤
　アルコール，鎮静薬，コカインの乱用または離脱は，しばしば抑うつを伴う．レセルピン，β遮断薬，メチルドパ，エストロゲン，L-ドーパ，副腎皮質ホルモンも，抑うつを生じさせる．

悲嘆
　抑うつ症状はしばしば緊密な人を失った後に生じる．経過の初期から完全な大うつ症状がみられれば，重症化し回復は遷延する．

甲状腺疾患
　高齢者での無感情な甲状腺機能亢進症，もしくは全年齢での甲状腺機能低下症は，抑うつを生じさせる．他の所見として，嗜眠，寒冷不耐，浮腫，腱反射弛緩相の遅延を検索すべきである．

認知症
　抑うつが皮質下痴呆の先行症状となる．

脳卒中
　抑うつはしばしば，辺縁系や前頭葉の血管障害に伴い，通常，感情失禁などの症状が表れる．

腫瘍随伴
　とくに膵癌で抑うつが顕著であり，説明不能な体重減少や慢性的であいまいな腹痛や背部痛を伴う．

〔木村　健〕

Chapter 105 せん妄・幻覚

Plates 5, 21, 22, 23, 24, 25, 32, 34, 35, 36, 39, 49, 50, 65, 66, 67, 70, 77, 99, 101, 118, 124, 131, 132, 134

鑑別リスト

◆全身性
- □ 薬剤・毒物
- □ 敗血症
- □ 低血糖
- □ 高カルシウム血症
- □ 低ナトリウム血症
- □ ショック
- □ 振戦せん妄
- □ ビタミンB₁₂欠乏症
- □ 低酸素症
- □ 高炭酸ガス血症

- □ 甲状腺中毒症
- □ 尿毒症
- □ 肝性脳症
- □ チアミン欠乏症
- □ 熱射病
- □ 低体温
- □ 鉛中毒
- □ 一酸化炭素中毒

◆神経疾患
- □ 脳振盪
- □ 高血圧性脳症
- □ 硬膜下血腫
- □ てんかん発作後

- □ 一過性全健忘
- □ 髄膜炎
- □ 右頭頂葉梗塞
- □ 脳炎
- □ 血管炎
- □ 癌性髄膜炎

◆幻覚
- □ 薬剤
- □ 統合失調症
- □ 側頭葉てんかん

診断へのアプローチ

　せん妄は，過緊張と覚醒状態での著しい失見当識と，鮮明な幻覚を伴う知覚障害，精神運動と自律神経の過活動によって特徴づけられる．通常短時間で進行し，精神状態の変動や注意力低下，思考の混乱がみられ，その混乱は，散漫で的外れ，あるいは，つじつまの合わない会話から示唆される．最も感度の高い所見は，覚醒レベルの易変性，近時記憶障害（例：記憶可能な数の桁数），時間に関する失見当識である．身近にいる人から，障害の速さや程度に関する有用な情報が得られる．

　発熱，頻脈，高血圧があれば，原疾患を注意深く評価すべきである．高齢者では感染が頻度の高い原因であり，とくに肺炎と尿路感染が挙げられる．幻視の原因は器質的であり，統合失調症よりも薬剤などの要因によることが多い．

Confusion Assessment（せん妄評価法）

(1) 急性かつ変動する精神状態の変化
(2) 注意集中困難，話しかけられる内容についていけない．
(3) 支離滅裂な思考（まとまりがなく的外れな会話，予期せぬ話題の転換，非論理

的な考え)
(4)意識レベルの変化(嗜眠,昏迷,過剰な覚醒)
(1)と(2)に加え,(3)か(4)のどちらかを満たす場合に,陽性とみなす.

徴候		感度	特異度	尤度比
せん妄	Confusion Assessment陽性	46〜94	92〜98	8.8

臨床所見

薬剤・毒物

せん妄は,アルコールやオピオイド,バルビツレート,サリチル酸,麦角,アンフェタミン,コカイン,スコポラミンなどの薬剤によって生じうる.ガソリン,にかわ,エーテル,修正液,重金属などの中毒も,せん妄をきたす.アルコール(とくに離脱期),プロプラノロール,ブロモクリプチン,シメチジン(高齢者の場合)は幻覚を促進させる.

敗血症

せん妄患者においては悪寒,血圧低下,弛張熱が主要な手がかりとなる.

低血糖

インスリンや経口血糖降下薬を使用している糖尿病患者,グリコーゲン貯蔵量の少ないアルコール症患者において,これを疑う.昏迷,発汗,振戦,めまい,頻脈を呈しうる.経口もしくは静注のグルコースにて速やかに回復することで診断できる.

高カルシウム血症

癌患者ではカルシウム過剰を疑う.しかし,他にもさまざまな原因で生じるので,血清カルシウムの測定は代謝系検査のなかの一つとして考えるべきである.

低ナトリウム血症

促進因子には,多飲症,リチウム製剤使用,利尿薬,抗精神病薬,胸部帯状疱疹が含まれる.

ショック

錯乱や落ち着きのなさは,初期の鋭敏な指標である.低血圧,頻脈,斑紋や網状皮斑を伴う皮膚血管収縮も認められる.

振戦せん妄

アルコール離脱中に,錯乱に続いて頻脈,発汗,不安を伴う自律神経系過活動が生じる.入院の数日目に生じうることがあり,精神状態が変化するのでアルコール摂取歴を聴取するのが困難なこともある.

ビタミンB_{12}欠乏症
末梢神経障害と，悪性貧血の家族歴が有用な手がかりとなる．

低酸素症
急性肺塞栓か肺水腫における肺胞動脈血酸素分圧較差の増大に伴ってせん妄が生じる．チアノーゼが手がかりとなる．

高炭酸ガス血症
慢性閉塞性肺疾患を有する患者で，とくに急性の気管支攣縮の際に，肺胞低換気による二酸化炭素貯留が亜急性に生じる．

甲状腺中毒症
微細な振戦，皮膚湿潤，頻脈，暑がり，Graefe徴候，眼球突出は，いずれも手がかりとなり，出現の仕方は多様である．

尿毒症
せん妄が尿毒症の主要な徴候となることはまれであるが，四肢末梢や眼窩の浮腫を伴う．

肝性脳症
通常は，アルコール中毒の顕著な病歴がある．羽ばたき振戦やミオクローヌスなど，代謝性脳症の随伴所見が認められる．慢性肝疾患の所見には，くも状血管腫，腹水，痔核，腹壁表在静脈拡張がある．

チアミン（ビタミンB_1）欠乏症
アルコール中毒や低栄養を伴うせん妄患者では，Wernicke脳症が疑われる．随伴所見としては水平性眼振，眼筋麻痺，失調がある．

熱射病
とくに運動中の屋外曝露歴があり，発汗を伴わない深部体温上昇が認められる．

低体温
冷環境曝露歴，深部体温低下，強い血管収縮が認められる．

鉛中毒
症状には，倦怠感，抑うつ，錯乱，発作性の原因を特定しにくい腹痛，末梢神経障害がある．歯肉に灰色の鉛縁が認められる．

一酸化炭素中毒
強い頭痛と顔の紅潮を伴う患者で，エンジンの排気ガスや灯油ヒーターの使用がある場合に疑う．

脳振盪
頭部外傷（もしくは外傷が疑われる状況にある）の直後に錯乱が生じる．

高血圧性脳症
血圧が著明に上昇している．うっ血乳頭に加え頭蓋内血管障害を反映した網膜の出血や滲出液が生じることが多い．

硬膜下血腫
頭部外傷や高齢者の最近の転倒の病歴が，典型的である．意識清明期は，硬膜外血腫の典型的徴候である．これらの患者は酩酊していることがあるため，診断はいっそう難しくなる．側頭部の外傷，対側片麻痺の緩徐な発症，散大しているが対光反射のない瞳孔，これらを認める際に硬膜下血腫を疑う．Babinski 反射陽性は対側の血腫によって生じる．

てんかん発作後
てんかん発作の目撃者がいない場合，舌咬や失禁が手がかりとなる．

一過性全健忘
強い感情的あるいは身体的労作で，突然前向性の記憶・学習障害が起こる．

髄膜炎
発熱，著明な頭痛，光過敏，項部硬直があれば，腰椎穿刺は必須となる．

右頭頂葉梗塞
劣位半球の脳梗塞によって，注意障害に起因する症状が認められる．心房細動があるときに疑われる．

脳炎
発熱と錯乱が著明である．通常，幻覚などの側頭葉症状が，とくに単純ヘルペス脳炎の際に明らかである．

血管炎
通常，活動性・全身性の膠原病の症状（発熱，関節痛，漿膜炎）の一部として生じる．

癌性髄膜炎
原発となる癌がある患者で，多発性の脳神経麻痺を伴う場合に疑われる．

統合失調症
幻聴，とくに妄想的な内容がよくある症候である．

側頭葉てんかん
意識状態の変化，自動症，既視体験や未視感などの複合的な幻覚が生じる．

〔木村　健〕

Chapter 106 睡眠障害

(Plates) 32, 33, 34, 35, 36, 184

鑑別リスト

◆不眠
- □ ストレス
- □ 薬剤
- □ 内科的疾患
- □ 睡眠相変化
- □ 睡眠時無呼吸
- □ 条件づけ不眠
- □ 抑うつ
- □ レストレスレッグ症候群（むずむず脚症候群）
- □ 夜間ミオクローヌス
- □ 悪夢

◆過眠
- □ 薬剤
- □ 内科的疾患
- □ 思春期
- □ ナルコレプシー

診断へのアプローチ

不眠は入眠困難，頻回の中途覚醒，早朝覚醒と再入眠不能という形で生じる．症状として日中の過度の眠気や倦怠感があれば，不眠の一つとしてとらえることができる．

臨床所見

ストレス

重大な生活上のストレスによる一過性の不眠は頻度が高い．眠れずに，ある事柄について考えをめぐらす．

薬剤

不眠：カフェイン，アンフェタミン，キサンチン，ニコチン，フェニルプロパノールアミンなどの刺激性薬物は，不眠を生じる．ベンゾジアゼピンは反跳性の不安や不眠を生じる．過眠：アルコールには鎮静効果があるが，浅睡眠となり，休息が得られない．より頻度の高い原因としては，三環系抗うつ薬，ベンゾジアゼピン，麻薬，抗ヒスタミン薬がある．

内科的疾患

不眠：甲状腺機能亢進症，うっ血性心不全，COPD，夜間頻尿，疼痛が一般的な原因である．過眠：伝染性単核（球）症，低心拍出量，腎不全，甲状腺機能低下症のような倦怠感を引き起こすものによる．

睡眠相変化
交替性のシフト勤務や海外旅行などで睡眠覚醒サイクルがリセットされると，不眠が生じる．昼夜逆転は認知症でよくみられる症状である．

睡眠時無呼吸
大きないびきや，呼吸の中断とそれに続く吸気性のあえぎの情報が，同室者から得られる．患者は日中不適切な時間に眠りに落ち，行動異常を呈することがある．アルコールと鎮静薬は，呼吸機能とREM睡眠を抑制するため，症状を悪化させる．診察上，患者は肥満を呈し，首が太く，咽頭後部が狭くなっている．

条件づけ不眠
学習（訳注：睡眠に対して，不安や緊張を覚えてしまう事）を通して，就寝時間になると苛立ち，不安になる．患者はしばしば自分のベッド以外ではよく眠れる．

抑うつ
不眠が主訴のことがあり，入眠困難や，早朝覚醒と再入眠不能を呈する．双極性障害での躁状態では，過活動，観念奔逸，誇大を認める．

レストレスレッグ症候群（むずむず脚症候群）
筋深部にムズムズする（虫がはっている）感覚と，動くことによりそれが軽快するという感覚である．

夜間ミオクローヌス
患者は，繰り返す脚の攣縮や痙攣によって覚醒する．

悪夢
夢による不安発作であり，患者は発汗や頻脈を伴って覚醒する．

思春期
体内時計の変化と睡眠需要の変化による過眠は思春期には生理的なものである．

ナルコレプシー
脱力発作（強い情動，驚き，笑いを誘引として筋緊張消失により転倒する），入眠時幻覚（視覚性もしくは聴覚性の生々しい夢），睡眠麻痺（覚醒時に短時間動けなくなる）という特異的な徴候により識別される．

（木村　健）

Section VIII 皮膚

Chapter 107 瘙痒症

(Plates) 12, 65, 66, 69, 71, 146, 148, 149, 154

鑑別リスト

- 乾皮症
- 湿疹
- アトピー性皮膚炎
- 接触性皮膚炎
- じんま疹
- 皮膚糸状菌症
- 慢性単純性苔癬
- 疥癬
- 糖尿病
- 環境
- 薬剤
- HIV感染症
- 悪性腫瘍
- 尿毒症
- 心因性
- 胆汁うっ滞性黄疸
- 真性多血症

診断へのアプローチ

瘙痒のある患者に擦過傷以外に皮膚病変がない場合，15％は尿毒症，胆汁うっ滞，リンパ腫，真性多血症のような全身疾患がある．短期の鎮痒薬にて改善しない場合には，さらなる評価が必要である．

臨床所見

乾皮症
皮膚は乾燥し，鱗様である．多くは冬に頻回に入浴する高齢者にみられる．注意深い視診にて微細な鱗屑と上皮のひび割れを認める．

湿疹
病変は通常，皮膚の乾燥と瘙痒で始まり，すぐに円形の痂皮，鱗屑となる．一般的に伸側表面，手，体幹に起きる．

アトピー性皮膚炎
乾いた非常に痒みの強い皮膚はこすったり，掻破したりする原因となり，それにより擦過傷，湿疹が起こる．好発部位は屈側表面と頸部である．眼周囲の黒ずみを伴う眼窩下の皺襞（Dennie-Morgan皺襞），手掌の多紋理，腕伸側の毛包の顕著化も手がかりとなる．

Section VIII 皮膚

接触性皮膚炎
　皮膚への直接の接触が鍵となる．アレルギー性と刺激性とがある．ウルシはよくある接触抗原であり，小水疱を伴う線状の病変を形成する．その他のよくみられる原因は日やけとガラス繊維である．

じんま疹
　強烈な瘙痒感を伴い，中心部がきれいで蛇行した病変として現れ，数時間で消失する．

皮膚糸状菌症
　股部白癬は半月様の病変が鼠径部の襞内に発生し，中心は治癒傾向にある．足白癬では，指間の白っぽい浸軟もしくは白く乾いた亀裂が足の辺縁に存在する．

慢性単純性苔癬
　皮膚割線が深くなり，搔破の跡が認められる．爪は滑らかに磨かれた状態となる．

疥癬
　強い瘙痒感と赤い小丘疹を認め，灰白色，赤色，茶褐色の線状の孔（疥癬トンネル）を伴っている．

糖尿病
　頻尿を伴った瘙痒感は初期症状である．

薬剤
　アレルギー反応は斑状丘疹やじんま疹を伴うことが多い．胆汁うっ滞はトルブタミド，フェノチアジン，エリスロマイシン，エストロゲン，プロゲステロン，テストステロンで起こる．麻薬はヒスタミン遊離の原因となることがある．

HIV感染症
　瘙痒感が正常皮膚，丘疹，もしくは毛包炎に伴って起こる．これは疾患の初期症状であったり，合併症に由来する症状であったりする．好酸球性毛包炎は進行したHIV感染患者にみられ，体幹上部，四肢もしくは顔面の毛包周囲の丘疹が特徴的である．

悪性腫瘍
　症状として，目に見える病変のない瘙痒感，痒みを伴う色素沈着，外果の紅皮症などがある．瘙痒感を引き起こす最も頻度の高い悪性腫瘍はリンパ腫であり，たとえばホジキン病は30％の症例でヒリヒリするような重度の瘙痒感を伴う．瘙痒感は白血病，菌状息肉腫，形質細胞疾患，胃カルチノイドにおいてもみられる．

尿毒症
　瘙痒感は通常，慢性腎不全でみられるが，急性腎不全ではみられない．おそらく

二次性副甲状腺機能亢進症の結果として生じるヒスタミンの遊離が原因と考えられる．

心因性

瘙痒感は通常，他の刺激の少ない夜間に顕著である．虫が這うような錯覚によって起こることもある．

胆汁うっ滞性黄疸

瘙痒感は皮膚への胆汁酸塩の蓄積に関連している．最も著しいものが原発性胆汁性肝硬変に起こる瘙痒感であり，経口避妊薬の併用により増強することがある．客観的に黄疸が明らかである．

真性多血症

瘙痒感は熱いシャワーや入浴後に体が冷えていくときに増悪する．患者は「チクチクした」感覚を訴え，脾腫，頭痛を伴う多血を呈する．

〔寺田和彦〕

Section VIII 皮膚

Chapter 108 発疹

Plates 5, 6, 12, 23, 26, 27, 83, 84, 85, 99, 101, 105, 141, 142, 143, 144, 145, 146, 147, 153, 159, 184, 186, 187, 188

鑑別リスト

◆中心性
- □ 薬疹
- □ バラ色粃糠疹
- □ EBウイルス
- □ 水痘
- □ 麻疹
- □ 風疹
- □ 伝染性紅斑
- □ エーリキア症
- □ 髄膜炎菌血症
- □ 腸チフス

◆末梢性
- □ 多形滲出性紅斑
- □ ロッキー山紅斑熱
- □ 急性HIV感染症
- □ 第2期梅毒

◆集密した紅斑/落屑
- □ 猩紅熱
- □ トキシックショック症候群

診断へのアプローチ

発熱と発疹は感染性疾患と関連していることが多いが，感染症以外の原因でも似たような経過を取ることがある．

麻疹様の紅斑と丘疹は，通常薬剤やウイルス感染によるものである．圧迫して消退する紅斑は猩紅熱様紅斑という．

季節性は多くの疾患の特徴として認められる．冬から早春には髄膜炎菌やパルボウイルス，春には麻疹，風疹，晩春から夏にはダニ媒介疾患が流行する．

臨床所見

薬疹

麻疹様発疹はペニシリン，スルホンアミド，カプトプリル，フェニトイン，金製剤を投与された少なくとも5％の患者に起こる．関連症状として，発熱，瘙痒感，一過性のリンパ節腫脹を認める．

バラ色粃糠疹

鱗屑を伴う楕円形のサーモンピンク色の紅斑が体幹にモミの木状に並ぶ．紅斑はウイルス性の上気道感染後にみられることが多い．

EB（Epstein-Barr）ウイルス

伝染性単核（球）症の典型的症状（発熱，強い倦怠感，滲出性咽頭炎，前頸部もしくは後頸部のリンパ節腫脹，脾腫）を伴った患者にアンピシリンを使用することで，斑点状丘疹が広がる．

水痘

斑点状丘疹の集合から紅斑性の小水疱へ移行し，次第に痂皮化する．水痘の特徴は皮疹のいろいろな段階がさまざまな局面で同時に起こる点である．患者は微熱と倦怠感を伴う．帯状疱疹は皮膚分節に沿って皮疹が出現し，正中を越えない．

麻疹

麻疹では鼻汁，咳嗽，結膜炎といった前駆症状がある．皮疹は髪の生え際から始まり，下方に広がっていく．小さいピンク色の斑として始まり，癒合し，赤レンガ色となり，脱落していく．コプリック斑は臼歯に対面する頬粘膜に出現する周囲を紅斑に囲まれた1〜2 mmの白色斑で，2回目の高熱期に認める．

風疹

淡いピンク色の斑が前頭部および顔面から，下方に広がっていき，耳介後部や後頸部のリンパ節腫脹と強い関節痛を伴う．軟口蓋の点状斑（Forscheimer斑）がみられることがある．

伝染性紅斑（りんご病）

伝染性紅斑（パルボウイルス感染症）は頬の紅斑（平手打ちされたような）が特徴的であり，四肢の網状紅斑を伴う．この経過は成人よりも小児において，典型的となる．

エーリキア症

ダニに咬まれた後に発熱，戦慄，頭痛と斑点状丘疹や点状出血を急激に発症する．発疹はヒト顆粒球エーリキア症よりもヒト単球エーリキア症でより多く認められる．

髄膜炎菌血症

斑状皮疹が，角状の紫斑（電撃性紫斑），髄膜刺激症状，血管虚脱の出現前の，早期に出現することがある．頭痛と傾眠もまた早期症状の手がかりとなる．

腸チフス

一過性のバラ疹が患者の体幹に出現し，遷延性の高熱，肝脾腫，相対的徐脈を伴う．

多形滲出性紅斑

四肢伸側と粘膜面に中心部の水疱形成やチアノーゼを伴った紫紅色の環状紅斑を呈し，虹彩状もしくは標的状皮疹とよばれる．発熱とリンパ節腫脹が著明である．原因としてはウイルス（たとえば，単純ヘルペスウイルス〈HSV〉），レンサ球菌感染症，

深部真菌症，薬剤（スルホンアミド．サリチル酸，テトラサイクリン，抗リウマチ薬）と膠原病（たとえば，ループス）がある．

ロッキー山紅斑熱
ダニに咬まれた後，強い頭痛，悪寒，衰弱，激しい筋肉痛と40℃に至るような高熱が突然発症する．不規則なピンク色の斑が手掌と足底に出現し，近位に広がり，2，3日で深紅色の斑点状丘疹に移行する．結膜の点状出血と脾腫がしばしばみられる．

急性HIV感染症
発熱，悪寒，関節痛，筋肉痛，腹痛，下痢，時に無菌性髄膜炎を伴う斑点状丘疹を認める．発疹は手掌，足底に出現し，落屑や中心部の出血あるいは壊死を伴う．ウイルス曝露から3〜6週後より始まり，2，3週間続く．曝露歴（輸血，性交渉，針の回し打ち）の正確な時間聴取が重要となる．

第2期梅毒
斑点状丘疹が第2期梅毒の早期に起こり，続いて丘疹鱗屑性の皮疹（いわゆるペニー銅貨様の斑）が手掌，足底によくみられる．15％で硬性の下疳が残っている．無菌性髄膜炎の存在は，全身のリンパ節腫脹（特徴的な肘の内側上顆近位のリンパ節を含む）や，銀白色の無痛性粘膜びらんが亀頭，外陰部，口腔内に出現することと同様に有用な手がかりとなる．

猩紅熱
急性の咽頭炎とともに，びまん性の紅斑が，頸部や体幹上部から始まり拡大し，毛包一致性の赤い点状丘疹を伴う．関連症状としては，赤い舌乳頭を伴う白色調の舌（白色いちご舌），口蓋の点状出血，口囲蒼白を伴う顔面の紅潮，肘窩の線状に並ぶ点状出血（Pastia徴候）がある．手掌，足底の落屑は5〜20日後に起こる．

トキシックショック症候群
ブドウ球菌もしくはレンサ球菌の外毒素，あるいはブドウ球菌の内毒素によって引き起こされ，臨床症状としては，発熱，びまん性の紅斑，低血圧，腟および中咽頭，結膜といった粘膜の充血，多臓器不全，落屑が1〜2週以内に出現する．

〔寺田和彦〕

Chapter 109 潮紅（ほてり）

Plates 25, 35, 36, 65, 66, 67, 148, 149, 150, 151, 156

鑑別リスト

- ☐ 閉経期
- ☐ アルコール・毒物
- ☐ 酒皶
- ☐ 手掌紅斑
- ☐ ナイアシン
- ☐ グルタミン酸ナトリウム
- ☐ カルチノイド
- ☐ 褐色細胞腫
- ☐ 甲状腺髄様癌
- ☐ サバ科の魚
- ☐ 肥満細胞症

診断へのアプローチ

	徴候	感度	特異度	尤度比
閉経期	顔面のほてり	22〜55	83〜91	3.1
	腟乾燥	11〜29	80〜97	2.6
	抑うつ気分	9〜47	64〜97	2.2
	寝汗	2〜50	74〜87	1.9

臨床所見

閉経期

　顔面のほてり（ホットフラッシュ）が自然に起こる．温かい飲み物，アルコール，感情の起伏によって誘発されることもある．皮膚の熱放出の機構が突然作動することによるものであり，多量の発汗の原因となる．

アルコール・毒物

　潮紅はアジア人，イヌイット，アメリカインディアンではアルコール単独でも起こることがある（アセトアルデヒドの蓄積によるものと考えられる）．ジスルフィラム，潮紅，悪心，頻脈，呼吸困難が内服中にアルコールを摂取すると出現しうる．また，メトロニダゾール，クロルプロパミド，グリセオフルビン，キナクリン，セフェム系薬剤の併用でも同様の症状が起こるという報告がある．クロロエチレン，二硫化炭素，ジメチルホルムアミドなどの有機溶媒の職業的曝露においても，アルコール摂取によって浮動性めまいを伴う潮紅が出現しうる．

酒皶

　アルコール，辛い食物，熱によって潮紅が引き起こされる遺伝的素因をもつ場合，

長期間を経て顔面の毛細血管拡張や紅色の丘疹を呈する．
手掌紅斑
　局所的な手掌の潮紅は妊娠，肝疾患，甲状腺中毒症，関節リウマチ，高心拍出量状態，膵癌と関連する．
ナイアシン
　顔面と体幹上部の潮紅が，血中ナイアシン濃度が急速に上昇したときに起こる．これはアスピリンによって妨げられる．すなわち，この潮紅はプロスタグランジンに媒介されていると推察される．
グルタミン酸ナトリウム
　グルタミン酸ナトリウムを含む食物は一過性の潮紅を生ずる．頭，首そして上半身の締め付けられる感覚，頭痛と眠気を伴う．
カルチノイド
　カルチノイド症候群は潮紅を含む（時に紫調のこともある）．ほかの症状として下痢，頻脈，低血圧，喘鳴がある．カルチノイド症候群は小腸カルチノイドの30〜60％で起こる．しかし，まれに（5％以下）気管支もしくは虫垂カルチノイドでも起こる．小腸カルチノイドは右心系の弁肥厚をきたし，三尖弁閉鎖不全や肺動脈弁狭窄の原因となる．左心系の弁疾患は気管支カルチノイドで増悪することがある．潮紅はアルコールと同様にチラミンの豊富な食物（たとえば，赤ワイン，チーズなど）で誘発される．
褐色細胞腫
　潮紅は発作性の高血圧や失神と関連する．
甲状腺髄様癌
　発作性の潮紅はカルシトニンによって引き起こされる．
サバ科の魚
　マグロやカツオを食べた後，アレルギー症状として体や結膜のおびただしい潮紅と頭痛，浮動性めまい，悪心，口の中の灼熱感を生ずることがある．
肥満細胞症
　カルチノイドと同様の症状を示すが，皮膚描記症と脾腫を示す．

〔寺田和彦〕

Chapter 110 特徴的な紅斑

(Plates) 21, 81, 82, 99, 123, 152, 153, 154, 155, 156, 157, 158, 159, 160, 161

鑑別リスト

- ◆膜様状
  - □ 体部白癬
  - □ じんま疹
  - □ 丹毒
  - □ 遊走性紅斑
  - □ 第2期梅毒
  - □ 網状皮斑
  - □ 多形性紅斑
  - □ 皮膚幼虫移行症
  - □ 環状肉芽腫
  - □ 輪状紅斑

- ◆日光関連
  - □ 日光皮膚炎（日やけ）
  - □ 薬剤
  - □ 多形日光疹
  - □ 全身性エリテマトーデス
  - □ 晩発性皮膚ポルフィリン症
  - □ ペラグラ

- ◆蜂窩織炎との鑑別
  - □ 虫刺され
  - □ 痛風発作
  - □ 深部静脈血栓症
  - □ 遊走性紅斑
  - □ 固定薬疹
  - □ 壊疽性膿皮症
  - □ Sweet病
  - □ 壊死性筋膜炎

診断へのアプローチ

日光にさらされる顔面，頸部の「V」字部（顎の下を除く），手背・足背は紫外線による皮膚炎の好発部位である．

臨床所見

体部白癬

緩徐に拡大する病変を呈し，鱗屑を伴い，活動性のある紅斑性の辺縁部と，治癒傾向にある中心部を有する．

じんま疹

一過性で移動する．境界明瞭な多環状の膨疹であり，赤みを帯びて蛇行した辺縁ときれいな中心部を有する．膨疹は癒合することがある．

丹毒

表面平滑でつやのある境界明瞭な深紅色の領域が顔面に現れ，急速に拡大する．病変部には圧痛，熱感があり，発熱を伴う．

遊走性紅斑

単発の環状病変が，マダニに咬まれて3～30日後に現れる．赤みを帯びた病変で，

343

中心部は青みがかっている（しばしば咬み痕が確認できる）．徐々に拡大して10 cm以上になり，ライム病の前兆となる．随伴症状として発熱，頭痛，羞明，関節痛がある．

第2期梅毒
環状の病変の好発部位は顔面である．中心の色素沈着が特徴的である．

網状皮斑
下肢に青紫色のレース状病変を呈する．寒冷への曝露，膠原病（結節性多発動脈炎，SLE，関節リウマチ，皮膚筋炎）でみられる．同様の形態で赤いものは熱によって起こることがある（温熱性紅斑）．

多形性紅斑
特徴的所見は虹彩様病変または標的病変であり，伸側表面に出現することが多い．スルホンアミドによるものが有名であるが，膠原病や感染症も原因となることがある．

皮膚幼虫移行症
裸足で野外を歩くなどして鉤虫に感染した患者に起こり，強烈な瘙痒感を伴う．蛇行し赤く盛り上がった跡が足に進展する．

環状肉芽腫
辺縁は肌色もしくは赤褐色の丘疹によって形成される．通常，四肢に出現するが，汎発型が糖尿病患者でみられることがある．

輪状紅斑
リウマチ熱の典型的な皮疹で，一過性の平坦な淡紅色病変が体幹に出現する．発熱，関節炎，舞踏病，うっ血性心不全などの随伴症状が重要な手がかりである．

日光皮膚炎（日やけ）
衣服の形によって病変部位が限定され，容易に診断される．

薬剤
スルホンアミド，テトラサイクリン系，食物や薬剤の着色料，フェノチアジン系，サイアザイド系，スルホニルウレア系，キノロン系，グリセオフルビンが一般的な原因である．激しい灼熱感と紅斑が急に出現するのが特徴的で，通常の日やけより激烈であり，落屑や色素沈着を残す．

多形日光疹
明らかに光線過敏であり，春には丘疹と小水疱の出現と癒合がみられるが，夏には耐性が獲得される．

全身性エリテマトーデス（SLE）
著しい日やけ，日光にさらされる部位のじんま疹として始まることがある．発熱，倦怠感，関節痛を伴う．

Chapter 110　特徴的な紅斑

晩発性皮膚ポルフィリン症
30〜40代になって，破れやすい水疱やびらんが手背に現れ，黒色尿（酸性下でウッド灯試験にて橙赤色の蛍光を発する）と眼窩周囲の色素沈着を伴う．増悪因子にはアルコールとエストロゲンがある．

ペラグラ
ナイアシン欠乏はまれであるが，アルコール依存症患者やトウモロコシを主食とする人に起こることがあり，日光露出部に紅斑や水疱が出現し，著しい色素沈着，落屑，粗糙な皮膚，粉をふいたような鱗屑を伴うようになる．

虫刺され
虫に刺されたことを確認でき，局所的な瘙痒感を伴う．発熱や全身症状は認められない．

痛風発作
足や足首，とくに第一中足趾節関節（MTP）への病変（podagra）と繰り返し起こることが典型的な症状である．

深部静脈血栓症（DVT）
下肢は腫脹し腓腹に圧痛がある．近位にDVTを生じた場合は，膝窩や大腿内側に圧痛腫脹を伴う．

固定薬疹
薬剤の使用歴としてとくに，NSAIDs，スルホンアミド，テトラサイクリン，サリチル酸，バルビツレート，そしてフェノールフタレイン下剤などが重要である．その病変は急に浮腫性の紅斑となり，灰白色の中心部や明らかな水疱を有する．疾患名が示すとおり，薬剤への再曝露によって口唇，顔面，外陰部，肢端の同一部位に皮疹を繰り返すのが特徴である．

壊疽性膿皮症
病変は皮下脂肪織炎のような紅斑で始まるが，すぐに結節か水疱となり潰瘍化する．

Sweet病
Sweet病（急性熱性好中球性皮膚病）は血液の癌と関連がある．病変は圧痛を伴う赤い小水疱様の斑を呈し，発熱を伴う．

壊死性筋膜炎
急性で急速に進行する深部筋膜の感染症である．著明な疼痛，圧痛，腫脹そしてしばしば捻髪音があり，その上を覆っている皮膚には水疱や壊死が生じる．嫌気性の筋壊死とガス壊疽がウェルシュ菌（*Clostridium perfringens*）により起こる．外傷を負った筋肉への急速進行性の中毒性感染により著明な浮腫，捻髪音，褐色の水疱が生じる．

Section VIII 皮膚

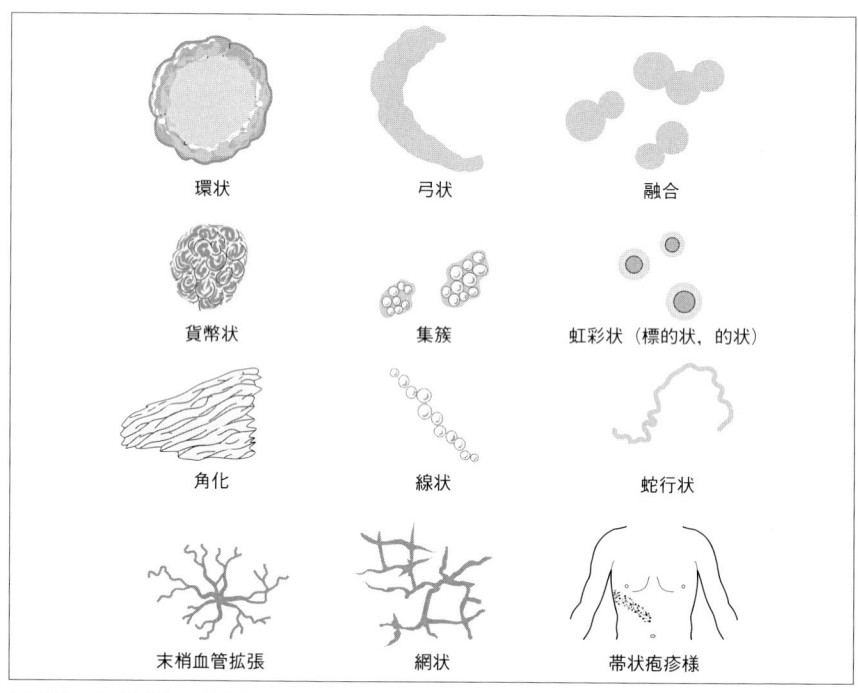

図22　皮膚病変の表現
(Swartz MH. Textbook of Physical Diagnosis. 2nd ed. Philadelphia: WB Saunders, 1994, p. 83 より改変)

(寺田和彦)

Chapter 111 丘疹・結節

Plates 7, 13, 14, 47, 57, 58, 61, 71, 104, 108, 113, 135, 136, 139, 140, 161, 165

鑑別リスト

◆色素性
- ☐ 母斑
- ☐ 脂漏性角化症
- ☐ 異型母斑
- ☐ 悪性黒色腫

◆有色
- ☐ 老年性血管腫
- ☐ 基底細胞癌
- ☐ 結節性紅斑
- ☐ 扁平苔癬
- ☐ 黄色腫
- ☐ Kaposi肉腫
- ☐ サルコイドーシス
- ☐ 青色母斑
- ☐ アミロイドーシス
- ☐ 皮膚型リンパ腫
- ☐ 結節性多発動脈炎
- ☐ 細菌性血管腫症
- ☐ Sweet病
- ☐ Bowen病
- ☐ 皮膚結核

◆非色素性
- ☐ 類上皮嚢腫
- ☐ 脂肪腫
- ☐ 軟性線維腫
- ☐ 皮膚線維腫
- ☐ ガングリオン嚢胞
- ☐ 疣贅
- ☐ 伝染性軟属腫
- ☐ 稗粒腫
- ☐ リウマトイド結節
- ☐ 痛風結節
- ☐ 有棘細胞癌
- ☐ ケラトアカントーマ
- ☐ 神経線維腫
- ☐ 神経腫
- ☐ 皮膚転移
- ☐ 皮膚石灰沈着症
- ☐ 皮脂腺腫

診断へのアプローチ

紫色の丘疹と斑が皮膚サルコイドーシス，皮膚リンパ球腫，皮膚ループスで起こる．異型母斑と良性母斑を鑑別するのに有用な所見を表にまとめる．

所見	異型母斑	良性母斑
色調	褐色，茶，赤，ピンクの混合 母斑ごとに見た目が異なる	均一な褐色か茶色
形態	辺縁不整，周囲の皮膚から出血を伴う	円形でなだらか，くっきりとした辺縁 平坦もしくは隆起している
大きさ	6mm以上，時に10mm以上	6mm以下
数	しばしば多数（100個以上）	10〜40個が体中に散在している
位置	日光露出部，とくに背部	腰より上の日光露出部に存在し，頭皮，胸部，殿部にはない

臨床所見

母斑
均一な丸い茶色の病変で，平坦もしくはやや膨隆しており，辺縁は平滑である．

脂漏性角化症
典型的には茶色の斑が「貼り付けられたような」外観を示し，粗く脂ぎった表面をしている．急速に炎症を伴って数が増加する場合には，とくに肺や胃腸を原発とする体内の悪性腫瘍の前駆症状であることがある（Leser-Trelat 徴候）．

異型母斑
通常の黒子（ほくろ）よりも大きく，辺縁は不規則で境界が不明瞭である．色調はまだらで褐色から暗褐色であり，たいてい背景の皮膚はピンク色である．異型母斑はその後悪性黒色腫へ進展していく危険性がある．先天性母斑は産まれたときから存在し，通常さらにサイズが大きい．20 cm 以上の場合 3～6％程度，悪性黒色腫へと進展する危険性がある．

悪性黒色腫
特徴は時に切痕を伴う不規則な辺縁，まだらな色調と色素沈着である．背景の色は通常は茶色ではなく漆黒である．赤，青，灰色，ピンク，紫の色調が混ざっていると悪性が疑われ，良性母斑との鑑別の手がかりとなる．以前の水疱形成を伴う日光皮膚炎（著しい日光への曝露歴），通常の皮膚からの赤毛，悪性黒色腫の家族歴は重要な危険因子である．

老人性血管腫
小さく，赤紫で，ドーム状の形をしている．

基底細胞癌
微細な表面の毛細血管拡張を伴う半透明の丘疹として現れる．大きくなるにつれて，中心が潰瘍化することがある．これはたとえば農業従事者や船員のような戸外で時間を過ごす人の，日光露出部に生じる．

結節性紅斑
病変は初期には紅色だが，消失する際には青色となる．主に脛骨上に発生し，圧痛を伴う．基礎疾患がない場合でも，発熱や関節痛などの全身症状を伴う．関連する疾患としては，サルコイドーシス，レンサ球菌感染，上気道感染，炎症性腸疾患，結核，薬剤（経口避妊薬，スルホンアミド，アスパルテーム，ヨウ化物），猫ひっかき病，感染性下痢症がある．

扁平苔癬
紫紅色で扁平なつやのある多角形の丘疹であり，屈側面に生じる．表面に細かい白色線条を認める（Wickham線条）．

黄色腫
発疹性の黄色腫は周囲に紅斑を伴う黄色丘疹の集合として殿部や伸側面に出現する．高中性脂肪血症，コントロール不良の糖尿病で起こる．腱の黄色腫はアキレス腱と指伸筋腱の表面上に起こり，高コレステロール血症と関連する．

Kaposi肉腫
丘疹や結節状の病変が，HIV感染症の患者に起こる．

サルコイドーシス
病変は赤茶色でろう様の丘疹もしくは深部の硬結（凍瘡様狼瘡）である．典型的には眼窩周囲，鼻部，口，頭皮に生じる．その他の所見としては著明なリンパ節腫脹，瘢痕性の脱毛，耳下腺もしくは涙腺の腫脹などがある．

青色母斑
ドーム状の病変で，一般的には手背部に生じる．

アミロイドーシス
原発性アミロイドーシスでは，ピンク色の半透明の病変がとくに眼窩周囲と口周囲に生じる．いわゆる「pinch purpura」（p.371, 381参照）や巨舌がみられる．

皮膚型リンパ腫
病変は浸潤性のピンクから赤紫の丘疹と斑であり，時に弓形をしている．多くは非ホジキンリンパ腫で出現し，診断の前に皮膚症状が出現することもある．

結節性多発動脈炎
有痛性の皮下結節と潰瘍が，赤紫色の網状皮斑の領域に生じる．

細菌性血管腫症
多発性の赤い血管腫様の病変が，まれにHIV患者に起こる．

Sweet病
有痛性の赤から赤茶色の斑や結節が頭部，頸部，上腕に起こる．10％は癌と関連し，最も一般的なのは急性骨髄性白血病である．

Bowen病
病変は慢性的で治癒せず，境界明瞭で不整な紅斑として緩徐に広がる．表皮内有棘細胞癌である．

皮膚結核
顔面の赤茶色の斑として発生し，ガラス圧診にて黄褐色となる．皮膚以外にも活動

性の結核を伴い，多くの場合，肺結核である．

類上皮嚢腫
可動性のある弾性硬の病変で，中心に管孔をもつ．顔面の多数の嚢胞が若年に起こった場合は，大腸癌と関連するGardner症候群を疑う．

脂肪腫
柔らかく，可動性のある分葉した病変で，辺縁が不明瞭である．分葉は一方の手の親指と人差し指でつまみながら他方の手で表面を押した際に感じることができる．

軟性線維腫
スキンタグともよばれるイボはとくに頸部，腋窩，鼠径の屈側表面に，柔らかく有茎性の病変として現れる．

皮膚線維腫
直径1cm以下の硬く，肌色から（ヘモジデリン沈着により）茶色がかった堅い結節である．病変は周囲からつまむと表面がへこむ（えくぼ徴候）．

ガングリオン嚢胞
滑膜関節，とくに手関節掌側に近接して生じる．腫瘤は固定され，硬く，嚢胞として感じられる．

疣贅
最も一般的にみられるのは手と足底である．上部は粗で不整であり，皮膚割線は病変で中断される．小さく黒い斑点が存在することがあり，これは血栓化した毛細血管である．

伝染性軟属腫
多数の2〜5mmの真珠のような肌色の結節で，中心がへこんでいる．

稗粒腫
小さく，硬く，白っぽい丘疹が，主に顔面に現れる．

リウマトイド結節
関節リウマチ患者の20％，Still病患者の6％，リウマチ熱患者には一過性に，圧力が加わる部分に結節が現れる．

痛風結節
硬い結節が手関節周囲，耳輪，肘頭，膝蓋前滑液包に出現し，病変部の皮膚が伸ばされたときに特徴的なろう様の黄色の外見となる．

有棘細胞癌
日光角化症から起こる．肌色の結節として現れ，緩徐に増大し，潰瘍化し，痂皮化する．

ケラトアカントーマ

ドーム状の急速に増大する結節で，中心に角栓を伴い，しばしば有棘細胞癌と混同される．

神経線維腫

柔らかい丘疹もしくは結節で，ヘルニアのように圧迫により皮膚に陥入するボタン穴徴候を示す．基礎疾患をもたない患者に単独に認められることもあるが，von Recklinghausen病の患者にも認められ，多数のカフェオレ斑，虹彩にできる1mmの黄褐色のLisch結節と関連して出現する．

神経腫

MEN（多発性内分泌腺腫瘍）2b型症候群の患者の眼瞼，唇，舌の遠位，口腔粘膜に多数の丘疹が出現する．

皮膚転移

硬い結節が，末期の悪性腫瘍の経過で出現することが多い．

皮膚石灰沈着症

硬い病変で，潰瘍が自潰してチョークのような内容物の排出がみられることがある．

皮脂腺腫

鼻周囲の肌色の丘疹は，結節性硬化症の典型的な症状である．

（寺田和彦）

Section VIII 皮膚

Chapter 112 小水疱・水疱・膿疱

Plates 11, 24, 25, 26, 80, 81, 90, 91, 92, 93, 95, 99, 147, 153, 170, 173

鑑別リスト

◆小水疱
- □ 単純ヘルペス
- □ 接触性皮膚炎
- □ 帯状疱疹
- □ 異汗性湿疹
- □ 疥癬
- □ 多形紅斑
- □ コクサッキーウイルス
- □ 疱疹状皮膚炎

◆水疱
- □ 摩擦性疱疹
- □ 水疱性膿痂疹
- □ 糖尿病性水疱
- □ 固定薬疹
- □ 凍傷
- □ 晩発性皮膚ポルフィリン症
- □ ブドウ球菌性皮膚剥脱症候群
- □ 中毒性表皮壊死症
- □ 昏睡性水疱
- □ 偽性ポルフィリン症
- □ 尋常性天疱瘡
- □ 類天疱瘡
- □ 異型ポルフィリン症

◆膿疱
- □ 尋常性痤瘡
- □ 酒皶
- □ 毛包炎
- □ よう（癰）
- □ カンジダ
- □ 淋菌敗血症
- □ 膿疱性乾癬
- □ 化膿性汗腺炎
- □ 壊疽性膿瘡

診断へのアプローチ

小水疱は直径5 mm以下のものをさし，水疱はそれ以上のものである．水疱，点状出血，紫斑，壊死が存在する場合その"アレルゲン"として単純ヘルペスウイルス（HSV），レンサ球菌，深部真菌感染，膠原病（とくにループス）もしくは潜在性悪性新生物を検索すべきである．

多形性紅斑は暗紫の色調と中心の点状出血により薬剤の副作用と区別できる．標的状もしくは虹彩状の病変もまた多形性紅斑に特徴的である．

ブドウ球菌性皮膚剥脱症候群は，表面の水疱の存在および口腔内病変の欠如により中毒性表皮壊死症と鑑別できる．

若年成人の多くの皮膚分節（デルマトーム）に沿ったもしくは播種性の帯状疱疹ではHIV感染を疑う．

臨床所見

単純ヘルペス
紅斑上に集簇した水疱として出現する．初感染では一般的に，発熱，倦怠感，頭痛，筋肉痛などの全身症状を伴う．好発部位は通常，口腔粘膜，口唇の境，外陰部，指（ヘルペス性〈疱疹性〉ひょう疽）があげられる．圧痛を伴う局所のリンパ節腫脹も認める．持続性で潰瘍となる単純ヘルペス病変はHIV感染症でよくみられる．

接触性皮膚炎
接触部位にみられる限局性の症状が特徴的である．ウルシのような植物への接触で線状の病変がみられる．

帯状疱疹
初期の病変は紅斑上の小水疱であり，癒合していく．帯状疱疹はいくつかの段階（小水疱，水疱，痂皮）の病変が同時に存在することが特徴的である．疱疹の発症の前に片側の皮膚分節（デルマトーム）に沿った知覚異常が起こる．

異汗性湿疹
深在性で，強い瘙痒性を伴う微小水疱が指の側面に出現する．

疥癬
疥癬トンネルとよばれる小さい線状の小水疱が腋窩，手首の屈側，指間部，腰と外陰部にみられる．表皮の剝離を認める．

多形紅斑
初期の病変は濃いピンク色の斑と浮腫性の丘疹であり，暗紫色に変化したり，点状出血を認め，中心に小水疱を伴う．標的状もしくは虹彩状の病変も特徴的であるが，常に出現するわけではない．病変は手，手掌，足底，前腕伸側と粘膜に好発する．時に口唇の出血性の痂皮がみられる．一般的な原因としては，薬剤，単純ヘルペス（初期病変から7〜12日後），マイコプラズマ，EB（Epstein-Barr）ウイルス，コクサッキーウイルス，インフルエンザウイルスがある．

コクサッキーウイルス
手足口病では周囲に紅暈を伴う楕円形で灰色の小水疱が手指の側面，足首，舌に出現する．

疱疹状皮膚炎
強い瘙痒感と特徴的なヒリヒリ，チクチクする感覚を伴う．初期病変は丘疹，丘疹様水疱，じんま疹様の斑が対称的に伸側面に出現する．グルテン過敏症では，このような皮膚炎が通常出現するが，無症状のこともある．

摩擦性疱疹
たとえば長距離歩いたときに踵にできるような，摩擦もしくは外傷を起こした場所に起こる疼痛のある水疱として容易に鑑別できる．

水疱性膿痂疹
蜂蜜色の痂皮と赤色びらん面に膿疱を認める．

糖尿病性水疱
透明な液で満たされた緊満性水疱が正常皮膚に出現することがある．病変は四肢遠位に起こり，直径は数cmとなることもある．

固定薬疹
繰り返す薬剤曝露によって決まった場所に紅斑を伴う水疱が何度も出現する．一般的には口腔と性器粘膜に生じる．

凍傷
出血性の水疱は病歴と同様特徴的である．

晩発性皮膚ポルフィリン症
日光にさらされる領域（たとえば手や顔など）で小さな外傷からびらんや緊満性の水疱となることがある．この病変は瘢痕と時に稗粒腫（2，3 mmの白もしくは黄色の丘疹）を伴って治癒する．頬部の多毛症と色素沈着，硬化性の斑も発生する．誘発物質はアルコール，エストロゲン，鉄と塩素化炭化水素である．

ブドウ球菌性皮膚剥脱症候群
顔面，首，体幹，間擦部位の発赤と圧痛で始まり，その後短期間の弛緩性水疱となる．とくに口の周りでは痂皮化する．

中毒性表皮壊死症
広範な領域の紅斑上に水疱が生じ，すぐに脱落する．正常の皮膚を擦ることで表皮は剥離し，くず状となる（Nikolsky現象）．原因としては薬剤性が最も多く，フェニトイン，ペニシリン，スルホンアミド，バルビツレート，アロプリノール，NSAIDs，フェノールフタレインによって起こる．

昏睡性水疱
典型的にはバルビツレートによる昏迷により，身動きをせず横たわっていたことにより生じる．

偽性ポルフィリン症
臨床的には晩発性皮膚ポルフィリン症と同症状であり，フロセミド，テトラサイクリン，ナリジクス酸，ダプソン，ナプロキセンもしくはピリドキシンによって引き起こされる光過敏性による．

Chapter 112 小水疱・水疱・膿疱

尋常性天疱瘡
弛緩性の水疱で構成される病変は容易に破疱し，剥がされた領域は痂皮化しすぐに大きくなる．Nikolsky現象もまた存在する．半数以上で口から病変が始まるが，一般的に頭皮，顔面，頸部，腋窩，体幹にも起こる．

類天疱瘡
緊満性で壁の厚い水疱が一見正常，もしくは紅斑部の皮膚に起こり，腹部，鼠径部，屈側面，口腔粘膜に分布する．破疱したときには痂皮を伴わない弛緩性のびらんを残す．数日中に数百個の病変が出現することがある．

異型ポルフィリン症
晩発性皮膚ポルフィリン症の皮膚症状をもち，急性間欠性ポルフィリン症の全身症状を伴う．

尋常性痤瘡
思春期に顔面と上背部に赤い丘疹と膿疱が現れる．

酒皶
痤瘡様の病変が成人に起こる．顔面を中心に毛細血管拡張と活発な皮脂分泌がみられる．酒皶はアルコール，辛い食べ物，熱，ストレスで悪化する．

毛包炎
散在性もしくは集簇した毛包一致性の（中心に体毛が存在する）赤い膿疱が出現する．ブドウ球菌感染症では蜂蜜のように黄色い痂皮を認める．温泉入浴後の発症であれば緑膿菌が病原である可能性が高い．

よう（癰）
中心が膿疱化した深在性の赤い病変が大部分は顔面，頸部もしくは殿部にみられる．

カンジダ
周囲に膿疱を伴う鮮紅色の集簇した斑が間擦部位にみられる．

淋菌敗血症
出血性の膿疱が四肢に出現し，腱鞘炎，発熱，関節痛を伴う．

膿疱性乾癬
赤い鱗屑を伴う斑と平らな膿疱が混在した皮疹が，全身性に広がる．

化膿性汗腺炎
腋窩と鼠径部のアポクリン汗腺に起こる．病変の早期は膿疱であるが，その後広範な瘢痕形成となる．面皰も存在する．

壊疽性膿瘡
中心に痂皮を伴うヒリヒリとする有痛性の病変がグラム陰性菌（たとえば緑膿菌）による敗血症で起こる．

(寺田和彦)

Chapter 113 色素沈着・脱失

Plates 4, 30, 31, 38, 68, 69, 77, 81, 82, 131, 135, 136, 137, 138

鑑別リスト

◆色素沈着
- □ 母斑
- □ 脂漏性角化症
- □ 炎症後
- □ 老人性紫斑
- □ 老人性色素斑
- □ Schamberg 紫斑病
- □ 固定薬疹
- □ 肝斑
- □ 異型母斑
- □ 悪性黒色腫
- □ カフェオレ斑

◆全身性の色素沈着
- □ 薬剤
- □ 重金属
- □ Addison 病
- □ 異所性 ACTH 症候群
- □ ヘモクロマトーシス
- □ 晩発性皮膚ポルフィリン症
- □ ペラグラ
- □ Whipple 病
- □ 原発性胆汁性肝硬変
- □ 転移性悪性黒色腫

◆色素脱失
- □ 癜風
- □ 白斑
- □ Sutton 白斑
- □ 炎症後
- □ 化学薬品
- □ ぶち症
- □ 結節性硬化症

診断へのアプローチ

悪性黒色腫の診断における ABCDE 基準とその病理組織学的な意味合いについて以下に述べる.

Asymmetry(非対称):病変が非対称であること.病理組織学的には顕微鏡下に非対称な構造をもつことと同義である.

Border(辺縁):辺縁が平滑,直線的ではなく,不均一で粗い.病理組織学的には外側境界が不明瞭となる(接合部に沿った一つの細胞の拡大).

Color(色調):暗色の色調が2種以上存在すること.病理組織学的には,褐色〜黒色調の部分では異型メラノサイトが表皮のさまざまなレベルで存在している.白色の部分では,表皮からのメラニンの喪失,真皮乳頭の肥厚と線維化を認める.

Diameter(直径):6 mm 以上.病理組織学的には接合部に沿ってメラノサイトが広範に拡大している.

Evolving(進展):大きさ,形,症状(痒みや圧痛など),表面(たとえば出血),色調などに変化を認めること.これによって,進行期であるにもかかわらず他症状を伴わない結節性悪性黒色腫の78%を抽出することが可能である.

	徴候	感度	特異度	尤度比
悪性黒色腫	Asymmetry	57	72	2.0
	Border	57	71	2.0
	Color	65	59	1.6
	Diameter	90	63	2.4
	Evolving	84	90	8.4
	基準を1つ以上もつ	97	36	1.5
	基準を2つ以上もつ	89	65	2.5
	基準を3つ以上もつ	66	80	3.3
	基準を4つ以上もつ	54	94	9.0
	5つすべての基準をもつ	43	100 (.9985)	287

臨床所見

母斑
均一な茶褐色の円形病変で，平坦もしくは膨隆しており，辺縁は平滑である．

脂漏性角化症
典型的には茶褐色の隆起性病変が「貼り付けられたような」外観を示し，表面は粗く脂ぎっている．急速に炎症を伴って数が増加する場合には，体内の悪性腫瘍を合併することがある（Leser-Trelat症候群）．

炎症後
痤瘡，乾癬，湿疹による炎症が軽快した後に色素沈着を残す．

老人性紫斑
高齢でワルファリン，アスピリンやプレドニゾンを内服している患者の前腕に出現する．局所の外傷による紫斑はヘモジデリンの沈着によって色素沈着を残す．

老人性色素斑
老人性色素斑は慢性的な日光の傷害によるメラノサイトの増殖である．病変は平坦で楕円形で色調は均一，赤褐色である．

Schamberg紫斑病
毛細血管からの血液漏出によってヘモジデリンが沈着し，下腿〜足首にかけて褐色の色素沈着を生じる．

固定薬疹
急性に浮腫性紅斑が出現する．紅斑は灰色の中心部または水疱を伴い，慢性の経過を経て暗褐色の色素沈着を残す．その名の通り，同一薬剤への曝露によって同一部位に薬疹が出現する．口唇，顔面，外陰部，肢端部に好発する．代表的な薬剤としては，NSAIDs，スルホンアミド，テトラサイクリン，サリチル酸，バルビツレート，そし

てフェノールフタレイン下剤などがある．

肝斑
仮面様の色素沈着は，日光曝露部位での大きな斑からなり，とくに上口唇で目立つ．妊娠や経口避妊薬などが原因で出現する．

異型母斑
通常の黒子（ほくろ）よりも大きく，不規則でぼんやりとした辺縁をもつ．色調はまだらで褐色から黒褐色であり，時折ピンクの背景を伴うことがある．異型母斑は悪性黒色腫へ進展していく危険性がある．

悪性黒色腫
特徴は時に切痕を伴う不規則な辺縁，まだらな色調と色素沈着である．色は通常は茶色ではなく漆黒である．赤，青，灰色，ピンク，紫の色調が混ざっていると悪性のため良性母斑との鑑別の手がかりとなる．以前の水疱形成を伴う日光皮膚炎（著しい日光への曝露歴），通常の皮膚からの赤毛，悪性黒色腫の家族歴は重要な危険因子である．

カフェオレ斑
病変は直径0.5～12 cmで，平坦，均一な茶褐色であり，海岸線のような不整な辺縁をしている．1型神経線維腫の患者はしばしば6個以上の斑をもち，腋窩の斑，色素性光彩過誤腫（Lisch結節），肌色の神経線維腫を伴う．

薬剤
ブスルファン，シクロホスファミド，ヒ素はメラニンの形成を誘導しうる．ヒ素は「雨だれ」様の色素沈着と手掌の過角化を生じる．長期にわたるクロルプロマジン，ミノサイクリン，アミオダロンの使用は日やけした皮膚と結膜の青みがかった灰色の変色を起こすことがある．クロロキンはメラニンと錯体をつくり，すね，顔面，硬口蓋に青みがかった黒色の変色を起こす．

重金属
金皮症：金剤は茶褐色から青灰色の変色を起こし，とくに露光部位で目立つ．強膜にも沈着することがある．銀皮症：銀は青灰色の変色を起こす．重金属は粘膜の色素沈着の原因とはならない．

Addison病
全身性の色素沈着が認められ，とくに手掌線と足底線，口腔内粘膜，瘢痕の周囲に目立つ．

異所性ACTH症候群
甲状腺髄様癌，肺小細胞癌と関連して色素沈着をきたす．

ヘモクロマトーシス
皮膚は青銅色となる．糖尿病，うっ血性心不全，肝障害を合併する．

晩発性皮膚ポルフィリン症
色素沈着は露光部位に起こり，小水疱とびらんを伴う．

ペラグラ
厚い鱗屑を伴う汚濁は茶褐色の変色が露光部位に生ずる．

Whipple病
全身の色素沈着は下痢，体重減少，関節炎，リンパ節腫脹を伴う．

原発性胆汁性肝硬変
日光で増強される黒褐色の皮膚に全身の瘙痒感と黄疸，腱の黄色腫を伴う．

転移性悪性黒色腫
青灰色の色調変化と黒色尿が，時に進行性の病変と関連して広がることがある．

癜風
体幹に雪のような斑点が散在する．周囲の皮膚と比して色素脱失しているようにみえる．ウッド灯検査で金色の蛍光を示す．KOH直接鏡見で仮性菌糸と胞子を認める．

白斑
完全な色素脱失が口，目，鼻，肛門などの開口部周囲，屈筋と伸筋の表面に対称性に出現する．悪性貧血，甲状腺疾患，Addison病などの自己免疫性疾患をしばしば合併する．

Sutton白斑
色素性の母斑から始まり，周囲の色素脱失を生じる．T細胞が関連するメラノサイトへの免疫反応による．免疫反応を刺激するメラノーマが他部位に存在しないか調べる必要がある．

炎症後
皮膚炎と活動性の円板状エリテマトーデスの炎症後に色素脱失が起こる．

化学薬品
フェノール，ゴム製品，消毒薬に接触した後に，しばしば色素脱失が起こる．手に好発する．

ぶち症
先天性の体幹，四肢中央部の色素脱失と白色の前髪が特徴である．

結節性硬化症
1〜3cm程度の灰色の葉状斑が出生時から存在する．ほかに鼻翼や爪の近傍の皮脂腺腫がみられる．

（寺田和彦）

Section VIII 皮膚

Chapter 114 鱗屑を伴う皮疹

Plates 12, 54, 84, 115, 117

鑑別リスト

- □ 湿疹
- □ アトピー性皮膚炎
- □ 脂漏性皮膚炎
- □ 癜風
- □ Gibertバラ色粃糠疹
- □ 乾癬
- □ 接触性皮膚炎
- □ 体部白癬
- □ 手白癬
- □ うっ滞性皮膚炎
- □ 薬剤
- □ 扁平苔癬
- □ 第2期梅毒
- □ Reiter症候群
- □ Bowen病
- □ 皮膚T細胞性リンパ腫

臨床所見

湿疹
赤く境界不明瞭な斑が頸部，伸側表面に起こり，掻破痕を伴った皮膚肥厚がみられる．貨幣状の病変は一般的に下腿に認められる（貨幣状湿疹）．

アトピー性皮膚炎
瘙痒に対する掻破により湿疹が広がる．アレルギー性疾患（喘息やアレルギー性鼻炎）の既往歴もしくは家族歴がある．下眼瞼の下部に皺襞がよくみられる．

脂漏性皮膚炎
境界が不明瞭なピンク～赤の鱗屑を伴う紅斑が頭皮，眉毛部，鼻唇溝，耳の後方，外耳道内，胸骨部，間擦部位に出現する．新しくできた重症の脂漏性皮膚炎はHIV感染症の初発症状であることがある．

癜風
微細な鱗屑を伴った斑が体幹に出現する．色素脱失した斑が浅黒い肌に現れることがある．白い肌には色素沈着が起こる．

Gibertバラ色粃糠疹
楕円形のサーモンピンクの病変はその長軸が皮膚割線に一致し，周囲に微細な鱗屑を伴う．体幹と四肢近位に散在し，手掌にはできない（鑑別となる第2期梅毒では手掌にも現れる）．通常，初発疹とよばれるherald patchが存在する．

乾癬
ピンク～赤の境界明瞭な斑は銀色の雲母状の鱗屑を伴う．肘，膝，頭皮，殿溝に発

生する．時に爪の萎縮をきたし，爪の点状陥凹，爪甲剥離症，黄変を伴う．滴状乾癬（広範囲に広がる小さい鱗屑病変）がレンサ球菌感染症，リチウム，β遮断薬，急速なステロイドの減量，もしくは急性HIV感染症で起こることがある．これは顔面，手掌，足底では起こらない．

接触性皮膚炎

境界明瞭な病変が薄く，露出した皮膚に発生する．病変は局所的に分布し，接触によるものである．一般的な原因は，ウルシ，ニッケルの装飾品，ホルムアルデヒド（衣服や爪の研磨剤に含まれる），芳香剤，防腐剤，抗菌薬の外用クリーム，ゴム，なめし剤である．ラテックスへの接触がI型アレルギー反応の原因となり，アレルギー性接触性皮膚炎を起こすことがある．

体部白癬

環状紅斑は活動性の鱗屑を伴う辺縁をもち，中心は治癒傾向にある．大腿内側が典型的な発症部位である．

手白癬

一方の手から灰色～赤くなり，手掌線の中に鱗屑を伴う．両足の爪の萎縮と鱗屑を伴う．

うっ滞性皮膚炎

下肢は浮腫状であり，赤く，鱗屑を伴う．茶色がかった変色はヘモジデリンによるものである．とくに足首の内側に起こる．

薬剤

バラ色粃糠疹様の病変が，β遮断薬，カプトプリル，クロニジン，金剤，グリセオフルビン，イソトレチノイン，メトロニダゾール，ペニシリンによってみられることがある．苔癬状の皮疹が金剤，抗マラリア薬，サイアザイド系，キニジン，フェノチアジン，スルホニルウレア，フロセミド，メチルドパ，グリセオフルビン，β遮断薬，カプトプリルで出現することがある．

扁平苔癬

病変は紫紅色で多角形の，扁平な丘疹であり，表面に細かい灰白色の網目を認める（Wickham線条）．手首の伸側表面，足首そして亀頭部に出現する．口腔粘膜にも網状の白斑とびらんが認められる．鱗屑を伴うのは下肢に生じたものだけである．

第2期梅毒

細かい鱗屑を伴う赤茶色の丘疹が散在し，しばしば手掌と足底に起こる．全身症状としての発熱，倦怠感，リンパ節腫脹と4～8週前の下疳，顔面の環状の斑，脱毛，広基性で湿潤の扁平コンジローマは診断の手がかりとなる．

Reiter症候群

乾癬様の病変が関節炎，尿道炎，ぶどう膜炎などに伴って起こる．

Bowen病

ヒ素に曝露歴がある患者での，さまざまな鱗屑を伴う単一の境界明瞭な斑，もしくは手掌角化症として生じる．

皮膚T細胞性リンパ腫

網状の乾癬様の病変が乾癬に典型的な分布をとらず，しだいに隆起し，ステロイド外用剤に反応しない．早期の病変は，黄色味がかった鱗屑を伴う紅斑である（多形皮膚萎縮症）．

（寺田和彦）

Chapter 115 じんま疹・血管性浮腫

(Plates) 118, 154, 155, 156, 169

鑑別リスト

- ☐ 経口摂取抗原
- ☐ 薬剤
- ☐ 吸入抗原
- ☐ ハチ毒
- ☐ ラテックス過敏性
- ☐ 皮膚描記症
- ☐ 圧じんま疹
- ☐ コリン作動性じんま疹
- ☐ 寒冷じんま疹
- ☐ 日光じんま疹
- ☐ 感染
- ☐ じんま疹様血管炎
- ☐ 遺伝性血管性浮腫
- ☐ 肥満細胞腫

診断へのアプローチ

　じんま疹は赤く盛り上がり蛇行した辺縁をもち，中心部は侵されない一過性で移動する膨疹であり，しばしば癒合する．10～20％の人々は一生のうちにじんま疹を経験する．血管性浮腫は境界明瞭な局所的な浮腫である．

　視診上の所見は診断上有用である．迂回状の膨疹（匐行性迂回状紅斑）は内臓悪性腫瘍に合併してみられる．偽足をもたないじんま疹ではアレルギーを疑う．紅斑を伴う小病変はコリン作動性じんま疹を示唆する．24時間変化のないじんま疹様の病変でとくに鱗屑や紫斑を伴うものでは血管炎を考える．

臨床所見

経口摂取抗原

　とくに原因となるのは，ピーナッツ，ナッツ，いちご，甲殻類，牛乳，大豆，卵である（訳注：日本ではソバも考慮に入れる）．薬剤や化学物質は食物中に含まれることがある．たとえば肉や牛乳にペニシリン，錠剤の色素にタルトラジン，サラダやワインに二亜硫酸塩，ビールに酵母などが含まれる．

薬剤

　たとえばペニシリン，アスピリンやNSAIDsなどの薬剤はアレルギーによるじんま疹の原因となりうる．オピオイド，チアミン，ピロカルピンは肥満細胞のヒスタミン放出を刺激してじんま疹の原因となる可能性がある．プロゲステロンを含む経口避妊薬は周期的なじんま疹の原因となる．

吸入抗原
カビ，粉塵，花粉は一般的な吸入抗原である．

ハチ毒
虫刺傷は個々の感受性によって局所から全身のアナフィラキシーを引き起こす原因となりうる．

ラテックス過敏性
職業上の曝露，手術による曝露，コンドームの使用，風船を膨らませた際などにじんま疹が起こることがある．

皮膚描記症
皮膚を擦過すると線状の膨疹が誘発される．健常人でも4％で観察される．

圧じんま疹
じんま疹は慢性的に圧迫されている部分に起こる．たとえば，腰（ベルト），足（ランニング），もしくは手（手作業）などがあげられる．

コリン作動性じんま疹
運動や入浴によって，周囲に紅斑を伴う1～2 mmの丘疹状の膨疹が出現する．副交感神経症状として筋痙攣，下痢，頭痛や発汗を伴うことがある．

寒冷じんま疹
寒冷曝露によるじんま疹の誘発は基礎疾患なく起こりうるが，クリオグロブリン血症の一症状であることもある．冷水への曝露は時にショック状態を引き起こしうる．

日光じんま疹
じんま疹は露光部位に分布する．紫外線に対する過敏性もしくは骨髄性ポルフィリン症の徴候である．

感染
じんま疹はウイルス感染症，とくにEB（Epstein-Barr）ウイルスやHBV（B型肝炎ウイルス）によって引き起こされる．HBVでは熱や関節痛を伴う前駆期に起こる．HBV，HCV（C型肝炎ウイルス）によりクリオグロブリン血症や低補体性の血管炎を起こすことがある．細菌感染（歯性膿瘍，副鼻腔炎，前立腺炎），寄生虫感染症（糞線虫，回虫，鞭虫，ランブル鞭毛虫，トリコモナス），皮膚感染症（カンジダ，皮膚糸状菌）はじんま疹の原因となる．

じんま疹様血管炎
血管炎の病変は24時間以上持続し，中心に点状出血をもつ．痒みというよりヒリヒリとした痛みを伴う．関節痛と急な腹痛を伴う場合には，潜在性のループスや低補体血症を反映している場合がある．同様の症状は血清病やB型肝炎の前駆症状として

起こることもある．

遺伝性血管性浮腫
　反復性の境界明瞭な局所の浮腫として，とくに顔面や上気道に起こる．

肥満細胞腫
　色素性じんま疹として知られ，Darier徴候を示す色素性の丘疹，軽く擦過しただけで出現する膨疹を伴う．

（寺田和彦）

Chapter 116 毛細血管拡張・血管腫

Plates 13, 66, 99, 100, 101, 106, 107, 108, 110, 111, 148

鑑別リスト

- □ 酒皶性痤瘡
- □ 日光による傷害
- □ 静脈高血圧
- □ 血管腫
- □ 老人性血管腫
- □ 妊娠
- □ 肝硬変
- □ 全身性エリテマトーデス
- □ 皮膚筋炎
- □ 強皮症
- □ Kaposi肉腫
- □ 多形皮膚萎縮症
- □ ポートワイン母斑
- □ 海綿状血管腫
- □ 静脈湖
- □ カルチノイド
- □ 毛細血管拡張性運動失調症
- □ 遺伝性出血性毛細血管拡張症

診断へのアプローチ

　線状の毛細血管拡張は単一の赤もしくは青い線であり，圧迫で白くなり，ガラス圧診により消失する．一般的に，光線による傷害，酒皶，カルチノイド，毛細血管拡張性運動失調症，もしくは皮膚炎（たとえば，円板状エリテマトーデス）により起こる．

　くも状血管腫は中心に拍動する点（ガラス圧診により認められる），放射状の脚，血流を奪うことによる周囲の蒼白な領域をもつ．

　爪郭周囲の毛細血管拡張は10倍に拡大すると糸球体様に見える．ループス，強皮症，皮膚筋炎でみられる．

臨床所見

酒皶性痤瘡

　顔面にみられる線状の毛細血管拡張で，潮紅，紅斑，膿疱性丘疹や鼻瘤を伴う．

日光による傷害

　日光にさらされる領域で傷害が起こり，色素沈着や角化症を伴う．

静脈高血圧

　下肢に毛細血管が線状の拡張として現れ，網状となる (venous stars)，一般的には女性に多くみられる．

血管腫

　30歳代に1～3 mmの赤く柔らかい球状の病変として現れ，周囲の皮膚を引き伸ば

すと白くなる.

老人性血管腫
ラズベリー色の盛り上がった病変で，消えもせず白くもならない．年齢を経るにつれ数が増え，大きくなっていく．

妊娠
くも状血管腫が上半身に起こり，下肢の毛細血管が網状となる（venous stars）．

肝硬変
くも状血管腫が胸部と上背部に起こる．腹水，腹壁の静脈瘤，手掌紅斑など他の肝硬変の徴候を通常伴う．

全身性エリテマトーデス（SLE）
蛇行した爪周囲の毛細血管拡張は拡大すると糸球体状に見える．蝶形紅斑やレイノー現象など，典型的なSLEの症状を認めることがある．

皮膚筋炎
爪周囲の毛細血管拡張，爪郭の紅斑，ぼろぼろの角質，指先の圧痛が出現する．青紫色（ヘリオトロープ色）の眼瞼の発疹と指の伸側のGottron丘疹が特徴的な所見である．

強皮症
連結した斑状の毛細血管拡張が顔面に出現し，拡大した爪周囲の毛細血管拡張を伴う．顔面と手の皮膚はてかてかとし，つっぱったように見える．

Kaposi肉腫
紫色の丘疹もしくは局面がHIV感染者に現れる．

多形皮膚萎縮症
網状の色素脱失もしくは色素沈着，上皮の萎縮によるしわ，毛細血管の拡張を伴った領域として現れる．電離放射線，皮膚筋炎，色素性乾皮症が原因となる．

ポートワイン母斑
広範な薄いピンク色から深紫色の斑であり，正中を越えることはめったにない．とくに同側の視覚異常を伴う三叉神経領域への分布は頭蓋内血管腫の徴候であることがある（Sturge-Weber症候群）．

海綿状血管腫
大きないちご状の血管腫は出生時に最も目立ち，年齢を経るにつれ消退する傾向がある．

静脈湖
下口唇の青みがかった病変である．陰嚢上にあり過角化を伴うのは被角血管腫とよ

ばれる．

カルチノイド
　頭部や頸部を中心にほてりを繰り返し，毛細血管拡張をきたす．酒皶性痤瘡様に見えることがある．

毛細血管拡張性運動失調症
　小児期に眼球結膜の線状の毛細血管拡張が出現し，最終的に，耳，頬と屈曲部にも出現する．

遺伝性出血性毛細血管拡張症
　毛細血管拡張は成人期に粘膜と爪床に現れる．暗赤色でわずかに触知できる動静脈奇形である．それを覆う皮膚を引っ張ると一点を中心に放射状に伸びる何本もの脚が見られることがある．鼻出血，消化管出血，低酸素血症を伴う肺動静脈瘻を伴う．

〔寺田和彦〕

Chapter 117　紫斑・点状出血・出血傾向

(Plates) 5, 22, 23, 24, 41, 42, 43, 44, 45, 51, 67, 75, 76, 89, 99, 102, 118, 122, 123, 145, 165, 169

鑑別リスト

- ◆紫斑
  - □ 外傷
  - □ 老人性紫斑
  - □ 薬剤
  - □ 血管炎
  - □ ビタミンK欠乏症
  - □ 心因性紫斑病
  - □ コレステロール塞栓症
  - □ ワルファリン壊死
  - □ 壊血病
  - □ 血栓性血小板減少性紫斑病
  - □ Henoch-Schönlein紫斑病
  - □ アミロイドーシス

- ◆点状出血
  - □ 自己免疫性血小板減少症
  - □ 菌血症
  - □ 脾機能亢進

- ◆過剰な出血
  - □ 過剰な抗凝固薬投与
  - □ 血小板減少症
  - □ von Willebrand病
  - □ 循環抗凝血素
  - □ 播種性血管内凝固症候群
  - □ 血友病

診断へのアプローチ

　患者に出血性の疾患が疑われる場合，これまで止血に問題がなかったかどうか（たとえば，外傷，手術，抜歯に際して），輸血歴，月経歴，食習慣などを必ず問診する．手術，外傷，抜歯で異常な出血がなければ，遺伝性の出血性疾患は除外できる．

　点状出血は血小板もしくは血管の異常による毛細血管からの出血である．下肢もしくは粘膜の点状出血は通常血小板減少症による．圧痛のある盛り上がった点状出血に他の臓器異常があれば血管炎を疑う．血小板機能不全では，局所の外傷により直ちに点状出血と出血斑を生じる．出血は表層性であり，皮膚，粘膜，鼻，消化管，そして泌尿生殖器で起こる．血小板が 50,000/μL 以下になると出血しやすくなり，20,000/μL 以下では重篤な出血が起こりうる．カテーテル周囲から血液が滲み出る場合には，播種性血管内凝固症候群（DIC），ビタミンK欠乏症，血小板異常を疑う．

　広範囲の出血斑はビタミンK依存因子の欠乏で認められるが，血友病では認められない．血漿蛋白の異常は深部組織，たとえば関節，筋，後腹膜の出血を引き起こす．

	徴候	感度	特異度	尤度比
Henoch-Schönlein紫斑病	21歳未満	71	91	7.6
	腹部アンギーナ	37	94	6.2
	血便	24	95	4.5
	触知可能な紫斑	88	80	4.4
	肉眼的血尿	18	95	3.7
	便潜血陽性	54	83	3.1
	少関節滑膜炎	39	87	3.0
過敏性血管炎	発症時の薬剤投与	53	84	3.3
	皮膚潰瘍	31	90	3.1
	触知可能な紫斑	63	77	2.9
	斑状丘疹	54	79	2.6

このような出血は外傷後数時間遅れて出現することがある．

触知可能な紫斑は自己免疫性の血管炎や髄膜炎菌血症，心内膜炎など感染症炎においてみられる．感染性塞栓は不整な輪郭をとるが，白血球破砕性血管炎の病変は円形である．

臨床所見

外傷

局所的な出血斑が限局して存在する．患者はしばしば外傷の覚えのない出血斑を訴える．

老人性紫斑

境界明瞭な出血斑が，高齢もしくはステロイド投与中の患者の前腕伸側に好発する．皮膚は薄く弛緩している．

薬剤

抗凝固作用を目的としたヘパリンとワルファリンの過剰投与は，些細な外傷でも広範な出血斑をきたすことがある．ペニシリン，キニジン，キニーネ，フェニトイン，トリメトプリム，フロセミド，金製剤，カルバマゼピンとメチルドパは自己免疫性血小板減少症の原因となりうる．化学療法の薬剤，サイアザイド系，エストロゲンは骨髄抑制をもたらすことがある．アスピリンとNSAIDsは血小板の凝集を抑制するが通常は臨床的に軽度の出血（たとえば出血斑，抜歯後のしみ出すような出血など）しか生じない．薬剤過敏性の反応（スルホンアミド，ペニシリン，テトラサイクリン，キニジン，グアネチジン，フェノチアジン，プロピルチオウラシル）は触知可能な紫斑の原因となりうる．

血管炎

触知可能な紫斑もしくは点状出血として認められ，圧迫によって消退せず，手足な

ど重力により静水圧が高くなる部分に生じる．皮膚は時にヒリヒリとした痛みもしくは瘙痒感を伴う．小水疱と壊死性の潰瘍が認められることがある．薬剤過敏性反応，膠原病（関節リウマチやSLE），C型肝炎のようにクリオグロブリン血症の原因となりうる感染症などが原因となる．全身症状として発熱や関節痛がみられることが多い．

ビタミンK欠乏症
不十分な食事摂取，吸収不良，慢性肝疾患にて欠乏がみられる．とくに慢性肝疾患の患者では，静脈瘤からの上部消化管出血，アルコール性胃炎の原因となりやすい．

心因性紫斑病
周囲に紅斑と浮腫を伴う有痛性の出血斑が，強い精神的愁訴とともに出現する．

コレステロール塞栓症
広範な動脈硬化のある患者の下腿，足の大動脈にカテーテルを挿入した際に発症することがある．紫斑による網状皮斑，チアノーゼ，虚血性の潰瘍が生じる．発症は時に動脈カテーテルを挿入したときに起こる．

ワルファリン壊死
ワルファリンに対する反応として時に起こる．有痛性の紅斑として始まり，やがて紫斑となり，最終的には皮下脂肪の壊死へと進行する．

壊血病
ビタミンC欠乏症では，毛はらせん状となり，その毛包周囲の有痛性紫斑を，また出血斑，筋肉内出血，歯肉出血を認める．

血栓性血小板減少性紫斑病
発熱し，重症感のある患者で腹痛と動揺性の精神神経症状を認める．

Henoch-Schönlein紫斑病
下肢と殿部の紫斑に加えて，じんま疹，浮腫，発熱，頭痛，食思不振，関節痛，血便を伴う疝痛様の腹痛，血尿などがみられる．成人にみられることは珍しい．

アミロイドーシス
眼窩周囲にみられるピンク色の半透明の病変は，つままれただけで容易に紫斑を呈する（pinch purpura）．

自己免疫性血小板減少症
静水圧による点状出血が下肢に，突然多量に出現する．ウイルス性発疹，上気道感染症，単核球症類似疾患に引き続いて起こる．HIV感染症もしくはループスの一症状であることもある．その他のウイルスとしてはHSV，CMV，EBV，VZV，HBV，風疹，ムンプスウイルス，エンテロウイルスによるものがあり，それぞれの典型的な症状によって診断することができる．

菌血症

心内膜炎関連の点状出血は粘膜内と四肢に起こり，爪下の線状出血も認められる．淋菌敗血症の病変は四肢に膿疱として出現し，出血，壊死となる．髄膜炎菌血症の病変は急速に進行する広範な出血性病変であり，体幹優位に分布する．ロッキー山紅斑熱では手首，足底，足首，手掌のピンク色の斑で始まり，求心性に広がっていく．4日目頃までに，点状出血もしくは紫斑となり，その後出血し潰瘍化する．

脾機能亢進

脾腫を伴う血小板減少は，門脈圧亢進，心不全などのうっ血性の状況で生じる．また，自己抗体と結合した血小板の脾臓での捕捉によっても起こりうる．

過剰な抗凝固薬投与

ワルファリン内服中の患者で疑う．

von Willebrand病

常染色体優性遺伝性疾患であるので，出血性疾患の家族歴が診断の助けとなる．臨床的に問題となる出血は手術や外傷後にのみ起こることが多い．鼻，消化管，泌尿生殖器系の粘膜から自然に出血が起こることもある．

循環抗凝血素

体内を循環する凝固蛋白阻害因子が，ループス，産褥期，関節リウマチ，AIDS，ペニシリン投与などで認められる．臨床上問題となる出血よりも凝固検査異常，動静脈血栓症をより高頻度に認める．

播種性血管内凝固症候群（DIC）

多くの部位からの出血，網状皮斑，微小血栓による肢端チアノーゼを認める．グラム陰性菌の敗血症による電撃性紫斑病では広範な皮膚の出血から壊死が起こる．DICは産科的緊急症，敗血症，重症外傷，転移性悪性腫瘍といった状況下で起こるのが一般的である．熱中症，輸血反応，蛇咬症もDICを起こしうる．

血友病

家族歴，反復性の関節出血，出血傾向（たとえば抜歯，出産や小手術後の止血が困難であること）が特徴的である．関節，筋肉，粘膜，泌尿生殖器における出血はささいな外傷でも起こりうる．血友病Aでは，その40％で家族歴を認めないため注意が必要である．

〔寺田和彦〕

Chapter 118 脱毛症・多毛症

Plates 27, 28, 29, 32, 33, 38, 81, 84, 85, 99, 100, 101, 112

鑑別リスト

◆脱毛症
- □ 男性型脱毛症
- □ 休止期脱毛症
- □ 薬剤による脱毛
- □ 成長期脱毛症
- □ 円形脱毛症
- □ 頭部白癬
- □ 牽引性脱毛症
- □ 甲状腺機能低下症
- □ 脂漏性皮膚炎
- □ 円板状エリテマトーデス
- □ 全身性エリテマトーデス
- □ 扁平苔癬
- □ 強皮症
- □ 栄養素欠乏
- □ 抜毛癖
- □ 梅毒

◆多毛症
- □ 特発性多毛症
- □ 薬剤による発毛
- □ 多毛症
- □ 高プロラクチン血症
- □ 多嚢胞性卵巣症候群
- □ Cushing症候群
- □ 副腎腫瘍
- □ 卵巣腫瘍
- □ 卵胞莢膜増殖症

診断へのアプローチ

瘢痕のない脱毛症には，男性型脱毛症，休止期脱毛症，抜毛癖，牽引性脱毛症，円形脱毛症，梅毒性脱毛症がある．瘢痕を伴う脱毛症は線維化，炎症，毛包の消失によって特徴づけられ，炎症性の皮膚疾患，深部感染症，悪性疾患，熱傷，遺伝性皮膚症に伴って生じる．真菌感染症や牽引性脱毛症，抜毛癖では，毛幹が認められる．ほとんどの多毛症は家族性である．多毛症の女性で，正常月経，多毛症の家族歴，男性化徴候がないこと，緩徐発症であることを確認できれば，それ以上の評価は不要である．

アンドロゲン過剰の徴候として，無月経，乳房の縮小，体の輪郭が女性らしくなくなるなど，男性化よりも女性らしさの喪失が多くみられる．他の徴候として痤瘡，性欲亢進，陰核肥大，一時的な髪の喪失，声の低音化，筋肉量増加が認められる．急性発症の多毛および男性化は，アンドロゲン産生性の副腎腫瘍や卵巣腫瘍，あるいは外因性のアンドロゲン摂取が疑われる．

臨床所見

男性型脱毛症

男性型脱毛症は前頭頭頂部の生え際が後退するパターンや前頭部を残して頭頂部が薄くなるパターンが典型的である．女性では，病的なアンドロゲン過剰の結果として

生じることがあり，多毛，男性化，希発月経を伴う．重症の頭頂部の禿頭（男性型）は心血管系のリスクがあることを示し，心血管死亡率では相対危険度3.4である．

休止期脱毛症

よく見ると毛根部が棍棒状になっている成熟した毛髪が抜け落ちることによって，全体的に薄くなる．これは，急性疾患（とくに発熱を伴うもの），急激な体重減少，妊娠の2〜3か月後に生じる．爪の成長に影響を及ぼすため，爪を横断する白い線（Beau線）がみられることもある．毛髪は容易に（およそ半分ほどの力で）引き抜ける．

薬剤による脱毛

抗癌剤，ヘパリン，ワルファリン，アロプリノール，プロピルチオウラシル，ビタミンA，キニーネ，リチウム，β遮断薬，コルヒチン，アンフェタミン，タリウムはすべて脱毛と関連する．

成長期脱毛症

化学療法（ダウノルビシン，フルオロチオウラシル，シクロホスファミド）もしくは重金属中毒に特徴的である．脱毛の型は全般的で，虫喰い様あるいは完全なものである．毛の線維は先端に向かって徐々に細くなって，切断されており，「矢尻」状を呈し診断に有用である．

円形脱毛症

炎症や瘢痕のない限局性の円形斑内で，毛髪は完全に脱落しており，辺縁には「感嘆符」毛を伴っている．円形斑内に残存する毛髪は脱色している．爪に微細な点状陥凹が生じる．家族や本人の自己免疫疾患歴がしばしば認められ，同時に白斑症や甲状腺機能低下症を合併していることが最も多い．

頭部白癬

脱毛を伴う皮疹は，典型的にはきれいな中心部と，盛り上がった紅斑を呈する境界部を有する．その領域はウッド灯検査により蛍光を発する．外観は，「黒点」（切断された毛髪）を伴う斑が分散しているものから，膿疱を伴う湿潤性の局面（ケルスス禿瘡）までさまざまである．

牽引性脱毛症

きつく髪を結うことや，ヘアカーラーを使用することによって脱毛が起こるのがよくあるパターンである．毛髪はちぎれて短くなっている．

甲状腺機能低下症

毛髪は粗く，脆く，全体的に薄くなり，眉毛の外側が薄くなる．

脂漏性皮膚炎
鱗屑やじくじくした状態になって脱毛が起こり，耳の後ろ，鼻唇溝，眉，胸部中央に斑ができる．

円板状エリテマトーデス
脱毛斑内に瘢痕を認める．毛包はない．

全身性エリテマトーデス（SLE）
紅斑，鱗屑，ちぎれた毛髪を伴い，瘢痕を残さない脱毛がしばしば前頭部の頭皮に限局して起こり，「ループスヘア」とよばれる．

扁平苔癬
瘢痕性脱毛が，頬粘膜の白色線条，手首にできる青紫色の扁平な丘疹とともにみられる．

強皮症
紫色の辺縁を伴う線状の瘢痕が前頭部にみられる（剣創状強皮症）．

栄養素欠乏
亜鉛，ビオチン，鉄，蛋白質の欠乏はいずれも全般的な脱毛の原因となる．

抜毛癖
典型的には「剃髪」のようなパターンとなり，頭皮部の辺縁が毛髪で縁どられている．毛幹はねじれてちぎれている．

梅毒
第2期梅毒の20％に，境界不明瞭な斑が散在する「虫食い様」の脱毛がみられる．発熱，咽頭痛，リンパ節腫脹を伴う．

特発性多毛症
家族的な体質であり，若年成人女性において，25％で顔面の目立つ体毛，33％で白線（訳注：腹直筋鞘の前・後葉が正中線で合わさってできる索状のひも）に沿った体毛（男性でよくみられる），17％で乳輪周囲の体毛を認める．体重増加は多毛症を促進する．閉経は顔面の終毛（硬毛）を増加させる．

薬剤による発毛
黄体ホルモンを含む経口避妊薬，フェニトイン，ミノキシジル，ジアゾキシド，ペニシラミン，グルココルチコイド，女性の運動選手が使う蛋白同化ステロイドはすべて，多毛症の原因となる．

多毛症
毛は軟毛（細くふわふわしている）であり，体全体に均等に伸び，アンドロゲンに反応する領域だけにとどまらない．神経性食思不振症，甲状腺機能低下症，皮膚筋炎，

晩発性皮膚ポルフィリン症，栄養不良，薬剤は原因となりうる．

高プロラクチン血症

乳汁漏出と無月経が主要徴候であるが，25％では多毛が認められる．高プロラクチン血症を引き起こす薬剤は多毛の原因にもなり，メトクロプラミド，メチルドパ，フェノチアジン，チオキサンテン，レセルピン，エストロゲン，オピエートがある．

多嚢胞性卵巣症候群（PCOS）

思春期前後に発症する体毛の成長，月経不順，肥満，不妊を呈する．卵巣は腫大し（正常の2〜5倍大），嚢胞性であることが多いが，正常大であることもある．

Cushing症候群

80％で多毛を伴い，顔面と肩の軟毛が特徴的である．Cushing症候群の主要徴候は高血圧，中心性肥満，満月様顔貌，皮膚線条，近位筋脱力であり，皮下出血を生じやすい．男性化が多毛とともに存在する場合は副腎皮質癌を疑う．

副腎腫瘍

腹部腫瘤を触知することがある．

卵巣腫瘍

ほとんどの症例で付属器腫瘤を触知する．

卵胞莢膜増殖症

多毛は黒色表皮腫とインスリン抵抗性とともに認められる．

（寺田和彦）

Chapter 119　下腿潰瘍

(Plates) 24, 37, 49, 51, 52, 54, 83, 99, 100, 101, 109, 118, 140, 149, 151, 160, 161, 162, 169

鑑別リスト

- ☐ 静脈不全
- ☐ 動脈不全
- ☐ 糖尿病性神経障害
- ☐ 褥瘡
- ☐ 高血圧
- ☐ 有棘細胞癌
- ☐ よう（癰）
- ☐ 血管炎
- ☐ 壊疽性膿皮症
- ☐ 硬性下疳
- ☐ 瘻孔
- ☐ 血液疾患
- ☐ 褐色イトグモ咬傷

診断へのアプローチ

　虚血の結果，冷感を伴う足に有痛性の壊死を呈する．神経障害によって，圧を受ける領域（中足基節骨頭，踵，つま先）に無痛性の壊死を生じる．

　指先の潰瘍はレイノー症候群（とくに強皮症），または麦角，アルカロイド，ブレオマイシンよって起こる．

	徴候	感度	特異度	尤度比
末梢神経障害	振動覚低下	53	99	53.0
糖尿病性下肢潰瘍予測	モノフィラメント検査で不知覚	84	96	21.0

臨床所見

静脈不全

　静脈瘤，細静脈から広がる「火炎徴候」，慢性的な浮腫，茶褐色の色素沈着を認める．うっ血性潰瘍は血流の乏しい内果上に好発する．潰瘍底部は黄緑色の滲出液を伴う肉芽組織となる．

動脈不全

　下肢は蒼白で冷たく，脈の減弱もしくは欠失，体毛のない萎縮した皮膚，爪の発育不全を伴う．虚血性潰瘍の多くは足の側面，踵，つま先，爪床に起こる．間欠性跛行，もしくは下肢をぶら下げることにより軽減する安静時痛が存在する．

糖尿病性神経障害

　末梢神経障害による外傷の起こりやすさと，血流不全による回復力の低下の結果，

潰瘍ができる．足底，とくに中足骨頭の下にくり抜かれたような潰瘍ができることが多い．

褥瘡
寝たきりあるいはそれに近い患者において踝や踵といった骨が突出した部位に潰瘍が起こる．

高血圧
外果上の紫色の外輪を伴う有痛性の青～赤色斑が潰瘍へと進行する（Martorell's ulcer）．

有棘細胞癌
潰瘍の辺縁は不整で堤防状に隆起し，硬い．

よう（癰）
赤色の膿疱として始まり，排膿により中心部が潰瘍化する．

血管炎
初期には触知可能な紫斑もしくは出血性の小水疱を呈し，後に有痛性の潰瘍となり周囲に網状皮斑を伴う．潰瘍は難治性である．通常，抗リン脂質抗体症候群を伴うループス，強皮症，クリオグロブリン血症が原因となる．

壊疽性膿皮症
中心の紫がかった領域が顕著な紅斑に取り囲まれており，強烈な圧痛を伴う．中心部が脱落すると，周囲に紅暈を伴い，辺縁不整で隆起した周堤を伴う特徴的な紫色の潰瘍を生ずる．50％以上は基礎疾患として炎症性腸疾患がある．他の原因としては慢性活動性B型肝炎，関節リウマチ，慢性骨髄性白血病，真性多血症，骨髄腫がある．

硬性下疳
楕円形でなだらかな辺縁をもつ無痛性の下疳は血性の分泌物を伴う．潰瘍は無痛性で硬い．接触により拡大するため下肢では大腿近位に好発する．

瘻孔
開口部付近の過増殖性肉芽組織は異物や骨感染を示唆する．

血液疾患
鎌状赤血球貧血，真性多血症，蛋白異常血症，白血病，サラセミアで潰瘍が起こる．

褐色イトグモ咬傷
咬み痕は中央が壊死し，その後潰瘍化する．

（寺田和彦）

Chapter 120 腫瘍に随伴する病変

Plates 7, 8, 13, 14, 38, 63, 64, 71, 72, 73, 74, 106, 107, 108, 148, 161, 162, 163, 164, 165, 166, 167, 168, 169

鑑別リスト

- ばち指
- 皮膚転移
- 色素沈着
- クリオグロブリン血症
- 黒色表皮腫
- 後天性毳毛多毛症
- 全身の瘙痒感
- カルチノイドによる潮紅
- 皮膚筋炎
- 脂漏性角化症
- 神経腫
- 皮膚粘膜母斑
- 手掌・足底の過角化
- 遊走性血栓性静脈炎
- アミロイドーシス
- Sweet症候群
- 剥脱性紅皮症
- Gardner症候群
- von Recklinghausen病
- 匐行性迂回状紅斑
- 壊死性遊走性紅斑
- 後天性魚鱗癬
- 膵性脂肪織炎
- tripe palm

診断へのアプローチ

　内臓悪性新生物が発見される前に皮膚所見が出現することがある．皮膚転移（肺癌による結節性病変），局所浸潤（乳房Paget病），全身を循環する腫瘍細胞の直接浸潤（皮膚白血病），原発巣としての皮膚病変（HIV患者におけるKaposi肉腫）などのように皮膚病変そのものに腫瘍成分が含まれることもある．またその一方で，皮膚病変が腫瘍の直接浸潤に起因しない腫瘍随伴症候群として診断に寄与することもある．

臨床所見

ばち指

　爪周囲は盛り上がり海綿状となり，爪甲と指背のなす角度は180°以上となる．肺，胃，食道，胸腺の悪性腫瘍や中皮腫と関連して認められる．また，ばち指は悪性腫瘍とは無関係に，末梢低酸素の原因となる心肺疾患でも高頻度に認められる．肥大性皮膚骨膜症では，本症に加えて，皮脂腺の活動亢進，前額部および頭皮の皮膚肥厚を認め，患者は獅子様顔貌を呈する．

皮膚転移

　肺，乳房，泌尿生殖器系の癌の転移は頭皮の硬い結節性病変として認められることがある．臍部の結節（Sister Mary Joseph's nodule）は腹腔内悪性腫瘍の転移性病変として認められる．

Section VIII　皮膚

色素沈着
　肺小細胞癌は循環する ACTH/MSH 様ポリペプチドを生成し，高血圧，筋萎縮，浮腫を伴うびまん性の色素沈着を起こしうる．

クリオグロブリン血症
　形質細胞異形成などの基礎疾患をもつ患者では，寒冷曝露によって手足末端の出血を伴う水泡や潰瘍形成を認める（C 型肝炎ではより高頻度に認められる）．

黒色表皮腫
　色素沈着し，ビロードのような過角化した斑が皺の多い部分，とくに腋窩，乳頭，臍部などに認められ，胃癌（最も高頻度），肝癌，肺癌に合併する．これは 20％で悪性腫瘍の臨床症状に先行する．癌以外の原因としては，たとえば肥満，インスリン抵抗性糖尿病などが代表的である．悪性腫瘍関連の黒色表皮腫はより病勢が盛んであり，一般的でない部位に現れ，多発性の軟性線維腫や脂漏性角化症（Leser-Trelat 徴候）を伴うことがある．

後天性毳毛多毛症
　気管支，胆嚢，膀胱，直腸の癌の徴候として，産毛が顔面，体幹に出現することがある．より一般的な原因は神経性食思不振症と Cushing 症候群である．

全身の瘙痒感
　リンパ腫（ホジキン，非ホジキンとも），白血病，胃カルチノイドと関連した瘙痒感は局所的な灼熱感で始まり，激しい瘙痒感となる．

カルチノイドによる潮紅
　顔面と頸部にみられる深紅色〜紫色の潮紅が腹痛，下痢，浮腫，動悸，喘鳴，浮動性めまいとともに起こり，チラミン豊富な食物，アルコールによって誘発される．消化管カルチノイドが肝転移したものでみられる．

皮膚筋炎
　ヘリオトロープ疹（青紫色の潮紅から眼瞼の発疹），指関節上の紫がかった Gottron 丘疹は消化管，乳房，肺，泌尿生殖器の癌，リンパ腫に合併する．とくに患者が 60 歳以上の場合に関連が強い．

脂漏性角化症
　突然で多数の炎症性，瘙痒性の脂漏性角化症の出現は（Leser-Trelat 徴候），胃，乳房，肺の癌とリンパ腫に合併する．

神経腫
　口唇，眼瞼，鼻孔と舌の前方 2/3 のピンクの結節は多発性内分泌腺腫症（MEN）Ⅲ型で認められ，甲状腺癌，褐色細胞腫を合併する．

Chapter 120 腫瘍に随伴する病変

皮膚粘膜母斑
Peutz-Jeghers症候群はTreitz靱帯より口側で起こる消化管悪性腫瘍に合併する．

手掌・足底の過角化
黄色で対称性の肥厚化は食道扁平上皮癌と慢性ヒ素中毒に合併する．

遊走性血栓性静脈炎
繰り返す血栓性静脈炎が，とくに誘因なく，一般的でない部位に起こる．または抗凝固療法中に起こる場合には膵臓，肺，大腸，胃の腺癌の存在を検索する．

アミロイドーシス
歯の圧痕を認める巨舌と眼窩周囲のろう様紫斑（いわゆる「pinch purpura」）がアミロイドーシスの皮膚症状である．二次性のアミロイドーシスは多発性骨髄腫によって起こることがある．

Sweet症候群
有痛性で鮮紅色〜赤茶色の斑が頭部，頸部，上肢に発熱を伴って出現する．10％程度は癌に合併し，最も一般的なのは急性骨髄性白血病であるが，リンパ腫，形質細胞疾患でも起こる．

剝脱性紅皮症
びまん性の紅斑が強い瘙痒感，全身性のリンパ節腫脹，眼瞼外反を伴う．最も多いのはアトピー性皮膚炎，乾癬，薬剤過敏性によるものであるが，10％の症例ではリンパ系悪性腫瘍，とくに皮膚T細胞性リンパ腫（Sezary症候群）に合併する．

Gardner症候群
皮脂腺性もしくは上皮性の囊胞，脂肪腫，骨腫，過剰歯，鼻咽頭の血管線維腫などが消化管の腺癌に合併する．

von Recklinghausen病
カフェオレ斑と皮膚神経線維腫に，視神経膠腫やその他の神経系の腫瘍を合併する．

匐行性迂回状紅斑
辺縁の落屑を伴う同心円状に並ぶ蛇行した帯状病変は木目様を呈し，乳癌や肺癌に合併する．

壊死性遊走性紅斑
殿部，間擦部，下肢屈側の蛇行した輪郭をもつ淡い色の紅斑は，グルカゴノーマに特徴的である．中心に水疱ができ，治癒後に色素沈着を残す．

後天性魚鱗癬
全身に及ぶ大きな粘着性の魚鱗癬はホジキン病に最も高頻度に合併するが，皮膚T細胞性リンパ腫，乳癌，肺癌，膀胱癌，Kaposi肉腫にも合併する．また，骨髄移植後

の移植片対宿主病でもみられる．良性の先天性魚鱗癬と鑑別しなければならないが，良性のものは若年で発症することに加え，手掌，足底，全身の屈側のしわにも存在する．

膵性脂肪織炎

　膵癌患者において，発熱，体重減少に加えて，圧痛を伴う紅斑，潰瘍を伴う紫色の結節を認める．

tripe palm

　ビロード様に肥厚した手掌は，皮膚割線がより目立つ．胃癌，気管支原性肺癌に合併する（訳注：tripe palm とは牛の胃袋のような手掌という意味である）．

（寺田和彦）

Section IX 頭部・頸部

Chapter 121 眼痛

(Plates) 94, 119, 125, 127, 128, 129, 132, 133, 174, 175, 176, 177, 178, 181

鑑別リスト

- □ 結膜炎
- □ 角膜びらん
- □ 異物
- □ 副鼻腔炎
- □ 片頭痛
- □ 急性緑内障
- □ 眼窩蜂窩織炎
- □ 帯状疱疹の初期症状
- □ 眼窩骨折
- □ 角膜炎
- □ 強膜炎
- □ 虹彩炎
- □ 視神経炎
- □ 側頭動脈炎

診断へのアプローチ

異物感は，異物，角膜びらんまたは乾燥性角結膜炎で起こる．瘙痒感は，アレルギー性で季節性の結膜炎と関係している．羞明は，虹彩炎と単純ヘルペス性角膜炎で起こる．深部痛があれば，急性緑内障または後部強膜炎を疑う．眼球運動に伴う痛みは，視神経炎，副鼻腔炎やインフルエンザで認められる．

臨床所見

結膜炎
軽度の灼熱感，ゴロゴロ感と異物感を呈する．結膜の発赤と眼脂を伴う．

角膜びらん
強い異物感，瞬目反射，流涙を呈する．フルオレセイン染色または細隙灯でびらんが確認される．

異物
通常，異物感を呈し，流涙が著明である．

副鼻腔炎
上顎洞，前頭洞，または鼻梁を中心とした痛みを訴える．

片頭痛
視覚的前兆/視野暗転や吐き気を伴う発作的な眼痛を繰り返すことが特徴的である．

急性緑内障

前頭部と側頭部に放散する眼痛を呈する．視力低下と光輪視を認める，接線方向に光を入れることで浅前房を確認することができる．眼球は硬く，圧痛を伴う．瞳孔は中等度に散瞳し，対光反射は低下する．また，角膜混濁を認める．

眼窩蜂窩織炎

重症例では，急速進行性の眼窩周囲の炎症に眼球突出と複視を伴う．

帯状疱疹の初期症状

痛みは神経痛様（灼熱痛，しびれ，電撃痛）で，三叉神経の第1枝の支配領域全域に認められる．

眼窩骨折

発症時から眼窩周囲は赤色ではなく紫がかった色調を呈する（ブラックアイ）．外眼筋を巻き込んでいる場合には眼球運動制限を伴う．両側のブラックアイは頭蓋底骨折を示唆する．

角膜炎

角膜の光沢が失われ，中心部の欠損がフルオレセイン染色で観察できる．単純ヘルペス性角膜炎は，角膜表面に特徴のある分枝状の（樹状突起様の）パターンを呈する．

強膜炎

深部の鈍痛と局在化した強膜の発赤を認め，しばしば膠原病と関係している．

虹彩炎

鈍痛と羞明を呈する．瞳孔は不整で，前房混濁を認める．また虹彩辺縁の充血を認める．

視神経炎

神経炎は，眼球運動によって増悪する眼痛と中心暗点を伴う色覚異常から始まる．患側の眼球は，求心性瞳孔反応欠損（間接対光反射は正常だが，直接対光反射が減弱する：RAPI）を呈する．視神経乳頭は網膜静脈の拍動を認めることを除けば正常，もしくは軽度の乳頭浮腫のみを呈する．視神経炎の10〜15％は多発性硬化症の一症状である．

側頭動脈炎

高齢患者で，圧痛を伴った索状の側頭動脈，顎跛行は，重要な確診の手がかりとなる．

（舩越　拓）

Chapter 122 赤目

(Plates) 94, 98, 99, 133, 141, 174, 175, 176, 177, 178, 179, 180, 181, 182

鑑別リスト

- □ ウイルス性結膜炎
- □ アレルギー性結膜炎
- □ 細菌性結膜炎
- □ 角膜びらん
- □ 異物
- □ 結膜下出血
- □ 麦粒腫（ものもらい）
- □ 眼瞼炎
- □ 紫外線眼炎
- □ 急性閉塞隅角緑内障
- □ クラミジア性結膜炎
- □ 前房蓄膿
- □ 涙嚢炎
- □ 単純ヘルペス性角膜炎
- □ 虹彩炎
- □ 強膜炎
- □ 淋菌性結膜炎
- □ 乾性角結膜炎（ドライアイ）
- □ 麻疹
- □ 眼内炎

診断へのアプローチ

視力低下，痛み，羞明，外傷の病歴があるときは，重篤な病態を念頭におく．

結膜炎では，前房は透明で瞳孔反応に問題はない．細菌性結膜炎とウイルス性結膜炎の臨床症状には多くの共通点がある．毛様体の充血（角膜輪部の毛細血管の拡張により生じる赤紫色の輪〈暈（かさ）：halo〉）は，結膜炎よりも前部ぶどう膜炎を疑わせる鑑別点となる．前部ぶどう膜炎は，虹彩炎やぶどう膜炎，感染性角膜炎，急性閉塞隅角緑内障などが原因となる．

自分で開眼できないか開眼を維持できないほどの異物感があるときは活動性の角膜病変を考える．これらの患者は羞明も自覚する．眼痛は結膜炎にはなく強膜炎，虹彩炎，緑内障で出現する．"pinpoint pupil"は，角膜びらん，虹彩炎または感染性角膜炎でみられる．

徴候	感度	特異度	尤度比
重篤な疾患（ぶどう膜炎，角膜炎，角膜びらん）			
瞳孔不同—1 mm 以上の差	19	97	6.5
細菌性結膜炎			
朝方の眼脂	39	89	3.5

臨床所見

ウイルス性結膜炎

漿液性もしくは粘液性の分泌物，感冒症状，眼瞼の濾胞形成，有痛性の耳前リンパ

節腫脹は重要な手がかりである．

アレルギー性結膜炎
両側の瘙痒感と流涙は，季節性アレルギー性鼻炎とアトピー性皮膚炎に付随して認められる．春季カタル（眼瞼裏面の乳頭形成）は，ソフトコンタクトレンズの使用で生ずることがある．発赤を伴わない浮腫は，アレルギーを疑う．

細菌性結膜炎
朝に厚い眼脂となって眼が開けにくくなるほどの片側性の粘膿性分泌物が著明である．結膜の発赤は，ウイルス性やアレルギー性の結膜炎より激烈である．

角膜びらん
表層性の眼の刺激症状で，明らかな異物を伴わない異物感や過剰な流涙がある．外傷や，異物除去後も続く不快感を訴えることがある．細隙灯試験またはフルオレセインによる蛍光染色で診断を確定する．

異物
異物感を伴った多量の流涙がある．患者は異物感のある場所を特定できる．明らかな異物が見えないときは上眼瞼を反転するとよい．

結膜下出血
しばしば軽度の外傷によって無痛性で，拡大しない，1/4領域の真っ赤な病変ができる．患者が抗凝固薬を服用しているならば，過剰投与の徴候となる場合がある．

麦粒腫（ものもらい）
有痛性で発赤を伴う小結節が眼瞼縁（外麦粒腫），または，眼瞼の内面（内麦粒腫）にできる．

眼瞼炎
眼瞼縁に沿った発赤と痂皮形成が結膜炎と睫毛の脱落に合併してみられる．顔面または頭皮の脂漏性皮膚炎は診断の手がかりとなる．

紫外線眼炎
過度の日光曝露または日焼けマシンの使用により発赤が惹起される．

急性閉塞隅角緑内障
患者は重症感がある．症状として片側の頭痛や吐き気を伴った眼痛，光輪視，霧視などがある．瞳孔は4〜5 mmで対光反射は鈍い．角膜は浮腫の結果混濁する．眼球は触診上固く感じる．前房は，接線方向の光を透過しない（光は，鼻側の虹彩までの1/3未満にしか達しない）．

クラミジア性結膜炎
感染早期は上眼瞼結膜の小さなリンパ濾胞と，水様性から粘液性分泌物を伴う結膜

炎を呈する．

前房蓄膿
黄色で辺縁不整な角膜潰瘍が生じ，続いて下方からたまっていく前房蓄膿が出現する．

涙囊炎
内眼角の腫脹，発赤，疼痛が出現する．

単純ヘルペス性角膜炎
毛様体充血と羞明がある．分岐の多い樹枝状パターン，もしくは広範な地図状欠損（帯状疱疹でもみられる）がフルオレセイン染色で認められる．

虹彩炎
深部痛（異物感は伴わない），羞明，霧視と毛様体充血があるときは，虹彩炎を疑う．毛様体の炎症を伴う場合（虹彩毛様体炎），斑状沈殿物が角膜後面に確認できる．虹彩が青い人では，血流のうっ滞により緑がかったように見えることがある．縮瞳と瞳孔の不整を認めることがある．合併する病態として，自己免疫疾患（強直性脊椎炎，Reiter症候群，Behçet病，またはCrohn病，サルコイドーシス，スプルー）と感染症（結核，梅毒，単純ヘルペス感染症またはライム病）があげられる．

強膜炎
眼は圧痛と自発痛を伴い，発赤し，角膜上に紫色の小結節を生じる．炎症は，しばしば1/4領域に分布する．膠原病（関節リウマチ，全身性エリテマトーデス〈SLE〉，結節性多発動脈炎，Wegener肉芽腫症，痛風），アレルギー性疾患，乾癬に関連してみられることが多い．

淋菌性結膜炎
通常尿道炎を伴う．利き手側の眼に発症することが多い．他の細菌性結膜炎と比べて腫脹，結膜浮腫，疼痛，膿性の分泌物が顕著である．

乾性角結膜炎（ドライアイ）
高齢者，膠原病患者，またはベル麻痺による角膜露出を有する患者に多い．ゴツゴツする感じと，粘液性の分泌物を認める．

麻疹
結膜炎は，皮疹が出現する3〜4日前，つまり発熱，倦怠感，咳嗽とコプリック斑の出現する期間（カタル期）に認める．

眼内炎
免疫抑制状態もしくは糖尿病の患者で血行によって起こり，眼痛と視力低下を呈する．

（舩越　拓）

Chapter 123 眼球突出

(Plates) 32, 35, 36, 125, 126

鑑別リスト

- □ バセドウ病
- □ 家族性
- □ 眼窩の非対称性
- □ 眼窩蜂窩織炎
- □ 海綿静脈洞血栓症
- □ 眼窩出血/気腫
- □ 海綿静脈洞部内頸動脈瘤
- □ 動静脈瘻
- □ 頸動脈-海綿静脈洞瘻
- □ 眼窩腫瘍
- □ 下垂体卒中
- □ 髄膜腫

診断へのアプローチ

眼球突出の患者では，完全な閉眼が不可能であるために露出性角膜炎をきたしたり，片側の眼球運動障害によって複視を呈することがある．患者の背側から，頭部を後屈させた状態で眼窩縁を観察することで2 mm程度の眼球突出も見つけることが可能である．

片側の拍動性の眼球突出は，頭蓋底骨折による内頸動脈-海綿静脈洞瘻，眼動脈瘤，急速進行性で血管の豊富な眼窩の悪性新生物による．これらの血管病変は，拍動性の耳鳴と視力障害を呈する．

臨床所見

バセドウ病

眼症状は，軽度の凝視（警戒または驚きの表情）から，Graefe徴候（訳注：患者に下方視をさせる際に，上眼瞼の移動が遅れ上眼瞼縁と虹彩上縁の間に白色の強膜が観察される），浮腫，眼球運動障害，視神経の圧迫まで多岐にわたる．血管雑音を伴った甲状腺の腫大，頻脈，代謝亢進の徴候など他の甲状腺亢進症状は通常明らかであるが，甲状腺機能亢進の程度と眼球突出の程度は一致しない．

家族性

患者は眼球突出を生まれながらに呈し，風貌の似た親類がいることが多い．

眼窩の非対称性

片側の高度の近眼，顔面神経不全麻痺，反対側の眼球陥凹により眼球突出のように見えることがある．

Chapter 123　眼球突出

眼窩蜂窩織炎
通常は副鼻腔炎の直接波及の結果みられる．蜂窩織炎によって著明な急速進行性の発赤と眼瞼浮腫，眼球突出，結膜浮腫，眼窩後部の痛み，発熱が出現する．

海綿静脈洞血栓症
眼瞼の発赤と腫脹を伴い，眼球突出を呈する．眼筋麻痺，顔の上部の感覚麻痺と，散大・固定した瞳孔を認める．50％で精神状態の変化を，40％で髄膜刺激症状を認める．副鼻腔炎，眼窩周囲の蜂窩織炎またはせつ（癤）などが原因で症状の憎悪をみる．

眼窩出血/気腫
激しい運動の後に突然の眼球突出を呈する．斑状出血は初期には出現しない．

海綿静脈洞部内頸動脈瘤
眼窩後部の痛みが複視と第3，4，6脳神経障害とともに出現する．巨大な動脈瘤は視交叉を圧迫し，視野欠損を生じる．

動静脈瘻
眼球の拍動と血管雑音を認める．血管雑音は同側の頸動脈を圧迫すると減弱する．

頸動脈-海綿静脈洞瘻
眼球突出，上強膜の血管拡張，眼圧上昇を伴ったびまん性の眼窩のうっ血を呈する．上側方注視麻痺を伴う外眼筋麻痺と血管雑音を伴った触知可能な眼窩の拍動は所見の一つである．

眼窩腫瘍
無痛で進行性の眼球突出と視力障害を伴う．

下垂体卒中
強い眼窩後部の痛みと脳神経障害，中心性暗点を急速に呈する．

髄膜腫
眼窩壁の髄膜腫は骨構造を破壊し，眼球突出と片側性の視力障害を呈する．

（舩越　拓）

Chapter 124 眼瞼下垂

(Plates) 39, 62, 155

鑑別リスト

- □ Horner症候群
- □ 糖尿病性単障害
- □ 眼瞼浮腫
- □ 重症筋無力症
- □ 後交通動脈瘤

診断へのアプローチ

瞳孔の観察はHorner症候群（縮瞳）と，動眼神経（第3脳神経）麻痺（散瞳）を鑑別するポイントとなる．

臨床所見

Horner症候群

縮瞳，眼球陥凹（眼球退縮によって引き起こされる見かけの現象），および患側の軽度の血管拡張を伴う発汗低下を認める．患側の眼瞼においても，自発的な挙上は可能である．

糖尿病性単障害

激痛と眼筋麻痺が出現することもあるが，通常瞳孔所見は正常である．

眼瞼浮腫

通常，結膜の発赤を伴うが，血管性浮腫では，明らかな炎症所見を呈さないことがある．

重症筋無力症

眼瞼下垂を両側に認める．また，症状は日内変動があり，1日の後半に増悪する．上方視を持続させると徐々に眼瞼が下垂する．水平注視を持続させると非共同眼球運動を呈し，長時間話していると，嗄声や，鼻声，あるいは不明瞭な発音となる．さらに四肢の運動が長時間持続できない．

後交通動脈瘤

眼瞼下垂は散瞳と眼球の内転障害のために外転位を伴う．

（舩越　拓）

Chapter 125 瞳孔不同

(Plates) 62, 86, 124, 125, 127, 128, 129, 133, 177

鑑別リスト

- ☐ 閉塞隅角緑内障
- ☐ 外傷
- ☐ 本態性瞳孔不同
- ☐ 薬剤
- ☐ Horner症候群
- ☐ ぶどう膜炎
- ☐ Adie瞳孔
- ☐ 海綿静脈洞血栓症
- ☐ 鉤ヘルニア
- ☐ Argyll Robertson瞳孔

診断へのアプローチ

　虹彩炎またはピロカルピンは，異常な縮瞳を惹起することがある．対光反射と輻輳反応が正常であれば，脳炎，脳膿瘍または脳腫瘍を考慮する．

　異常な散瞳は，アトロピン，緑内障または動眼神経麻痺に起因することがある．対光反射と輻輳反応が正常であれば，頸髄交感神経の亢進を考えなければならない．原因としては，大動脈瘤，縦隔内ホジキン病，肺癌などがあげられる．

臨床所見

閉塞隅角緑内障

　瞳孔は散大し，前房は浅く，接線方向の透光性は低下している．

外傷

　直達外力により散瞳となり，対光反射と調節反応が障害される．

本能性瞳孔不同

　周囲の明るさによらず，瞳孔の相対的な左右差は一定である．過去の写真を使って瞳孔の大きさを比較する．

薬剤

　アトロピンまたはホマトロピンを片側だけに使用することによって片側性の散瞳が起こる．縮瞳はピロカルピンで起こる．

Horner症候群

　典型的な症状は縮瞳（小瞳孔）であり，同側の眼瞼下垂，発汗低下，眼球陥凹を伴う．本症状は，肺尖部腫瘍（Pancoast腫瘍），多発性硬化症，後下小脳動脈症候群（訳注：Wallenberg症候群）または内頸動脈瘤で認めることがある．

ぶどう膜炎

眼球は虹彩近傍の毛様体充血により，発赤している．瞳孔不同は，毛様体筋の攣縮によるものである．

Adie瞳孔

急性期は固定散大瞳孔となる．時間が経つと，近見後の遠見で患側瞳孔が健側に比べてゆっくり散瞳するようになる．括約筋の虫様運動や希釈ピロカルピンに対する過敏反応が認められる．

海綿静脈洞血栓症

片側性眼球突出，結膜浮腫，激しい眼窩後部痛，複数の外眼筋麻痺が重要な手がかりとなる．

鉤ヘルニア

固定散大瞳孔は急速に拡大した頭蓋内占拠性病変（たとえば，頭部外傷後の硬膜下もしくは硬膜外血腫）で起こることがある．通常，意識の変容が認められ，しばしば無呼吸を伴う除皮質姿勢を呈する．

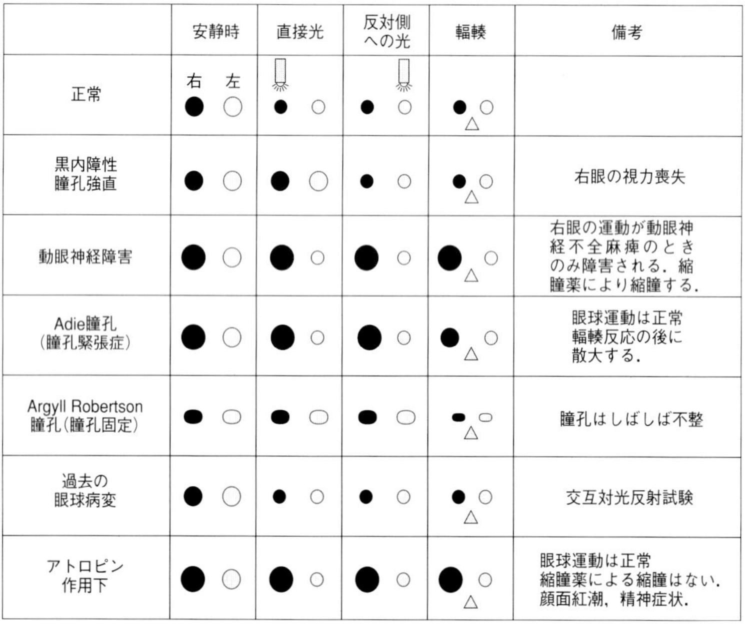

	安静時 (右 左)	直接光	反対側への光	輻輳	備考
正常	● ○	● ○	● ○	● ○	
黒内障性瞳孔強直	● ○	● ○	● ○	● ○	右眼の視力喪失
動眼神経障害	● ○	● ○	● ○	● ○	右眼の運動が動眼神経不全麻痺のときのみ障害される．縮瞳薬により縮瞳する．
Adie瞳孔（瞳孔緊張症）	● ○	● ○	● ○	● ○	眼球運動は正常輻輳反応の後に散大する．
Argyll Robertson瞳孔（瞳孔固定）	● ○	● ○	● ○	● ○	瞳孔はしばしば不整
過去の眼球病変	● ○	● ○	● ○	● ○	交互対光反射試験
アトロピン作用下	● ○	● ○	● ○	● ○	眼球運動は正常縮瞳薬による縮瞳はない．顔面紅潮，精神症状．

図23　瞳孔反応障害
（Mumemthaler M. Neurology. 8th ed. Stuttgart: Thieme, 1986 より改変）

Argyll Robertson瞳孔

　瞳孔の形は不整で，縮瞳，瞳孔不同がある．近見時には縮瞳するが，直接光に対する縮瞳はみられない．通常神経梅毒に合併するが，中脳腫瘍や糖尿病の患者でも認められる．

〔舩越　拓〕

Chapter 126 視力障害

Plates 15, 16, 40, 49, 50, 119, 128, 129, 133, 134, 138, 177, 189, 190, 191, 192

鑑別リスト

◆急性視力障害・暗点
- 眼性片頭痛
- 一過性黒内障
- 網膜剝離
- 急性閉塞隅角緑内障
- 視神経炎
- うっ血乳頭
- 網膜動脈閉塞症
- 巨細胞性動脈炎
- 外傷
- 中毒
- 後頭葉の脳卒中
- 虚血性視神経障害
- 網膜出血
- 硝子体出血
- 網膜中心静脈閉塞症

◆緩徐進行性視力障害
- 屈折異常
- 高眼圧
- 白内障
- 糖尿病性網膜症
- 黄斑変性
- サイトメガロウイルス網膜炎
- 薬剤
- 乾性角結膜炎
- 圧迫性視神経症
- 下垂体腺腫
- 脈絡膜悪性黒色腫
- 網膜色素変性症

診断へのアプローチ

　同名半盲では，物がかすんで見え，印刷物の行の始まりが見つけにくくなる．より詳細な検査で，両眼に対応する視野障害が見つかる．同名半盲は，通常，外側膝状体より中枢の経路に障害がある場合に生じる．黄斑は普通，皮質の障害では温存される．両耳側半盲は視神経交叉部の障害で，下垂体腺腫や前交通動脈瘤，第三脳室の水頭症を伴った小脳腫瘍や髄膜炎で起きる．チアミン欠乏やメタノール中毒，交叉部での視神経炎は，急性の両側性視力障害をきたすことがある．

　求心性瞳孔反応欠損（Marcus Gunn瞳孔）は視神経交叉部より前方の経路に障害がある際に生じる．患者に遠方視させ，次に明るい光を患者の目に当てる．健眼に光が当たると縮瞳するが，患眼に光が当たると迅速な縮瞳の代わりに異常な反応として散瞳が観察される．

　求心性視野狭窄では，視野に入れば物の輪郭がはっきりするので，物への衝突を避けるため患者は頭部を回して見ようとする．原因として緑内障や網膜色素変性症，キニーネ中毒がある．

臨床所見

眼性片頭痛
　一過性の視力障害は頭痛に伴うときも伴わないときもあるが，通常患者は片頭痛の既往がある．視覚の症状は，同名半盲や，舗道から立ちのぼる熱気のようにゆらめく光であったり，ジグザグした稲妻のような光，中心が暗く周囲が明るい草原の焚火などと表現される閃輝暗点がみられる．その光は目の開閉に関係なくみられる．

一過性黒内障
　これは典型的な脳卒中の切迫した徴候である．視力が完全に喪失するまで灰色が徐々に濃くなっていき，その後，灰色から明るくなって1分後に元に戻る．これは，一過性の網膜動脈の塞栓によるもので，通常，血小板血栓による．場合によっては血管内に白色の塞栓がみられる．しばしば同側の頸動脈雑音が聞かれる．

網膜剥離
　前駆症状として光視症や飛蚊症を訴えることが多い．視力障害はベールがかかったように見えたり，闇に包まれたように見えると表現される．硝子体出血で不明瞭でなければ剥がれた灰色のうねった網膜を視認できる．

急性閉塞隅角緑内障
　激しい眼痛と充血を認める．瞳孔は中等度散瞳で固定される．前房は浅くなり，接線方向に光を当てると透過しない．角膜は混濁する．

視神経炎
　視力障害は数時間あるいは数日間単位で進行する．視神経は急性期に発赤し，乳頭浮腫が生じるが，乳頭部の自発的な静脈拍動は保たれる．しばしば求心性瞳孔反応欠損や核間性眼筋麻痺（患側の内転障害と対側の外転時の眼振）がみられ，中心暗点や色覚障害も同様によく認める．眼痛や眼球運動時痛を伴うこともある．多発性硬化症の初発症状として一般的に知られている．

うっ血乳頭
　中心視力は正常だが，周辺視力は障害される．視神経乳頭は境界不鮮明で充血し，視神経乳頭上の静脈拍動は消失する．

網膜動脈閉塞症
　片眼性視野のすべてあるいは一部分が障害される．視力は光覚弁かそれ以下まで低下する．網膜中心動脈閉塞症では，網膜は顕著な"cherry-red spot"を伴い，その周囲は蒼白し浮腫状となって，瞳孔不同を認めることもある．網膜動脈分枝閉塞症では明るく反射する黄色のコレステロール塞栓が網膜動脈にみられることがある．

巨細胞性動脈炎

視力障害は，頭痛，圧痛のある索状の側頭動脈の触知，顎跛行や近位筋力低下とともに生じる．

外傷

後頭部の強打で浮腫を生じたり，蝶形骨に達する頭蓋骨の骨折で視神経が障害され視力障害を起こすことがある．

中毒

両側の視神経乳頭の浮腫を生じ，中心暗点を引き起こす．原因としては，エタンブトール，メチルアルコール，エチレングリコールや一酸化炭素がある．

後頭葉の脳卒中

同名半盲が主な症状である．患者は同名半盲が生じていることに気づかず，衝突して物が見えていないことに気づくこともある．

虚血性視神経障害

視力障害は上方視野や黄斑部に及ぶ．視神経乳頭は一部に火焔状出血を伴った浮腫を呈する．通常，糖尿病や高血圧のある若年患者や血管病変をもつ高齢者に起こる．

網膜出血

出血は網膜の赤色斑として容易に認められる．糖尿病や緑内障，血小板減少症を有する患者に生じる．

硝子体出血

出血は網膜剥離や糖尿病，鎌状赤血球症に合併し，硝子体内が混濁する．

網膜中心静脈閉塞症

視力障害は突然起こるが，高度ではないため訴える人は少ない．眼底は，拡張し蛇行した静脈と火焔状の（網膜神経線維層）出血により"つぶしたトマト"様とも表現される．

屈折異常

通常，近視は20歳代に達すると安定してくる．網膜に焦点を合わせるのに必要なジオプトリーを測定することにより近視の程度を評価できる．老視は調節力が減退した状態で，読み物をある程度離さないと見えにくい．

高眼圧

慢性緑内障で眼圧が上昇すると，陥凹乳頭比の増大や血管の鼻側偏位が起こり，乳頭深部の篩状線条がみられる．視野障害は弓状暗点や扇状暗点で始まり，拡大する．中心視野は保たれる．

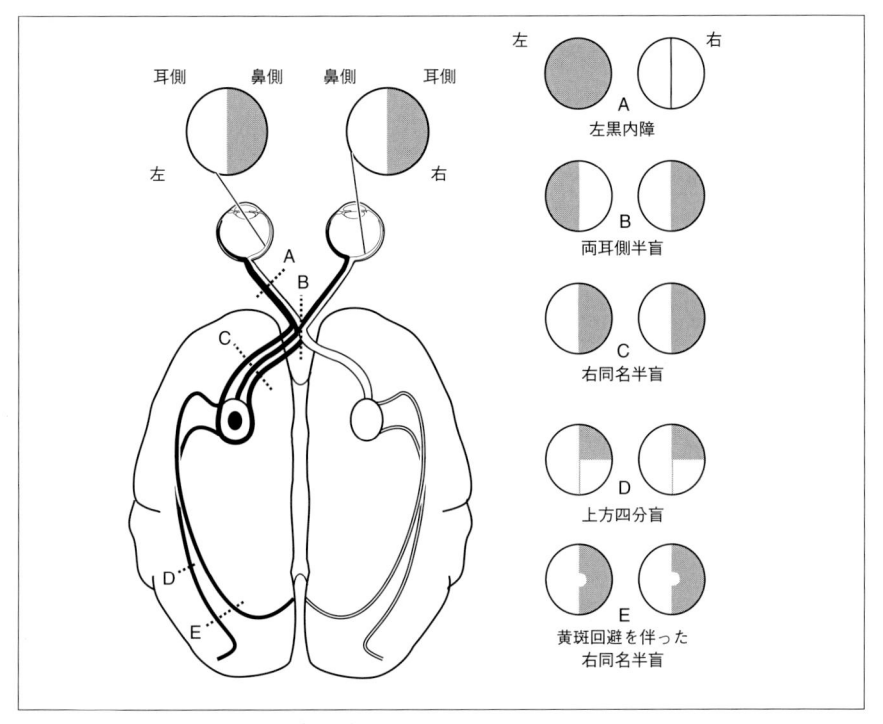

図24 視経路の障害部位と視野欠損
(Droste C, Von Planta M. Memorik Clinical Medicine. London: Chapman & Hall, 1997, p. 268 より改変)

白内障
　患者は焦点を合わせにくく，ライトが接近するとまぶしく感じる．眼底鏡で網膜に焦点を合わせることができず，より前面に焦点を合わせると水晶体の混濁を認める．

糖尿病性網膜症
　新生血管が視神経乳頭の周囲にできるのが鍵となる所見である．また，糖尿病では水晶体が浮腫状となり，視野はぼやけて見える．

黄斑変性
　中心視野は障害されるが，周囲の視野は正常に保たれる．眼底鏡では黄斑部にドルーゼン（黄斑部に集まった小さな黄色沈着物）がみられる．また，顕著な脈絡膜新生血管や網膜下出血，黄斑の線維化瘢痕を伴った網膜色素上皮の萎縮を認める．

サイトメガロウイルス網膜炎
　HIV感染患者に合併し，網膜炎は正常網膜との境界部に出血や広範囲に結晶性の"粉チーズ"様の滲出斑を生じる．

薬剤

クロロキンとフェノチアジンは視野障害を起こす場合がある．

乾性角結膜炎

涙が減少し，乾燥して目に砂が入ったような感じになる．しばしば膠原病（Sjögren症候群）の患者で起きる．

圧迫性視神経症

機能的な瞳孔異常や視野欠損，視神経乳頭部の蒼白・萎縮がみられた際に視神経の圧迫が疑われる．

下垂体腺腫

プロラクチノーマによる乳汁分泌のような内分泌機能の異常を伴い，中心視力が低下する．

脈絡膜悪性黒色腫

光視症や拡大する暗点，視力障害などの症状を認める．眼底鏡で網膜下に黒色の病変がみられる．

網膜色素変性症

夜盲症と求心性視野狭窄が典型的な症状である．眼底鏡では網膜周辺部の色素沈着や，網膜動脈の狭細化を認める．

〔西澤夏子〕

Chapter 127 網膜病変

(Plates) 15, 16, 17, 18, 39, 40, 45, 48, 49, 50, 98, 124, 126, 128, 129, 134, 138, 168, 189, 190, 191, 192

鑑別リスト

- □ 高血圧症
- □ 糖尿病性網膜症
- □ 緑内障
- □ コレステロール塞栓
- □ 乳頭浮腫
- □ 半月体色素沈着
- □ 黄斑部変性症
- □ 網膜剝離
- □ 急性視神経炎
- □ 視神経萎縮
- □ 網膜出血
- □ 網脈絡膜滲出物
- □ 網膜脂血症
- □ 網膜中心動脈閉塞
- □ 網膜中心静脈閉塞
- □ 網膜色素線条
- □ 過粘稠症候群

臨床所見

高血圧症

とくに意味のある動静脈交叉現象とは，視神経乳頭の直径の2倍より離れた位置で，静脈の血流をせき止めるものをいう．これは長期に及ぶ動脈筋肥大によるもので，高血圧が改善した後も持続する．急激に生じた高血圧は網膜出血で容易に確認できるため，脳においても同様の病態生理が認められる指標となりうる．

糖尿病性網膜症

糖尿病性網膜症は網膜細動脈瘤，点状出血，滲出物を伴うことが多い．視神経乳頭周辺の血管新生は網膜や硝子体の出血を引き起こし，失明へとつながる．

緑内障

視神経の陥凹対乳頭比が上昇し，陥凹部表面に線条が認められる．陥凹は数ジオプターの深さがあり，乳頭の縁を乗り越える血管も目視可能となる．

コレステロール塞栓

明るく反射する黄色い塞栓が細動脈の分岐部を閉塞する．これは潰瘍を形成した頸動脈プラークのマーカーとして重要である．

乳頭浮腫

乳頭は浮腫状となり，辺縁は不明瞭，充血，静脈拍動の消失を呈する．通常，脳圧亢進を伴う．

半月体色素沈着

乳頭に隣接する正常の所見である．皮膚の色素の濃さと相関する．

黄斑部変性症
　ドルーゼン，脈絡膜からの新生血管を伴う網膜色素上皮の萎縮，網膜下浮腫・出血，中心線維性瘢痕が典型的な所見である．

網膜剝離
　網膜は剝がれ，うねっているように見える．焦点面を交差するので血管に焦点を合わせるだけでも困難である．

急性視神経炎
　診察上，乳頭浮腫に類似しているが，乳頭浮腫では生理学的盲点が拡大するのに対して，本症では視力障害が認められる．

視神経萎縮
　乳頭は境界鮮明で蒼白となる．

網膜出血
　網膜出血は高度の高血圧，糖尿病，悪性貧血，DIC，白血病やくも膜下出血で認められる．心内膜炎では，Roth斑（出血に囲まれた白色斑）が認められることがある．

網脈絡膜滲出物
　AIDS患者のサイトメガロウイルス性網膜炎は，病変が進行している辺縁では黄色い顆粒状の滲出物と出血を伴う．これはHIV単独感染の綿花状白斑と鑑別しなければならない．免疫不全の発熱患者に伴う白色綿花状病変は全身性カンジダ症を念頭におく．

網膜脂血症
　高トリグリセリド血症では網膜と網膜静脈は黄白色の外観となる．

網膜中心動脈閉塞
　視神経乳頭は蒼白，網膜は浮腫状となる．黄斑はサクランボのような赤になり，"boxcar veins"が認められる．

網膜中心静脈閉塞
　静脈は蛇行し拡張している．網膜は，浮腫状で火焔状出血を伴い，視神経乳頭の辺縁は不明瞭である．

網膜色素線条
　弾性線維性仮性黄色腫の網膜の色素線条は，交差する静脈のように見える．この状態は，末梢動脈疾患と冠動脈疾患の進行を示唆する．

過粘稠症候群
　マクログロブリン血症では，蛇行し，連なったソーセージ様の網膜静脈がみられる．

（三笠グラント）

Chapter 128　耳鳴

Plates 171

鑑別リスト

- 耳垢塞栓
- 中耳炎
- 耳管機能障害
- 老年性難聴
- 高血圧
- 薬剤
- メニエール病
- 血管雑音
- 聴神経腫瘍
- 動脈瘤
- 動静脈奇形
- 機能的耳鳴
- グロムス腫瘍

診断へのアプローチ

　持続する高音性耳鳴が最も一般的なタイプで，感音性難聴あるいは蝸牛の外傷による．低音性耳鳴はメニエール病でみられる．血管性耳鳴は拍動性のことが多く，高血圧，桑実状動脈瘤，動静脈奇形，内頸動脈狭窄，側頭骨内での頸動脈蛇行，頭蓋内圧上昇，グロムス腫瘍によって起こる．クリック音，脈拍に伴わない不整あるいは速い拍動は，口蓋，アブミ骨，鼓膜張筋のミオクローヌスに由来する．聴診器で聞こえる耳鳴は通常，腫瘍，動脈瘤，動静脈奇形によるものである．

臨床所見

耳垢塞栓
　耳鏡検査で明らかとなり，さらに外耳道の洗浄除去で確認される．

中耳炎
　鼓膜は鮮紅色である．

耳管機能障害
　アレルギーや上気道感染に合併し，この機能障害はまるで水中で聞いているように，あるいは海のうねりのように聞こえ，耳閉塞感がある．鼓膜はくすんだ灰色で，しばしば内部に気泡や液体貯留を伴う．

老人性難聴
　高音性耳鳴が，最も強い聴覚障害の周波数領域で生じる．時に感覚遮断が，声や音楽のかすかな音の錯覚を誘発することもある．

高血圧
血圧上昇に伴って拍動性耳鳴が生じうる．

薬剤
サリチル酸中毒（通常は4g/日以上），アミノグリコシド，エタクリン酸，フロセミド，キニジン，コカイン，重金属，メトトレキサートは，耳鳴を生じうる．

メニエール病
騒々しい低音性耳鳴は変動する回転性めまい，難聴，耳閉塞感を伴う．

血管雑音
耳鳴は患側の拍動性耳鳴で，難聴，めまいは伴わない．内頸動脈由来の雑音は，聴診で聞こえる．

聴神経腫瘍
しばしば片側性，持続性あるいは拍動性耳鳴で，それに引き続き，めまい，片側の難聴をきたす．とくに語音弁別能が障害される．顔面のしびれが同時に起こることもある．

動脈瘤
耳鳴は神経学的異常に先行しうる．血管雑音はとくに，内頸動脈錐体部（訳注：内頸動脈が側頭骨錐体部の頸動脈管内を走行する部位）に動脈瘤ができると聴取されることが多い．

動静脈奇形
聴診器で頭蓋骨から往復雑音が聴取されることがある．

機能的耳鳴
正常な頭部の音が強調されることが原因となり，とくに夜間に聞こえることが多い．うつ病や疲労により感覚の許容閾値が低下する．

グロムス腫瘍
拍動性耳鳴，伝音性難聴，第9,10,11脳神経麻痺（舌咽・迷走・副神経麻痺），外耳道からの自然出血は，その徴候である．この腫瘍は，時に鼓膜を通して赤青色の腫瘤としてみられる．

（大平善之）

Chapter 129 難聴

(**Plates**) 127, 128, 129, 170, 171, 172, 186, 187, 188

鑑別リスト

- ◆ 感音性難聴
  - □ 老人性難聴
  - □ 騒音性難聴
  - □ 薬剤
  - □ メニエール病
  - □ 第8脳神経損傷
  - □ 聴神経鞘腫
  - □ 多発性硬化症

- ◆ 伝音性難聴
  - □ 耳垢塞栓
  - □ 中耳炎
  - □ 滲出性中耳炎
  - □ 鼓膜穿孔
  - □ 耳硬化症
  - □ 外骨腫
  - □ 発達障害
  - □ グロムス腫瘍

診断へのアプローチ

　伝音性難聴は，低音と母音の難聴を呈する．感音性難聴は語音弁別能の低下を伴った高音（とくに女性の声）の認識障害，また耳鳴を呈する．聴覚過敏（音が不快といってよいほどあまりに大きく聞こえる感覚）は感覚神経蝸牛性難聴による．聴覚性錯覚（雑音が多い環境で，より明瞭に聞き取れる）は伝音性中耳性難聴に関係している．

　高周波帯の聴力低下に対する信頼できる定性的なスクリーニング検査は，ささやき声を聞き取る能力を検査することである．腕の長さの分だけ離れて患者の後ろに立ち，片耳ずつをテストする．3つの文字や数字の組合せ（たとえば4K2）をささやき，患者にそれを復唱するよう指示する．6回中3回正答なら，スクリーニング検査は合格となる．256 Hzの音叉で，10〜15 dB，512 Hzの音叉で 20〜30 dBのテストをする．Rinne試験（骨伝導＞空気伝導）は20 dBの聴力低下に鋭敏で，Weber試験は5 dBの聴力低下に鋭敏である．音叉は，正中に置く．伝音性難聴では患側へ偏って聞こえ，感音性難聴では健側へ偏って聞こえる．

　ニューモスコピー（pneumoscopy）は，まず耳に空気を送り込み，次に開放することで検査する．鼓膜の可動性の低下は中耳の液体貯留もしくは腫瘍，硬化した鼓膜に

	徴候	感度	特異度	尤度比
30 dBの聴力喪失	ささやき声の試験	90〜100	80〜87	4.6〜7.7
片側の聴力喪失	Rinne試験ー伝音性難聴	60〜90	95〜98	16.8
	Weber試験ー感音性難聴	58	79	2.7

403

よるものと思われる．過可動性のある鼓膜では，耳小骨連鎖離断を疑う．陰圧でのみ動く鼓膜は陥凹した鼓膜であるか，結果的に陰圧となるような耳管の閉塞を呈した中耳が原因となる．

急性発症の難聴は，感染，外傷性鼓膜破裂，または急性の循環障害で起こる．片側の感音性難聴では，内耳疾患（たとえば，メニエール病または聴神経鞘腫）を疑う．

臨床所見

老人性難聴
両側の左右対称性の難聴が段階的に進行し，とくに高音域から障害される．騒がしい部屋での会話のような気が散る音があると，声（とくに高い声）の認識に困難が生じ，子音の聞き取りが難しくなる．しばしば耳鳴を認める．

騒音性難聴
90 dB 以上の恒常的な騒音により，高周波（4,000 Hz）の音域から始まる難聴が生じる．音響外傷（たとえば，爆発に起因する）は，鼓膜の破裂，もしくは耳小骨の脱臼により急性の難聴を呈する．

薬剤
アミノグリコシド系の抗生物質，フロセミド，エタクリン酸，キニジン，サリチル酸塩と，シスプラチン，5-フルオロウラシル，ブレオマイシンやナイトロジェンマスタードを含んでいる化学療法薬はどれも，難聴を引き起こすことがある．

メニエール病
非対称の，変動する低音域の聴力障害を認める．通常，耳鳴，耳閉感および反復する回転性めまいを伴う．

第8脳神経損傷
髄膜炎，流行性耳下腺炎（ムンプス），猩紅熱または頭蓋骨骨折の後遺症として聴力障害をきたすことがある．ウイルス性の蝸牛炎は，突発性難聴の原因となることがある．

聴神経鞘腫
片側の進行性の難聴，回転性めまいとして出現し，とりわけ語音弁別能の低下は重要な徴候である．神経線維腫やカフェオレ斑がないか調べる．

多発性硬化症
突発の難聴や回転性めまいを呈する．視神経炎や一様でない感覚障害などの他の徴候の存在に留意する．

耳垢塞栓
外耳道の観察により耳垢が見える．耳垢の除去により聴力はただちに改善する．

中耳炎
鼓膜は発赤し，疼痛を伴うことが必須条件である．急性期に中耳からの粘稠性の滲出液を認めた後，4〜6週間ほど聴力低下をきたすことがある．

滲出性中耳炎
鼓膜は発赤を伴わないが光沢がなくなる．鼓膜を通して気泡または水面形成が見えることもある．口，鼻を閉じて呼気しても，また，外耳へ通気しても鼓膜は動かず，可動性の低下を認める．ウイルス性上気道炎やアレルギーの症状が通常認められる．

鼓膜穿孔
鼓膜に穿孔部を認める．しばしば，正常構造が破壊され視認が困難となる．通常，気圧障害，異物または爆発による外傷が原因となる．

耳硬化症
常染色体優性遺伝による．耳鳴や鼓室岬角の発赤が鼓膜から透見されることが特徴であり，20歳代から30歳代にかけて発症する．

外骨腫
両側性・対称性の骨様突出物が外耳道に見える．これらはしばしば，反復的な冷水への曝露（たとえば海での水泳）に関係している．

発達障害
耳小骨の奇形は，通常外耳道の閉鎖症や耳介の奇形と関係している．

グロムス腫瘍
伝音性難聴，外耳道からの出血や第9, 10, 11脳神経麻痺（頸静脈孔症候群）を呈する．腫瘍は鼓膜を通して発赤した腫瘤として透見され，陽圧をかけると蒼白となる．

（舩越　拓）

Section IX 頭部・頸部

Chapter 130 耳痛・滲出液

Plates 115, 117, 132, 170, 171, 172, 173

鑑別リスト

◆耳痛
- ☐ 急性中耳炎
- ☐ 急性外耳炎
- ☐ 耳管機能障害
- ☐ 顎関節症
- ☐ 外傷性鼓膜穿孔
- ☐ 外耳道異物
- ☐ 丹毒
- ☐ 耳帯状疱疹
- ☐ 歯性膿瘍
- ☐ 凍傷（しもやけ）
- ☐ 反復性多発性軟骨炎
- ☐ 悪性外耳炎
- ☐ 急性乳様突起炎
- ☐ 上咽頭癌

◆耳の滲出液
- ☐ 外耳炎
- ☐ 湿疹様皮膚炎
- ☐ 低粘性耳垢
- ☐ 鼓膜穿孔を伴った中耳炎
- ☐ 異物
- ☐ 乾癬
- ☐ 耳帯状疱疹

診断へのアプローチ

耳の所見がなく耳痛がみられるならば，扁桃腺，歯，気管または顎関節からの関連痛を考慮しなければならない．耳痛は，上咽頭癌の初期の徴候である可能性がある．舌の根部1/3の痛みが耳そのものへ放散するのに対して，舌の前部分の痛みは耳の前方へ放散する痛みを呈する．

臨床所見

急性中耳炎

急性感染症に必ずみられるのは鼓膜の発赤である．炎症を起こした鼓膜は不透明で膨隆しており，光の反射と骨のランドマークが確認できない．ニューモスコピー（pneumoscopy）を用いた観察で可動性が認められない．

急性外耳炎

耳介を引っ張ると痛みがある．外耳道は赤く，浮腫状で，肥厚しており，漿液性，化膿性の滲出液が認められ，瘙痒感を伴うこともある．

耳管機能障害

一般的には滲出性中耳炎として知られており，上気道感染または季節性のアレルギーに伴って発症する．通常，耳管の閉塞が圧迫感を引き起こす．鼓膜の発赤は認めず，後方に貯留した滲出液の影響で光沢がなくなっていることもある．液面形成または気泡を鼓膜裏に認めることがある．

顎関節症

痛みは咬筋に放散し，圧痛も伴うことがある．クリックまたは関節摩擦音をしばしば顎関節に認める．症状は開口により増悪する．歯ぎしりの習慣が聴取されることもある．

外傷性鼓膜穿孔

耳の異物または風圧の影響で起こり，耳出血が認められる．鼓膜の正常構造が破壊されることで，しばしば穿孔がわかりにくいことがあるため，注意深い観察が必要である．

外耳道異物

耳鏡検査ですぐに視認できる．

丹毒

耳介は発赤し，圧痛を伴う．発赤は顔面まで波及することがある．耳周囲のリンパ節炎を認める．

耳帯状疱疹

水泡と痂皮を外耳道に認める．耳鳴，聴力低下，回転性めまいと同側の顔面神経麻痺が起こる．

歯性膿瘍

下顎の臼歯の痛みは耳に放散する．叩打痛が患歯・腫脹した下顎に認められる．

凍傷（しもやけ）

寒冷曝露に続いて耳が発赤，浮腫，疼痛を呈する．

反復性多発性軟骨炎

炎症と発赤が耳たぶには及ばないのが特徴である．鼻軟骨や甲状軟骨の炎症，対称性の多発関節炎を伴うことがある．

悪性外耳炎

糖尿病患者にみられ，ひどい耳痛，緑色で化膿性の滲出液，耳道軟骨部と耳道骨部の境界に肥厚したもしくは脆弱な肉芽組織を伴う．

急性乳様突起炎

耳介後部の鋭い圧痛と腫脹を呈する．

上咽頭癌

深部痛が耳に放散する．耳管（エウスタキオ管）の近傍で発生した上咽頭癌では痛みがとくに強い．痛みは持続的である．患者は，上咽頭の内部の緊満感や閉塞感を自覚する．

湿疹様皮膚炎

非常に強い瘙痒感を伴うため，患者は頻繁に耳掃除をする．

低粘性耳垢

瘙痒感や圧痛を伴わず，しばしば外耳から液体の流出（耳だれ）がある．

鼓膜穿孔を伴った中耳炎

外耳道の滲出液が丁寧にぬぐわれるか外部へ排出されれば，鮮紅色の穿孔した鼓膜が観察される．軽度に浸軟もしくは発赤した耳道と多量の耳漏が鼓膜穿孔に伴えば，慢性の中耳炎が考えられる．拍動性の粘液性膿性滲出液（「灯台徴候（間欠的な反射光）」）が認められることがある．

乾癬

銀色の鱗屑を伴った紅斑は体中で認められるが，通常頭皮や耳介後部で顕著である．

（舩越　拓）

Chapter 131　鼻閉・鼻汁

(Plates) 57, 58, 59, 120, 132

鑑別リスト

- □ かぜ症候群
- □ アレルギー性鼻炎
- □ 血管運動性鼻炎
- □ 鼻茸
- □ 副鼻腔炎
- □ 薬剤
- □ 鼻中隔彎曲
- □ 鼻腔内異物
- □ サルコイドーシス
- □ 髄液鼻漏
- □ Wegener肉芽腫症

臨床所見

かぜ症候群

　発症は急性でいがらっぽい咽頭痛と咳嗽を伴う．鼻粘膜は赤く柔かく腫脹し，淀んでいる．鼻汁は初期は透明であるが徐々に色を帯びてくる（黄緑色）．

アレルギー性鼻炎

　急性アレルギー性鼻炎はしばしば，目の刺激症状，発作的なくしゃみ，眼・鼻・のどの瘙痒感と咳嗽を伴う後鼻漏を呈する．鼻粘膜は蒼白となる．季節性の鼻炎は通常花粉の吸入に起因する一方，持続する鼻炎は，動物，粉塵，ダニまたはカビに対するアレルギーに起因する．

血管運動性鼻炎

　鼻閉が著明であるのに対し，鼻漏，くしゃみやかゆみはそれほどではない．薬剤性鼻炎は，局所の血管収縮薬を連続使用した3～4日後に起こる．使用当初は軽快するものの，続いて鼻閉が増悪して再発する．血管運動性鼻炎は，寒さ，感情または性的な興奮によって増悪することもある．鼻甲介は発赤し，湿潤している．

鼻茸

　片側の通気性が低下し，ポリープが鼻甲介の間から鼻腔の奥に目視でき，皮をむかれたブドウのような灰色の構造物として確認できる．アスピリンの使用，鼻茸と喘息は関連がある．最も一般的な原因は慢性アレルギー性鼻炎である．

副鼻腔炎

　鼻汁が認められる時は膿性である（他の原因で有色の鼻汁を呈することはあるが）．顔を前に傾けると増悪する顔面の充満感がある．しばしば発熱と頭痛を伴う．身体所見として，振動や圧迫により惹起される痛み，皮膚の熱感，発熱が認められる．患側

の副鼻腔はX線で透過性が低下する．

薬剤
コカイン，β遮断薬，レセルピンとヒドララジンは，それぞれ鼻閉塞の原因となる．

鼻中隔彎曲
偏位は慢性の片側の鼻閉を引き起こす．鼻鏡で容易に観察される．

鼻腔内異物
悪臭を放つ膿性粘液分泌を伴った慢性で片側の鼻閉を呈する．

サルコイドーシス
20％の症例で両側性の鼻閉を呈する．発熱，倦怠感または体重減少などの全身性症状，咳または呼吸困難のような呼吸器症状，または，結節性紅斑，紫斑，ろう様皮疹などの皮膚症状は診断の手がかりとなる．

髄液鼻漏
頭蓋底骨折を伴う外傷が見逃されていることがある．透明の鼻汁が尿検査用のキットでブドウ糖陽性となる．

Wegener肉芽腫症
最も初期の症状は悪臭のある鼻汁を伴った鼻閉，鼻漏，痂皮と慢性副鼻腔炎である．中隔潰瘍の拡大は典型的な症状である．

〔舩越　拓〕

Chapter 132 鼻出血

Plates 49, 102, 120

鑑別リスト

- 外傷
- 副鼻腔炎
- コントロール不良な高血圧
- 過度の抗凝固
- 鼻中隔潰瘍
- 出血性素因
- 遺伝性出血性毛細管拡張症
- 上咽頭癌

診断へのアプローチ

　前方からの鼻出血は，中隔の静脈叢（Kiesselbach部位）で起こる．片側の鼻孔から出血し，容易に外部からの圧迫止血ができる．出血点は視認しうる．

　後方からの鼻出血は，蝶形骨洞動脈または篩骨洞動脈から起こる．出血は活発で持続的に嚥下した結果，時に血便の原因となることがある．鈍的鼻外傷が最も一般的な原因となる．

臨床所見

外傷
　乾燥した空気や高齢者が鼻を強くかむことで鼻出血の原因になることがある．また患者は羞恥心から，四肢の外傷歴や鼻を殴られたことを隠すことがある．

副鼻腔炎
　顔の片側の緊満感や圧迫感，圧痛を伴い，血性の膿性鼻汁や発熱がみられるときは本疾患を疑う．

コントロール不良な高血圧
　鼻出血の原因としてはまれなケースであるが，血圧測定によって容易に確認できる．

過度の抗凝固
　ワルファリン内服中の患者で鼻出血がみられたら，適切な投与量かを疑うことで，より重篤な出血性疾患が起こるのを回避しうる．

鼻中隔潰瘍
　鼻からのコカイン吸入は，潰瘍または穿孔の原因となる．Wegener肉芽腫症は，潰瘍のまれな原因となる．

出血性素因

点状出血，紫斑，手術や軽い外傷による易出血性の病歴を聴取する．繰り返す特発性鼻出血の病歴があれば，これを考慮する．

遺伝性出血性毛細管拡張症

鼻出血が症状の一つとなる．脆弱な病変は，処置によりさらに出血することがある．

上咽頭癌

後方からの鼻出血や頸部痛，特発性の顔面痛を呈するアジア系の患者を診察したときは本疾患を考える．聴力低下を伴う漿液性中耳炎は早期症状であり，第2～6脳神経障害は浸潤性疾患の末期症状となる．

(舩越　拓)

Chapter 133 咽頭痛

(Plates) 12, 19, 92, 162, 183, 184, 185, 186, 187, 188

鑑別リスト

- ☐ ライノウイルス
- ☐ A群レンサ球菌
- ☐ EBウイルス
- ☐ アデノウイルス
- ☐ インフルエンザ
- ☐ 口腔カンジダ症（鵞口瘡）
- ☐ 単純ヘルペスウイルス
- ☐ 扁桃周囲膿瘍
- ☐ マイコプラズマ肺炎
- ☐ コクサッキーウイルス
- ☐ 初期HIV感染症
- ☐ 淋菌
- ☐ 喉頭蓋炎
- ☐ ジフテリア菌
- ☐ 白血病

診断へのアプローチ

　最も重要なことは，患者がA群レンサ球菌感染症かどうかということであるが，これは迅速な治療によって，リウマチ熱を予防できるからである．発熱，圧痛のある前頸部リンパ節腫脹や扁桃の滲出物などの所見の組合せで診断の確率を高めたり低くしたりすることが可能となる．迅速抗原テストは，感度80〜90％，特異度95〜100％であることから，かなり正確な診断ができる．しかしながら，感度においては限界があるため，臨床的に疑いの強い患者は咽頭培養を合わせて提出しておくべきである．

　成人における咽頭痛の事前確率は5〜10％，小児では20〜25％である．咽頭の炎症所見が乏しいわりに，著明な咽頭痛を認める場合は，急性喉頭蓋炎や気道閉塞を考慮すべきである．咽頭痛を伴わない若年成人の持続的な片側性の扁桃腫脹はリンパ腫を疑うべきである．

	徴候	感度	特異度	尤度比
Aレンサ球菌性咽頭炎	扁桃滲出物	21〜52	71〜98	3.4
	38℃以上の発熱	11〜84	43〜96	2.1
	前頸部リンパ節腫脹	55〜82	34〜73	1.7
	0所見	—	—	0.3
	1〜2所見	—	—	1.4
	3所見	—	—	8.0

臨床所見

ライノウイルス
咽頭痛はイガイガ感程度の軽症であり，鼻閉，鼻汁や乾性咳嗽を伴う．

A群レンサ球菌
急性に発症し，咽頭の発赤，扁桃滲出物，発熱や圧痛のある前頸部リンパ節腫脹を伴う．咳嗽や鼻汁は通常認められない．

EBウイルス（Epstein-Barrウイルス）
伝染性単核(球)症は全身疾患であり，発熱や顕著な倦怠感を伴う．扁桃は通常著明に腫大し，滲出物で覆われている．口蓋点状出血，後頸部リンパ節腫脹や脾腫は常に認められるわけではないが，診断に役立つ．咽頭炎は他の症状より長く続く．

アデノウイルス
感染により発熱を伴う咽頭炎や結膜炎を発症し，夏に起こる．

インフルエンザ
咽頭痛は熱や筋痛と比べて比較的目立たない症状である．時に集団発生する．

口腔カンジダ症（鵞口瘡）
カッテージチーズ様滲出物が咽頭，舌や頬粘膜に生じ，その下の粘膜は赤くなっている．増悪因子としてHIV，糖尿病や，喘息に対する吸入ステロイドの使用といった免疫力の低下が関係する．

単純ヘルペスウイルス
感染すると水疱性や潰瘍性咽頭炎・口内炎を発症する．"口唇ヘルペス（かぜの華）"といわれる典型的な水疱を口唇に生じることがある．

扁桃周囲膿瘍
膿瘍は，強い咽頭痛，高熱，重症感のある表情や流涎を伴う開口障害（口を開けられないまたは飲み込むことができない）を認める．片側性の前扁桃柱の腫大により，口蓋垂は波動し偏位する．患者は"含み"声になる．感染が総頸動脈へ波及すると血管破裂を生じうる．鼻，口または耳への出血はその前兆である．

マイコプラズマ肺炎
激しい乾性咳嗽または非定型肺炎の一連の徴候を生じる．水疱性中耳炎の存在は診断の手がかりになる．

コクサッキーウイルス
水疱や潰瘍は扁桃柱や軟口蓋に出現し，ヘルペスに類似する．

初期HIV感染症

咽頭痛は70％に出現する．特徴としては急性の伝染性単核（球）症様の疾患像を呈し，随伴症状として，発熱，リンパ節腫脹，手掌や足底に出現するびまん性斑丘疹状皮疹と粘膜皮膚潰瘍を認める．HIV感染に対する危険因子について聴取する．

淋菌

多くの患者が無症状である．オーラルセックスの経験があればこの疾患を疑う．

喉頭蓋炎

患者は強い咽頭痛を訴えるが，発赤はなく，急激に不安を生じ，前傾姿勢で座り，喘鳴が出現する．口蓋垂は浮腫状に腫脹し，舌根部に達する．

ジフテリア菌

付着した青白色〜緑灰色の粘膜が扁桃を覆い，それを剥がすと出血する．患者は脱力感が強く，しばしば喘鳴を伴う．顎下部や頸部リンパ節腫脹により"猪首"をきたす．息は"ぬれねずみ"様の臭いといわれる．

白血病

非特異的な咽頭痛，倦怠感，リンパ節腫脹や歯肉浸潤が指標となる．

（馬杉綾子）

Section IX 頭部・頸部

Chapter 134 口腔病変

Plates 12, 14, 19, 20, 33, 76, 77, 78, 82, 83, 85, 92, 131, 142, 153, 155, 162, 163, 167, 187

鑑別リスト

- ◆潰瘍形成
  - □ アフタ性潰瘍
  - □ 口角炎
  - □ 単純ヘルペス
  - □ 外傷性潰瘍
  - □ 伝染性膿痂疹
  - □ 多形滲出性紅斑
  - □ 粘膜炎
  - □ 扁平苔癬
  - □ 扁平上皮癌
  - □ 梅毒
  - □ コクサッキーウイルスA
- □ 帯状疱疹
- □ 初期HIV感染症
- □ Crohn病
- □ Behçet病
- □ 急性白血病
- □ 類天疱瘡
- ◆舌炎
  - □ ビタミンB_{12}欠乏症
  - □ 葉酸欠乏症
  - □ ナイアシン欠乏症
  - □ リボフラビン（ビタミンB_2)欠乏症
- □ 白板症
- □ カンジダ症
- □ 地図状舌
- □ 黒毛舌
- □ 猩紅熱
- □ クワシオルコル
- □ 結節性多発動脈炎
- ◆巨大舌
  - □ 粘液水腫
  - □ 血管浮腫
  - □ 先端巨大症
  - □ アミロイドーシス

臨床所見

アフタ性潰瘍

　非角化粘膜に，小さく，浅く，有痛性の，境界明瞭な単発または集簇する潰瘍として出現し，潰瘍底は白苔が付着し，周囲には発赤を伴う．全身症状やリンパ節腫脹は通常認めない．潰瘍は反復性である．

口角炎

　口角に生じる有痛性の亀裂で，カンジダや鉄欠乏症，ビタミンB_{12}欠乏症が原因のこともある．

単純ヘルペス

　急性発症の自壊・痂皮化する口唇の小水疱，もしくはすぐに潰瘍を形成する口腔内の小水疱として出現する．非常に疼痛が強く，発熱，倦怠感，咽頭炎と有痛性の頸部リンパ節腫脹を伴う．通常口唇の辺縁で再発を繰り返し，局所の焼けるような異常感覚が先行することがある．

外傷性潰瘍

　咬合部，または義歯のあたる箇所に生じる．

Chapter 134　口腔病変

伝染性膿痂疹

口唇周囲に急速に広がる有痛性の浅いびらんを認める．発赤と湿潤した蜂蜜色の痂皮を伴う．

多形滲出性紅斑

急性発症で全身に広がっていく．口腔内の紅斑を伴う水疱は破れて灰色の滲出液を伴う有痛性の粘膜のびらんとなる．血痂は口唇上に生じる．広範囲の丘疹性発疹は伸側に生じ，標的状もしくは多環状で，持続するじんま疹様プラークを伴う．手と足の標的状の皮疹は特徴的である．

粘膜炎

初期は灼熱感を伴う光沢を帯びた発赤がびまん性に出現し，徐々に有痛性の潰瘍となる．それから舌と頰側粘膜が剥離する．黄色の偽膜または血痂が存在することもある．Stevens-Johnson症候群，無顆粒球症や癌の化学療法中にみられる．

扁平苔癬

レース状の粘膜線条から，有痛性のびらんとなってゆく．しばしば薬剤（たとえば，クロロキン，フロセミド，金，リチウム，メチルドパ，フェノチアジン系，プロプラノロール，キニジン，スピロノラクトン，テトラサイクリンまたはサイアザイド系）と関係している．

扁平上皮癌

潰瘍は無痛だが，悪臭を放つ．白板症の部位に出現し，易出血性で，隆起した固い周堤をもつ．痛みを訴えることもあり，耳に放散したり，発声障害を呈することもある．

梅毒

第1期の硬性下疳は，固い周堤と片側のリンパ節腫脹を伴う無痛性の潰瘍となる．第2期障害は，「カタツムリの通った跡」のような潰瘍と，灰色の粘液分泌を伴う病変を唇・扁桃腺・口蓋に認める．それに合わせて全身性発疹と発熱を認める．第3期は，硬く，広い潰瘍底をもち，口蓋の穿孔を生じることもある．

コクサッキーウイルスA

症状は発熱，咽喉痛，発赤を伴う灰白色の小水疱であり，その水泡は容易に潰瘍となる．手足口病（コクサッキーウイルスA16型）は類似した咽頭の病変を認めるが，その名称の通り他の部位にも病変がみられる．

帯状疱疹

小水疱性の皮疹が一部潰瘍を伴って，正中を越えずに存在する．水疱は，顔面中央下部にも存在する．焼けつくような痛みが特徴的である．

初期HIV感染症

一般的には伝染性単核(球)症に似た症状を呈する．急性歯肉炎や潰瘍形成を伴うことがある．

Crohn病

下痢，粘液便，血便などを呈し，Crohn病の病勢が強いときに口腔内潰瘍が起こることがある．

Behçet病

多発性の口腔内アフタがぶどう膜炎と陰部潰瘍とともに出現する．

急性白血病

歯肉の腫脹と表在性の潰瘍が起こり，歯肉は過形成となり，出血し壊死してゆく．全身の粘膜で場所を選ばず深い潰瘍が出現し，しばしば二次的な感染に波及することもある．

類天疱瘡

灰白色の壊れやすい有痛性水疱を認め，歯肉上のものは潰瘍化する．水疱は，眼，尿道，腟または直腸にも認められることがある．

ビタミンB_{12}欠乏症

舌は強く発赤し，平滑となり，浮腫状で痛みを伴う．毛細血管の充血と舌乳頭の萎縮の結果として点状斑が出現する．一般的に末梢神経障害が合併する．

葉酸欠乏症

ビタミンB_{12}欠乏症と類似するが，栄養不良状態（たとえばアルコール中毒）ではより急速に進行する．

ナイアシン欠乏症

ペラグラは早期には肉眼的病変を示さないが，辛かったり香辛料のきいた食物を摂ると灼熱感をもたらす．後に，舌乳頭が増加し舌の先端と外側は発赤する．次に，粘膜は脱落し，鮮紅色に腫脹する．ひどい水様性下痢，皮膚の発赤と錯乱を合併する．

リボフラビン(ビタミンB_2)欠乏症

進行すると舌は発赤する．鼻はサメ肌様になり，結膜充血を伴う．

白板症

早期病変として，菲薄化，真珠様変化，皺状化がとくに舌の外側縁で認められる．乳頭が退縮し，後に灰白色の肥厚した上皮が認められる．口腔毛状白板症はHIV感染の初期の症状で，併発するEBV感染に起因する．

Chapter 134　口腔病変

カンジダ症
　舌は鮮紅色を呈し，表層にカッテージチーズのような白苔の付着を認める．誘引として，糖尿病，総入れ歯，最近の抗生物質の投与または化学療法があげられる．これらの要因や他の重篤な疾患がない場合，HIV を考慮する必要がある．

地図状舌
　境界明瞭な舌表層の変化を認める．口腔内不快感または灼熱感を認めることがある．重篤な疾患で抗生物質を使用したときに認められる．

黒毛舌
　伸張した線維状の乳頭が黄色から褐色になることにより出現する．抗生物質の使用，口腔カンジダと口腔内の衛生状態の悪化が関係することがある．

猩紅熱
　「イチゴ舌」が，紙やすりのような感触で融合傾向のある発疹を呈する患者に認められる．

クワシオルコル
　舌炎は早期に起こり，後に全身性浮腫と腹水を合併する．

結節性多発動脈炎
　びまん性の荒れた橙から赤色の舌となり，灼熱感を伴う．

粘液水腫
　舌は肥大し顔面と脛骨前面の皮膚はざらざらになる．声は低くてハスキーになり，深部腱反射の弛緩相の遅延を認める．

血管浮腫
　組織の急性浮腫は，しばしば舌の浮腫を合併する．類似した症状は食物アレルギー（たとえば，甲殻類），薬剤に対する反応（ペニシリン）や血清病で起こることがある．

先端巨大症
　通常軟部組織が肥厚する．舌の肥大に加えてあごの突出，不正咬合と，間隔が広く外側へ傾いた歯列を合併する．

アミロイドーシス
　舌の腫大はその他の臓器の腫脹と，末梢性神経障害とともに認められる．

（舩越　拓）

Section IX 頭部・頸部

Chapter 135 顔面痛・歯痛・側頭下顎痛

Plates 119, 125, 126, 133, 134

鑑別リスト

- □ 上顎洞炎
- □ 歯の感染症
- □ 顎関節症
- □ 咬筋筋膜痛
- □ 片頭痛
- □ 三叉神経痛
- □ 前頭洞炎
- □ 篩骨洞炎
- □ 蝶形骨洞炎
- □ 耳下腺炎
- □ 耳下腺の唾石症
- □ 眼窩骨折
- □ 下顎骨骨折
- □ 上顎骨骨折
- □ 心筋梗塞
- □ 膠原病
- □ 側頭動脈炎
- □ 海綿静脈洞血栓症
- □ 舌咽神経痛

診断へのアプローチ

　三叉神経第1枝(眼枝)は，額，角膜(角膜反射)，鼻背と前頭蓋硬膜に分布する．第2枝(上顎枝)は，上口唇，鼻の側面，頬の上部，こめかみの前方，上顎と上顎歯，口蓋と中頭蓋硬膜に分布する．第3枝(下顎枝)は，下口唇，下顎，頬の後側，外耳，下顎の口腔粘膜，舌の前2/3，前頭蓋硬膜と中頭蓋硬膜の一部に分布する．

　辛い，冷たい，甘いなどの食品によって起こる痛みは，通常は歯が痛みの発生源であることが多い．神経痛は類似した痛みを生じることがあるが，この痛みは最初の反応の後，不応期をもつ．噛むことによって増悪する痛みは，三叉神経痛，顎関節痛または顎跛行を疑う．嚥下および味覚によって増悪する痛みは舌咽神経痛と合致する．痛みの後に持続する客観的な感覚脱失は器質性疾患の重要な手がかりとなる．

　疫学研究によると顎関節痛は一般的であり，35％は無症状の人に起こり，25％はクリックを自覚し，8％に関節摩擦音，15％に顎関節偏位が認められる．

臨床所見

上顎洞炎

　典型的な症状は顔面の圧迫感と痛み，膿性鼻汁と発熱である．前屈で疼痛は増悪する．圧痛と熱感を上顎骨上に認める．

歯の感染症

　顎の痛み，歯への衝撃痛，熱いものまたは冷たいものに対する知覚過敏，患歯に隣

	徴候	感度	特異度	尤度比
副鼻腔炎	上顎の歯痛	66	49	1.3〜2.5
	膿性分泌物（身体所見）	—	—	2.1
	うっ血除去薬に対する乏しい反応性	—	—	2.1
	透光性の低下	—	—	1.6
	膿性鼻汁	35	78	1.6
	上記の5つの徴候のうち4つを満たす	—	—	6.4
	前傾姿勢による疼痛	75	77	3.3
	上顎骨の圧痛	50	65	1.4

接した歯肉の腫脹により感染と認識される．

顎関節症
　顎関節の炎症では，関節直上に圧痛と開口・閉口に伴う痛みがある．ただし，顎関節のロッキングはない．関節の摩擦感があることは多いが，関連する関節円板（軟骨）の偏位がないかぎり，クリックは認められない．関節円板の偏位により，開口・閉口の制限と開口時の顎の健側への偏位を認める．

咬筋筋膜痛
　顎運動で増悪する鈍い顎の痛みである．開口制限を認め，咀嚼筋の圧痛がある．クリックと関節の摩擦は認めない．通常，歯ぎしりか歯を繰り返し食いしばった経験が聴取される．

片頭痛
　前兆や嘔気，光・音過敏を伴う反復性の片側の痛みを認める．

三叉神経痛
　三叉神経の皮膚分節に一致した激しい裂くような，または電撃痛として発作的に出現し，第1枝（顔の上部）に最も好発する（訳注：文献 Krafft RM. Trigeminal neuralgia. Am Fam Physician 2008; May 1:77(9):1291-6 では第2，3枝が最も多いとされている）．温熱や触覚の刺激によって惹起される．客観的な感覚低下は認められない．舌は，患側で舌苔を伴うことがある．三叉神経の帯状疱疹は急性の顔面の知覚異常と疼痛が先行し，続いて片側の皮膚分節に一致した水疱の出現を認める．帯状疱疹後の神経痛は，三叉神経痛と似たような痛みを呈することがある．

前頭洞炎
　前額部の疼痛と圧痛を認め，しばしば非感染性の前頭部の緊張性頭痛との鑑別が困難となる．前額の浮腫と激しい圧痛は，前頭洞に隣接する骨髄炎を疑う．

篩骨洞炎
　顔面の中央の疼痛と鼻閉は，診断の手がかりとなる．合併症としては眼窩蜂窩織炎

と，まれに海綿静脈洞血栓症がみられる．

蝶形骨洞炎
前頭部痛，側頭部痛，後頭部痛が一般的で，圧痛は頭頂部または乳様突起に認める（訳注：放散痛に伴うもの）ことがある．

耳下腺炎
疼痛，熱感を伴い腫脹した腺を下顎角に触知する．Stensen管膨大部は，上顎第2臼歯の対側にあり，発赤や膿性分泌物を伴うこともある．両側の耳下腺の肥大は，流行性耳下腺炎，肝硬変または過食症で認めることがある．

耳下腺の唾石症
耳下腺の疼痛と反復する腫脹が食事により惹起される．唾石を頬骨弓の後方に触れることがある．

眼窩骨折
眼の強打に続き，眼瞼周囲の皮下出血を認める．垂直方向の注視時の複視は，筋肉の拘扼を考える．

下顎骨骨折
下顎への外傷に続いて階段状の変形を触知する．通常，咬合異常を伴う．

上顎骨骨折
顔面への外傷に伴う．片側の鼻出血，眼窩周囲や結膜下の出血，頬の輪郭の平坦化，眼窩縁の骨の突出，上口唇の感覚麻痺，複視，上顎洞の透光性低下，皮下気腫などを確認すること．LeFort I型骨折では，正中縫線の斑状出血を伴う上顎の動揺性が認められる．LeFort II型骨折では，広範囲に及ぶ顔面の腫脹，複視と不正咬合で「皿状顔」を呈する．LeFort III型骨折では，頭蓋冠上で顔面上部の動揺性を生じ，髄液鼻漏を認める．

心筋梗塞
激しい下顎または頸部痛を呈する．たいていの場合は胸痛を伴うが必発ではない．

膠原病
顎関節の炎症性関節炎は，関節リウマチ，全身性エリテマトーデス（SLE），強直性脊椎炎とReiter症候群の合併症としてみられる．

側頭動脈炎
50歳以上で，顎跛行，圧痛を伴う，索状様・結節性の側頭動脈，一過性の視力喪失を認める患者では本疾患を疑う．

海綿静脈洞血栓症
本疾患の患者は急性発症の羞明，頭痛，眼筋麻痺，結膜浮腫と眼球突出を呈し，重

症感がある．
舌咽神経痛
　発作性の片側で強い痛みが耳，喉頭，扁桃腺または舌にまで及ぶ．誘引として，咬合，大きな開口，嚥下，特定の味覚などがある．

〔舩越　拓〕

Section IX 頭部・頸部

Chapter 136 頸部痛

Plates 183, 184

鑑別リスト

◆後頸部
- □ 筋肉・靱帯への負荷
- □ 頸椎症
- □ 頸髄神経根の圧迫
- □ 後頸部リンパ節腫脹
- □ 髄膜刺激症状
- □ 頸椎骨折
- □ 環軸椎亜脱臼

◆前頸部
- □ 前頸部リンパ節腫脹
- □ 甲状腺炎
- □ 心筋虚血

診断アプローチ

外傷後の頸部痛は必ず頸椎骨折を除外せねばならず,またそれが除外されるまでは頸部の固定を継続しなければならない.

より重大な障害の徴候として頸髄圧迫に伴う神経根症状を評価するべきである. Spurling 試験(頸部の伸展と回旋による神経根症状の出現)は神経孔の狭小化を示唆する. Lhermitte 徴候(頸部屈曲で脊柱を下降する電気感覚)は脊髄病変の徴候となる.

頭痛または発熱を訴える頸部痛のある患者では髄膜炎を積極的に考える.

臨床所見

筋肉・靱帯への負荷

通常は原因となる外傷歴がある(たとえば鞭打ち症). 頸部の運動に伴う疼痛, 凝りとスパズムは数時間かけて徐々に増悪する. 神経学的異常は伴わない. スパズムが片側性の筋緊張を伴う場合, 斜頸を生じることがある.

頸椎症

椎間関節に, 外傷や変形性関節症様変化が起こることにより, 亜脱臼や頸部の硬直をきたし, 可動域の減少, 慢性の凝り, 慢性の反復する軽度の痛みを引き起こすことがある.

頸髄神経根の圧迫

疼痛や麻痺が, C5(肩の前外側と上腕の領域, 上腕二頭筋反射の減弱), C6(前腕の背側と親指の領域, 腕橈骨筋反射の減弱), または C7(中指の領域, 上腕三頭筋反射の減弱)領域に出現するのが最も一般的である. 通常頸椎の椎間板ヘルニアまたは

変形性関節炎による椎間関節の肥厚や骨棘形成で生じる．

後頸部リンパ節腫脹
　圧痛を伴った散在性のリンパ節腫脹の原因としては伝染性単核(球)症が最も一般的である．

髄膜刺激症状
　髄膜刺激症状の原因として，発熱と頭痛を伴う髄膜炎や，突発の激しい頭痛を伴うくも膜下出血を考えなければならない．頸部筋肉の不随意のスパズムが認められ，頸部前屈により筋肉の張りと痛み（Kernig徴候）を生じる．

頸椎骨折
　外傷性損傷（たとえば飛び込み）や，突然の減速（たとえば自動車事故）などでは骨折を疑わなければならない．頸部痛は正中線上で著明である．放散痛や麻痺があればかなり重症の外傷の確率が高くなる．

環軸椎亜脱臼
　関節リウマチの患者に合併し，頸部は固定されて回旋できない．頭部は下顎を引いて前におじぎをするような姿勢をとる．

前頸部リンパ節腫脹
　有痛性で孤立し腫大したリンパ節が前頸部に認められた場合はウイルス性かレンサ球菌による咽頭炎を示唆する．

甲状腺炎
　甲状腺は明らかな圧痛があり，頻脈・微熱を伴う．

心筋虚血
　付随する胸の痛みがなくても労作時の頸部痛は心筋虚血の可能性を高める．急性心筋梗塞は，動きにより誘発されない首やあごの痛みを呈するときがある．

　　　　　　　　　　　　　　　　　　　　　　　　　　　（舩越　拓）

Section IX 頭部・頸部

Chapter 137 頸部腫瘤・甲状腺腫

Plates 32, 33, 34, 35, 36, 57, 58, 73, 165, 166, 183, 184

鑑別リスト

◆頸部腫瘤
- □ 炎症性リンパ節腫脹
- □ 耳下腺腫脹・腫瘍
- □ 喉頭癌
- □ 筋肉内血腫
- □ リンパ腫
- □ 上咽頭癌
- □ 鰓裂嚢胞
- □ 甲状舌管嚢胞
- □ 鎖骨上リンパ節腫脹
- □ 大動脈瘤
- □ 頸動脈瘤
- □ Ludwig アンギーナ
- □ 鰓嚢
- □ 頸動脈小体腫瘍

◆甲状腺の腫大
- □ 単純性甲状腺腫
- □ 橋本病
- □ バセドウ病
- □ 薬剤
- □ 亜急性甲状腺炎
- □ 甲状腺癌
- □ 浸潤性疾患

診断へのアプローチ

舌骨のような正常な構造物を「頸部腫瘤」と訴えて，評価目的に来院し，それが新しくできたもの，もしくは非対称性であると主張する患者がしばしばいる．

甲状腺腫大では腫瘤は頸部の下方にあり，正中をまたがる．突出した甲状腺の小結節はリンパ節腫大と類似することもあるが，非典型的な場所に存在する．甲状腺は嚥下により上下する．ほかに嚥下により上下する唯一の構造物は，甲状舌管嚢胞のみである．

多結節性の甲状腺腫大においては，時に大きな結節の存在や頸部リンパ節腫脹がある場合には，悪性疾患を疑うべきである．

臨床所見

炎症性リンパ節腫脹

両側性で，腫大し，圧痛のある前頸部リンパ節腫脹はレンサ球菌による咽頭炎と伝染性単核(球)症でみられる．後頸部リンパ節腫脹の合併は後者でみられる．片側で圧痛のあるリンパ節腫脹は，歯，副鼻腔，耳，顔面の皮膚などの感染でみられる．

耳下腺腫脹・腫瘍

腫脹は下顎角に認められる．発熱，涙腺の炎症，ぶどう膜炎を伴う両側性の腫脹は，ホジキン病，結核，全身性エリテマトーデス（SLE）とサルコイドーシスで認められる．孤立性の腫脹は，流行性耳下腺炎，HIVまたは過食症で認められる．腫瘍は孤立した

Chapter 137　頸部腫瘤・甲状腺腫

ゴム状の腫瘤となる．片側性の腫脹は唾石による耳下腺管の閉塞により惹起される．

喉頭癌
声門癌は持続する嗄声，慢性咳嗽，喀血，関連痛としての耳痛を呈する．進行すると嚥下障害または吸気時喘鳴を示す．声門上の癌は，後期に気道閉塞または転移性リンパ節腫脹を呈する．両方とも喫煙者に多い．

筋肉内血腫
血腫は頸椎捻挫や頸部の外傷で起こり，腫瘤が筋肉内に急速に出現する．

リンパ腫
可動性に乏しくて大きく（2 cm以上），ゴムのような，無痛性の結節で，しばしば数珠上に連続する．発熱，盗汗，体重減少は，有用な所見となる．

上咽頭癌
最も一般的な徴候は頸部腫瘤であり，90％にみられる．鼻の奥からの出血と特発性の顔面痛を呈したアジア系の患者をみたら考慮しなければならない．聴力低下を伴う漿液性耳炎は早期の徴候である．浸潤が進むと末期には第2～6脳神経の異常を認める．

鰓裂嚢胞
外傷または感染の結果，突然増大する側頸部の嚢胞性の構造物である．

甲状舌管嚢胞
頸部正中に液体で満たされた腫瘤を認める．透光性があり，挺舌により挙上する．

鎖骨上リンパ節腫脹
右の鎖骨上リンパ節腫脹は胸腔内悪性腫瘍で認められる．左の鎖骨上リンパ節腫脹は腹腔内悪性腫瘍で認められる．

大動脈瘤
拍動性の腫瘤が鎖骨上窩に現れる．

頸動脈瘤
拍動性の腫瘤が頸動脈上に触知される．

Ludwigアンギーナ
歯科治療の合併症であり，口腔底と頸筋膜下にある舌下・顎下隙が腫脹する．

鰓嚢
嚥下時に腫脹部の不快感を訴える．停滞した食物が口臭の原因となる．

頸動脈小体腫瘍
頸動脈分岐部にあり，断続的な拍動を示す．

単純性甲状腺腫

臨床的には甲状腺機能が正常な人（一般には女性）（5～10：1）にもびまん性，もしくは多結節性の甲状腺腫大を認める．びまん性甲状腺腫は思春期または妊娠中に生じ，多結節性甲状腺腫は中年に多くみられる．ヨウ素欠乏症，大豆やヨウ化物（海草）の摂取が原因となることもある．

橋本病

びまん性の甲状腺腫大が，段階的に進行する．腺は分葉状であり，ゴムのような硬さで，しばしば突出した錐体葉を伴う．検査では甲状腺機能が正常のときもあるが甲状腺機能低下を呈するときもある．自己免疫性の内分泌障害の家族歴がしばしば存在する．

バセドウ病

自己免疫性甲状腺腫がなめらかな球状の「玉石」様になり，血管雑音とスリルを認める．通常は明らかに甲状腺機能の亢進を認め，甲状腺機能亢進症状と眼球突出を伴う．

薬剤

抗甲状腺薬，ヨウ化物，リチウム，スルホンアミド，スルホニル尿素，メチルキサンチンとエチオナミドはすべて，甲状腺の腫大を引き起こしうる．

亜急性甲状腺炎

血管雑音を聴取し腫大した有痛性の甲状腺腫を認める．

甲状腺癌

硬い限局性の小結節から始まり，しばしば硬く局所的なリンパ節の腫脹を伴う．局所的な進展により嚥下に伴う甲状腺の動きがなくなる．反回神経と頸動脈鞘は早期に浸潤されるが，Horner症候群は末期の所見となる．

浸潤性疾患

Riedel甲状腺炎は硬い甲状腺腫を呈し，しばしば悪性疾患と間違えられる．圧迫感は腺の大きさに対して不釣り合いである．Riedel甲状腺炎は後腹膜線維症または硬化性胆管炎に合併することがある．反回神経は早期に浸潤される．サルコイドーシス，アミロイドーシス，リンパ腫によってもRiedel甲状腺炎が生じることがある．

（舟越　拓）

Chapter 138　甲状腺結節

Plates 32, 36

鑑別リスト

- ☐ 橋本病（慢性甲状腺炎）
- ☐ 多結節性甲状腺腫
- ☐ 濾胞腺腫
- ☐ 甲状腺囊胞
- ☐ 甲状腺癌
- ☐ 亜急性甲状腺炎

診断へのアプローチ

　身体診察の重要な役割は結節の発見である．診察で触知できる結節が発見されるのは成人の4～7％にすぎないが，超音波上はおおよそ50％にのぼる．病歴や身体診察でとどまることはめったになく，甲状腺スキャン（核医学的検査）や穿刺吸引生検に進むことが多い．

　結節のおよそ5％が癌である．癌の可能性が高い場合の特徴として，急速な増大，非常に硬い結節，可動性不良，声帯麻痺，近接リンパ節腫脹，遠隔転移，甲状腺髄様癌の家族歴などがある．癌の可能性が中等度の場合の特徴には，20歳未満または60歳以上，頸部の放射線治療歴（15年以上前に100 cGy 以上の照射），孤立性結節，直径4 cm 以上，やや可動性が不良，などが含まれる．

　甲状腺機能亢進症患者における甲状腺結節は，実際には悪性であることはないが，多結節性甲状腺腫における硬性結節または著明に大きな結節では癌の精査をするべきである．

	徴候	感度	特異度	尤度比
甲状腺癌	声帯麻痺	14	99	12.0
	頸部リンパ節腫脹	31	96	7.4
	可動性不良	14	98	7.2

臨床所見

橋本病（慢性甲状腺炎）

　リンパ球浸潤の結果として甲状腺は弾性硬であり，びまん性に腫大し，隆起している．甲状腺機能低下症の症状を伴う．甲状腺錐体葉は著明に腫大することがある．

多結節性甲状腺腫

甲状腺は不整形であり，橋本病ほど硬くない．結節は過形成細胞内にコロイドがたまるコロイド囊胞に成長することがある．リチウム，ビーツ，カブなどは甲状腺腫誘発物質である．

濾胞腺腫

腺腫は数年以上かけてゆっくり増大する単発の結節である．3 cm以上の大きい腺腫は自律的に機能し甲状腺中毒を伴うことがあるが，小さな腺腫は通常非活動性である．良性ではTSH抑制療法によりサイズが縮小するとされているが，これは甲状腺癌においても時折起こりうる．もともと存在する結節内で出血すると，急激な有痛性腫大を引き起こすことがある．

甲状腺囊胞

透光性であり，出血による有痛性の急激な腫大が起こることがある．

甲状腺癌

硬い（熟していないりんごの硬さ），不整形で，大きな（2 cm以上）結節で，嚥下時にも固定され，可動性のないものは癌を疑う．囊胞変性を起こした乳頭癌は軟性結節として存在することがあるため，組織の硬さは悪性の信頼できる徴候とは限らない．その他の悪性を疑う所見は，硬い頸部リンパ節腫脹，嗄声（反回神経圧迫による），Horner症候群，または急速に増大する結節で圧痛を伴う場合である．未分化癌は高齢者に多く，急速な局所浸潤が起きる．褐色細胞腫を伴う家族性の多発性内分泌腫瘍症候群（MEN）では，髄様癌が発生する．

亜急性甲状腺炎

多くの場合，産後（訳注：通常，無痛性甲状腺炎となる）または上気道炎につづいてみられ，倦怠感や甲状腺に一致した痛みを引き起こす．甲状腺は微細な結節状である．急性の発熱と，多くは甲状腺片側の激しい痛みを認め，サリチル酸塩（アスピリン）に直ちに反応する．患者は軽度の甲状腺機能亢進症となることが多い．

（金　信浩）

Chapter 139　嗄声

Plates 32, 33, 155

鑑別リスト

◆急性
- □ 急性喉頭炎
- □ 声帯の酷使
- □ 声帯の外傷
- □ 血管性浮腫
- □ 喉頭蓋炎

◆慢性
- □ 喫煙
- □ 声帯酷使の反復
- □ 胃食道逆流
- □ 声帯ポリープ
- □ 声帯結節
- □ 喉頭神経損傷
- □ 甲状腺機能低下症
- □ 喉頭癌
- □ 転換性障害

診断へのアプローチ

　持続的な，あるいは進行性の嗄声は最も注意すべき所見である．

　声が粗いか，ガラガラ声であるか，ハスキーであるならば，声帯の辺縁は不整であり，ポリープまたは初期の悪性疾患を疑わなければならない．片側の声帯麻痺により声帯が完全に接することができないと，息漏れのような声となる．扁桃周囲膿瘍または声門上の腫瘍が存在すると声門上に唾液がたまり，湿ったガラガラした大きな声となる．かすれた弱々しい声と声域の縮小は，過度の声帯の緊張で起こることがある．高齢の患者では，呼吸力の低下に伴い，高く震える声を発することがある．

臨床所見

急性喉頭炎

　他の上気道炎の症状（たとえば，咽喉痛または咳嗽）が通常存在する．ウイルス性上気道炎は最も一般的な原因ではあるが，*M. catarrhalis*（訳注：原書では*B. catarrhalis*）と*H. influenzae*もよくみられる一般的な病原体である．

声帯の酷使

　一般的な原因として，煙または粉塵，刺激性のガスの吸入や，叫ぶことなどがある．

声帯の外傷

　原因は挿管または頸部の強打による．挿管による外傷では発声時の痛みを訴え，声帯潰瘍へ進展することがある．喉頭を損傷すると，皮下気腫を伴った喘鳴へ進展しうる．

血管性浮腫

発赤を伴わない一時的な浮腫が，喉頭と同様に舌，唇，眼窩周辺または消化管に起こる．のどの腫れを自覚する．

喉頭蓋炎

咽頭発赤の程度と不釣合いなほどの咽喉痛が一つの徴候となる．急速に喘鳴を伴うようになる．

喫煙

慢性的なヘビースモーカーでは，浮腫または炎症により肥厚した声帯が原因でかすれ声になる．

胃食道逆流

胸やけとのどの酸味は有用な指標となる．より軽微な症状として，夜間の咳，頻繁な咳払い，異物感，特定可能な感染症やアレルギー源を認めない咽頭痛があげられる．

声帯ポリープ

ポリープがあると低くてガラガラした声となる．甲状腺機能低下症，慢性副鼻腔炎，胃食道逆流の患者や喫煙者に認める．

声帯結節

浮腫状の声帯を酷使すると結節を生じる．

喉頭神経損傷

片側の声帯麻痺により発声時の声門間隙が開存するため，息漏れしたような声になる．原因にはウイルス性神経炎，縦隔腫瘍（肺癌），頸部腫瘍（たいてい甲状腺），頸部手術時の損傷，大動脈瘤，頸部・胸部・喉頭（挿管時）の外傷や放射線照射がある．

甲状腺機能低下症

声が太く低く，ハスキーである．その他の徴候として甲状腺腫，眼窩周囲の浮腫，倦怠感，アキレス腱反射弛緩相の遅延がみられる．

喉頭癌

腫瘍が声帯を巻き込んでいなければ，嚥下障害と疼痛が嗄声に先行して生じる．他の症状として，嚥下時痛，悪臭のある息，原因不明の頸部リンパ節腫脹がある．タバコとアルコールが誘因となる．

転換性障害

間欠的な嗄声または失声は精神的な問題の現れであることがある．矛盾する声帯運動（吸気時の内転），断続的なささやき声，完全失声と正常発声の繰り返しが診断の手がかりとなる．

（舩越　拓）

Color Plates 提供者

カラー写真の使用に際して，以下の方々に深く感謝いたします。

Plate 7, 10, 36, 37, 46, 51, 54, 63, 69, 74, 81, 82, 89, 99, 104, 105, 108, 110, 111, 118, 120, 130, 135, 136, 155, 160, 161, 164, 165, 169, 172, 173, 186, 187：Steven Spencer, MD（Dartmouth Dermatology Slide Collection）

Plate 2, 3, 5, 8, 19, 20, 21, 22, 24, 25, 30, 32, 35, 41, 47, 52, 55, 57, 58, 61, 71, 72, 78, 85, 92, 93, 100, 103, 107, 109, 117, 139, 145, 146, 147, 153, 154, 157, 159, 167：Lisa Kugelman, MD & Douglas Grossman, MD（Yale Dermatology Residents' Slide Collection）

Plate 15, 17, 18, 40, 45, 48, 49, 86, 94, 124, 128, 129, 133, 138, 174, 176, 178, 189, 190, 191, 192：Peter Gloor, MD（Yale Department of Ophthalmology and Visual Science and University of Iowa Department of Ophthalmology）

Plate 50, 53, 67：David Smith, MD.

Plate 4, 14, 23, 28, 29, 31, 42, 43, 44, 56, 60, 65, 75, 77, 79, 84, 97, 98, 113, 114, 122, 144, 166, 188：Ostler HB, Mailbach HI, Hoke AW, Schwab IR（Diseases of the Eye and Skin. Lippincott Williams & Wilkins, 2003）

Plate 11, 13, 16, 34, 59, 83, 112, 140, 143, 158, 182：Mannis MJ, Macsai MS, Huntley AC（Eye and Skin Disease. Lippincott-Raven, 1996）

Plate 39, 119, 125, 134, 149, 168, 179, 181：Gold DH, Weingeist TA（Color Atlas of the Eye in Systemic Disease. Lippincott Williams & Wilkins, 2000）

Plate 9, 12, 66, 91, 95, 115, 142, 152, 156：Goodheart HP（Goodheart's Photoguide of Common Skin Disorders, 2nd ed. Lippincott Williams & Wilkins, 2003）

Plate 38, 68, 80, 121, 163, 180：Yamada T, Alpers DH, Laine L, Kaplowitz N, Owyang C, Powell DW（Atlas of Gastroenterology, 3rd ed. Lippincott Williams & Wilkins, 2003）

Plate 76, 101, 106, 116, 123：Sontheimer RD, Provost TT（Cutaneous Manifestations of Rheumatic Diseases, 2nd ed. Lippincott Williams & Wilkins, 2003）

Plate 26, 90, 141, 171：National Organization for Rare Disorder Inc.（NORD Guide to Rare Disorders. Lippincott Williams & Wilkins, 2002）

Plate 126, 175, 177：Trobe JD, Hackel RE（Field Guide to the Eye. Lippincott Williams & Wilkins, 2002）

Plate 27, 70, 183, 185：Bickley LS, Szilagyi PG（Bate's Guide to Physical Examination and History Taking. 9th ed. Lippincott Williams & Wilkins, 2005）

Color Plates 提供者

Plate 64, 102, 162：Handin RI, Lux SE, Stossel TP（Blood: Principles and Practice of Hematology, 2nd ed. Lippincott Williams & Wilkins, 2002）

Plate 151：Greer JP, Foerster J, Lukens JN, Rodgers GM, Paraskevas F, Glader BE（Wintobe's Clinical Hematology, 11th ed. Lippincott Williams & Wilkins, 2003）

Plate 1：Humes HD, DuPont HL, Gardner LB, Griffin JW, et al（Kelley's Textbook of Internal Medicine, 4th ed. Lippincott Williams & Wilkins, 2000）

Plate 6, 73, 127, 131：Forbes CD, Jackson WF（Color Atlas and Text of Clinical Medicine, 2nd ed. Times Morror International Publishers, 1997）

Plate 62, 170, 184：Benjamin B, Bingham B, Hawke M, Stammberger H（Color Atlas of Otolaryngology. London, Martin Dunitz, 1995; distributed in the United States by J.B. Lippincott Company）

Plate 88, 89：Holmes KK, Mardh P-A, Sparling PF, Wieser PJ（Sexually Transmitted Diseases, 2nd ed. New York, McGraw-Hill, 1990）

Plate 33, 150：Hart FD（French's Index of Differential Diagnosis, 12th ed. Bristol, Wright, 1985）

Plate 137：Habif TP（Clinical Dermatology: A Color Guide to Diagnosis and Therapy, 3rd ed. St. Louis, Mosby, 1996）

Plate 148：Braverman IM（Skin Signs of Systemic Disease, 3rd ed. Philadelphia, W.B. Saunders, 1998）

Plate 132：Schneiderman H（Battle sign and external assessment of head trauma. Consultant 1995; 35: 1529-30）

Color Plates

全身の症状
色調の異常

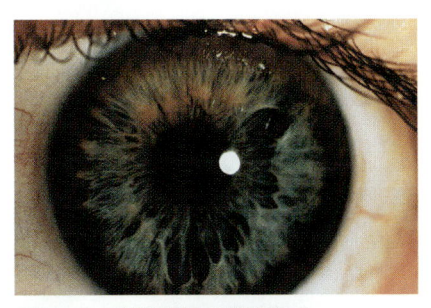

Plate1　角膜周囲の黄金色の Kayser-Fleischer 輪/Wilson 病
(Chapter5,50,85,92,96)

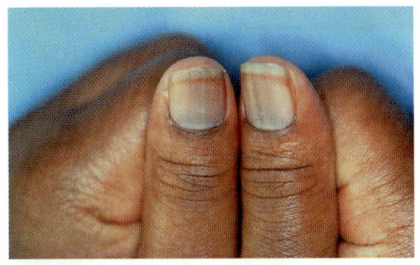

Plate2　青色半月/アジドチミジン (AZT) による爪半月の青色化
(Chapter5,85)

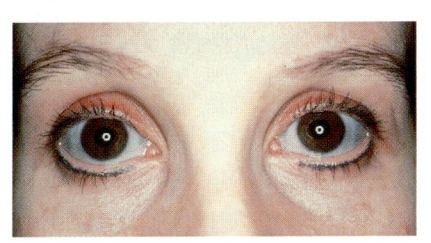

Plate3　青色強膜/骨形成不全症 (Chapter5)

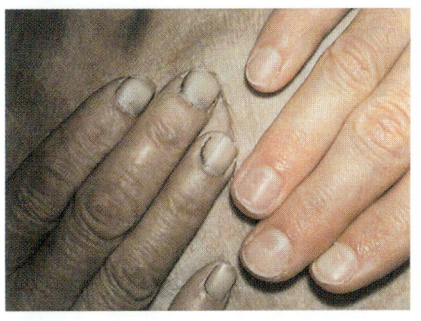

Plate4　銀沈着症 (左側の手) (Chapter113)

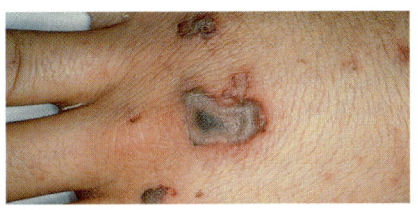

Plate5　暗灰色性紫斑/髄膜炎菌血症
(Chapter5,3,11,35,87,90,105,108,117)

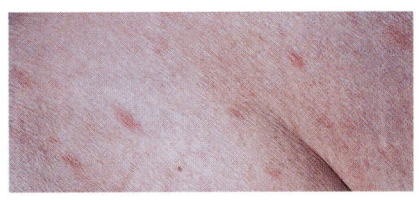

Plate6　バラ疹/チフス
(Chapter3,5,43,52,108)

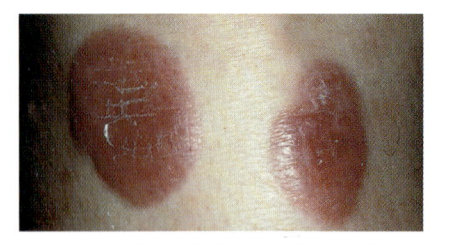

Color Plates

Plate7　プラム様結節/皮膚リンパ腫（濃紫色）（Chapter3,4,5,51,52,111,120）

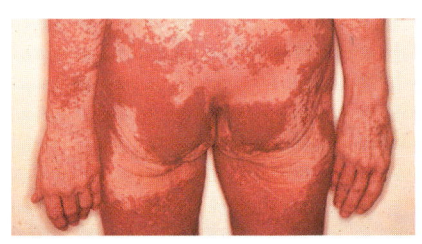

Plate8　壊死性遊走性紅斑/グルカゴン産生腫瘍（Chapter5,120）

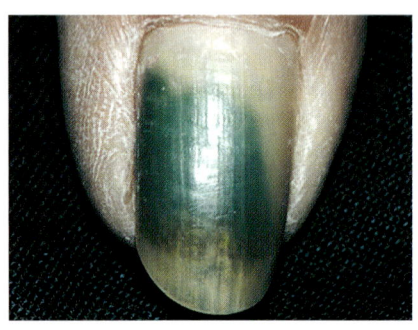

Plate9　緑膿菌性爪囲爪炎
（Chapter5,85）

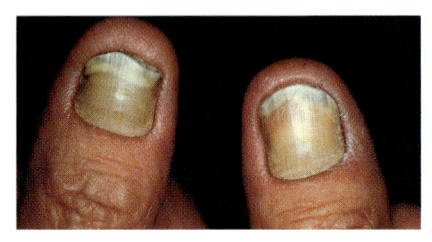

Plate10　黄色爪症候群（Chapter5,25,85）

HIV/AIDS

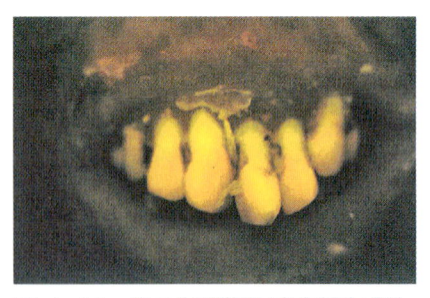

Plate11　歯の自家蛍光/赤血球生成性ポルフィリン症（Chapter5,12,42,97,99,112）

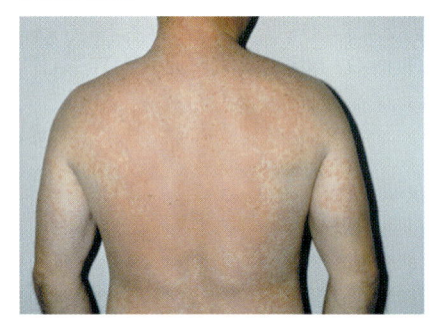

Plate12　急性HIV皮疹
（Chapter1,3,6,52,80,87,107,108,114,133,134）

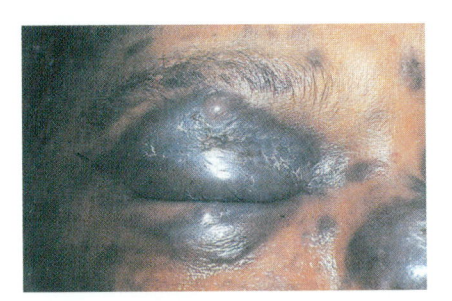

Color Plates

Plate 13　播種性 Kaposi 肉腫
（Chapter 1,3,5,6,7,28,38,47,111,116,120）

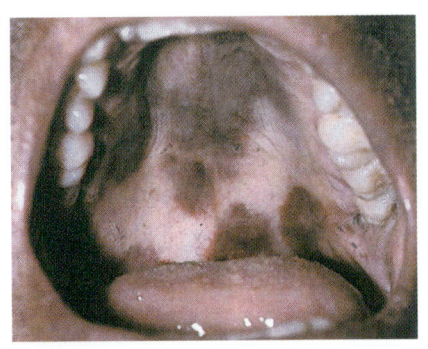

Plate 14　口蓋 Kaposi 肉腫
（Chapter 1,3,5,6,7,28,47,111,120,134）

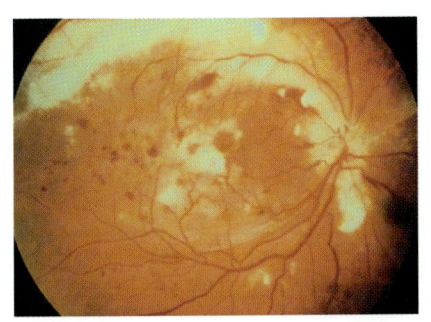

Plate 15　サイトメガロウイルス網膜炎
（Chapter 1,3,5,6,7,47,49,92,126,127）

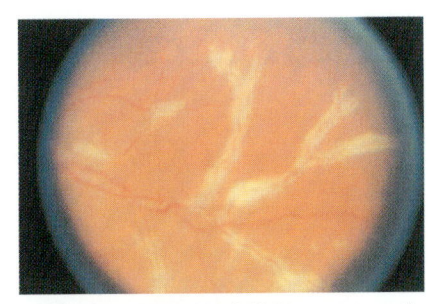

Plate 16　霜状分枝血管炎/サイトメガロウイルス（Chapter 1,3,6,7,49,92,126,127）

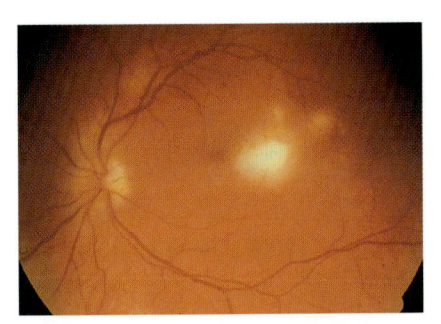

Plate 17　トキソプラズマ網膜炎/HIV
（Chapter 1,3,4,6,7,87,92,127）

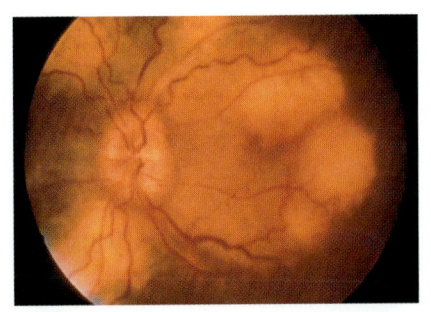

Plate 18　ニューモシスチス脈絡膜炎
（Chapter 1,3,4,6,7,28,38,127）

437

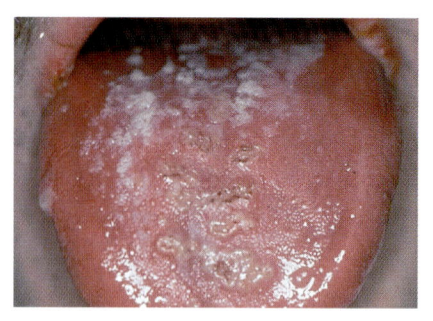

Color Plates

Plate19　鵞口瘡/口腔カンジダ
（Chapter1,3,6,7,38,49,133,134）

Plate20　口腔毛状白斑症
（Chapter1,3,6,7,134）

敗血症

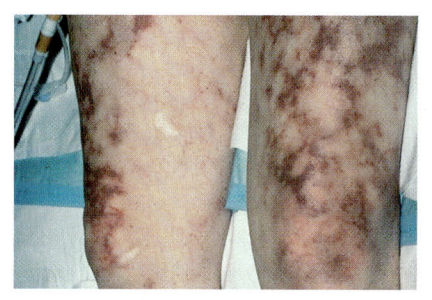

Plate21　紫斑性青色皮疹/肺炎球菌性敗血症（Chapter3,11,13,15,35,38,50,105,110）

Plate22　先端DIC（播種性血管内凝固）/肺炎球菌性敗血症
（Chapter3,11,13,15,35,38,50,56,57,90,105,117）

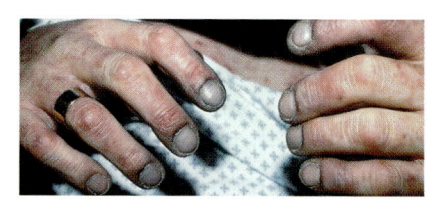

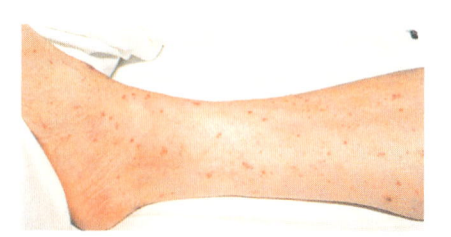

Plate23　髄膜炎菌血症性点状出血斑
（Chapter3,11,15,35,50,87,90,105,108,117）

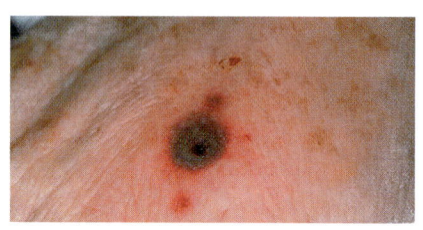

Plate24　壊疽性膿瘡/緑膿菌性敗血症
（Chapter3,11,35,38,50,105,112,117,119）

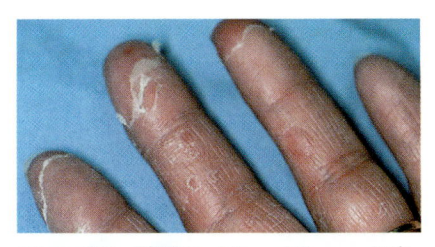

Color Plates

Plate25 落屑/トキシックショック症候群
(Chapter3,11,35,105,109,112)

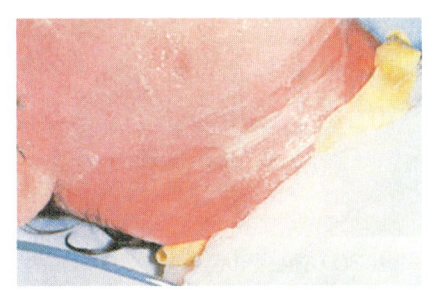

Plate26 ブドウ球菌性熱傷様皮膚症候群 (Chapter3,11,108,112)

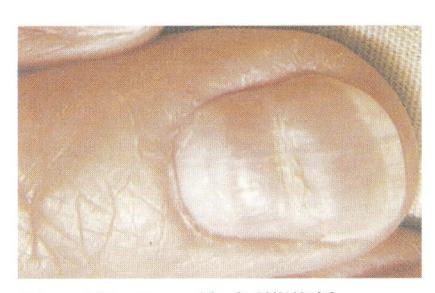

Plate27 Beau線（爪横溝症）
(Chapter3,11,85,108,118)

副腎障害

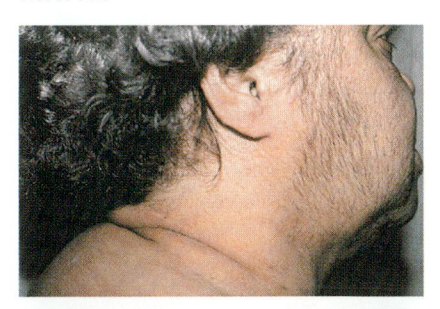

Plate28 バッファローハンプ/多毛症/Cushing症候群 (Chapter8,9,73,95,118)

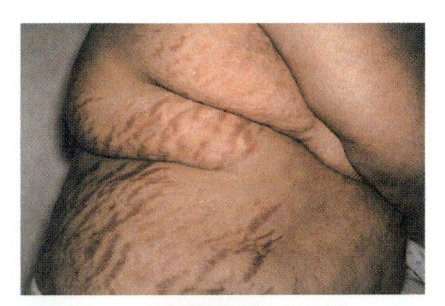

Plate29 皮膚線条/中心性肥満/Cushing症候群 (Chapter8,9,40,73,95,118)

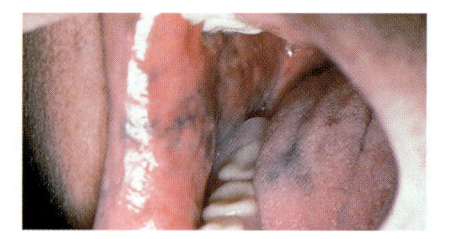

Color Plates

Plate30 頬粘膜の色素沈着/Addison病
(Chapter1,7,10,11,42,47,48,68,113)

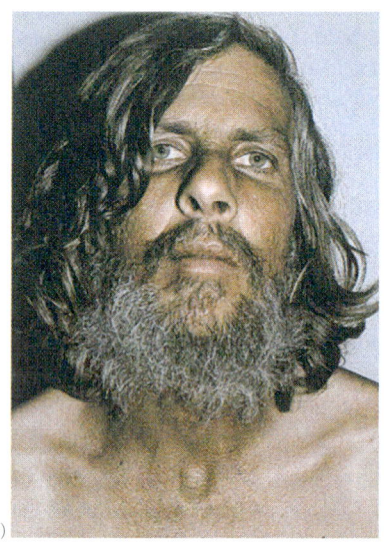

Plate31 全身性色素沈着/Addison病 (Chapter1,7,10,11,42,47,48,68,113)

甲状腺障害

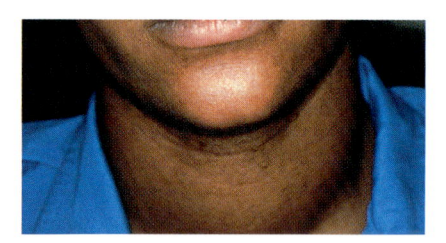

Plate32 甲状腺腫
(Chapter1,2,8,17,24,25,45,49,68,77,85,95,96,98,100,103,104,105,106,118,123,137,138,139)

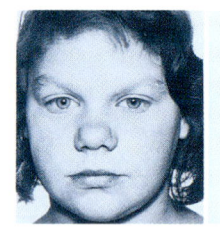

Plate33 甲状腺機能低下症の治療前と治療後 (Chapter1,2,8,17,24,25,45,68,77,98,100,104,106,118,134,137,139)

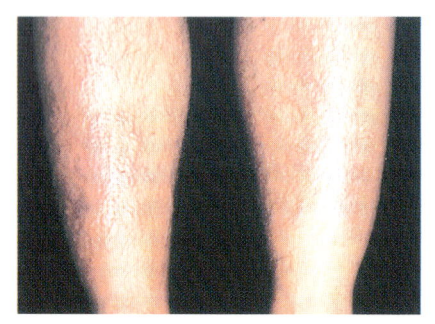

Plate34 前脛骨部粘液水腫/バセドウ病
(Chapter4,7,15,16,18,24,25,40,68,85,95,96,104,105,106,137)

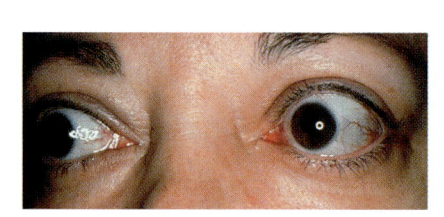

Plate35 眼瞼反射/凝視/バセドウ病
(Chapter4,7,15,16,18,24,40,50,68,85,94,95,96,103,104,105,106,109,123,137)

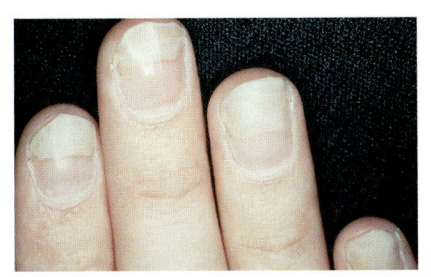

Plate36　遠位性爪剝離症/バセドウ病
（Chapter4,7,15,16,18,24,40,85,95,96,103,104,105,106,109,123,137,138）

糖尿病

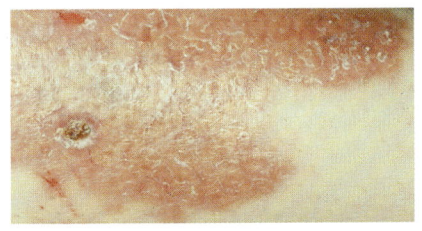

Plate37　糖尿病性リポイド類壊死
（Chapter1,7,10,44,48,55,57,61,62,66,95,97,98,99,100,119）

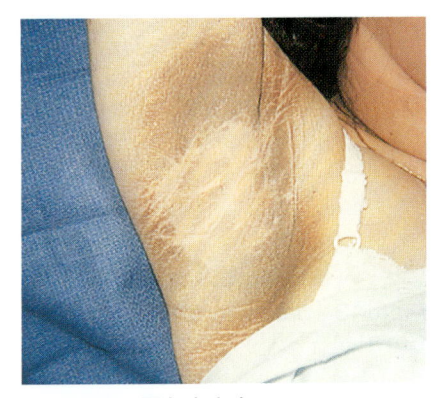

Plate38　黒色表皮症
（Chapter1,4,5,7,10,44,48,54,55,57,61,62,66,68,69,94,95,97,99,100,113,118,120）

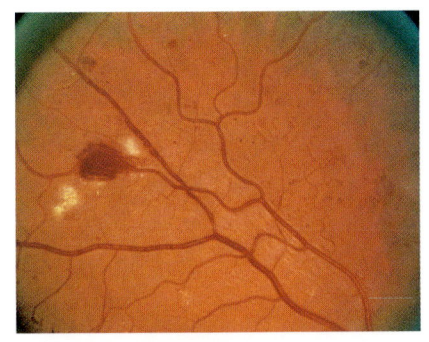

Plate39　綿花状滲出物と点状出血/非増殖性糖尿病性網膜症
（Chapter1,4,7,10,44,48,55,57,58,59,61,62,66,67,94,95,97,98,99,100,105,124,127）

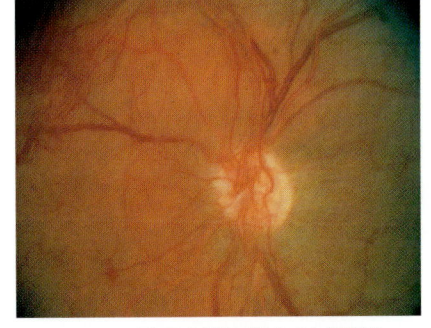

Plate40　糖尿病性網膜症/血管新生
（Chapter1,7,10,44,48,55,57,58,61,62,66,67,95,97,99,100,126,127）

Color Plates

心・血管系
心内膜炎

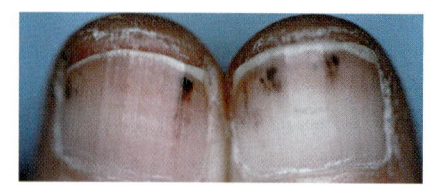

Plate41　線状出血
(Chapter1,3,4,7,20,24,32,34,38,41,52,56,85,101,117)

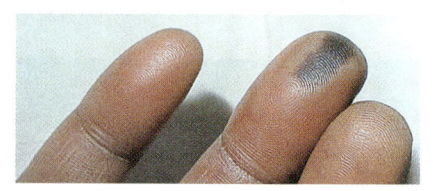

Plate42　Osler結節
(Chapter1,3,4,7,20,24,32,34,38,41,52,56,85,101,117)

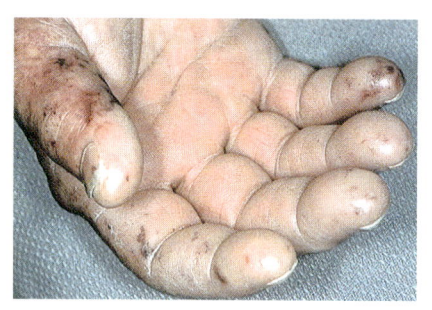

Plate43　Janeway病変
(Chapter1,3,4,7,20,24,32,34,38,41,52,56,85,101,117)

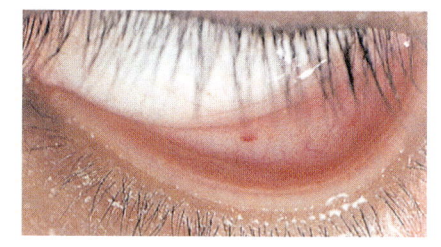

Plate44　結膜点状出血
(Chapter1,3,4,7,20,24,32,34,38,41,52,56,85,101,117)

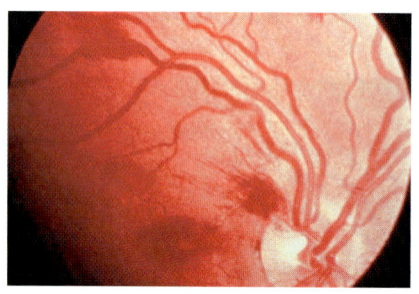

Plate45　Roth斑
(Chapter1,3,4,7,20,24,32,34,38,41,52,56,85,101,117,127)

高脂血症

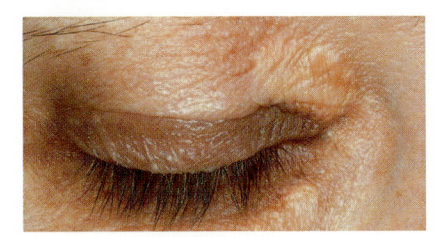

Plate46　眼瞼黄色板症（Chapter5,50）

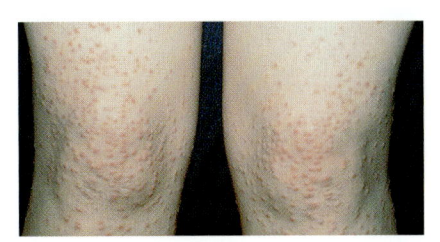

Plate47　発疹性黄色腫（Chapter111）

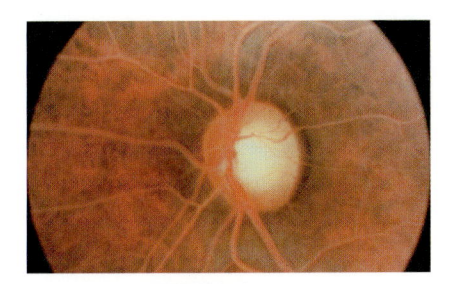

Plate48　網膜脂血症（Chapter127）

血管性疾患

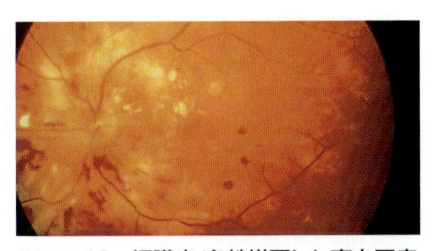

Plate49　網膜症/急性増悪した高血圧症
（Chapter9,24,57,58,87,98,105,119,126,127,132）

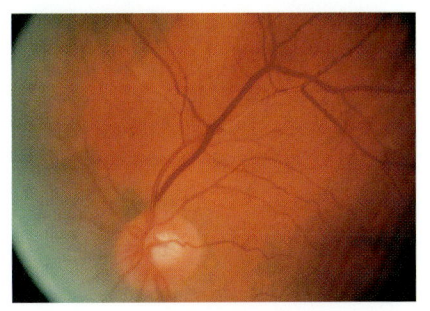

Plate50　一過性黒内障/網膜動脈塞栓症
（Chapter18,87,92,98,101,104,105,126,127）

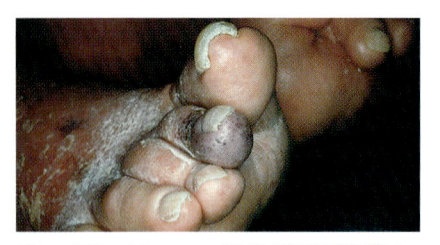

Color Plates

Plate51　blue toe（青色足趾症候群）/
動脈塞栓症
（Chapter5,13,26,27,41,42,54,56,62,75,117,119）

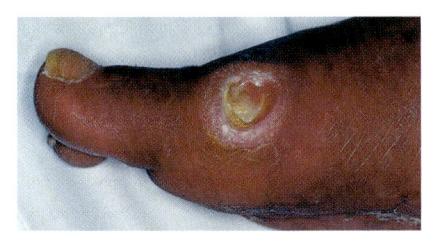

Plate52　動脈性潰瘍
（Chapter27,119）

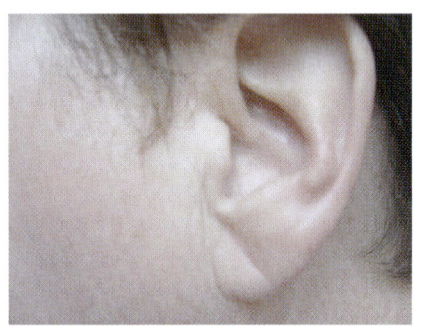

Plate53　対角線状耳朶皺襞
（Chapter14,42）

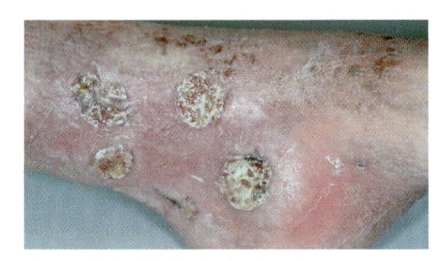

Plate54　静脈うっ滞/潰瘍
（Chapter25,26,114,119）

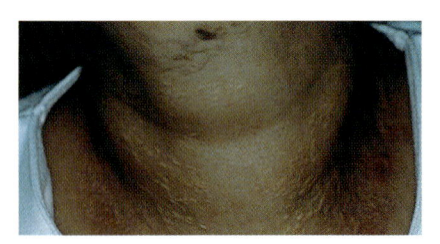

Plate55　鳥肌様/弾性線維性仮性黄色腫

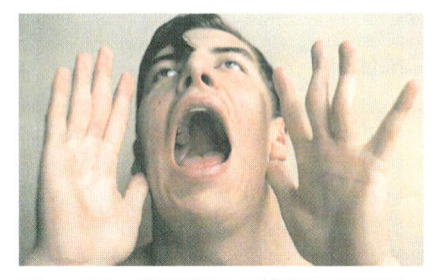

Plate56　高口蓋/クモ状指症/過伸展
関節/Marfan症候群
（Chapter14,89）

Color Plates

肺・胸部
サルコイドーシス

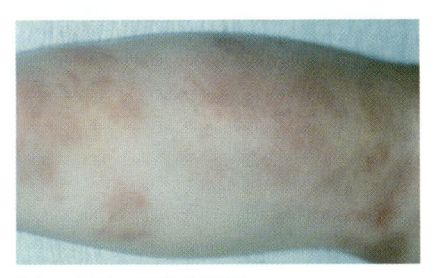

Plate57　結節性紅斑
（Chapter6,17,36,42,43,44,47,52,54,59,79,80,82,94,100,111, 131,137）

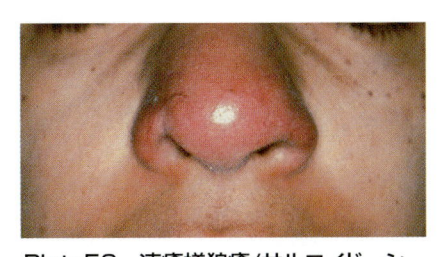

Plate58　凍瘡様狼瘡/サルコイドーシス
（Chapter6,17,36,47,52,59,79,80,82,100,111,131,137）

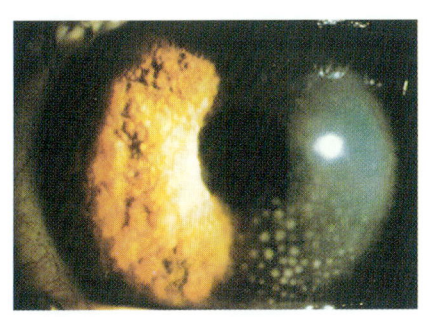

Plate59　豚脂様角膜後面沈着物と虹彩結節/前部ぶどう膜炎
（Chapter6,17,36,47,52,59,79,80,94,100,131）

結核

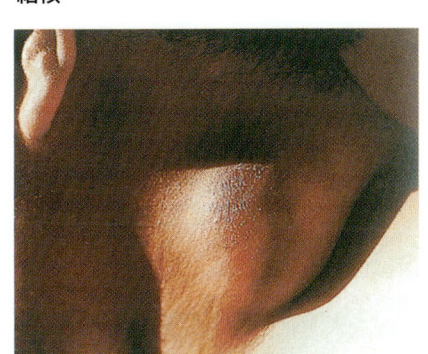

Plate60　結核性リンパ節炎
（Chapter1,3,4,28,29,32,33,34,46,75,79,85）

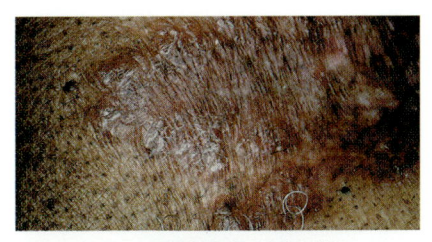

Plate61　尋常性狼瘡/皮膚結核
（Chapter1,3,5,28,29,32,33,34,46,75,79,85,111）

445

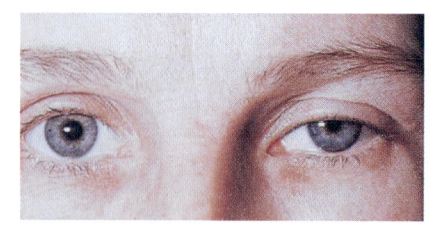

Color Plates

縦隔腫瘍

Plate62　Horner症候群
(Chapter1,3,4,14,29,34,37,49,73,87,100,101,124,125)

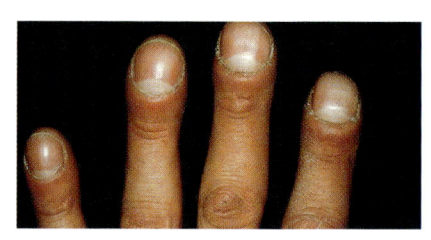

Plate63　ばち指
(Chapter1,3,4,21,29,31,33,34,36,37,44,49,85,100,120)

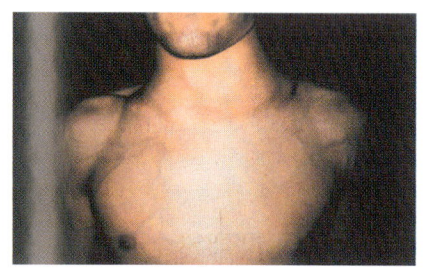

Plate64　上大静脈症候群(SVC症候群)
(Chapter1,3,4,19,29,34,37,49,120)

腹部

肝硬変

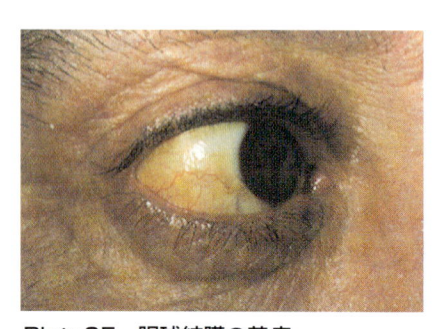

Plate65　眼球結膜の黄疸
(Chapter5,12,25,40,41,42,44,46,47,48,50,51,52,54,85,96,105,107,109)

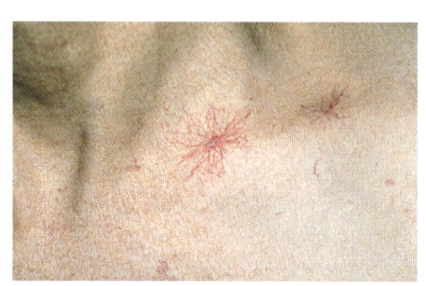

Plate66　くも状血管腫
(Chapter12,22,25,40,46,50,51,52,54,85,96,105,107,109,116)

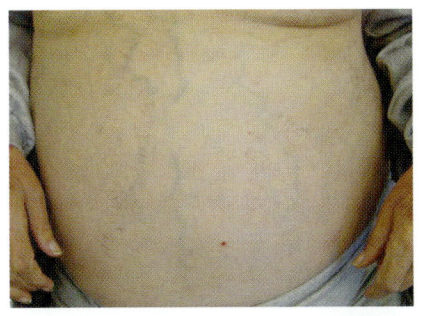

Color Plates

Plate67　大量腹水/拡張した腹壁静脈/門脈圧亢進症
(Chapter12,25,40,46,50,51,52,54,85,96,105,109,117)

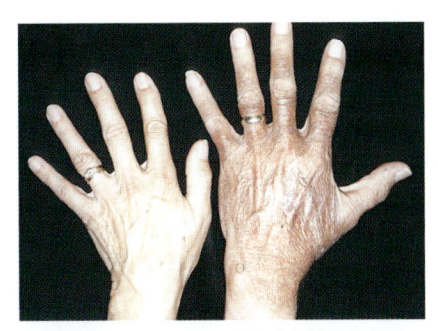

Plate68　金属性灰白色(青銅色)皮膚色素沈着/ヘモクロマトーシス
(Chapter50,51,82,113)

Plate69　手掌黄色腫/原発性胆汁性肝硬変
(Chapter50,51,107,113)

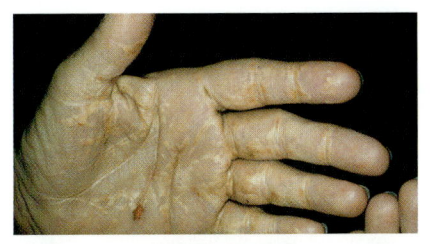

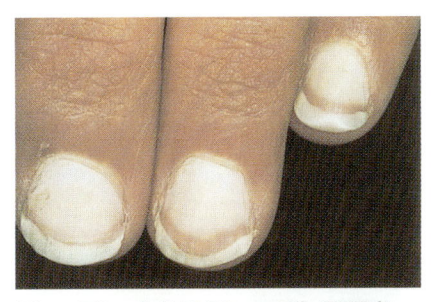

Plate70　白色爪(Terry爪)/肝硬変
(Chapter12,25,40,46,50,51,54,85,105)
(訳注：Terry nailsは爪半月の消失と末梢側のピンク色の細い横帯を伴う白色爪)

消化管癌

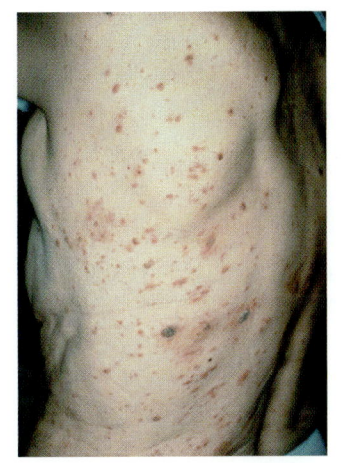

Plate71　炎症性脂漏性角化症(Leser-Trelat徴候)/胃癌
(Chapter7,42,46,47,49,54,107,111,120)

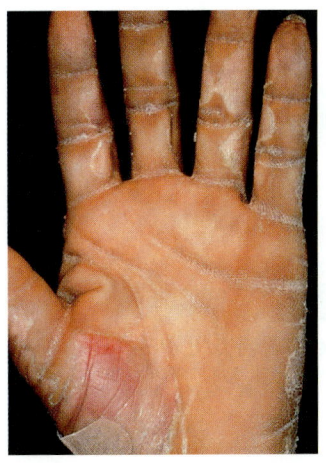

Plate72　掌蹠角化症/食道癌
(Chapter7,34,47,49,54,120)

447

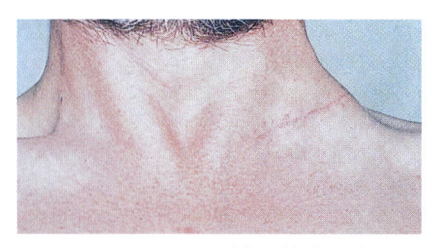

Color Plates

Plate73　Virchow結節（左鎖骨上窩リンパ節）
（Chapter1,6,7,34,40,42,46,47,49,51,53,54,65,104,120,137）

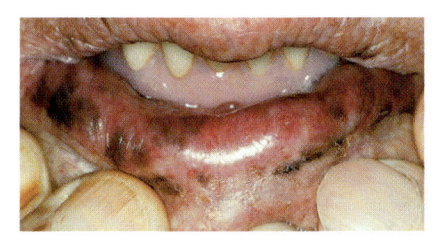

Plate74　口腔内色素沈着症/Peutz-Jeghers症候群
（Chapter7,54,85,120）

栄養・代謝性障害

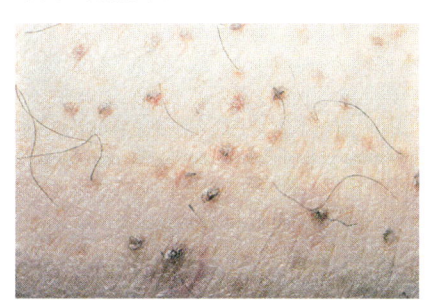

Plate75　毛包周囲出血/らせん状体毛/壊血病（Chapter85,117）

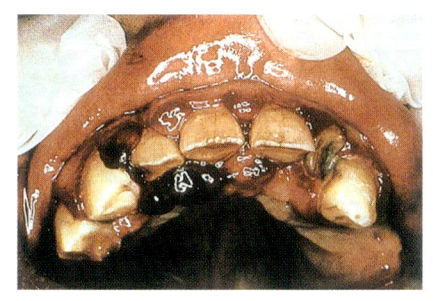

Plate76　浮腫性歯肉出血/壊血病
（Chapter7,85,117,134）

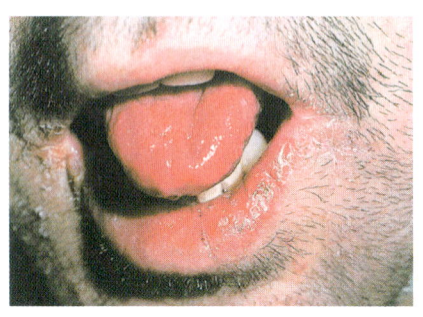

Plate77　舌炎/ビタミンB_{12}欠乏症
（Chapter5,7,10,16,24,61,92,97,98,99,105,113,134）

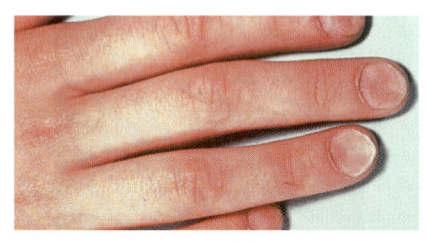

Plate78　さじ状爪/鉄欠乏症
（Chapter1,10,12,16,24,49,54,85,86,89,134）

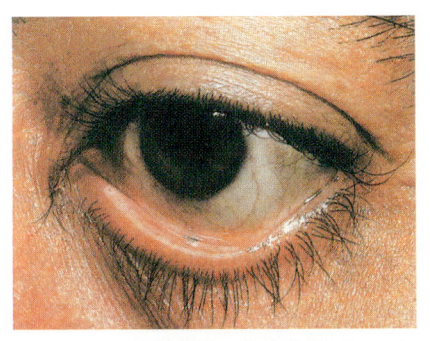

Color Plates

Plate79　強膜を除く色素沈着/カロチン血症（Chapter5,12,50）

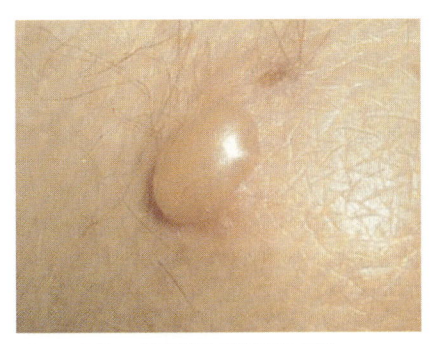

Plate80　疱疹状皮膚炎/スプルー（Chapter7,25,44,46,112）

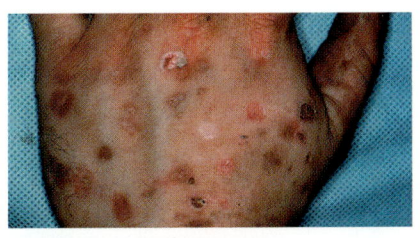

Plate81　晩発性皮膚ポルフィリン症（Chapter42,97,99,110,112,113,118）

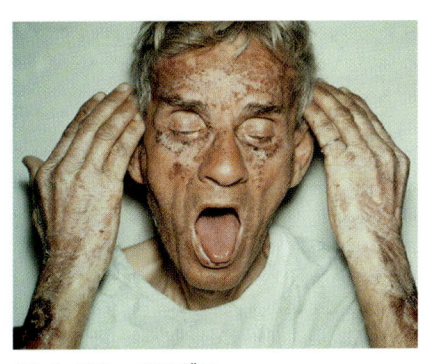

Plate82　ペラグラ（Chapter44,99,110,113,134）

生殖器

梅毒

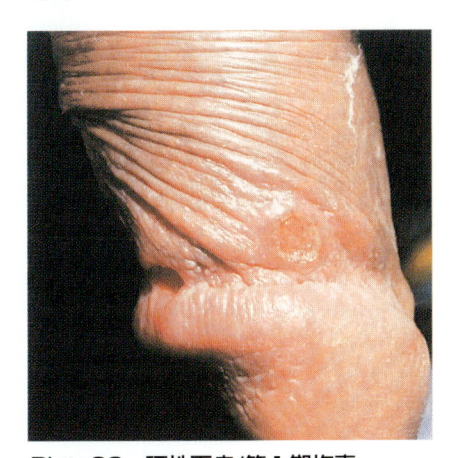

Plate83　硬性下疳/第1期梅毒（Chapter63,71,94,99,108,119,134）

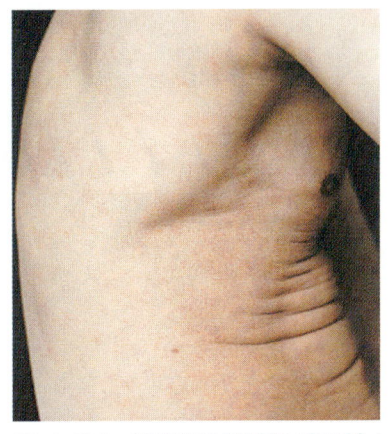

Plate84　斑状皮疹（梅毒性バラ疹）/第2期梅毒（Chapter3,6,74,108,114,118）

449

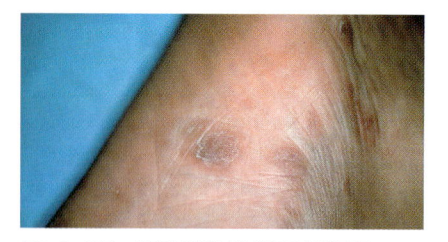

Plate85　梅毒性乾癬/第2期梅毒
（Chapter3,5,6,74,108,118,134）

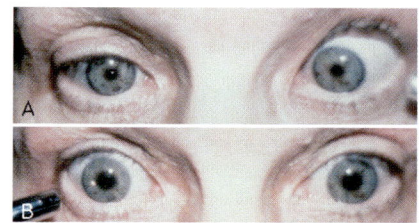

Plate86　Argyll-Robertson瞳孔/神経梅毒/A：輻輳反射保持, B：対光反射消失
（Chapter45,61,92,93,94,97,99,125）

淋菌・クラミジア

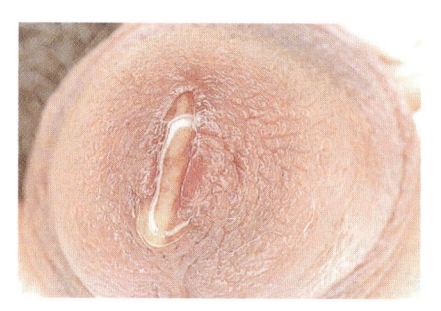

Plate87　淋菌性尿道炎
（Chapter55,60,64,67,79,81,82）

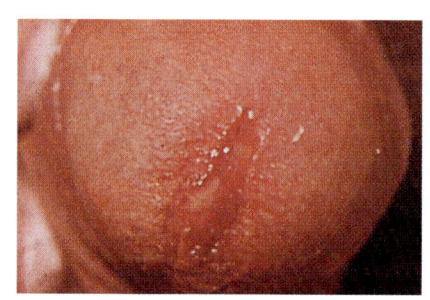

Plate88　クラミジア尿道炎
（Chapter60,64,67）

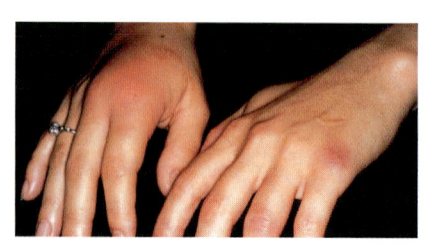

Plate89　淋菌性腱滑膜炎
（Chapter67,70,74,77,79,80,81,82,83,117）

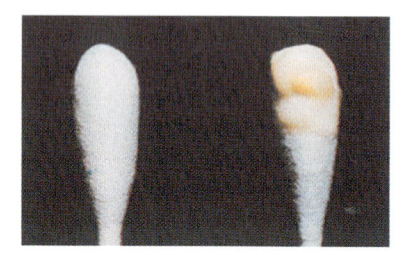

Plate90　粘液膿性子宮頸管炎
（Chapter41,53,59,60,64,67,70,79,81,82,112）

Color Plates

単純ヘルペス

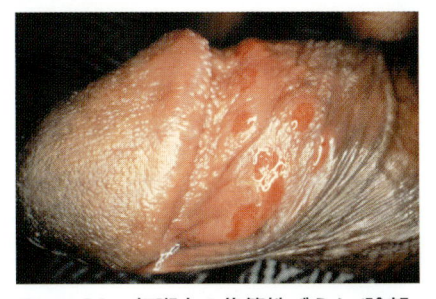

Plate91　紅斑上の集簇性びらん/陰部単純ヘルペス（Chapter55,60,64,70,71,112）

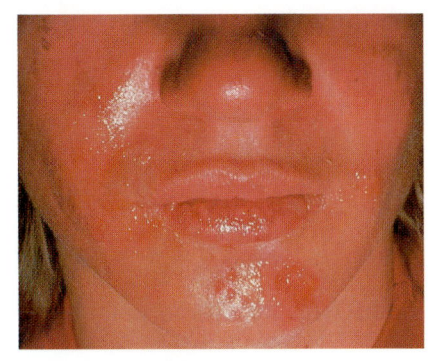

Plate92　口唇単純ヘルペス
（Chapter49,87,91,102,112,133,134）

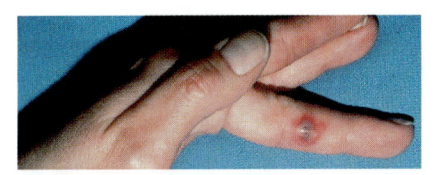

Plate93　疱疹性瘭疽/単純ヘルペス
（Chapter112）

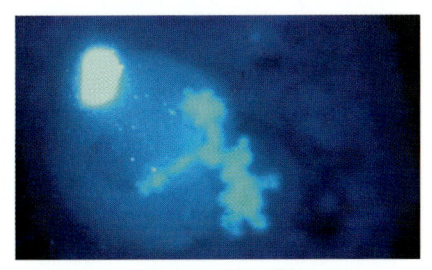

Plate94　角膜樹枝状病変/単純ヘルペス角膜炎（Chapter87,91,102,121,122）

カンジダ

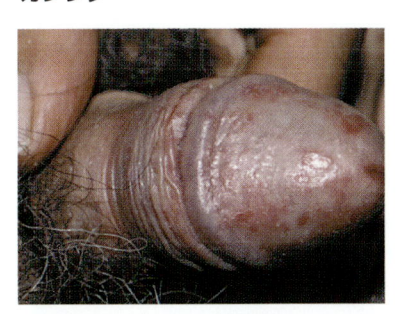

Plate95　カンジダ亀頭炎
（Chapter71,112）

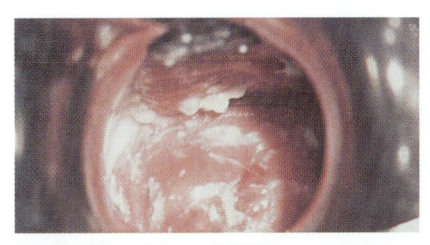

Plate96　腟カンジダ症
（Chapter3,60,64,70）

451

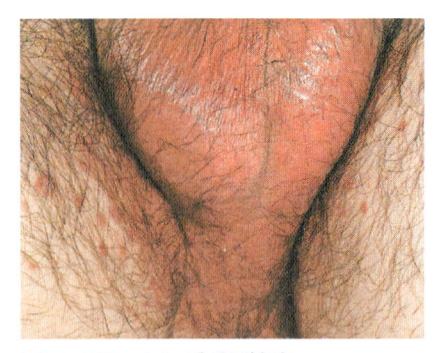

Plate97　カンジダ間擦疹
（Chapter55,71）

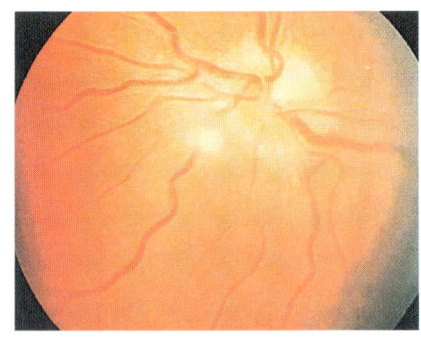

Plate98　カンジダ眼内炎
（Chapter122,127）

筋骨格・四肢
全身性エリテマトーデス（SLE）

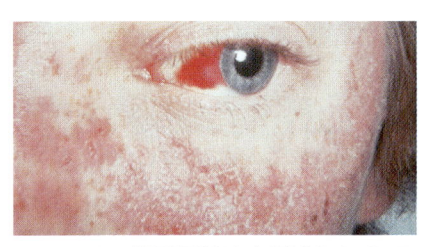

Plate99　蝶形紅斑/血小板減少症/SLE
（Chapter3,24,32,57,58,69,79,80,82,84,96,105,108,110,112,116,117,118,119,122）

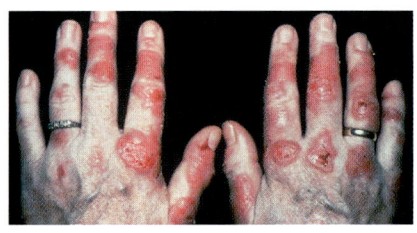

Plate100　SLE（手）
（Chapter3,5,24,32,57,58,77,79,80,82,84,96,116,118,119）

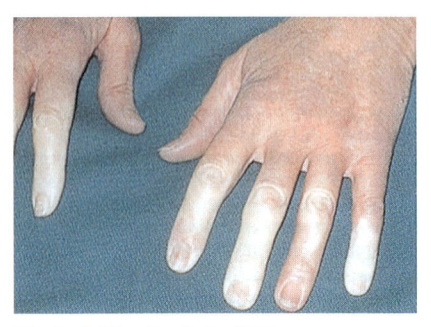

Plate101　レイノー現象
（Chapter3,13,24,31,32,57,58,77,79,80,82,84,85,96,105,108,116,118,119）

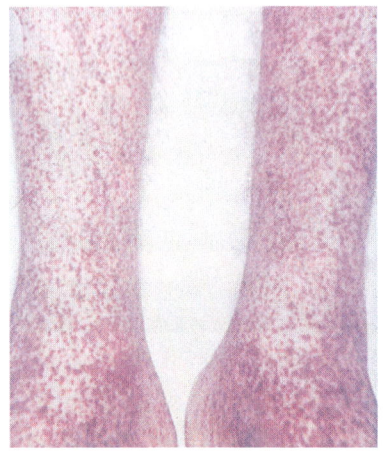

Plate102　特発性血小板減少性紫斑病　（Chapter3,79,80,84,117,132）

Color Plates

関節リウマチ

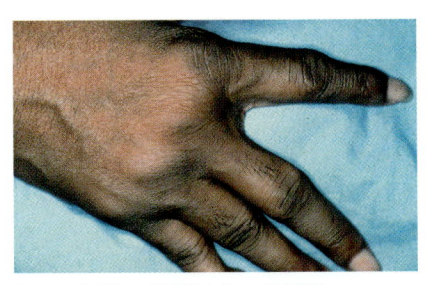

Plate 103　関節リウマチ(手)
(Chapter 6,12,36,52,72,77,78,79,80,81,82,85,86,100)

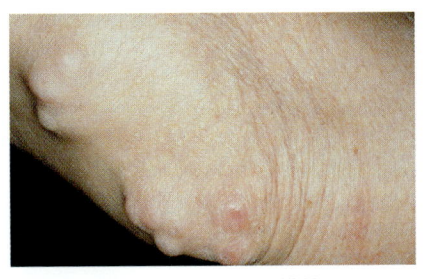

Plate 104　リウマトイド結節
(Chapter 6,12,36,52,72,77,78,79,80,81,82,86,100,111)

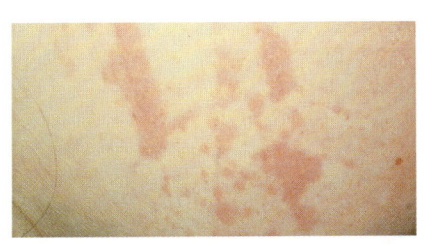

Plate 105　一過性発疹（サーモンピンク様皮疹）/成人 Still 病
(Chapter 6,36,52,79,80,82,108)

皮膚筋炎

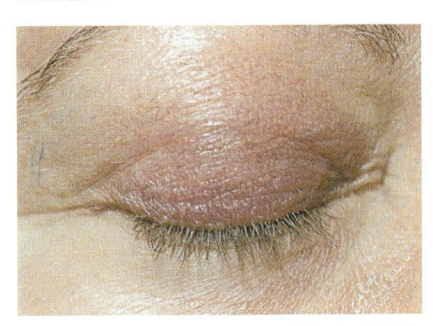

Plate 106　ヘリオトロープ疹/皮膚筋炎
(Chapter 5,79,80,95,116,120)

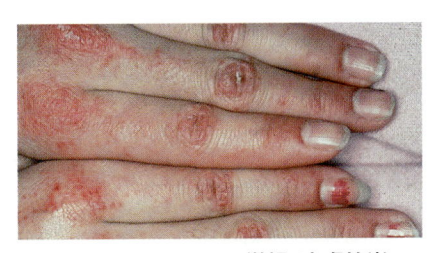

Plate 107　Gottron 徴候/皮膚筋炎
(Chapter 77,79,80,95,116,120)

453

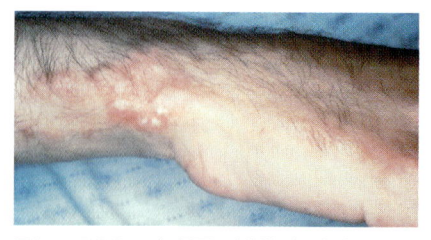

Color Plates

Plate108 皮膚石灰沈着症/皮膚筋炎
(Chapter77,79,80,95,111,116,120)

強皮症

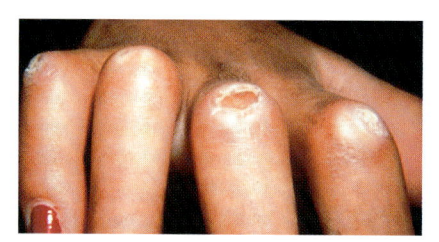

Plate109 強皮症(手)
(Chapter36,45,49,77,79,80,84,119)

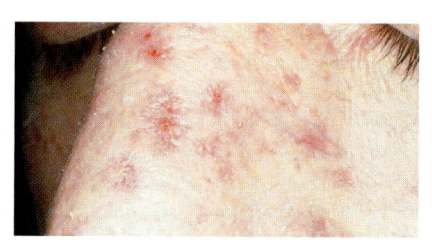

Plate110 斑状に多発する毛細血管拡張/CREST症候群
(Chapter36,45,49,79,80,84,116)

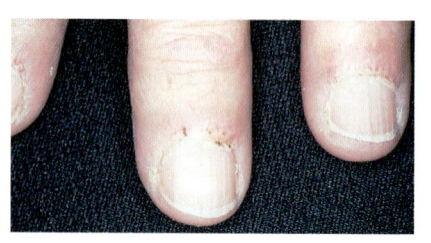

Plate111 爪郭毛細血管変性
(Chapter36,45,49,77,79,84,85,116)

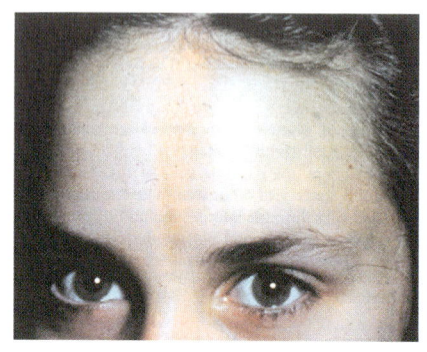

Plate112 サーベル状切痕(剣創状強皮症)/線状強皮症(限局性強皮症)
(Chapter79,80,84,118)

痛風

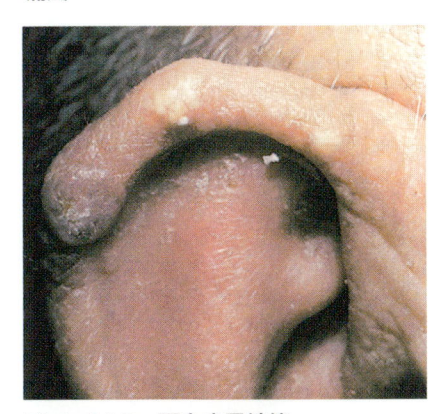

Plate113　耳介痛風結節
（Chapter5,74,78,79,80,82,83,111）

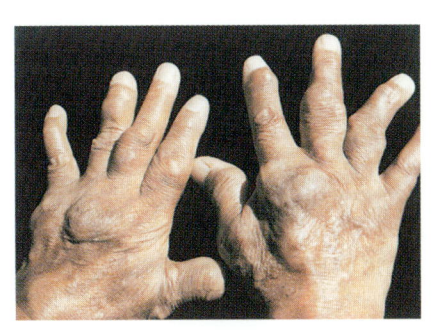

Plate114　痛風性関節炎
（Chapter74,77,78,79,80,82,83）

乾癬性関節炎

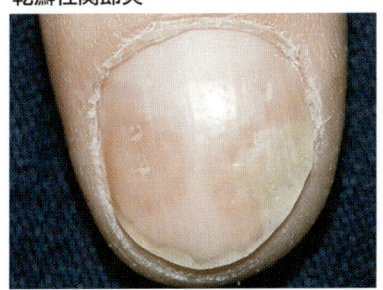

Plate115　点状陥凹/oil spots/爪剥離症/乾癬爪
（Chapter77,79,80,82,85,114,130）

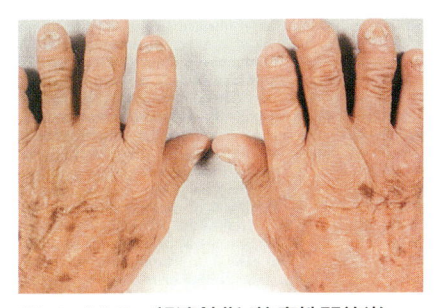

Plate116　望遠鏡指/乾癬性関節炎
（Chapter77,79,80,82）

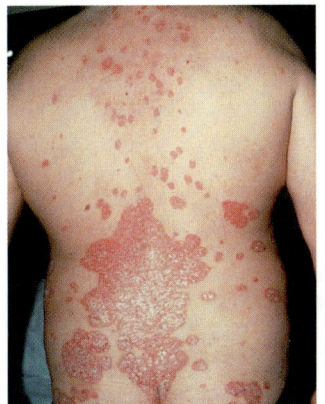

Plate117　銀白色の鱗屑を伴う紅斑性局面
（Chapter5,55,77,79,80,82,114,130）

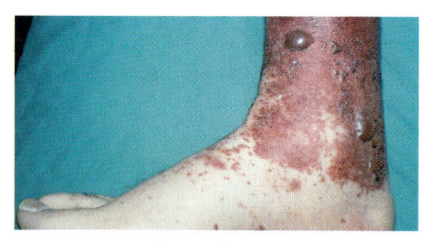

Color Plates

血管炎

Plate118　触知可能な紫斑/白血球破砕性血管炎（Chapter3,58,79,80,99,105,115,117,119）

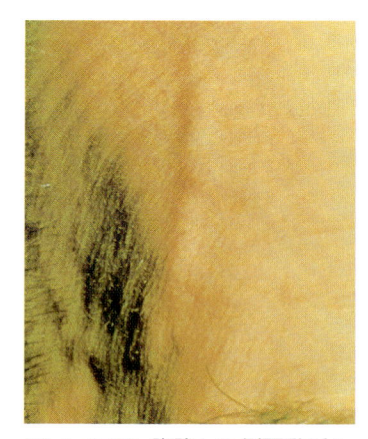

Plate119　膨隆した側頭動脈/巨細胞性動脈炎
（Chapter3,76,83,84,87,121,126,135）

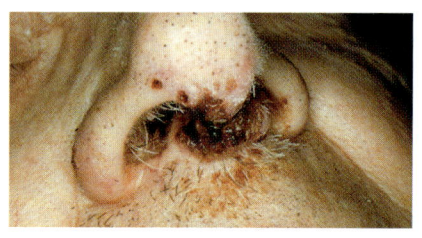

Plate120　鼻潰瘍/Wegener肉芽腫症
（Chapter3,33,56,131,132）

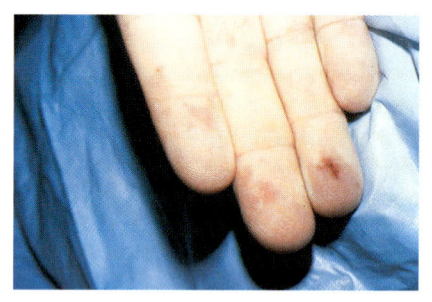

Plate121　結節性多発動脈炎
（Chapter3,56,58,80,97,99）

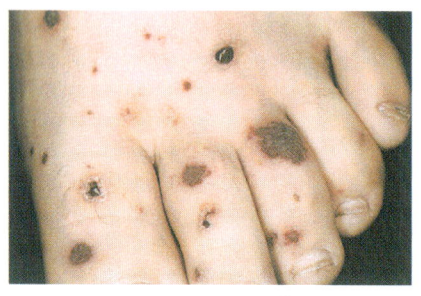

Plate122　Henoch-Schönlein紫斑病（Chapter3,56,58,79,117）

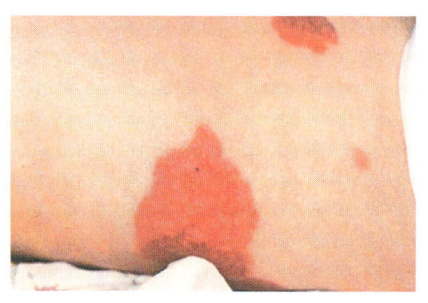

Plate123　網状紫斑/IgA血管炎
（Chapter3,58,79,110,117）

Color Plates

神経・精神
頭蓋内圧上昇

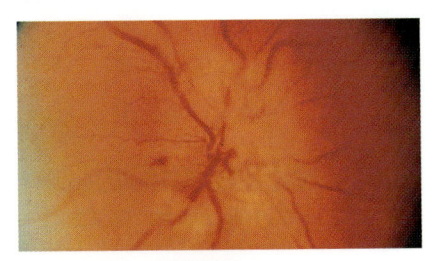

Plate124　乳頭浮腫
（Chapter4,9,17,35,48,87,90,92,94,105,125,127）

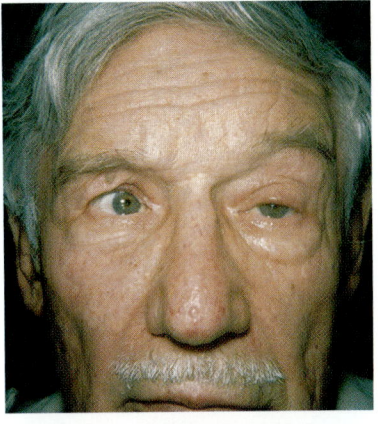

Plate125　海綿静脈洞血栓症
（Chapter17,35,87,90,94,121,123,125,135）

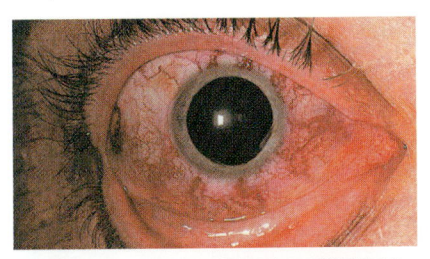

Plate126　らせん状静脈/頸動脈海綿静脈洞瘻（Chapter87,94,123,127,135）

多発性硬化症

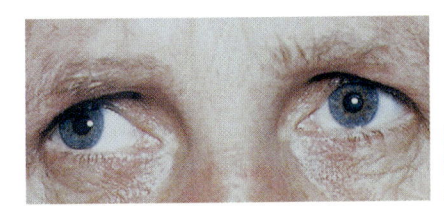

Plate127　核間性眼筋麻痺/多発性硬化症/側方注視（Chapter34,39,45,61,88,93,94,95,96,97,98,100,121,125,129）

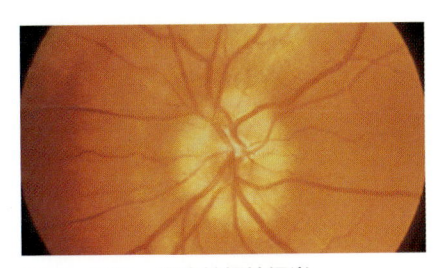

Plate128　炎症性視神経炎
（Chapter34,61,88,93,94,95,96,97,98,100,121,125,126,127,129）

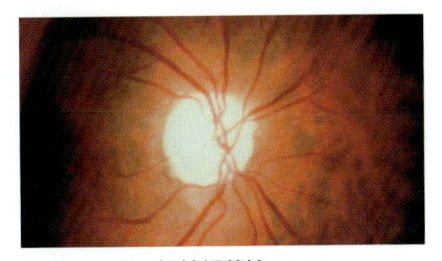

Plate129　視神経萎縮
（Chapter34,45,61,88,93,94,95,96,97,98,100,121,125,126,127,129）

457

Color Plates

重金属中毒

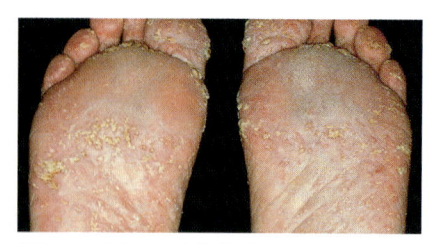

Plate130　ヒ素角化症
（Chapter71,97,98,99）

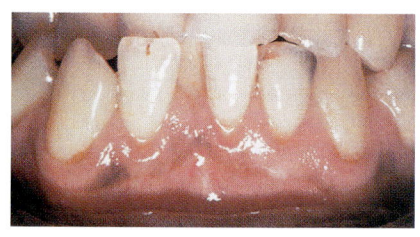

Plate131　鉛中毒/Burton線（歯肉の青い線）（Chapter12,42,92,94,98,99,105,113,134）

頭部外傷

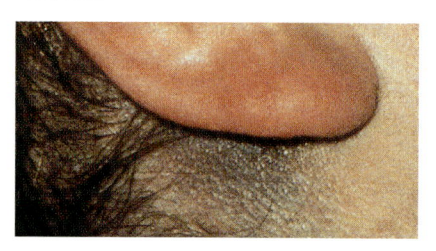

Plate132　Battle徴候（頭蓋底骨折時の耳介後部斑状出血）
（Chapter35,59,87,90,92,105,121,130,131）

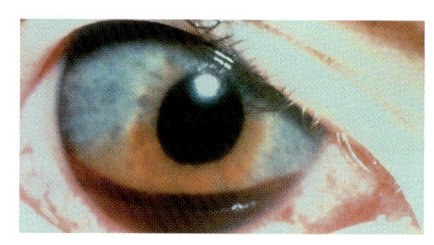

Plate133　前房出血
（Chapter35,59,121,122,125,126,135）

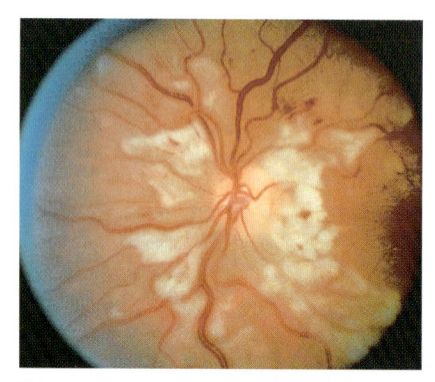

Plate134　Purtscher網膜症
（Chapter35,59,90,92,105,126,127,135）

Color Plates

皮膚
皮膚癌

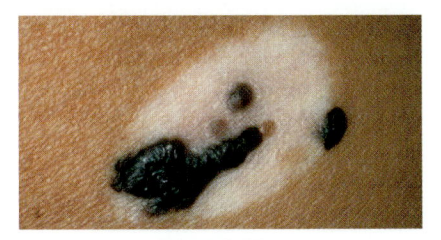

Plate 135　悪性黒色腫（Chapter111,113）

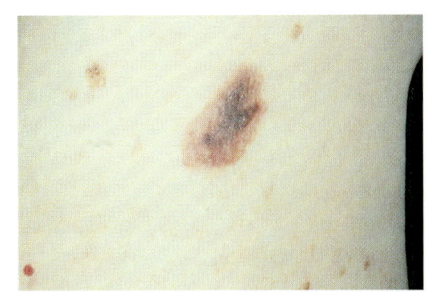

Plate 136　異形成（異型）母斑
（Chapter111,113）

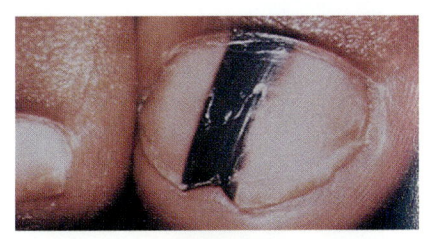

Plate 137　爪部悪性黒色腫（Chapter85,113）

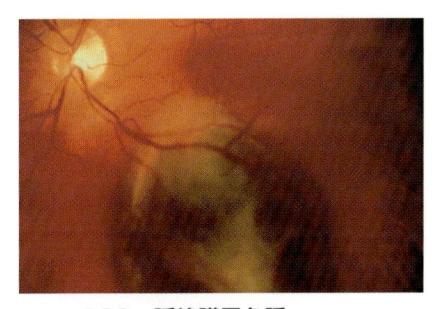

Plate 138　脈絡膜黒色腫
（Chapter113,126,127）

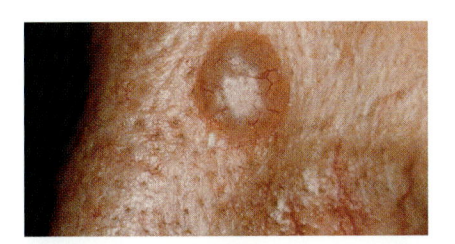

Plate 139　基底細胞癌（Chapter111）

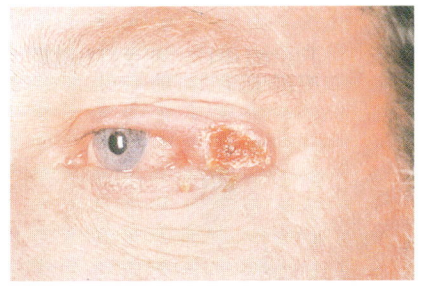

Plate 140　扁平上皮癌（Chapter111,119）

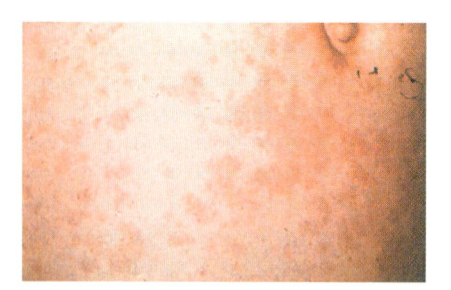

Color Plates

発疹

Plate 141　麻疹 （Chapter 108, 122）

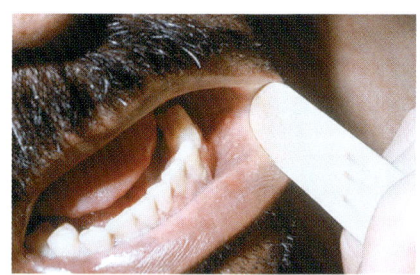

Plate 142　コプリック斑/麻疹 （Chapter 108, 134）

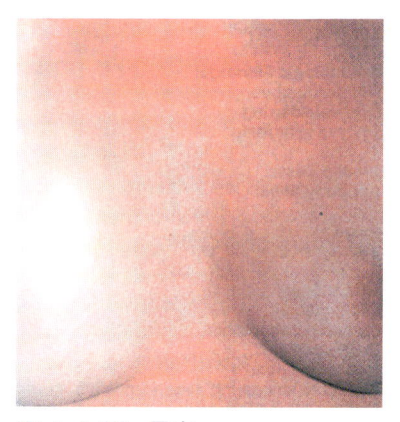

Plate 143　風疹 （Chapter 80, 108）

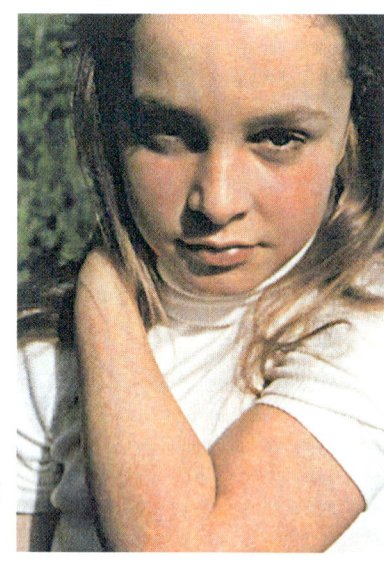

Plate 144　"平手打ち様頬"/網状紅斑/伝染性紅斑（パルボウイルス）（Chapter 80, 108）

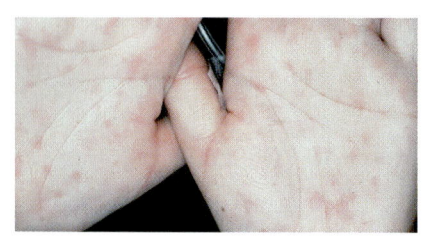

Plate 145　ロッキー山紅斑熱 （Chapter 3, 108, 117）

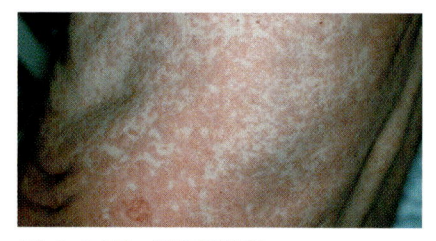

Plate 146　麻疹型薬疹 （Chapter 3, 57, 58, 87, 107, 108）

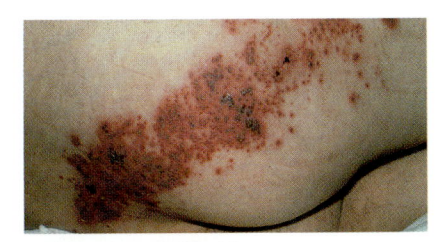

Plate147　帯状疱疹
(Chapter14,36,42,62,108,112)

紅斑

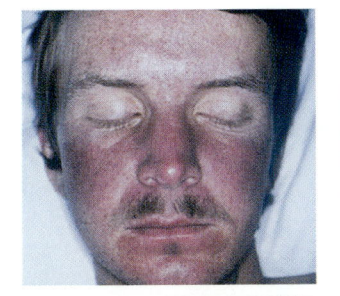

Plate148　カルチノイド潮紅
(Chapter4,32,44,107,109,116,120)

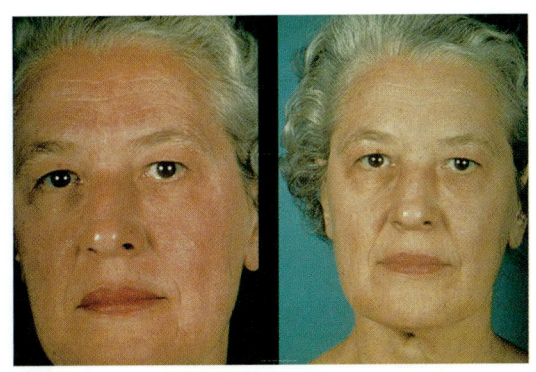

Plate149　顔面潮紅/多血症/瀉血の前と後
(Chapter46,52,107,109,119)

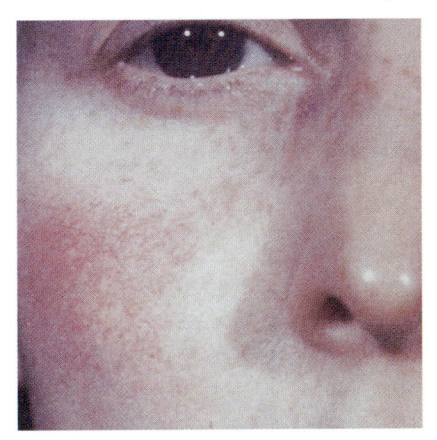

Plate150　頬部紫色潮紅/僧帽弁狭窄症
(Chapter13,16,21,23,24,31,33,49,109)

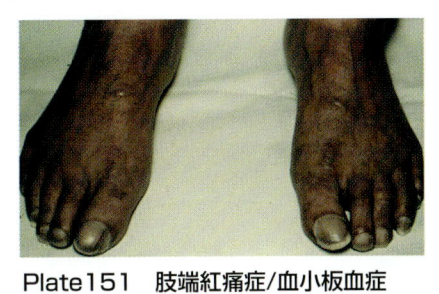

Plate151　肢端紅痛症/血小板血症
(Chapter13,27,46,66,109,119)

Color Plates

パターン状紅斑

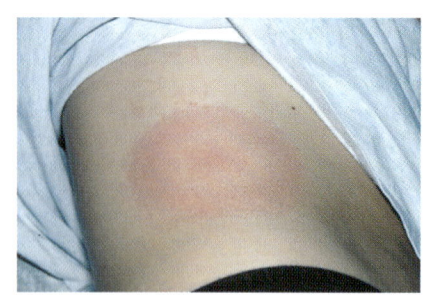

Plate152　標的病変/遊走性紅斑/ライム病 (Chapter3,17,79,80,81,82,100,110)

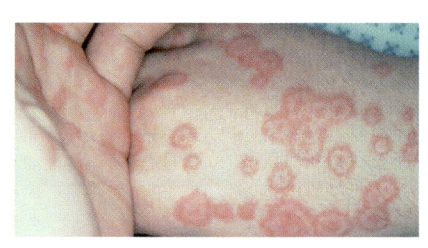

Plate153　多型滲出性紅斑 (Chapter108,110,112,134)

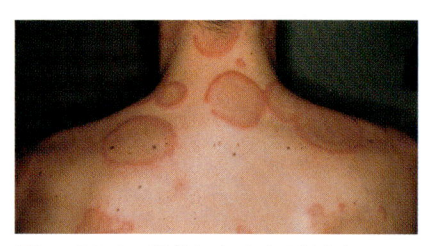

Plate154　環状じんま疹/血清病 (Chapter6,43,58,87,107,110,115)

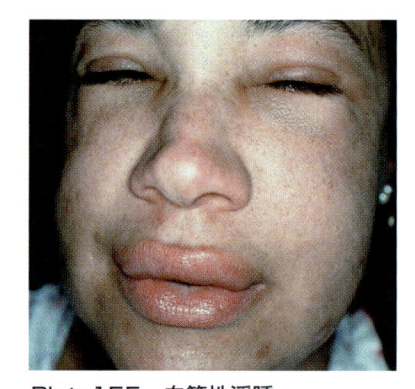

Plate155　血管性浮腫 (Chapter11,30,37,93,110,115,124,134,139)

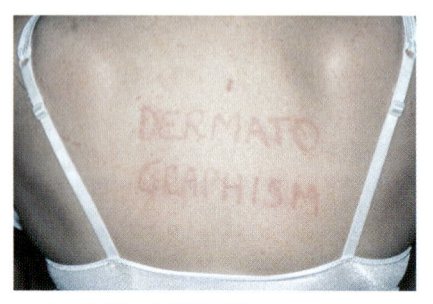

Plate156　皮膚描記症 (Chapter109,110,115)

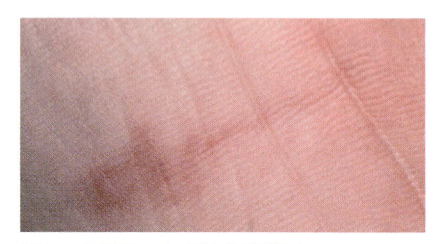

Plate157　皮膚幼虫移行症 (Chapter110)

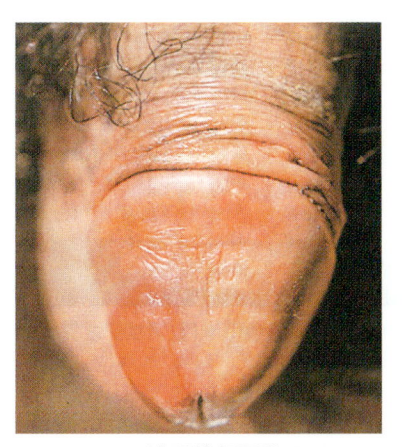

Color Plates

Plate158 連環状亀頭炎/Reiter症候群 （Chapter60,64,71,79,80,110）

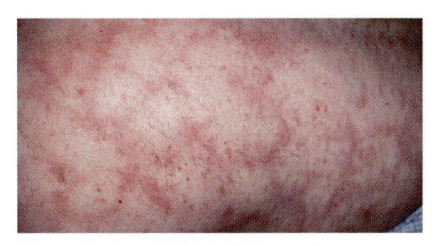

Plate159 網状皮斑/ループス （Chapter3,6,57,79,80,82,108,110）

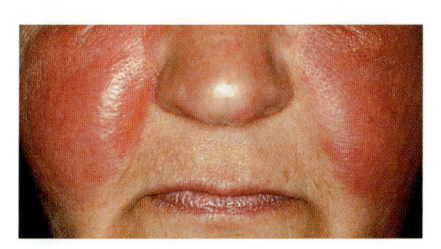

Plate160 丹毒(顔面)（Chapter57,58,110,119）

白血病・骨髄腫・アミロイドーシス

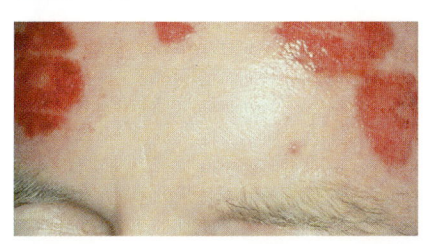

Plate161 Sweet症候群/急性骨髄性白血病 （Chapter1,3,51,110,111,119,120）

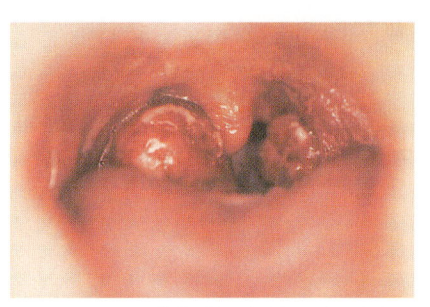

Plate162 扁桃腫大/急性骨髄性白血病 （Chapter1,3,51,119,120,133,134）

463

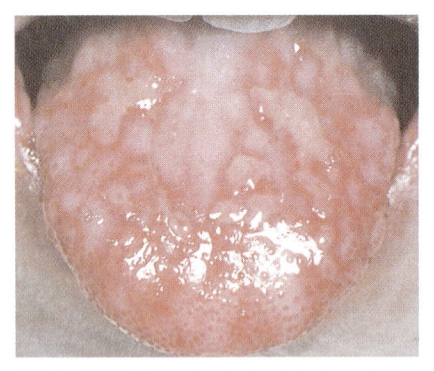

Color Plates

Plate 163　口腔粘膜炎/移植片対宿主病/骨髄移植（Chapter120,134）

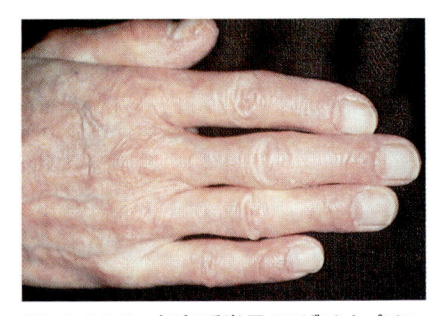

Plate 164　紅色爪半月/アザチオプリン
（Chapter13,51,85,120）

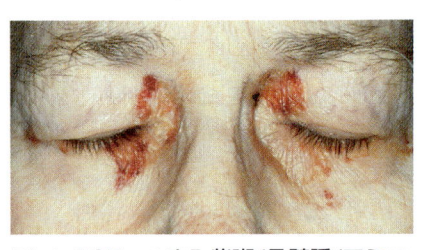

Plate 165　つまみ紫斑/骨髄腫/アミロイドーシス
（Chapter10,24,52,57,58,59,75,93,98,99,100,111,117,120,137）

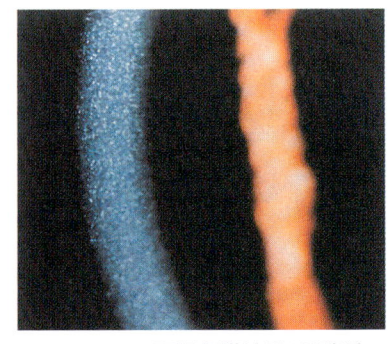

Plate 166　閃輝角膜結晶/骨髄腫
（Chapter24,51,57,59,75,120,137）

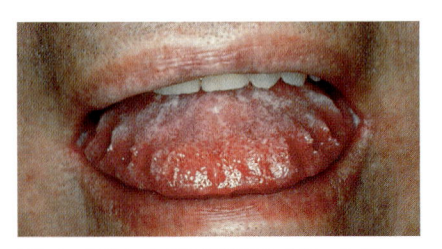

Plate 167　巨舌/アミロイドーシス
（Chapter10,24,52,57,58,59,93,98,99,100,120,134）

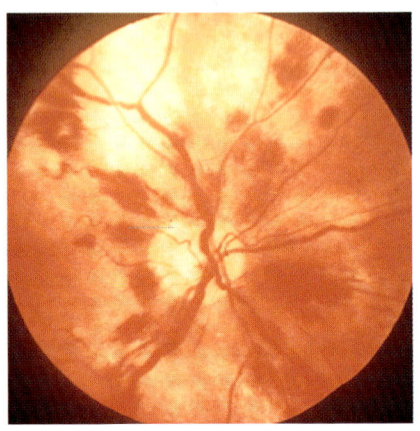

Plate 168　Waldenströmマクログロブリン血症（Chapter120,127）

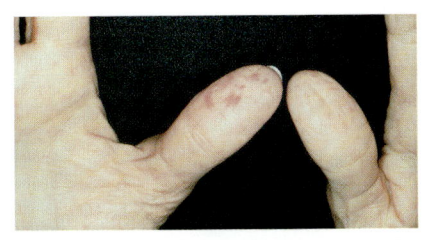

Plate169 先端チアノーゼ/クリオグロブリン血症
(Chapter51,52,58,84,85,115,117,119,120)

頭部・頸部

耳炎

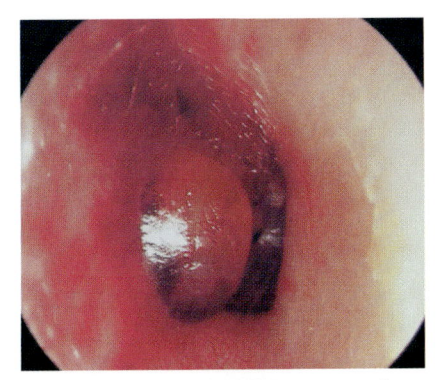

Plate170 水疱性鼓膜炎/マイコプラズマ (Chapter38,112,129,130)

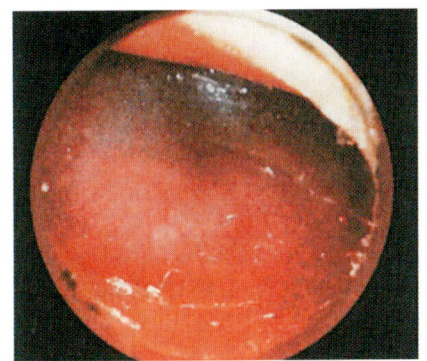

Plate171 中耳炎 (Chapter87,128,129,130)

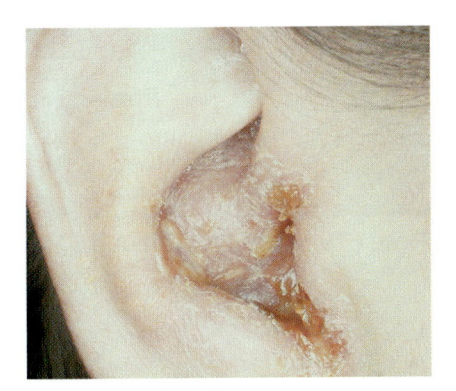

Plate172 外耳炎 (Chapter129,130)

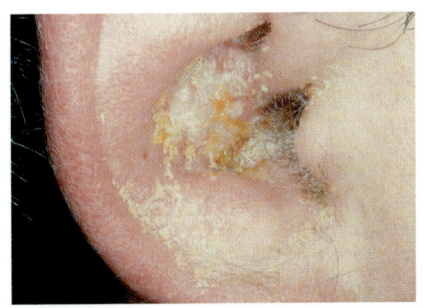

Plate173 耳性帯状疱疹/Ramsey Hunt症候群 (Chapter88,100,112,130)

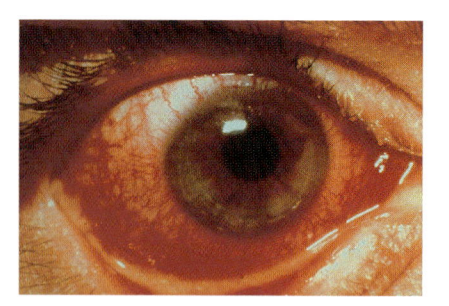

Color Plates

赤眼

Plate174　細菌性結膜炎（Chapter121,122）

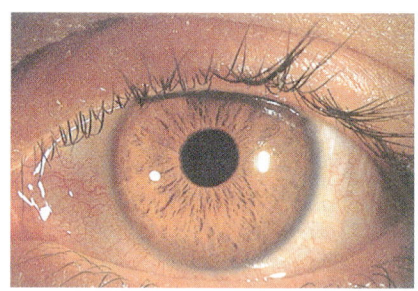

Plate175　ウイルス性結膜炎
（Chapter121,122）

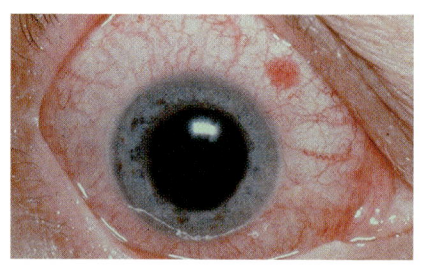

Plate176　アレルギー性結膜炎
（Chapter121,122）

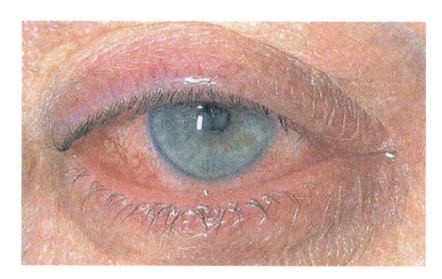

Plate177　前部ぶどう膜炎/毛様充血
（Chapter5,60,64,71,75,80,121,122,125,126）

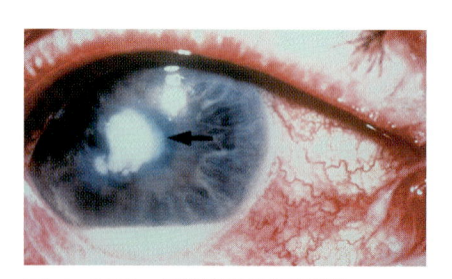

Plate178　角膜潰瘍/前房蓄膿
（Chapter121,122）

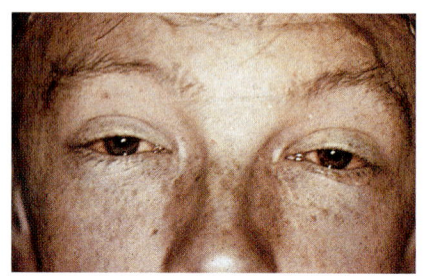

Plate179　結膜充血/レプトスピラ症
（Chapter50,87,122）

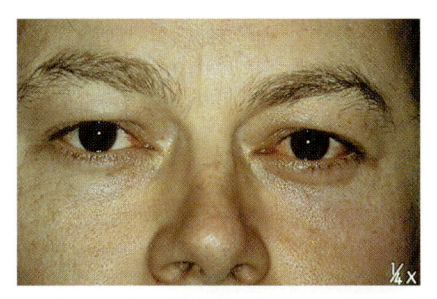

Color Plates

Plate180 眼窩周囲の浮腫/結膜炎/旋毛虫症（Chapter122）

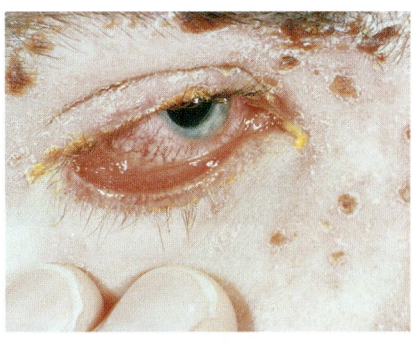

Plate181 眼部帯状疱疹
（Chapter69,121,122）

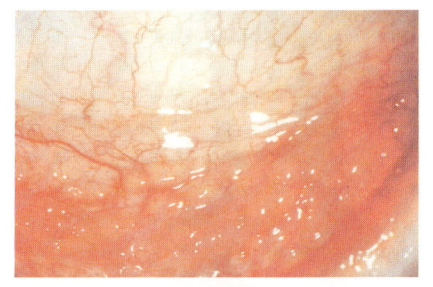

Plate182 濾胞性結膜炎/クラミジア
（Chapter122）

咽頭炎

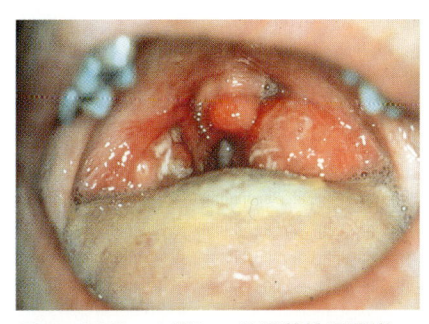

Plate183 A群レンサ球菌性咽頭炎
（Chapter58,72,79,80,133,136,137）

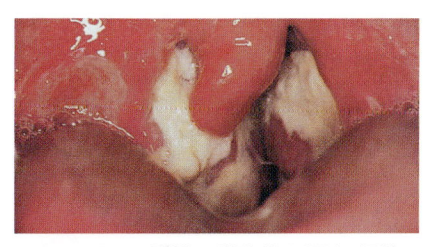

Plate184 扁桃の滲出物と肥大/伝染性単核（球）症
（Chapter1,6,52,72,106,108,133,136,137）

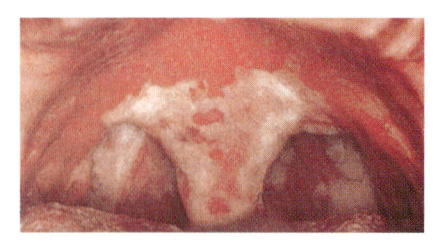

Color Plates

Plate 185　ジフテリア偽膜
(Chapter 5, 30, 133)

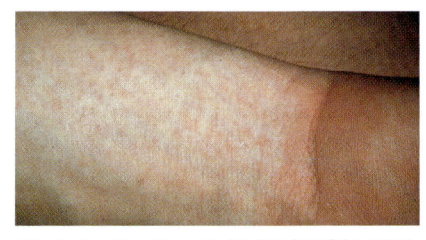

Plate 186　Pastia 線(皮膚の皺における紅斑の増強)/猩紅熱
(Chapter 108, 129, 133)

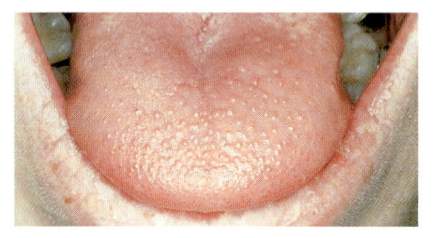

Plate 187　イチゴ舌/猩紅熱
(Chapter 108, 129, 133, 134)

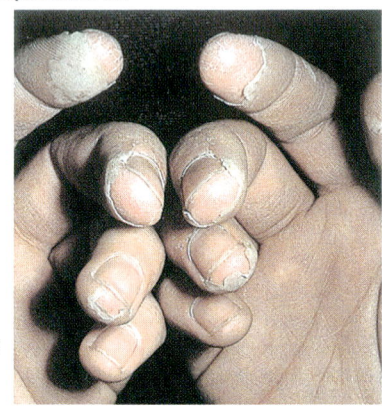

Plate 188　指先の落屑/猩紅熱
(Chapter 108, 129, 133)

網膜病変

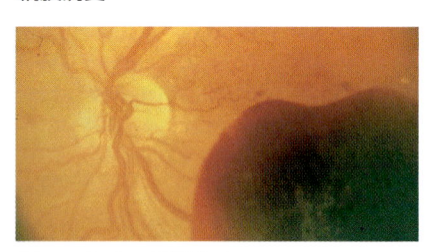

Plate 189　網膜出血 (Chapter 126, 127)

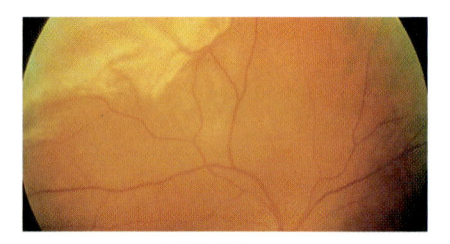

Plate 190　網膜剥離 (Chapter 126, 127)

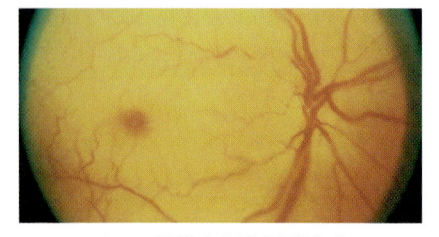

Plate 191　網膜中心動脈閉塞症
(Chapter 87, 126, 127)

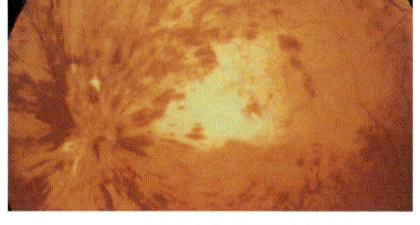

Plate 192　網膜中心静脈閉塞症
(Chapter 87, 126, 127)

(西澤宗子)

索引

あ

アイステスト ……………291
青色母斑 …………………349
　丘疹・結節 ……………349
青太り ………………39, 93
青緑色爪 …………………253
赤目 ………………………385
赤やせ ………………24, 93
アカラシア ………………146
　嚥下障害・胸やけ ……146
亜急性血液喪失 …………36
亜急性甲状腺炎………428, 430
　甲状腺結節 ……………430
　甲状腺の腫大 …………428
亜急性脊髄連合変性症 …293
　筋力低下 ………………293
アキレス腱炎 ……………230
　足首・足の痛み ………230
アキレス腱反射 ……30, 50
悪液質 ……………………22
悪性外耳炎 ………………407
　耳痛 ……………………407
悪性高熱 …………………12
悪性黒色腫 ……348, 358, 459
　丘疹・結節 ……………348
　――のABCDE基準
　　………………………356
悪性腫瘍 …4, 15, 23, 139, 336
　倦怠感 …………………4
　瘙痒症 …………………336
　体重減少 ………………23
悪性腫瘍のリンパ節転移 …185
　発汗・盗汗 ……………15
悪性沈着物 ………………160
　腹部・骨盤腫瘤 ………160
悪性貧血 ……………16, 31
握雪感 ……………………222
悪夢 ………………………334
　睡眠障害 ………………334
アザチオプリン …………464

朝のこわばり ……………237
　多発性関節炎 …………237
足関節/上腕血圧比 ………83
足関節損傷の解剖 ………230
足関節捻挫 ………………229
足首・足の痛み …………229
アスベスト …………98, 105
アスペルギルス症 ………89
アスペルギローマ ………98
　喀血 ……………………98
アセトアルデヒド ………341
圧じんま疹 ………………364
圧迫骨折 …………………220
　腰痛 ……………………220
圧迫性視神経症 …………398
　視力障害 ………………398
アテトーゼ ………………295
アデノウイルス …………414
　咽頭痛 …………………414
アテローム硬化性閉塞 …81
　跛行 ……………………81
アテローム性動脈硬化 …124
アトピー ……………87, 90
アトピー性皮膚炎……335, 360
アナフィラキシー ………34
アフタ性潰瘍 ……………416
　口腔潰瘍形成 …………416
アポクリン汗腺 …………13
網状皮膚病変 ……………346
アミロイドーシス　…31, 74,
　153, 171, 304, 310, 349,
　371, 381, 419, 464
肝腫大 ……………………153
　丘疹・結節 ……………349
巨大舌 ……………………419
紫斑 ………………………371
腫瘍随伴病変 ……………381
心拡大・うっ血性心不全
　…………………………74
深部腱反射異常 …………304
蛋白尿 ……………………171

末梢神経障害 ……………310
アルコール …………288, 309
　潮紅（ほてり）…………341
アルコール性肝炎 ………150
　黄疸 ……………………150
アルコール性記憶喪失 …278
アルコール性小脳変性 …301
　運動失調 ………………301
アルコール中毒 276, 301, 304
　運動失調 ………………301
　昏睡 ……………………276
　深部腱反射異常 ………304
　複視・眼振 ……………288
　末梢神経障害 …………309
アルツハイマー病
　………………181, 278, 281
　健忘 ……………………278
アルドステロン症 ………28
アレノブラストーマ ……199
アレルギー ………………87
アレルギー性結膜炎…386, 466
　赤目 ……………………386
アレルギー性鼻炎 ………409
　鼻閉・鼻汁 ……………409
　慢性咳嗽 ………………87
アンジオテンシン変換酵素
　（ACE）阻害薬 …………173
　無尿・乏尿 ……………173
安静時振戦 ………………295
アンドロゲン欠乏症 ……192
　勃起障害 ………………192

い

胃炎 …………………147, 162
　嚥下障害・胸やけ ……147
　消化管出血 ……………162
胃過伸展 …………………136
　腹部膨満 ………………136
胃癌 ……………124, 163, 447
　消化管出血 ……………163

469

索引

異汗性湿疹 ……………353
易感染性宿主 …………98
　慢性腹痛・反復性腹痛
　　　　　　……………124
異型母斑 …347, 348, 358, 459
異型ポルフィリン症 ………355
　水疱 ……………………355
移行上皮癌 ………………168
　血尿 ……………………168
萎縮性腟炎 ………………204
　腟帯下 …………………204
異常感覚性大腿痛 ………223
　股関節の痛み …………223
異食症 ………………35, 147
胃食道逆流(症) …43, 85, 88,
　　　　　　107, 140, 432
　悪心・嘔吐 ……………140
　急性咳嗽 ………………85
　急性非胸膜性の胸痛 …43
　喘鳴 ……………………107
　慢性咳嗽 ………………88
　慢性嗄声 ………………432
移植片対宿主病 …………464
異所性ACTH症候群 ……358
異所性hCG（ヒト絨毛性ゴナドトロピン）
　　　　　　……………116
　女性化乳房 ……………116
異所性精巣 ………………185
　鼠径・大腿部の腫脹 …185
胃切除後 …………………130
　慢性下痢症 ……………130
イチゴ舌 ……………419, 468
一次性多飲 ………………176
　多尿 ……………………176
一次性労作性頭痛 ………262
　頭痛 ……………………262
胃腸炎 ……………………119
　急性腹症 ………………119
一過性黒内障
　　　……52, 317, 395, 443
　視力障害 ………………395
一過性全健忘 ………279, 332
　せん妄・幻覚 …………332
一過性直腸肛門痛 ………166
　直腸痛 …………………166
一過性脳虚血発作 …52, 317
一過性発疹 ………………453

一酸化炭素中毒 ……264, 331
　頭痛 ……………………264
　せん妄・幻覚 …………331
溢流性尿失禁 ……………180
遺伝性血管性浮腫 ………365
　じんま疹・血管性浮腫 365
遺伝性出血性毛細血管拡張症
　　　　　……99, 368, 412
　喀血 ……………………99
　鼻出血 …………………412
　毛細血管拡張・血管腫
　　　　　　……………368
糸様脈 ……………………46
いびき呼吸 ………………103
異物 ……………89, 146, 383, 386
　赤目 ……………………386
　嚥下障害・胸やけ ……146
　眼痛 ……………………383
異物誤飲 …………………107
　喘鳴 ……………………107
異物誤嚥 …………………40
　慢性咳嗽 ………………89
遺糞症 ……………………133
　慢性咳嗽 ………………89
陰茎癌 ……………………206
　陰部潰瘍 ………………206
インスリノーマ ………15, 26
咽頭蓋炎 …………………415
　咽頭痛 …………………415
咽頭癌 ……………………427
　頸部腫瘤 ………………427
咽頭球 ……………………146
　嚥下障害・胸やけ ……146
咽頭痛 ……………………413
陰嚢腫大 …………………188
陰嚢水腫 …………184, 189
　鼠径・大腿部の腫脹 …184
陰嚢痛 ……………………188
インピンジメント ………211
インピンジメント症候群 …212
　肩の痛み ………………212
陰部潰瘍 …………………205
陰部単純ヘルペス ………451
陰部動脈閉塞症 …………192
　勃起障害 ………………192
インフルエンザ ……85, 414
　咽頭痛 …………………414

インフルエンザウイルス …110
　肺炎 ……………………110
インフルエンザ桿菌 ………110
　肺炎 ……………………110
　脾腫 ……………………155

う

ウイルス性胃腸炎 ……127, 141
　悪心・嘔吐 ……………141
　急性下痢症 ……………127
ウイルス性肝炎 ……149, 155
　黄疸 ……………………149
ウイルス性関節炎 ………238
ウイルス性結膜炎 ……385, 466
　赤目 ……………………385
ウイルス性上気道感染症 …84
ウイルス性心筋炎 ………51
　徐脈 ……………………51
ウイルス性肺炎 …………84
右心不全 …………134, 152
　肝腫大 …………………152
　腹部膨満 ………………134
美しき無関心 ……7, 273, 294
うっ血性心不全 …3, 47, 70,
　　　　72, 75, 85, 89, 93,
　　　102, 104, 138, 156
　急性咳嗽 ………………85
　食欲不振 ………………138
　心拡大・うっ血性心不全
　　　　　　………………72
　肺雑音 …………………104
　脾腫 ……………………156
　浮腫 ……………………75
　慢性咳嗽 ………………89
　慢性呼吸困難 …………93
うっ血乳頭 ………………395
　視力障害 ………………395
うっ滞性皮膚炎 …………361
ウッド灯検査 ……………359
うつ病 …3, 6, 23, 25, 132, 138
　食欲不振 ………………138
　体重減少 ………………23
　肥満 ……………………25
　不定愁訴 ………………6
　便秘 ……………………132
腕落下徴候 ………………213

運動失調 ……………299
運動失調性片麻痺 ………319

え

栄養素欠乏 ……………375
　脱毛症 ……………375
栄養補充性浮腫 ……………77
会陰肛門反射 ……………179
エウスタキオ管 ……………407
　発疹 ……………339
エーリキア症 ……………339
腋窩神経 ……………312
　神経根性疼痛・感覚異常
　　……………312
腋窩リンパ節腫脹 ……19, 114
エキノコックス ……………99
エクリン汗腺 ……………13
壊死性筋膜炎 ……………345
壊死性遊走性紅斑 ……381, 436
腫瘍随伴病変 ……………381
エストロゲン ……115, 197
壊疽性膿瘡 ……355, 438
壊疽性膿皮症 ……345, 378
　下腿潰瘍 ……………378
エチニルエストラジオール
　……………201
エルシニア ……………128
　急性下痢症 ……………128
遠位性爪剥離症 ……………441
円形脱毛症 ……………374
嚥下障害 ……………144
嚥下通過障害 ……………145
　嚥下障害・胸やけ ……………145
炎症後 ……………357, 359
　色素脱失 ……………359
　色素沈着 ……………357
炎症性下痢 ……………129
炎症性視神経炎 ……………457
炎症性脂漏性角化症 ……………447
炎症性腸疾患 ……120, 124, 130,
　　163, 238, 254
　急性腹症 ……………120
　消化管出血 ……………163
　多発性関節炎 ……………238
　爪の変化・ばち指 ……………254
　慢性下痢症 ……………130

慢性腹痛・反復性腹痛
　……………124
炎症性リンパ節腫脹 ……………426
　頸部腫瘤 ……………426
炎症反応メディエーター ……107
延髄外側梗塞 ……………319
円板状エリテマトーデス
　……………366, 375
　脱毛症 ……………375

お

横隔膜下膿瘍 ……………101
吃逆 ……………101
黄色腫 ……………349
　丘疹・結節 ……………349
黄色爪 ……………254
黄色爪症候群 ……………436
黄色板腫 ……………16
黄色ブドウ球菌 ……………110
　肺炎 ……………110
黄体機能不全 ……………195
　不妊 ……………195
黄体嚢胞破裂 ……………121
　急性腹症 ……………121
黄疸 ……16, 148
横断する白線 ……………253
嘔吐 ……………140
横突起骨折 ……………220
　腰痛 ……………220
黄斑(部)変性(症) ……397, 400
　視力障害 ……………397
オウム病クラミジア ……111
　肺炎 ……………111
横紋筋融解症 ……………174
　無尿・乏尿 ……………174
オーラルセックス ……415
おくび ……………136
汚言症 ……………298
悪心 ……………140
汚染物質 ……………88
遅いγ下降 ……………56
オタワDVTスコア ……78
オピオイド離脱症状 ……297
　振戦・不随意運動 ……297
オペラグラス様変形…228, 238
オレンジ尿 ……………16

悪露 ……………201
不正出血 ……………201
音声チック ……………298

か

回帰熱 ……………9
開脚歩行 ……………306
壊血病 ……371, 448
　紫斑 ……………371
外骨腫 ……………405
　難聴 ……………405
外耳炎 ……………465
外耳道異物 ……………407
　耳痛 ……………407
外傷 ……189, 205, 245, 293,
　　370, 391, 396, 411
　陰嚢痛・腫大 ……189
　陰部潰瘍 ……………205
　急性単関節炎 ……………245
　筋力低下 ……………293
　紫斑 ……………370
　視力障害 ……………396
外傷性潰瘍 ……………416
　口腔潰瘍形成 ……………416
外傷性鼓膜穿孔 ……………407
　耳痛 ……………407
　瞳孔不同 ……………391
　鼻出血 ……………411
疥癬 ……336, 353
　瘙痒症 ……………336
咳嗽 ……………181
咳嗽性失神 ……………271
尿失禁 ……………181
外側上顆炎 ……………215
　肘痛 ……………215
外側大腿皮神経 ……………313
　神経根性疼痛・感覚異常
　　……………313
外鼠径ヘルニア ……184
　鼠径・大腿部の腫脹 …184
外的圧迫 ……………146
　嚥下障害・胸やけ ……146
回転性めまい ……………266
外麦粒腫 ……………386
　赤目 ……………386
外反母趾 ……………231

索引

足首・足の痛み ……231
解剖学的嗅ぎタバコ窩 ……227
外方視 ………………………288
海綿状血管腫 ………………367
海綿静脈洞血栓症 …265, 289,
　　　　　　　389, 392, 422, 457
　　眼球突出 ………………389
　　顔面痛・歯痛・側頭下顎痛
　　　………………………422
　　頭痛 ……………………265
　　瞳孔不同 ………………392
　　複視・眼振 ……………289
海綿静脈洞部内頸動脈瘤 …389
　　眼球突出 ………………389
潰瘍性直腸炎 ………………166
　　直腸痛 …………………166
火炎徴候 ……………………377
下顎骨骨折 …………………422
　　顔面痛・歯痛・側頭下顎痛
　　　………………………422
化学受容器トリガーゾーン
　　………………………140
化学薬品 ……………………359
　　色素脱失 ………………359
過換気 …………91, 257, 273
　　急性呼吸困難 …………91
　　筋クランプ（こむら返り）
　　　………………………257
　　失神 ……………………273
過換気症候群 ………………269
　　めまい …………………269
角化 …………………………346
核間性眼筋麻痺 288, 395, 457
顎関節症 ……263, 407, 421
　　顔面痛・歯痛・側頭下顎痛
　　　………………………421
　　耳痛 ……………………407
　　頭痛 ……………………263
拡張型心筋症 …………33, 74
　　心拡大・うっ血性心不全
　　　………………………74
拡張期血圧 …………………27
拡張期雑音 ……………62, 63
　　心内圧曲線と雑音のタイミ
　　　ング …………………63
角膜炎 ………………………384
　　眼痛 ……………………384

角膜潰瘍 ……………………466
角膜樹枝状病変 ……………451
角膜びらん ……………383, 386
　　赤目 ……………………386
　　眼痛 ……………………383
鵞口瘡 …………145, 414, 438
　　咽頭痛 …………………414
　　嚥下障害・胸やけ ……145
下肢伸展挙上 …………218, 223
　　腰痛 ……………………218
過剰な抗凝固薬投与…372, 411
　　出血傾向 ………………372
　　鼻出血 …………………411
過食症 …………………26, 141
　　悪心・嘔吐 ……………141
過伸展関節 …………………444
下垂手 ………………………312
下垂体腺腫 …………………398
　　視力障害 ………………398
下垂体卒中 ……………265, 389
　　眼球突出 ………………389
　　頭痛 ……………………265
かぜ症候群 …………………409
　　鼻閉・鼻汁 ……………409
鵞足滑液胞炎 ………………243
　　急性膝関節痛 …………243
家族性眼球突出 ……………388
下腿潰瘍 ……………………377
下大静脈閉塞 ………………76
　　浮腫 ……………………76
肩関節損傷における解剖 …213
肩関節脱臼 …………………214
　　肩の痛み ………………214
過多月経 …………………35, 36
肩の痛み ……………………211
肩不安定症 …………………213
　　肩の痛み ………………213
片麻痺歩行 …………………299
滑液包炎 ……………………248
　　関節周囲の痛み ………248
滑液包腫脹 …………………185
　　鼠径・大腿部の腫脹 …185
喀血 …………………………97
褐色イトグモ咬傷 …………378
　　下腿潰瘍 ………………378
褐色細胞腫 ………14, 28, 342
　　高血圧 …………………28

潮紅（ほてり） ……………342
カナダの頸椎ルール ………207
過粘稠症候群 ………………400
　　網膜病変 ………………400
化膿性滑液包炎 ……………246
　　急性単関節炎 …………246
化膿性関節炎 ……216, 223, 246
　　急性単関節炎 …………246
　　股関節の痛み …………223
　　肘痛 ……………………216
化膿性汗腺炎 ………………355
化膿性脊椎炎 ………………221
　　腰痛 ……………………221
化膿性膿瘍 …………………15
過敏性血管炎 …………235, 370
　　関節炎・皮膚炎 ………235
過敏性腸症候群
　　………123, 129, 132, 136
　　腹部膨満 ………………136
　　便秘 ……………………132
　　慢性腹痛・反復性腹痛
　　　………………………123
カフェオレ斑 ………………358
下部尿路感染症 ……………177
　　排尿困難 ………………177
貨幣状湿疹 …………………360
貨幣状皮膚病変 ……………346
下壁心筋梗塞 ……………51, 141
　　悪心・嘔吐 ……………141
鎌状赤血球(症) ………36, 120
　　急性腹症 ………………120
鎌状赤血球貧血 ……………124
鎌状赤血球貧血クリーゼ …36
　　慢性腹痛・反復性腹痛
　　　………………………124
カルチノイド ……14, 342, 368
カルチノイド腫瘍 …………131
　　慢性下痢症 ……………131
カルチノイド症候群 ………107
　　喘鳴 ……………………107
カルチノイド潮紅 ……380,461
　　腫瘍随伴病変 …………380
　　発汗・盗汗 ……………14
毛細血管拡張・血管腫 368
カロチン血症 ……16, 150, 449
　　黄疸 ……………………150
カロリー過剰 ………………25

索引

カロリックテスト ……274, 288
癌⇨悪性腫瘍
肝炎 ………………120, 139, 141
　悪心・嘔吐 ……………141
　急性腹症 ………………120
　食欲不振 ………………139
感音性難聴 ………………403
感覚異常 …………………311
感覚症候群 ………………307
眼窩骨折 ……………384, 422
　眼痛 ……………………384
　顔面痛・歯痛・側頭下顎痛
　………………………422
眼窩周囲の浮腫 …………467
眼窩出血・気腫 …………389
　眼球突出 ………………389
眼窩腫瘍 …………………389
　眼球突出 ………………389
眼窩の非対称性 …………388
　眼球突出 ………………388
眼窩蜂窩織炎 ………384, 389
　眼球突出 ………………389
　眼痛 ……………………384
肝癌 ………………………150
　黄疸 ……………………150
眼球回転発作 ……………289
　複視・眼振 ……………289
眼球結膜の黄疸 …………446
眼球突出 ……………288, 388
眼筋麻痺性片頭痛 ………288
　複視・眼振 ……………288
ガングリオン ……………226
　手首・手の痛み ………226
ガングリオン嚢胞 ………350
　丘疹・結節 ……………350
肝頸静脈逆流 ………………72
間欠性腸間膜虚血 ………124
　慢性腹痛・反復性腹痛 124
間欠性跛行 ………………220
眼瞼炎 ……………………386
　赤目 ……………………386
眼瞼黄色板症 ……………443
眼瞼下垂 …………………390
眼瞼反射 …………………440
眼瞼浮腫 …………………390
　眼瞼下垂 ………………390

肝硬変 ………40, 76, 115, 135,
　　　　　　150, 152, 255, 367
　黄疸 ……………………150
　肝腫大 …………………152
　女性化乳房 ……………115
　爪の変化・ばち指 ……255
　腹部膨満 ………………135
　浮腫 ………………………76
　毛細血管拡張・血管腫
　…………………………367
肝細胞癌 …………………153
　肝腫大 …………………153
環軸椎亜脱臼 ………208, 425
　頸部痛 …………………208
　後頸部痛 ………………425
カンジダ …………………355
カンジダ外陰腟炎 ………203
　腟帯下 …………………203
カンジダ間擦疹 …………452
カンジダ眼内炎 …………452
カンジダ亀頭炎 ……206, 451
　陰部潰瘍 ………………206
カンジダ症 ………………419
　舌炎 ……………………419
間質性腎炎 …………171, 173
　蛋白尿 …………………171
　無尿・乏尿 ……………173
間質性肺疾患 ………………94
　慢性呼吸困難 ……………94
間質性膀胱炎 ……………169
　血尿 ……………………169
肝腫大 ………………151, 158
環状じんま疹 ……………462
環状肉芽腫 ………………344
環状皮膚病変 ……………346
肝静脈血栓症 ……………135
　腹部膨満 ………………135
肝静脈閉塞(症) ……151, 153
　黄疸 ……………………151
　肝腫大 …………………153
　食欲不振 ………………139
乾性角結膜炎（ドライアイ）
　…………………387, 398
　赤目 ……………………387
　視力障害 ………………398
癌性髄膜炎 ………………332
　せん妄・幻覚 …………332

肝性脳症 …………………331
　せん妄・幻覚 …………331
眼性片頭痛 ………………395
　視力障害 ………………395
末梢神経障害 ……………309
癌性末梢神経障害 ………309
関節炎 ……………………233
関節血症 …………………243
　急性膝関節痛 …………243
関節周囲の痛み …………247
関節リウマチ …156, 208, 228,
　　　　　233, 237, 453
　関節炎・皮膚炎 ………233
　多発性関節炎 …………237
　手首・手の痛み ………228
　脾腫 ……………………156
感染 ………………………364
乾癬 …………17, 234, 360, 408
　じんま疹・血管性浮腫
　…………………………364
乾癬性関節炎 …228, 234, 238,
　　　　　　　243, 455
　関節炎・皮膚炎 ………234
　手首・手の痛み ………228
感染性食道炎 ……………145
　嚥下障害・胸やけ ……145
感染性心内膜炎 …………169
　血尿 ……………………169
感染性鼠径リンパ節腫脹 184
感染性大腿リンパ節腫脹 185
感染性直腸炎 ……………166
　直腸痛 …………………166
乾癬爪 ……………………455
完全房室ブロック ………272
　失神 ……………………272
耳の滲出液 ………………408
眼痛 ………………………383
肝転移 ………………………11
　不明熱 ……………………11
冠動脈瘻 ……………………66
　連続性雑音 ………………66
嵌頓ヘルニア ……………189
眼内炎 ……………………387
　赤目 ……………………387
管内乳頭腫 ………………114
　乳房腫瘤・分泌物 ……114
肝嚢胞 ……………………153

473

索引

肝腫大 …………………153
癌の転移 ………………220
　腰痛 …………………220
肝斑 ……………………358
乾皮症 …………………335
カンピロバクター ……127
　急性下痢症 …………127
眼部帯状疱疹 …………467
陥没呼吸 ………………39
顔面神経 ………………316
　神経根性疼痛・感覚異常
　………………………316
顔面潮紅 ………………461
顔面痛 …………………420
寒冷凝集素検査 ………109
寒冷刺激 ………………86
　急性咳嗽 ……………86
寒冷じんま疹 …………364
寒冷不耐 ………………26
関連痛 ……………118, 214
　肩の痛み ……………214

き

機械様雑音 ……………66
気管狭窄 ………………94
　慢性呼吸困難 ………94
気管支炎 ………………97
　喀血 …………………97
気管支拡張症 …89, 98, 255
　喀血 …………………98
　爪の変化・ばち指 …255
気管支癌 ………………254
　爪の変化・ばち指 …254
気管支原性悪性腫瘍 …98
　喀血 …………………98
気管支腺腫 ……………98
　喀血 …………………98
気管支喘息 …87, 93, 106, 108
　喘鳴 …………………106
　慢性呼吸困難 ………93
気管閉塞 ………………40
　チアノーゼ …………40
気胸 ………………91, 96
　急性呼吸困難 ………91
　胸膜性の胸痛 ………96
起坐呼吸 ………………90

偽性チアノーゼ ………40
寄生虫 …………………99
　喀血 …………………99
偽性脳腫瘍 ……………264
　頭痛 …………………264
偽性ポルフィリン症 …354
　水疱 …………………354
季節性感情障害 ………327
　抑うつ ………………327
基礎体温 ………………194
偽痛風 ……………239, 246
　急性単関節炎 ………246
　多発性関節炎 ………239
喫煙 ……………………432
　慢性嗄声 ……………432
吃逆 ……………………100
基底細胞癌 …………348, 459
　丘疹・結節 …………348
企図振戦 ………………295
機能性子宮出血 ………201
機能性視床下部性無月経 …197
　続発性無月経 ………197
機能的耳鳴 ……………402
偽跛行 …………………82
気分変調症 ……………327
　抑うつ ………………327
偽発作 ……………320, 323
奇脈 ………………39, 46
記銘障害 ………………279
健忘 ……………………279
逆シャンペンボトル様下腿
　………………………305
逆流性狭窄 ……………145
　嚥下障害・胸やけ …145
逆流性食道炎 …………147
　嚥下障害・胸やけ …147
逆行性射精 ……………195
　不妊 …………………195
キャノン波 ……47, 49, 56
　頸静脈 ………………47
球海綿体反射 …………179
休止期脱毛症 …………374
吸収不良 ………………24
急峻な x 下降 …………56
弓状皮膚病変 …………346
丘疹 ……………………347
求心性瞳孔反応欠損…384, 394

視力障害 ………………394
急性HIV感染症 ………340
　発疹 …………………340
急性HIV皮疹 …………436
急性喉頭蓋炎 …………108
　喘鳴 …………………108
急性外耳炎 ……………406
　耳痛 …………………406
急性咳嗽 ………………84
急性肝炎 ………………152
　肝腫大 ………………152
急性下痢症 ……………126
急性喉頭炎 ……………431
　急性嗄声 ……………431
急性硬膜外血腫 ………263
　頭痛 …………………263
急性呼吸困難 …………90
急性骨髄性白血病……463, 463
急性細菌性前立腺炎 …187
急性糸球体腎炎 ………173
　無尿・乏尿 …………173
急性視神経炎 …………400
　網膜病変 ……………400
急性上気道炎 …………87
急性腎盂腎炎 ……177, 182
　側腹部痛 ……………182
　排尿困難 ……………177
急性心筋梗塞 …………42
急性腎動脈閉塞症 ……29
急性前立腺炎 …………178
　排尿困難 ……………178
急性増悪した高血圧症 …443
急性僧帽弁閉鎖不全症 …33
急性側腹部痛 …………168
急性単関節炎 ……243, 245
　急性膝関節痛 ………243
急性胆嚢炎 ……………120
　急性腹症 ……………120
急性中耳炎 ……………406
　耳痛 …………………406
急性虫垂炎 ……………120
　急性腹症 ……………120
急性乳様突起炎 ………407
　耳痛 …………………407
急性尿細管壊死 ……170, 172
　蛋白尿 ………………170
　無尿・乏尿 …………172

索引

球性の構音障害 …………285
急性白血病 ………………418
　口腔潰瘍形成 …………418
急性非胸膜性の胸痛 ………41
急性膝関節痛 ……………240
急性腹症 ……………117, 122
　痛みの性質と局在 ……122
急性副鼻腔炎 ……………261
　頭痛 ……………………261
急性閉塞隅角緑内障…386, 395
　赤目 ……………………386
　視力障害 ………………395
急性リウマチ熱 ……………51
急性緑内障 ………16, 261, 384
　眼痛 ……………………384
　頭痛 ……………………261
吸入抗原 …………………364
　じんま疹・血管性浮腫 364
胸郭神経根圧迫 ……………43
胸郭出口症候群 ……251, 313
　神経根性疼痛・感覚異常
　　……………………………313
　レイノー現象 …………251
　吃逆 ……………………101
橋梗塞 ……………………319
頬骨骨折 …………………289
　複視・眼振 ……………289
凝視 ………………………440
橋出血 …………103, 277, 319
　昏睡 ……………………277
恐食症 ……………………144
狭心症 ………………………41
胸水 …………………………91
　急性呼吸困難 …………91
強制呼気時間（FET）……106
強直性脊椎炎 …221, 223, 239
　股関節の痛み …………223
　多発性関節炎 …………239
　腰痛 ……………………221
胸痛 …………………………41
　急性非胸膜性── ………41
　胸膜性── ………………95
強皮骨膜炎 ………………255
　爪の変化・ばち指 ……255
強皮症 ……17, 105, 133, 146,
　　228, 234, 238, 251, 367,
　　375, 454

嚥下障害・胸やけ ………146
関節炎・皮膚炎 …………234
脱毛症 ……………………375
多発性関節炎 ……………238
手首・手の痛み …………228
肺雑音 ……………………105
便秘 ………………………133
毛細血管拡張・血管腫 367
レイノー現象 ……………251
胸部外傷 ……………………98
喀血 …………………………98
頬部紫色潮紅 ……………461
恐怖症 ……………………325
不安 ………………………325
胸部大動脈瘤 ……………101
胸壁の痛み …………………41
胸膜炎 ………………………96
強膜炎 ………………384, 387
　赤目 ……………………387
　眼痛 ……………………384
胸膜性の胸痛 ………………95
橋ラクナ …………………318
棘上筋腱炎 ………………211
虚血 ………………………257
虚血壊死 …………………246
　急性単関節炎 …………246
　筋クランプ（こむら返り）
　　……………………………257
虚血性視神経障害 ………396
　視力障害 ………………396
虚血性脳症 ………………277
　昏睡 ……………………277
巨細胞(性)動脈炎
　　…………9, 11, 396, 456
　視力障害 ………………396
巨大a波 ……………………56
巨大結腸症 ………………133
　便秘 ……………………133
巨大舌 ……………171, 416, 464
虚脱脈 ………………………44
巨脾 ………………………154
起立性蛋白尿 ……………171
起立性低血圧 ……30, 142, 269
　めまい …………………269
筋萎縮性側索硬化症 …39, 257,
　　293, 297, 305

筋クランプ（こむら返り）
　　……………………………257
筋力低下 …………………293
振戦・不随意運動 ………297
深部腱反射異常 …………305
筋緊張性ジストロフィ …258
　筋クランプ（こむら返り）
　　……………………………258
筋筋膜痛 …………………248
　関節周囲の痛み ………248
筋クランプ（こむら返り）
　　……………………………256
菌血症 ……………………372
　点状出血 ………………372
筋酵素欠損 ………………258
　筋クランプ（こむら返り）
　　……………………………258
近時記憶障害 ……………329
筋ジストロフィ ……39, 293
　筋力低下 ………………293
筋靱帯捻挫 ………………208
　頸部痛 …………………208
筋靱帯の損傷 ……………217
　腰痛 ……………………217
筋性防御 …………………117
金属性灰白色皮膚色素沈着
　　……………………………447
筋損傷 ………………………82
　跛行 ………………………82
緊張型頭痛 ………………260
緊張性気胸 …………………34
銀沈着症 …………………435
筋肉・靱帯への負荷 ……424
　後頸部痛 ………………424
筋肉内血腫 ………………427
　頸部腫瘤 ………………427
金皮症 ………………………16
筋疲労 ……………………256
筋力低下 …………………291

く

駆出性クリック ……………68
口すぼめ呼吸 ………………93
屈曲筋腱断裂 ……………227
　手首・手の痛み ………227

475

屈折異常 ……………………396
　　視力障害 ………………396
クモ咬傷 ………………258, 378
くも状血管腫 …………115, 446
クモ状指症 ……………………444
くも膜下出血 …208, 263, 276, 319
　　昏睡 ……………………276
　　頭痛 ……………………263
グラスゴー・コーマスケール
　　…………………………275
クラミジア ……110, 178, 467
クラミジア子宮頸管炎 ……204
　　腟帯下 …………………204
クラミジア・シッタシ …111
　　肺炎 ……………………111
クラミジア性結膜炎 ………386
　　赤目 ……………………386
クラミジア尿道炎 …………450
クラミジア肺炎 ………85, 110
クリオグロブリン血症
　　……………251, 380, 465
　　腫瘍随伴病変 …………380
　　レイノー現象 …………251
クリック ……………………241
クリプトスポリジウム
　　……………………128, 130
　　急性下痢症 ……………128
　　慢性下痢症 ……………130
クルー細胞 …………………204
クループ ………………………90
グルカゴン産生腫瘍 ………436
グルタミン酸ナトリウム …342
　　潮紅（ほてり） ………342
クレブシエラ …………97, 110
クレブシエラ感染 ……………17
　　肺炎 ……………………110
クローン病 ……………159, 418
　　腹部・骨盤腫瘤 ………159
クロゴケグモの咬傷 ………258
　　筋クランプ（こむら返り）
　　…………………………258
グロムス腫瘍 …………402, 405
　　耳鳴 ……………………402
　　難聴 ……………………405
クワシオルコル ……………419
　　舌炎 ……………………419

群発頭痛 ……………259, 262

け

頸管出血 ……………………204
経口摂取抗原 ………………363
　　じんま疹・血管性浮腫 363
経口避妊薬 …………………201
　　不正出血 ………………201
警告出血 ……………………319
憩室 ……………………158, 163
憩室炎 ………………………122
　　急性腹症 ………………122
　　消化管出血 ……………163
　　腹部・骨盤腫瘤 ………158
軽症型サラセミア …………156
　　脾腫 ……………………156
頸静脈圧 ………………………54
　　──上昇 ……………………54
　　──低下 ……………………55
頸静脈孔症候群 ……………405
　　難聴 ……………………405
頸静脈こま音 …………………53
頸静脈怒張 ……32, 40, 72, 134
頸静脈波曲線 …………………55
頸静脈波の異常 ………………54
頸髄症 ………………………300
　　運動失調 ………………300
　　後頸部痛 ………………424
頸髄神経根の圧迫 …………424
形成性陰茎硬化症 …………192
　　勃起障害 ………………192
頸椎骨折 ……………………425
　　後頸部痛 ………………425
頸椎症 ……………212, 305, 424
　　肩の痛み ………………212
　　後頸部痛 ………………424
　　深部腱反射異常 ………305
頸椎症性神経根症 …………312
頸椎椎間板ヘルニア ………208
系統的問診で陽性症状 ………6
頸動脈圧迫 ……………………53
頸動脈海綿静脈洞瘻 …389, 457
　　眼球突出 ………………389
頸動脈解離 …………………265
　　頭痛 ……………………265
頸動脈狭窄 ……………………52

頸動脈雑音 ……………………52
頸動脈小体腫瘍 ……………427
　　頸部腫瘤 ………………427
頸動脈蛇行 ……………………53
頸動脈洞過敏症 ………51, 272
　　失神 ……………………272
頸動脈洞マッサージ …………51
頸動脈プラーク破綻 …………52
頸動脈瘤 ……………………427
　　頸部腫瘤 ………………427
　　徐脈 ………………………51
頸部骨折 ……………………208
　　頸部痛 …………………208
頸部腫瘤 ……………………426
頸部神経根症 …………208, 209
　　肘痛 ……………………216
頸部神経根障害 ……………216
　　頸部痛 …………………208
　　肘痛 ……………………216
頸部痛 ………………………207
痙攣 …………………………321
激越性うつ病 ………………325
　　不安 ……………………325
血液疾患 ……………………378
　　下腿潰瘍 ………………378
結核 ………………10, 15, 89, 98
　　喀血 ………………………98
結核菌 ………………………110
　　肺炎 ……………………110
結核性腹膜炎 ………………135
　　腹部膨満 ………………135
結核性リンパ節炎 …………445
血管運動性鼻炎 ……………409
　　鼻閉・鼻汁 ……………409
血管炎 ……12, 98, 174, 332, 370, 378
　　下腿潰瘍 ………………378
　　喀血 ………………………98
　　紫斑 ……………………370
　　せん妄・幻覚 …………332
　　無尿・乏尿 ……………174
血管形成異常 ………………163
　　消化管出血 ……………163
血管雑音 ………………159, 402
　　耳鳴 ……………………402
血管作動性腸管ポリペプチド
　　（VIP） …………………131
血管腫 ………………………366

●476

血管新生 …………………441	出血傾向 …………………372	せん妄・幻覚 ……………330
血管性耳鳴 ………………401	ケラトアカントーマ ………351	便秘 ………………………133
血管性浮腫	丘疹・結節 ………………351	高眼圧 ……………………396
…………108, 363, 432, 462	牽引性脱毛症 ……………374	視力障害 …………………396
急性嗄声 ………432	腱炎 ………………………247	抗凝固療法 …………168, 201
喘鳴 ……………108	関節周囲の痛み …247	血尿 ………………………168
血管浮腫 …………………419	腱滑膜炎 …………………248	不正出血 …………201
巨大舌 …………419	関節周囲の痛み …248	咬筋筋膜痛 ………………421
血管迷走神経失神 ………322	肩鎖関節の炎症 …212	顔面痛・歯痛・側頭下顎痛
血管攣縮性狭心症 …………42	肩の痛み …………212	…………………421
月経過多 …………………200	嫌色素性腺腫 ……………199	口腔カンジダ …………414, 438
月経困難症 ………………194	続発性無月経 ……199	咽頭痛 ……………414
月経前症候群 ………………6	倦怠感 ………………………2	口腔内色素沈着症 ………448
血腫 ………………………114	原発性性腺機能低下症	口腔粘膜炎 ………………464
乳房腫瘤・分泌物 …114	…………………116, 196	口腔病変 …………………416
月状骨脱臼 ………………228	女性化乳房 ………116	口腔毛状白斑症 …………438
手首・手の痛み …228	不妊 ………………196	後頸骨神経 ………………316
血小板血症 ………………461	原発性性腺不全症 ………192	後頸骨神経絞扼性障害 …231
血小板減少症 …………202, 452	勃起障害 …………192	足首・足の痛み …231
不正出血 …………202	原発性胆汁性肝硬変	神経根性疼痛・感覚異常
欠神発作（小発作）………322	……………151, 153, 359, 447	…………………316
血清反応陰性脊椎関節症 …246	黄疸 ………………151	後頸部痛 …………………207
急性単関節炎 ……246	肝腫大 ……………153	後頸部リンパ節腫脹 …208, 425
血清病 …………………20, 462	色素沈着 …………359	頸部痛 ……………208
結節 ………………………347	原発性肺高血圧症 …………94	後頸部痛 …………425
結節性硬化症 ……………359	慢性呼吸困難 ………94	高血圧 …27, 43, 378, 399, 402
色素脱失 …………359	腱板断裂 …………………213	下腿潰瘍 …………378
結節性紅斑 ……233, 348, 445	肩の痛み …………213	耳鳴 ………………402
関節炎・皮膚炎 …233	腱板の炎症 ………………212	網膜病変 …………399
結節性多発動脈炎	肩の痛み …………212	高血圧性左室肥大 …………72
…………310, 349, 419, 456	健忘 ………………………278	心拡大・うっ血性心不全
丘疹・結節 ………349		…………………72
舌炎 ………………419		高血圧性脳症 …………264, 332
末梢神経障害 ……310	**こ**	頭痛 ………………264
血栓性血小板減少性紫斑病		せん妄・幻覚 ……332
…………………371	高アンドロゲン血症 ……201	高血圧性網膜症 ……………28
血栓性静脈炎 ………79, 114	不正出血 …………201	膠原病 …………………20, 422
乳房腫瘤・分泌物 …114	広域抗生物質 ……………109	顔面痛・歯痛・側頭下顎痛
血痰 …………………………91	後咽頭膿瘍 ………………108	…………………422
血尿 ………………………167	喘鳴 ………………108	リンパ節腫脹 ………20
結膜炎 ………………383, 467	口蓋 Kaposi 肉腫 …………437	高口蓋 ……………………444
眼痛 ………………383	口角炎 ……………………416	後交通動脈瘤 …………289, 390
結膜下出血 ………………386	口腔潰瘍形成 ……416	複視・眼振 ………289
赤目 ………………386	硬化性胆管炎 ……………151	眼瞼下垂 …………390
結膜充血 …………………466	黄疸 ………………151	交互脈 ………………………46
結膜点状出血 ……………442	高カルシウム血症	抗コリン薬 ………………176
血友病 ……………………372	…………………133, 143, 330	多尿 ………………176
	悪心・嘔吐 ………143	

477

索引

虹彩炎 ……………………384, 387
　赤目 ……………………387
　眼痛 ……………………384
虹彩結節 ……………………445
虹彩状皮膚病変 ……………346
光視症 ………………………395
甲状舌管嚢胞 ………………427
　頸部腫瘤 ……………………427
甲状腺炎 ……………210, 425
　頸部痛 ……………………210
　前頸部痛 …………………425
甲状腺癌 …………………428, 430
　甲状腺結節 ………………430
　甲状腺の腫大 ……………428
甲状腺機能亢進症 ……23, 116,
　　　　　　　293, 297, 325
　筋力低下 …………………293
　女性化乳房 ………………116
　振戦・不随意運動 ………297
　不安 ………………………325
甲状腺機能低下症 ……3, 6, 26,
　50, 133, 304, 374, 432, 440
　徐脈 ………………………50
　深部腱反射異常 …………304
　脱毛症 ……………………374
　便秘 ………………………133
　慢性嗄声 …………………432
甲状腺結節 …………………429
甲状腺疾患 …………………328
　抑うつ ……………………328
甲状腺腫 ……………426, 440
甲状腺髄様癌 ……15, 131, 342
　潮紅（ほてり）…………342
　慢性下痢症 ………………131
甲状腺中毒症 ……14, 53, 331
　頸動脈雑音 ………………53
　せん妄・幻覚 ……………331
甲状腺嚢胞 …………………430
　甲状腺結節 ………………430
紅色爪半月 …………………464
口唇単純ヘルペス …………451
高心拍出量 …………………73
硬性下疳 …………………378, 449
　下腿潰瘍 …………………378
後大脳動脈梗塞 ……………318
高炭酸ガス血症 ……………331
　せん妄・幻覚 ……………331

後天性魚鱗癬 ………………381
　腫瘍随伴病変 ……………381
後天性毳毛多毛症 …………380
　腫瘍随伴病変 ……………380
後天性乳糖不耐症 …………136
　腹部膨満 …………………136
喉頭蓋炎 ……………………432
　急性嗄声 …………………432
喉頭外傷 ……………………107
　喘鳴 ………………………107
喉頭癌 ………………………432
　慢性嗄声 …………………432
喉頭神経損傷 ………………432
　慢性嗄声 …………………432
後頭部リンパ節腫脹 ………19
後頭葉の脳卒中 ……………396
　視力障害 …………………396
広背筋の挫傷 ………………182
　側腹部痛 …………………182
紅斑 …………………………455
後腹膜線維症 ………………174
　無尿・乏尿 ………………174
高プロラクチン血症 ………198
　多毛症 ……………………376
　続発性無月経 ……………198
鉤ヘルニア …………………392
　瞳孔不同 …………………392
硬膜外血腫 …………………277
　昏睡 ………………………277
硬膜外膿瘍 …………221, 293
　筋力低下 …………………293
　腰痛 ………………………221
硬膜下血腫 ……263, 276, 332
　昏睡 ………………………276
　頭痛 ………………………263
　せん妄・幻覚 ……………332
肛門癌 ………………………166
　直腸痛 ……………………166
肛門瘙痒症 …………………165
　直腸痛 ……………………165
肛門直腸病変 ………………133
　便秘 ………………………133
肛門裂傷 ……………………163
　消化管出血 ………………163
誤嚥 ……………………86, 89
　急性咳嗽 …………………86
股関節骨折 …………………223

　股関節の痛み ……………223
股関節の痛み ………………222
呼吸パターン ……102, 275
コクサッキーウイルス
　　　　　　　　353, 414
コクサッキーウイルスA …417
　口腔潰瘍形成 ……………417
　咽頭痛 ……………………414
　小水疱 ……………………353
黒色腫 ………………………17
黒色線条 ……………………254
黒色表皮腫 …………………380
　腫瘍随伴病変 ……………380
黒色表皮症 …………………441
黒水熱 ………………………17
黒毛舌 ………………………419
　舌炎 ………………………419
骨壊死 ……………………224, 244
　急性膝関節痛 ……………244
　股関節の痛み ……………224
骨髄移植 ……………………464
骨髄炎 ………………………10, 15
骨髄腫 ………………………464
骨髄増殖性疾患 ……………36
　貧血 ………………………36
骨粗鬆症 ……………………220
骨盤腫瘍 ……………………158
骨盤底機能障害 ……………133
　便秘 ………………………133
骨盤底筋の弛緩 ……………180
　尿失禁 ……………………180
骨盤内炎症性疾患 …………121
骨盤内腫瘍 …………………173
　無尿・乏尿 ………………173
固定薬疹 …206, 345, 354, 357
　陰部潰瘍 …………………206
　色素沈着 …………………357
　水疱 ………………………354
　特徴的な紅斑 ……………345
古典的CREST症候群 ……251
古典的片頭痛 ………………260
コプリック斑 …339, 387, 460
　赤目 ………………………387
鼓膜穿孔 ……………………405
難聴 …………………………405
　——を伴った中耳炎 …408
コリン作動性じんま疹 ……364

● 478

索引

コレステロール塞栓（症）
　……………………371, 399
　　紫斑 ………………371
　　網膜病変 …………399
コレラ ……………………128
　　急性下痢症 ………128
こわばり …………………222
混合性結合組織病 ……20
昏睡 ………………………274
昏睡性水疱 ………………354
コントロール不良な高血圧
　………………………411
　　鼻出血 ……………411
コンパートメント症候群
　………………………311, 232
　　足首・足の痛み …232

さ

サーベル状切痕（剣創状強皮症）
　………………………454
細菌性血管腫症 ………349
　　丘疹・結節 ………349
細菌性結膜炎 ……386, 466
　　赤目 ………………386
細菌性心内膜炎 …15, 155
　　脾腫 ………………155
細菌性腟炎 ………………204
　　腟帯下 ……………204
細菌性肺炎 ………………84
臍周囲痛 …………………117
臍周囲部リンパ節腫脹 …19
再生不良性貧血 …………37
細動波 ……………………56
サイトメガロウイルス網膜炎
　………………………397, 437
　　視力障害 …………397
再入眠不能 ………………333
鰓嚢 ………………………427
　　頸部腫瘤 …………427
再発性肺塞栓症 …………93
　　慢性呼吸困難 ……93
鰓裂嚢胞 …………………427
　　頸部腫瘤 …………427
坐骨滑液包炎 ……………223
　　股関節の痛み ……223
鎖骨下動脈盗血症候群 …273

失神 ………………………273
鎖骨下動脈瘤硬化 ……251
　　レイノー現象 ……251
鎖骨上リンパ節腫脹 …427
　　頸部腫瘤 …………427
坐骨神経 …………………313
　　神経根性疼痛・感覚異常
　……………………313
坐骨神経痛 ………………231
　　足首・足の痛み …231
さじ状爪 ……35, 253, 448
左室動脈瘤 ………………74
　　心拡大・うっ血性心不全
　……………………74
左心不全 …………………91
　　急性呼吸困難 ……91
嗄声 ………………………431
左前下行枝狭窄 …………64
　　拡張期雑音 ………64
詐熱 ………………………12
詐病 ………………………7
　　不定愁訴 …………7
左房粘液腫 ………………272
　　失神 ………………272
サラセミア ………………36
サルコイドーシス …20, 51,
156, 234, 239, 349, 410, 445
　　関節炎・皮膚炎 …234
　　丘疹・結節 ………349
　　多発性関節炎 ……239
　　脾腫 ………………156
　　鼻閉・鼻汁 ………410
　　リンパ節腫脹 ……20
サルモネラ ………………127
　　急性下痢症 ………127
産後乳汁分泌 ……………114
　　乳房腫瘤・分泌物 …114
三叉神経痛 ………316, 421
　　神経根性疼痛・感覚異常
　……………………316
　　顔面痛・歯痛・側頭下顎痛
　……………………421
三尖弁狭窄症 ……………64
　　拡張期雑音 ………64
三尖弁閉鎖不全症 …40, 61
三階段法 …………………44
散瞳 ………………………32

し

肢位 ………………………275
耳介後部リンパ節腫脹 …19
紫外線眼炎 ………………386
赤目 ………………………386
耳介前部リンパ節腫脹 …19
耳介痛風結節 ……………455
痔核 …………………163, 165
　　消化管出血 ………163
　　直腸痛 ……………165
耳下腺炎 …………………422
　　顔面痛・歯痛・側頭下顎痛
　……………………422
耳下腺腫脹・腫瘍 ……426
　　頸部腫瘤 …………426
耳下腺の唾石症 ………422
　　顔面痛・歯痛・側頭下顎痛
　……………………422
耳管機能障害 ……401, 406
　　耳痛 ………………406
　　耳鳴 ………………401
趾間神経腫 ………………231
　　足首・足の痛み …231
色素脱失 ……………356, 380
　　腫瘍随伴病変 ……380
色素沈着 ……356, 380, 447
　　腫瘍随伴病変 ……380
色調の異常 ………………16
子宮外妊娠 …………160, 201
子宮外妊娠破裂 …………121
　　急性腹症 …………121
　　腹部・骨盤腫瘤 …160
　　不正出血 …………201
子宮筋腫 ……………195, 200
　　不正出血 …………200
　　不妊 ………………195
子宮頸癌 ……………201, 204
　　腟帯下 ……………204
　　不正出血 …………201
子宮頸部びらん ………201
　　不正出血 …………201
子宮線維筋腫 …………159
　　腹部・骨盤腫瘤 …159
子宮体癌 …………………201
　　不正出血 …………201
糸球体障害 ………………76

479

索引

浮腫 ………………………76
糸球体腎炎 ……………168, 171
　血尿 ……………………168
　蛋白尿 …………………171
子宮内膜癌 ………………159
　腹部・骨盤腫瘤 ………159
子宮内膜症 ……124, 169, 194
　血尿 ……………………169
　不妊 ……………………194
　慢性腹痛・反復性腹痛 …124
子宮内膜瘢痕化 …………198
　続発性無月経 …………198
子宮ポリープ ……………201
　不正出血 ………………201
視経路の障害部位と視野欠損
　………………………………397
刺激性皮膚炎 ……………204
　腟帯下 …………………204
耳硬化症 …………………405
　難聴 ……………………405
耳垢塞栓 …………………401, 405
　耳鳴 ……………………401
　難聴 ……………………405
ジゴキシン中毒 …………16
篩骨洞炎 …………………421
　顔面痛・歯痛・側頭下顎痛
　………………………………421
自己免疫性血小板減少症 …371
自己免疫性溶血性貧血 …156
　脾腫 ……………………156
脂質不耐症 ………………136
　腹部膨満 ………………136
視床下部-下垂体-性腺発達不全
　………………………………202
　不正出血 ………………202
視床下部性肥満 …………26
視床下部病変 ……………139
　食欲不振 ………………139
視床出血 …………………319
視床病変 …………………310
　末梢神経障害 …………310
視床ラクナ ………………318
視神経萎縮 ………………400, 457
　網膜病変 ………………400
視神経炎 …………………384, 395
　眼痛 ……………………384
　視力障害 ………………395

ジストニア …………257, 295
筋クランプ（こむら返り）
　………………………………257
姿勢時振戦 ………………295
耳性帯状疱疹 …………407, 465
歯性膿瘍 …………………407
　耳痛 ……………………407
持続勃起症 ………………193
下掘れ潰瘍 ………………206
肢端紅痛症 ………………461
歯痛 ………………………420
耳痛 ………………………406
膝蓋骨骨折 ………………243
　急性膝関節痛 …………243
膝蓋骨下大腿四頭筋腱炎 …243
　急性膝関節痛 …………243
膝蓋骨脱臼 ………………244
　急性膝関節痛 …………244
膝蓋前滑液包炎 …………243
　急性膝関節痛 ……241, 243
膝蓋大腿骨痛 ……………241
失語・構音障害 …………284
失神 ………………270, 320
湿疹 ………………335, 360
湿疹様皮膚炎 ……………408
　耳の滲出液 ……………408
湿性咳嗽 …………………97, 104
湿性ラ音 …………………39, 84
失調性呼吸 ………………103
失読失書 …………………285
紫斑 ………………………369
紫斑性青色皮疹 …………438
ジフテリア偽膜 …………468
ジフテリア菌 ……………415
　咽頭痛 …………………415
しぶり腹 …………126, 163, 165
脂肪肝 ……………………153
　肝腫大 …………………153
脂肪吸収不良症候群 ……129
脂肪腫 ……………………185, 350
　丘疹・結節 ……………350
　鼠径・大腿部の腫脹 …185
脂肪浮腫 …………………77
耳鳴 ………………………401
霜状分枝血管炎 …………437
しもやけ …………………407
尺骨神経 …………………312

神経根性疼痛・感覚異常
　………………………………312
ジャクソン発作 …………322
斜頸 ………………………208
瀉血 ………………………461
しゃっくり ………………100
尺骨神経障害 ……………226
　手首・手の痛み ………226
ジャルゴン失語 …………285
シャンデリア徴候 …121, 159, 204
縦隔気腫 …………………66, 96
　胸膜性の胸痛 …………96
　連続性雑音 ……………66
縦隔腫瘍 ……………43, 89, 107
　急性非胸膜性の胸痛 …43
　喘鳴 ……………………107
　慢性咳嗽 ………………89
縦隔ホジキン病 …………255
　爪の変化・ばち指 ……255
周期性嘔吐症候群 ………141
周期性浮腫 ………………77
重金属色素沈着 …………358
重金属中毒 ………………290
　複視・眼振 ……………290
住血吸虫症 ………………99, 156
　喀血 ……………………99
　脾腫 ……………………156
収縮期駆出性雑音 ………58
収縮期血圧 ………………27
収縮期雑音 ………………57, 60
　心内圧とタイミング …60
収縮性心内膜炎 …………34
収縮中期クリック ………67
重症筋無力症 …4, 94, 146, 289, 292, 390
　嚥下障害・胸やけ ……146
　眼瞼下垂 ………………390
　複視・眼振 ……………289
　慢性呼吸困難 …………94
舟状骨骨折 ………………227
　手首・手の痛み ………227
重症喘息 …………………91
重症肺塞栓症 ……………33
集族 ………………………346
集中困難 …………………326
十二指腸乳頭部癌 ………150

480

黄疸 …………………150	消化性潰瘍	片側性下肢腫脹 ………79
絨毛腺腫 ………………131	………120, 123, 141, 162	静脈血漏出 ……………192
慢性下痢症 …………131	悪心・嘔吐 …………141	勃起障害 ……………192
縮瞳 …………………32	急性腹症 ……………120	静脈湖 …………………367
宿便 …………………166	消化管出血 …………162	静脈高血圧 ……………366
直腸痛 ………………166	慢性腹痛・反復性腹痛	毛細血管拡張・血管腫
手根管症候群 …………226	……………………123	……………………366
手首・手の痛み …226	上気道閉塞 ……………91	静脈こま音 ……………65
酒皶 ………………341, 355	急性呼吸困難 …………91	連続性雑音 …………65
酒皶性痤瘡 ……………366	条件づけ不眠 …………334	静脈不全（症）…75, 79, 377
潮紅（ほてり）……341	猩紅熱 ………340, 419, 468	下腿潰瘍 ……………377
膿疱 …………………355	舌炎 …………………419	浮腫 …………………75
手指硬化 ………………234	発疹 …………………340	片側性下肢腫脹 ……79
手掌・足底の過角化 …381	踵骨骨折 ……………231	静脈瘤 …………………79
腫瘍随伴病変 ………381	足首・足の痛み …231	片側性下肢腫脹 ……79
手掌黄色腫 ……………447	硝子体出血 …………396	上腕関節窩関節炎 ……214
手掌紅斑 ………………342	視力障害 ……………396	肩の痛み ……………214
潮紅（ほてり）……342	上肢のドリフト ………318	上腕骨頸部骨折 ………214
出血 ………………31, 34	小水疱・水疱・膿疱 …353	肩の痛み ……………214
起立性低血圧 …………31	脂溶性ビタミン吸収不良 …129	上腕骨頭の無菌性壊死 ……214
ショック …………34	掌蹠角化症 …………447	肩の痛み ……………214
出血傾向 ………………369	上大静脈症候群 ………446	上腕二頭筋腱炎 ………212
出血性素因 ……………412	上大静脈閉塞 …………40	肩の痛み ……………212
鼻出血 ………………412	チアノーゼ …………40	上腕二頭筋腱断裂 ……216
出血性膀胱炎 …………169	小腸閉塞 ……119, 136, 142	肘痛 …………………216
血尿 …………………169	悪心・嘔吐 …………142	初期HIV感染症………415, 418
術後黄疸 ………………150	急性腹症 ……………119	咽頭痛 ………………415
術後吃逆 ………………100	腹部膨満 ……………136	口腔潰瘍形成 ………418
腫瘍随伴病変………328, 379	小腸リンパ腫 …………130	褥瘡 …………………378
抑うつ ………………328	慢性下痢症 …………130	下腿潰瘍 ……………378
循環抗凝血素 …………372	小脳梗塞 ……………302	触知可能な紫斑 ………456
出血傾向 ……………372	運動失調 ……………302	食中毒 …………………141
春季カタル ……………386	小脳疾患 ………269, 296	悪心・嘔吐 …………141
純粋運動性片麻痺 ……319	振戦・不随意運動 …296	食道ウェブ ……………147
純粋語聾 ………………285	めまい ………………269	嚥下障害・胸やけ …147
上咽頭癌 ……407, 412, 427	小脳出血 ………143, 302, 319	食道炎 …………………162
頸部腫瘤 ……………427	運動失調 ……………302	消化管出血 …………162
耳痛 …………………407	悪心・嘔吐 …………143	食道癌 ……101, 146, 163, 447
鼻出血 ………………412	昏睡 …………………277	嚥下障害・胸やけ …146
消化管出血 …………161	小脳腫瘍 ……………301	吃逆 …………………101
上顎骨骨折 ……………422	運動失調 ……………301	消化管出血 …………163
顔面痛・歯痛・側頭下顎痛	小脳病変 ……………290	食道静脈瘤 ……………162
……………………422	複視・眼振 …………290	消化管出血 …………162
上顎洞炎 ………………420	上腹部痛 ……………117	食欲不振 ………………138
顔面痛・歯痛・側頭下顎痛	漿膜化腫瘍 ……………159	助産婦の手 ……………257
……………………420	静脈うっ滞 ……………444	女性化乳房 ………115, 150
	静脈炎後症候群 ………79	ショック ………32, 39, 330

481

索引

せん妄・幻覚 …………330
徐脈 ……………………50
自律神経障害 ……14, 142, 271
　悪心・嘔吐 …………142
　失神 …………………271
　発汗・盗汗 …………14
視力障害 ………………394
痔瘻 ……………………165
脂漏性角化症 …348, 357, 380
　丘疹・結節 …………348
　腫瘍随伴病変 ………380
脂漏性皮膚炎 ……360, 375
　脱毛症 ………………375
　直腸痛 ………………165
心因性 ……89, 277, 279, 337
　慢性咳嗽 ……………89
　昏睡 …………………277
　健忘 …………………279
　瘙痒症 ………………337
心因性悪心・嘔吐 ……141
心因性吃逆 ……………101
　昏睡 …………………277
心因性紫斑病 …………371
　瘙痒症 ………………337
腎盂腎炎 ………120, 142, 220
　悪心・嘔吐 …………142
　急性腹症 ……………120
　腰痛 …………………220
心音・心雑音聴診部位 …59
腎外傷 …………168, 183
　血尿 …………………168
　側腹部痛 ……………183
心拡大 …………………70
心窩部痛 ………………117
腎癌 ……………………183
　側腹部痛 ……………183
心気症 …………………6
心筋虚血 ………210, 425
　頸部痛 ………………210
　前頸部痛 ……………425
心筋梗塞 …42, 122, 271, 422
　顔面痛・歯痛・側頭下顎痛
　　……………………422
　急性腹症 ……………122
　失神 …………………271
神経学・精神医学 ……259
神経原性ショック ……34

神経根圧迫 ……217, 223, 303
　股関節の痛み ………223
　深部腱反射異常 ……303
神経根症状 ……………124
　慢性腹痛・反復性腹痛
　　……………………124
神経根性疼痛 …248, 311
　関節周囲の痛み ……248
神経腫 …………351, 380
　丘疹・結節 …………351
　腫瘍随伴病変 ………380
神経性嘔吐 ……………140
神経性食思不振症
　　………23, 138, 198
　続発性無月経 ………198
神経線維腫 ……………351
　丘疹・結節 …………351
神経調節性失神 ………270
神経梅毒 ………283, 450
　認知症 ………………283
心原性右左シャント …39
腎硬化症 ………………173
　無尿・乏尿 …………173
腎梗塞 …………………183
　側腹部痛 ……………183
深在性ループス ………234
腎細胞癌 ………11, 168
　血尿 …………………168
心雑音 …………………43
心室性期外収縮 ………48
心室性頻脈 ………48, 49
心室中隔欠損症 ………61
腎周囲膿瘍 ……………182
　側腹部痛 ……………182
浸潤性疾患 ……………428
　甲状腺の腫大 ………428
腎腫大 …………………159
滲出性中耳炎 …………405
　難聴 …………………405
浸潤性小葉癌 …………114
浸潤性腎疾患 …………174
　無尿・乏尿 …………174
浸潤性乳管癌 …………114
尋常性痤瘡 ……………355
尋常性天疱瘡 …………355
尋常性狼瘡 ……………445
腎静脈血栓症 …169, 171, 173

血尿 ……………………169
蛋白尿 …………………171
無尿・乏尿 ……………173
真性多血症 ……40, 156, 337
　瘙痒症 ………………337
　チアノーゼ …………40
　脾腫 …………………156
腎性尿崩症 ……………176
　多尿 …………………176
振戦 ……………………295
腎前性高窒素血症 ……172
　無尿・乏尿 …………172
振戦性の眼球運動 ……292
振戦せん妄 ……………330
腎疝痛 …………………142
　悪心・嘔吐 …………142
心尖部拍動 ……………71
腎臓の濃縮力障害 ……175
身体化障害 ……………6
心タンポナーデ
　　………33, 74, 91, 272
　急性呼吸困難 ………91
　失神 …………………272
心的外傷後ストレス障害 …324
　不安 …………………324
伸展性足底反射 ………221
浸透圧性下痢 …………129
浸透圧利尿 ……………175
腎動脈狭窄症 …………28
腎動脈血栓症 …………173
　無尿・乏尿 …………173
腎動脈塞栓症 …………169
　血尿 …………………169
心内膜炎 ………9, 10, 74
　心拡大・うっ血性心不全
　　……………………74
心内膜症 ………………254
　爪の変化・ばち指 …254
心嚢液貯留 ……………74
　心拡大・うっ血性心不全
　　……………………74
じん肺 …………………105
肺雑音 …………………105
心拍出量低下 ……23, 39
深部腱反射異常 ………303
深部静脈血栓症
　　………76, 78, 82, 345

跛行 …………………82	髄膜炎菌血症性点状出血斑	陰囊痛・腫大 …………189
浮腫 …………………76	…………………438	不妊 …………………195
腎不全 …………………4	発疹 …………………339	正常圧水頭症 …………283
心房細動 ……………44, 48	昏睡 …………………276	認知症 …………………283
心房粗動 ………………48	頭痛 …………………262	青色強膜 ………………435
心房中隔欠損症 ……61, 64	せん妄・幻覚 …………332	青色足趾症候群 ………444
拡張期雑音 ……………64	髄膜刺激症状 …………425	青色半月 …………254, 435
心房粘液腫 …………11, 64	後頸部痛 ………………425	成人Still病 …………453
拡張期雑音 ……………64	髄膜腫 …………………389	精神運動発作 …………322
心膜炎 ……………96, 101	眼球突出 ………………389	精神疾患 ………………264
吃逆 …………………101	髄膜の炎症 ……………208	頭痛 …………………264
胸膜性の胸痛 …………96	頸部痛 …………………208	性腺機能低下症 ………26
心膜叩打音 ……………69	睡眠時無呼吸 ……102, 334	性腺区画不全 …………195
心膜摩擦音 …………65, 101	睡眠障害 ………………334	不妊 …………………195
連続性雑音 ……………65	睡眠障害 ………………333	精巣炎 …………………189
じんま疹 ………336, 343, 363	睡眠相変化 ……………334	陰嚢痛・腫大 …………189
瘙痒症 …………………336	睡眠麻痺 ………………334	精巣癌 …………………190
じんま疹様血管炎 ……364	水様性下痢 ……………126	陰嚢痛・腫大 …………190
	数 ………………………44	精巣挙筋反射 …………192
す	頭蓋内圧の急上昇 ……51	精巣上体炎 ……………188
	頭痛 …………………259	陰嚢痛・腫大 …………188
髄液鼻漏 ………………410	ステロイドミオパチー …292	精巣垂捻転症 …………189
鼻閉・鼻汁 ……………410	筋力低下 ………………292	陰嚢痛・腫大 …………189
膵炎 ……………121, 142	ストライダー ………106, 108	精巣性女性化症候群 …195
悪心・嘔吐 ……………142	ストレス ………………333	不妊 …………………195
急性腹症 ………………121	睡眠障害 ………………333	精巣捻転症 ……………188
膵仮性囊胞 ……………159	スパイク熱 ……………236	陰嚢痛・腫大 …………188
腹部・骨盤腫瘤 ………159	スプーン爪 ……35, 253, 448	声帯機能不全 …………107
膵癌 ……………124, 150	スプルー …………24, 449	喘鳴 …………………107
黄疸 …………………150	スポーツ外傷 …………216	声帯結節 ………………432
慢性腹痛・反復性腹痛	スポーツ心 ……………72	慢性嗄声 ………………432
…………………124	心拡大・うっ血性心不全	声帯の外傷 ……………431
膵機能不全 ……………130	…………………72	急性嗄声 ………………431
慢性下痢症 ……………130	スポロトリクム症 ………20	声帯の酷使 ……………431
膵性脂肪織炎 …………382	スリル …………………66	急性嗄声 ………………431
腫瘍随伴病変 …………382	スワンネック変形 …228, 237	声帯ポリープ …………432
膵臓癌 …………………221		慢性嗄声 ………………432
腰痛 …………………221	**せ**	声帯麻痺 ………………429
水痘 …………………339		正中神経 ………………312
水頭症 …………………301	精液瘤 …………………190	神経根性疼痛・感覚異常
運動失調 ………………301	陰嚢痛・腫大 …………190	…………………312
水分欠乏 ………………34	生活習慣 ………………132	成長期脱毛症 …………374
ショック ………………34	便秘 …………………132	性病性リンパ肉芽腫症 …206
水疱性鼓膜炎 …………465	性感染症 ………………195	陰部潰瘍 ………………206
水疱性膿痂疹 …………354	不妊 …………………195	生理的振戦 ……………296
髄膜炎 ……208, 262, 276, 332	性交頭痛 ………………262	生理的帯下 ……………203
髄膜炎菌血症 ……339, 435	精索静脈瘤 …………189, 195	赤色半月 ………………254

483

索引

脊髄圧迫 …………181, 305
　深部腱反射異常 ………305
　尿失禁 ………………181
脊髄狭窄症 ………………220
　腰痛 …………………220
脊髄空洞症
　…………294, 301, 309, 313
　運動失調 ……………301
　筋力低下 ……………294
　神経根性疼痛・感覚異常
　………………………313
　末梢神経障害 ………309
脊髄後索障害 ……………306
脊髄小脳変性症 …………301
　運動失調 ……………301
脊髄性ショック ……34, 304
　深部腱反射異常 ………304
脊髄病変 ……133, 192, 258
　筋クランプ（こむら返り）
　………………………258
　便秘 …………………133
　勃起障害 ……………192
脊髄瘻 ……………301, 309
　運動失調 ……………301
　末梢神経障害 ………309
咳喘息 ………………………85
脊柱管狭窄 …………………82
　跛行 ……………………82
脊柱後側彎症 ………………94
　慢性呼吸困難 …………94
脊柱側彎症 ………………220
　腰痛 …………………220
脊椎すべり症 ……………220
　腰痛 …………………220
石綿症 ……………………105
　肺雑音 ………………105
赤痢 ………………………128
赤痢アメーバ ……………128
　急性下痢症 ……128, 128
舌咽神経痛 ………………423
　顔面痛・歯痛・側頭下顎痛
　………………………423
舌炎 ……………35, 416, 448
赤血球生成性ポルフィリン症
　………………………436
接触性皮膚炎 …336, 353, 361
摂食不良 …………………23

絶対性不整脈 ………………44
切迫性尿失禁 ……………179
切迫流産 …………………201
　不正出血 ……………201
セリアック病 ……………130
　慢性下痢症 …………130
セルトリ間質細胞腫瘍 …199
線維筋痛症 ………6, 7, 248, 249
　圧痛点 ………………249
　関節周囲の痛み …248, 249
線維腺腫 …………………113
　乳房腫瘤・分泌物 …113
線維嚢胞性乳腺症 ………113
　乳房腫瘤・分泌物 …113
閃輝暗点 …………………260
穿掘性潰瘍 ………………206
前頭骨筋腱炎 ……………231
　足首・足の痛み ……231
前脛骨部粘液水腫 ………440
前頭部痛 …………………207
前頭部リンパ節腫脹
　………………18, 210, 425
　頸部痛 ………………210
　前頭部痛 ……………425
仙骨反射 …………………179
全失語 ……………………285
前十字靭帯断裂 …………242
　急性膝関節痛 ………242
　前方引出し症状 ……242
線状出血 …………253, 442
線状皮膚病変 ……………346
全身性エリテマトーデス（SLE）
　……11, 171, 228, 233, 237,
　　251, 297, 344, 367, 375
　関節炎・皮膚炎 ……233
　振戦・不随意運動 …297
　多発性関節炎 ………237
　手首・手の痛み ……228
　毛細血管拡張・血管腫
　………………………367
　レイノー現象 ………251
全身性血管炎 ……………239
　多発性関節炎 ………239
全身性色素沈着 …………440
全身の瘙痒感 ……………380
　腫瘍随伴病変 ………380
潜水反射 ……………………51

喘息 ……………39, 85, 90
　急性呼吸困難 …………90
　チアノーゼ ……………39
前大脳動脈梗塞 …………318
先端巨大症 ………………419
　巨大舌 ………………419
先端紅痛症 …………………83
　跛行 ……………………83
先端チアノーゼ …………465
前兆 …………………320, 322
仙腸骨炎 …………221, 224
　股関節の痛み ………224
　腰痛 …………………221
前庭障害 …………………142
　悪心・嘔吐 …………142
前庭神経炎 ………………267
　めまい ………………267
先天性食道形成不全 ……147
　嚥下障害・胸やけ …147
前頭洞炎 …………………421
　顔面痛・歯痛・側頭下顎痛
　………………………421
前頭葉腫瘍 ………………301
　運動失調 ……………301
前頭葉性失行 ……………269
　めまい ………………269
前頭葉痴呆 ………………282
前頭葉病変 ………………290
　複視・眼振 …………290
全般性不安障害 …………325
　不安 …………………325
全般性発作 ………………278
　健忘 …………………278
　大発作 ………………322
前部ぶどう膜炎 …445, 466
前壁心筋虚血 ………………72
　心拡大・うっ血性心不全
　…………………………72
前壁心筋梗塞 ………………33
前房出血 …………………458
前房蓄膿 …………387, 466
　赤目 …………………387
前房蓄膿性ぶどう膜炎 …235
前方引出しテスト ………240
前方リリース ……………212
喘鳴 ………………………106
せん妄・幻覚 ……………329

旋毛虫症 ……………………467
せん妄評価法 ………………329
前立腺炎 ……………165, 180, 189
　　陰囊痛・腫大 …………189
　　直腸痛 …………………165
　　尿失禁 …………………180
前立腺癌 ……………………187
　　stage ……………………187
前立腺結石 …………………187
前立腺疾患 …………………186
前立腺摘出手術後 …………192
　　勃起障害 ………………192
前立腺特異抗原 ……………186
前立腺膿瘍 …………………187
前立腺肥大 ……176, 180, 187
　　尿失禁 …………………180
前腕回転テスト ……………318

そ

騒音性難聴 …………………404
爪郭の梗塞 …………………253
爪郭の毛細血管拡張 ………253
爪郭の毛細血管変性 ………454
早期閉経 ……………………198
　　続発性無月経 …………198
双極性障害 …………………327
　　抑うつ …………………327
爪甲横溝 ……………………253
爪甲離床症 …………………253
爪周囲炎 ……………………225
　　手首・手の痛み ………225
双手診 ………………………159
早朝覚醒 ………………326, 333
総腓骨神経 …………………314
　　神経根性疼痛・感覚異常
　　　……………………………314
爪部悪性黒色腫 ……………459
僧帽弁逸脱症 …………………59
僧帽弁開放音 …………………68
僧帽弁狭窄症
　　………64, 74, 94, 99, 461
　　拡張期雑音 ………………64
　　喀血 ………………………99
　　慢性呼吸困難 ……………94
　　心拡大・うっ血性心不全
　　　………………………………74
僧帽弁閉鎖不全症 ………58, 73
　　心拡大・うっ血性心不全
　　　………………………………73
瘙痒症 ………………………335
足底筋膜炎 …………………231
足首・足の痛み ……………231
側頭下顎痛 …………………420
側頭動脈炎 ……264, 384, 422
　　眼痛 ……………………384
　　顔面痛・歯痛・側頭下顎痛
　　　……………………………422
　　頭痛 ……………………264
側頭葉梗塞 …………………319
側頭葉てんかん ………322, 332
　　せん妄・幻覚 …………332
続発性無月経 ………………197
側副靱帯捻挫 ………………241
　　急性膝関節痛 …………241
側腹部痛 ……………………182
側腹壁ヘルニア ……………185
側方注視 ……………………457
鼠径靱帯 ……………………184
鼠径の腫脹 …………………184
鼠径部肉芽腫 ………………206
　　陰部潰瘍 ………………206
鼠径部リンパ節腫脹 …………19
鼠径ヘルニア ………………189

た

第2期梅毒 …20, 340, 344, 361
　　発疹 ……………………340
　　鱗屑 ……………………361
第8脳神経損傷 ……………404
　　難聴 ……………………404
大うつ病 ……………………327
　　抑うつ …………………327
体液量減少 …………………271
　　失神 ……………………271
対角線状耳朶皺襞 …………444
対光反射消失 ………………450
代謝性アシドーシス ………276
　　昏睡 ……………………276
代謝性脳症 …………………305
　　深部腱反射異常 ………305
代謝性ミオパチー …………293
　　筋力低下 ………………293
体重減少 ………………………22
帯状疱疹
　　……43, 269, 353, 417, 461
　　急性非胸膜性の胸痛 ……43
　　口腔潰瘍形成 …………417
　　帯状疱疹の初期症状 …384
　　眼痛 ……………………384
　　めまい …………………269
帯状疱疹様 …………………346
体性痛 ………………………118
大腿三角 ……………………223
大腿神経 ……………………315
　　神経根性疼痛・感覚異常
　　　……………………………315
大腿神経伸展テスト ………223
大腿動脈瘤 …………………185
　　鼠径・大腿部の腫脹 …185
大腿部の腫脹 ………………184
大腿ヘルニア ………………185
大腸癌 …………133, 158, 163
　　消化管出血 ……………163
　　腹部・骨盤腫瘤 ………158
　　便秘 ……………………133
大腸菌 ………………………127
　　急性下痢症 ……………127
大腸閉塞 ……………………119
　　急性腹症 ………………119
大動脈解離……42, 43, 83, 221,
　　　　　　　　　　272, 294
　　筋力低下 ………………294
　　失神 ……………………272
　　跛行 ………………………83
　　腰痛 ……………………221
大動脈狭窄症 ……………33, 43
大動脈縮窄症 …29, 61, 65, 83
　　跛行 ………………………83
　　連続性雑音 ………………65
大動脈腸骨動脈閉塞症
　　……………………192, 223
　　股関節の痛み …………223
　　勃起障害 ………………192
大動脈洞破裂 …………………66
　　連続性雑音 ………………66
大動脈弁狭窄(症)
　　………53, 60, 65, 73, 271
　　失神 ……………………271

索引

心拡大・うっ血性心不全
　　…………………………73
大動脈弁硬化症　………60
大動脈弁閉鎖不全症……62, 65
　　拡張期雑音　…………62
　　連続性雑音　…………65
大動脈瘤………………427
　　頸部腫瘤……………427
大脳皮質の抑止力の低下…181
　　尿失禁………………181
体部白癬…………343, 361
多因子性平衡異常………269
　　めまい………………269
多関節性の痛風…………238
多形紅斑…………344, 353
多形滲出性紅斑 339, 417, 462
　　口腔潰瘍形成 ………417
　　発疹…………………339
多形日光疹 ……………344
多形皮膚萎縮症 ………367
多血症…………………461
多結節性甲状腺腫 ……430
　　甲状腺結節 …………430
多源性心房性頻脈………49
蛇行状…………………346
脱臼不安感試験 ………211
脱水…………31, 34, 257
起立性低血圧 …………31
　　筋クランプ（こむら返り）
　　………………………257
　　ショック………………34
脱毛症…………………373
脱力発作（失立）……322, 334
多尿……………………175
多嚢胞性卵巣症候群（PCOS）
　………26, 195, 199, 376
　　続発性無月経 ………199
　　多毛症………………376
　　不妊…………………195
多発筋炎…………292, 310
　　末梢神経障害 ………310
多発梗塞性痴呆 ………281
多発小梗塞 ……………305
　　深部腱反射異常 ……305
多発性関節炎 …………236
多発性硬化症 …181, 268, 286,
288, 293, 297, 300, 404, 457

運動失調 …………………300
筋力低下 …………………293
失語・構音障害 …………286
振戦・不随意運動 ………297
難聴 ………………………404
尿失禁 ……………………181
複視・眼振 ………………288
めまい ……………………268
多発性骨髄腫 ……………171
　　蛋白尿 ………………171
多発性嚢胞腎 ……………169
　　血尿 …………………169
　　蛋白尿 ………………171
多発性肺塞栓症 …………12
多発皮質下梗塞 …………300
　　運動失調 ……………300
多毛症　…………373, 375, 439
炭酸飲料 …………………136
　　腹部膨満 ……………136
タンジール病 ……………16
胆汁うっ滞 ………………150
　　黄疸 …………………150
胆汁うっ滞性黄疸 ………337
　　掻痒症 ………………337
単純性甲状腺腫 …………428
単純性失神 ………………269
単純ヘルペス…204, 205, 353,
416, 451
　　陰部潰瘍 ……………205
単純ヘルペスウイルス（HSV）
　　…………………205, 414
　　咽頭痛 ………………414
単純ヘルペス角膜炎……387,
451
　　口腔潰瘍形成 ………416
　　赤目 …………………387
　　腟帯下 ………………204
単純ヘルペス脳炎 ………279
　　健忘 …………………279
単腎患者の尿管結石 ……173
　　無尿・乏尿 …………173
単神経炎 …………………183
　　側腹部痛 ……………183
炭水化物吸収不良 ………129
男性型脱毛症 ……………373
弾性線維性仮性黄色腫 …16
胆石疝痛…………120, 158

急性腹症 …………………120
胆石閉塞 …………………149
　　黄疸 …………………149
胆道疾患 …………………43
　　急性非胸膜性の胸痛 …43
丹毒 ………………343, 407, 463
　　耳痛 …………………407
胆嚢炎 ……………123, 142
　　悪心・嘔吐 …………142
　　慢性腹痛・反復性腹痛 123
胆嚢腫大 …………………158
　　腹部・骨盤腫瘤 ……158
蛋白尿 ……………………76, 170
ダンピング症候群 ………130
タンポン …………………204

ち

遅 …………………………44
チアノーゼ …………16, 32, 38
チアノーゼ性先天性心疾患
　　…………………………255
　　爪の変化・ばち指 ……255
チアミン（ビタミンB_1）欠乏症
　　…………………………331
　　せん妄・幻覚 ………331
地図状舌 …………………419
　　舌炎 …………………419
腟炎 ………………177, 178, 203
　　腟帯下 ………………203
　　排尿困難 ……………178
腟カンジダ症 ……………451
チック ……………………297
　　振戦・不随意運動 …297
腟帯下 ……………………203
知名辞失語 ………………285
中耳炎　…………401, 405, 465
　　耳鳴 …………………401
　　難聴 …………………405
中手骨骨折 ………………227
　　手首・手の痛み ……227
中心静脈圧 ………………73
中心性肥満 ………………439
虫垂炎 ……………………142
　　悪心・嘔吐 …………142
中枢神経損傷 ……………14
　　発汗・盗汗 …………14

486

索引

中枢性嘔吐 …………………140
中枢性吃逆 …………………101
中枢性チアノーゼ …………38
中枢性尿崩症 ………………176
　　多尿 ……………………176
中足骨痛症 …………………231
　　足首・足の痛み ………231
中足骨疲労骨折 ……………231
　　足首・足の痛み ………231
中大脳動脈梗塞 ……………318
肘頭滑液包炎 ………………215
　　肘痛 …………………215
中途覚醒 ……………………333
中毒 ……………107, 257, 396
　　筋クランプ（こむら返り）
　　　　……………………257
　　視力障害 ………………396
中毒性表皮壊死症 …………354
　　喘鳴 ……………………107
中脳梗塞 ……………………319
中脳背側病変 ………………290
　　複視・眼振 ……………290
中皮腫 ………………………255
　　爪の変化・ばち指 ……255
肘部管症候群 ………………215
　　肘痛 …………………215
聴覚過敏 ……………………403
聴覚性錯覚 …………………403
腸管アンギナ ………………164
腸管ビブリオ ………………128
　　急性下痢症 ……………128
腸間膜虚血 ……119, 139, 164
　　急性腹症 ………………119
　　消化管出血 ……………164
　　食欲不振 ………………139
長胸神経 ……………………313
　　神経根性疼痛・感覚異常
　　　　……………………313
長距離走 ……………………168
　　血尿 …………………168
長期立位 ……………………31
蝶形紅斑 ……………233, 237, 452
蝶形骨洞炎 …………………422
　　顔面痛・歯痛・側頭下顎痛
　　　　……………………422
腸脛靱帯炎 …………………243
　　急性膝関節痛 …………243

潮紅（ほてり） ……………341
腸骨稜骨端炎 ………………223
　　股関節の痛み …………223
聴神経腫瘍 ……………269, 402
　　耳鳴 …………………402
　　めまい ………………269
聴神経鞘腫 …………………404
　　難聴 …………………404
腸恥滑液包炎 ………………223
　　股関節の痛み …………223
腸チフス ……11, 128, 155, 339
　　急性下痢症 ……………128
　　脾腫 …………………155
　　発疹 …………………339
腸腰滑液包炎 ………………223
　　股関節の痛み …………223
腸腰筋膿瘍 …………………185
　　鼠径・大腿部の腫脹 …185
直腸（肛門）周囲膿瘍 ……166
　　直腸痛 ………………166
直腸棚の腫瘤 ………………163
　　消化管出血 ……………163
　　直腸痛 ………………165
直腸のトーヌス ……………191
直腸裂傷 ……………………165
　　直腸痛 ………………165
沈 ……………………………44
陳旧性の虹彩毛様体炎 ……221

つ

椎骨脳底虚血 …………272, 318
　　失神 …………………272
椎骨脳底動脈循環不全 ……267
　　めまい ………………267
痛風 ……………216, 228, 245, 248
　　関節周囲の痛み ………248
　　急性単関節炎 …………245
痛風結節 ……………………350
　　丘疹・結節 ……………350
痛風性関節炎 ………………455
　　手首・手の痛み ………228
　　肘痛 …………………216
痛風発作 ………………230, 345
　　足首・足の痛み ………230
継ぎ足歩行 …………………269
　　めまい ………………269

槌指 …………………………226
　　手首・手の痛み ………226
つまみ紫斑 …………………464
爪の変化・ばち指 …………252
爪剥離症 ……………………455
ツルゴール ………………31, 34
つわり ………………………140

て

低アルブミン血症 ……76, 135
　　腹部膨満 ………………135
　　浮腫 …………………76
低音性耳鳴 …………………401
低カリウム血症 ………133, 257
　　筋クランプ（こむら返り）
　　　　……………………257
　　便秘 …………………133
低カルシウム血症 …………257
　　筋クランプ（こむら返り）
　　　　……………………257
低換気 ………………………39
　　チアノーゼ ……………39
低血糖
　　………262, 272, 276, 325, 330
　　昏睡 …………………276
　　失神 …………………272
　　頭痛 …………………262
　　せん妄・幻覚 …………330
　　不安 …………………325
低ゴナドトロピン性性腺機能不全症 ………………………196
　　不妊 …………………196
低酸素症 ……………………331
　　せん妄・幻覚 …………331
低体温 ……………51, 276, 331
　　昏睡 …………………276
　　徐脈 …………………51
　　せん妄・幻覚 …………331
低ナトリウム血症 ……257, 330
　　筋クランプ（こむら返り）
　　　　……………………257
　　せん妄・幻覚 …………330
低粘性耳垢 …………………408
　　耳の滲出液 ……………408
デオキシヘモグロビン ……38
手首・手の痛み ……………225

索引

手首の捻挫 ……………225
デシプラミン ……………17
テストステロン …………115
鉄芽球性貧血 ……………37
鉄欠乏症 …………………448
鉄欠乏性貧血 …4, 35, 147, 253
テニス肘 …………………247
　関節周囲の痛み ………247
テネスムス …………163, 165
手白癬 ……………………361
デルマトームと末梢神経体表分布 ……………………314
転移性悪性黒色腫 ………359
　色素沈着 ………………359
転移性肝癌 ……101, 150, 153
　黄疸 ……………………150
　肝腫大 …………………153
　吃逆 ……………………101
伝音性難聴 ………………403
転換性障害 ……273, 294, 432
　筋力低下 ………………294
　失神 ……………………273
　慢性嗄声 ………………432
転換反応 ……………………7
てんかん発作後 …………332
　せん妄・幻覚 …………332
電撃性紫斑 ………………339
電撃痛 ……………………309
転子滑液包炎 ……………222
　股関節の痛み …………222
点状陥凹 ……………253, 455
点状出血 ……………369, 441
伝染性紅斑 …………339, 460
　発疹 ……………………339
伝染性単核(球)症
　…………3, 20, 155, 339, 467
　脾腫 ……………………155
伝染性軟属腫 ……………350
　丘疹・結節 ……………350
伝染性膿痂疹 ……………417
　口腔潰瘍形成 …………417
伝導失語 …………………285
テント現象 …………………31
癜風 …………………359, 360

と

頭蓋内圧亢進 ………103, 143
盗汗 …………………………13
動悸 …………………………47
瞳孔 ………………………274
統合失調症 ………………332
　せん妄・幻覚 …………332
瞳孔反応障害 ……………392
瞳孔不同 …………………391
橈骨神経 …………………312
　神経根性疼痛・感覚異常
　…………………………312
　上肢Barré徴候 ………318
橈骨頭骨折 ………………216
　肘痛 ……………………216
動作時振戦 ………………295
凍傷 ……………251, 354, 407
　耳痛 ……………………407
　水疱 ……………………354
動静脈奇形 ……98, 264, 402
　喀血 ………………………98
　耳鳴 ……………………402
　頭痛 ……………………265
動静脈瘤 …………………389
　眼球突出 ………………389
　レイノー現象 …………251
洞性徐脈 …………………50
洞性頻脈 …………………47
凍瘡様狼瘡 ………………445
灯台徴候 …………………408
頭頂葉病変 ………………290
　複視・眼振 ……………290
頭頂葉由来の失行症 ……302
　運動失調 ………………302
糖尿病 ……3, 22, 30, 130, 170,
　175, 180, 192, 288, 304,
　309, 336
深部腱反射異常 …………304
糖尿病性筋萎縮症 ………292
糖尿病性ケトアシドーシス
　………………………34, 141
　悪心・嘔吐 ……………141
糖尿病性神経障害 ………377
　下腿潰瘍 ………………377
糖尿病性水疱 ……………354
糖尿病性単障害 …………390

眼瞼下垂 …………………390
糖尿病性網膜症
　………………397, 399, 441
　視力障害 ………………397
　網膜病変 ………………399
糖尿病性リポイド類壊死 …441
　瘙痒症 …………………336
多尿 ………………………175
蛋白尿 ……………………170
腸管運動異常 ……………130
尿失禁 ……………………180
複視・眼振 ………………288
勃起障害 …………………192
末梢神経障害 ……………309
頭皮シラミ症 ………………19
頭部外傷 …………………276
　昏睡 ……………………276
洞不全症候群 ………51, 272
　失神 ……………………272
動物原性感染症 ……………10
　不明熱 ……………………10
頭部白癬 …………………374
　脱毛症 …………………374
動脈-腸管瘻 ……………164
　消化管出血 ……………164
動脈管開存 ……………40, 66
　連続性雑音 ………………66
動脈硬化性血管障害 ……28
動脈性潰瘍 ………………444
動脈塞栓症 …………82, 444
　跛行 ………………………82
動脈拍動波形 ………………45
動脈不全 …………………377
　下腿潰瘍 ………………377
動脈瘤 ……………………402
　耳鳴 ……………………402
同名半盲 …………………394
動揺感 ……………………266
動揺性歩行 ………………299
トキシックショック症候群
　………………………340, 439
　発疹 ……………………340
トキソプラズマ症 …………20
トキソプラズマ網膜炎(HIV)
　…………………………437
特徴的な紅斑 ……………343
特発性筋クランプ ………256

488

特発性血小板減少性紫斑病
　　　　　　‥‥‥‥‥‥‥452
特発性多毛症 ‥‥‥‥‥‥375
　　脱毛症 ‥‥‥‥‥‥‥375
特発性肺線維症 ‥‥‥‥‥104
　　肺雑音 ‥‥‥‥‥‥‥104
特発性浮腫 ‥‥‥‥‥‥‥76
毒物 ‥‥‥‥‥170, 304, 330
　　深部腱反射異常 ‥‥‥304
　　せん妄・幻覚 ‥‥‥‥330
　　蛋白尿 ‥‥‥‥‥‥‥170
時計描画テスト ‥‥‥‥‥283
突出したy下降 ‥‥‥‥‥56
ドライアイ ‥‥‥‥‥‥‥387
　　赤目 ‥‥‥‥‥‥‥‥387
トリガーポイント ‥‥‥‥7
トリコモナス腟炎 ‥‥203, 204
　　腟帯下 ‥‥‥‥‥‥‥204
鳥肌様・弾性線維性仮性黄色腫
　　　　　　‥‥‥‥‥‥444
努力性呼吸 ‥‥‥‥‥‥‥39
ドルーゼン ‥‥‥‥‥397, 400
呑気症 ‥‥‥‥‥‥‥136, 147
　　嚥下障害・胸やけ ‥‥147
　　腹部膨満 ‥‥‥‥‥‥136
豚脂様角膜後面沈着物 ‥‥445

な

ナイアシン ‥‥‥‥‥‥‥342
ナイアシン欠乏症 ‥‥‥‥418
　　舌炎 ‥‥‥‥‥‥‥‥418
　　潮紅（ほてり）‥‥‥342
内耳炎 ‥‥‥‥‥‥‥‥‥301
　　運動失調 ‥‥‥‥‥‥301
内臓痛 ‥‥‥‥‥‥‥‥‥118
内側上顆炎 ‥‥‥‥‥‥‥215
　　肘痛 ‥‥‥‥‥‥‥‥215
内側上顆リンパ節炎 ‥‥‥216
　　肘痛 ‥‥‥‥‥‥‥‥216
内側上顆リンパ節腫脹 ‥‥19
内鼠径ヘルニア ‥‥‥‥‥184
　　鼠径・大腿部の腫脹 ‥184
内腸骨動脈-陰茎海綿体閉塞
　　　　　　‥‥‥‥‥‥192
　　勃起障害 ‥‥‥‥‥‥192
内麦粒腫 ‥‥‥‥‥‥‥‥386

赤目 ‥‥‥‥‥‥‥‥‥‥386
内分泌障害 ‥‥‥‥‥‥‥198
　　続発性無月経 ‥‥‥‥198
鉛中毒 ‥‥‥125, 309, 331, 458
　　せん妄・幻覚 ‥‥‥‥331
　　末梢神経障害 ‥‥‥‥309
　　慢性腹痛・反復性腹痛
　　　　　　‥‥‥‥‥‥125
ナルコレプシー ‥‥‥‥‥334
　　睡眠障害 ‥‥‥‥‥‥334
軟性下疳 ‥‥‥‥‥‥‥‥206
　　陰部潰瘍 ‥‥‥‥‥‥206
軟性線維腫 ‥‥‥‥‥‥‥350
　　丘疹・結節 ‥‥‥‥‥350
難聴 ‥‥‥‥‥‥‥‥‥‥403

に

肉離れ ‥‥‥‥‥‥‥‥‥217
二次性高血圧 ‥‥‥‥‥‥27
二次性レイノー現象 ‥‥‥250
二次的疾病利得（二次利得）
　　　　　　‥‥‥‥‥7, 220
　　腰痛 ‥‥‥‥‥‥‥‥220
二段脈 ‥‥‥‥‥‥‥‥‥46
日光傷害 ‥‥‥‥‥‥‥‥366
日光じんま疹 ‥‥‥‥‥‥364
日光皮膚炎 ‥‥‥‥‥‥‥344
二頭筋橈骨靱帯炎 ‥‥‥‥215
　　肘痛 ‥‥‥‥‥‥‥‥215
二頭筋負荷 ‥‥‥‥‥‥‥212
ニトログリセリン ‥‥‥‥41
二峰性脈 ‥‥‥‥‥‥‥‥45
乳癌 ‥‥‥‥‥‥‥‥‥‥113
乳管拡張 ‥‥‥‥‥‥‥‥114
　　乳房腫瘤・分泌物
　　　　　　‥‥‥‥113, 114
乳汁漏出 ‥‥‥‥‥‥‥‥113
乳腺炎 ‥‥‥‥‥‥‥‥‥114
　　乳房腫瘤・分泌物 ‥‥114
乳頭壊死 ‥‥‥‥‥‥‥‥183
　　側腹部痛 ‥‥‥‥‥‥183
乳頭浮腫 ‥‥‥‥‥‥399, 457
　　網膜病変 ‥‥‥‥‥‥399
乳糖不耐症 ‥‥‥‥‥‥‥130
　　慢性下痢症 ‥‥‥‥‥130
乳び漏 ‥‥‥‥‥‥‥‥‥135

腹部膨満 ‥‥‥‥‥‥‥‥135
乳房Paget病 ‥‥‥‥‥‥379
乳房雑音 ‥‥‥‥‥‥‥‥65
乳房腫瘤 ‥‥‥‥‥‥‥‥112
乳房分泌物 ‥‥‥‥‥112, 113
入眠困難 ‥‥‥‥‥‥‥‥333
入眠時幻覚 ‥‥‥‥‥‥‥334
ニューモシスチス・カリニ
　　　　　　‥‥‥‥‥‥110
　　肺炎 ‥‥‥‥‥‥‥‥110
ニューモシスチス感染 ‥‥91
ニューモシスチス脈絡膜炎
　　　　　　‥‥‥‥‥‥437
ニューモスコピー ‥‥403, 406
乳瘤 ‥‥‥‥‥‥‥‥‥‥114
　　乳房腫瘤・分泌物 ‥‥114
尿管結石 ‥‥‥121, 178, 182
　　急性腹症 ‥‥‥‥‥‥121
　　側腹部痛 ‥‥‥‥‥‥182
　　排尿困難 ‥‥‥‥‥‥178
尿細管障害 ‥‥‥‥‥‥‥172
　　毒性物質 ‥‥‥‥‥‥172
尿試験紙法 ‥‥‥‥‥167, 170
尿失禁 ‥‥‥‥‥‥‥‥‥179
尿中hCG（ヒト絨毛性ゴナドト
　ロピン）‥‥‥‥‥‥‥197
尿中赤血球 ‥‥‥‥‥‥‥167
尿沈渣 ‥‥‥‥‥‥‥‥‥167
尿道炎 ‥‥‥‥‥‥‥‥‥177
　　排尿困難 ‥‥‥‥‥‥177
尿毒症 ‥‥‥‥101, 139, 141, 172,
　　　　　　　304, 331, 336
　　悪心・嘔吐 ‥‥‥‥‥141
　　吃逆 ‥‥‥‥‥‥‥‥101
　　食欲不振 ‥‥‥‥‥‥139
　　深部腱反射異常 ‥‥‥304
　　せん妄・幻覚 ‥‥‥‥331
　　瘙痒症 ‥‥‥‥‥‥‥336
尿路感染症 ‥‥‥168, 175, 177
　　血尿 ‥‥‥‥‥‥‥‥168
　　多尿 ‥‥‥‥‥‥‥‥175
尿路結石 ‥‥‥‥‥‥168, 171
　　血尿 ‥‥‥‥‥‥‥‥168
妊娠 ‥‥‥19, 31, 140, 147, 150,
　　　　　　　　　　　367
　　嚥下障害・胸やけ ‥‥147
　　黄疸 ‥‥‥‥‥‥‥‥150

悪心・嘔吐 …………140
 起立性低血圧 …………31
妊娠子宮 …………137, 159
 腹部・骨盤腫瘤 …………159
 腹部膨満 …………137
妊娠中毒症 ……29, 77, 171
 高血圧 …………29
 蛋白尿 …………171
 浮腫 …………77
 毛細血管拡張・血管腫 …………367
認知症 …………280, 328
 抑うつ …………328

ね

ネコひっかき病 ………18, 21
熱拡散 …………31
熱射病 …………276, 331
 昏睡 …………276
 せん妄・幻覚 …………331
熱性痙攣 …………320
熱帯熱マラリア …………155
 脾腫 …………155
熱中症 …………12
ネフローゼ症候群 …………16
粘液水腫 …………76, 419
 巨大舌 …………419
粘液栓 …………107
 喘鳴 …………107
粘液膿性子宮頸管炎 …………450
捻髮音 …………226, 187
粘膜炎 …………417
 口腔潰瘍形成 …………417

の

脳圧亢進 …………103, 143
 悪心・嘔吐 …………143
脳炎 …………264, 332
 頭痛 …………264
 せん妄・幻覚 …………332
脳幹虚血・脳幹病変 …………288
 複視・眼振 …………288
脳血管障害 …………317
脳腫瘍 …………263, 283
 頭痛 …………263

認知症 …………283
脳神経麻痺 …………287
脳振盪 …………278, 331
 健忘 …………278
脳振盪後 …………261
 頭痛 …………261
 せん妄・幻覚 …………331
脳卒中 ……52, 269, 305, 328
 深部腱反射異常 …………305
 めまい …………269
 抑うつ …………328
脳底髄膜炎 …………289
 複視・眼振 …………289
膿尿 …………177
脳膿瘍 …………264
 頭痛 …………264
膿疱性乾癬 …………355
嚢胞性線維症 ……89, 94, 255
 爪の変化・ばち指 …………255
 慢性呼吸困難 …………94
膿漏性角皮症 …………235
のぼせ …………14

は

パーキンソニズム …………296
パーキンソン症候群 …………300
 運動失調 …………300
パーキンソン病 …14, 181, 282, 286, 296
 失語・構音障害 …………286
 振戦・不随意運動 …………296
 認知症 …………282
把握運動 …………57
バイアグラ …………17, 191
肺炎 …40, 85, 91, 95, 97, 101, 104, 109
 喀血 …………97
 吃逆 …………101
肺炎球菌 …………109
肺炎球菌性敗血症 …………438
 肺炎 …………109
 急性呼吸困難 …………91
 胸膜性の胸痛 …………95
 チアノーゼ …………40
 肺雑音 …………104
肺癌 ……89, 92, 94, 96, 101

吃逆 …………101
 急性呼吸困難 …………92
 胸膜性の胸痛 …………96
 慢性呼吸困難 …………94
肺気腫 ……24, 107, 108
 喘鳴 …………107
肺吸虫 …………99
肺区域 …………88
肺結核 …………254
 爪の変化・ばち指 …………254
敗血症 ……34, 151, 330
 黄疸 …………151
敗血症性ショック …………46
 せん妄・幻覚 …………330
肺高血圧 …………73, 92
 急性呼吸困難 …………92
 心拡大・うっ血性心不全 …………73
肺梗塞 …………98
 喀血 …………98
肺雑音 …………104
肺サルコイドーシス …………104
 肺雑音 …………104
 喀血 …………97
肺腫瘍 …………255
 爪の変化・ばち指 …………255
肺水腫 ……39, 97, 107
 喘鳴 …………107
肺性心 …………73
 心拡大・うっ血性心不全 …………73
肺線維症 …………89, 255
 爪の変化・ばち指 …………255
肺尖部腫瘍 …………391
肺尖部肺癌 …………214
肺塞栓症 ……39, 91, 95, 96, 102, 107, 271
 急性呼吸困難 …………91
 胸膜性の胸痛 …………95
 失神 …………271
 喘鳴 …………107
肺塞栓ルール …………95
背側への下肢伸展挙上 …………218
肺動静脈瘻 …………65
 連続性雑音 …………65
肺動脈弁狭窄症 …………61
肺動脈弁閉鎖不全症 …………63

拡張期雑音 ……………63	甲状腺の腫大 ………428	半月体色素沈着 ………399
梅毒 …10, 205, 289, 375, 417	爪の変化・ばち指 …254	網膜病変 ………………399
陰部潰瘍 ……………205	複視・眼振 …………288	半月板損傷 ……………241
口腔潰瘍形成 ………417	ハチ毒 …………34, 364	急性膝関節痛 …………241
梅毒性乾癬 ……………450	じんま疹・血管性浮腫	反射性交感神経性ジストロフィ
梅毒性バラ疹 …………449	………………………364	………………214, 227, 249, 313
脱毛症 ………………375	ばち指 ……40, 97, 379, 446	肩の痛み ……………214
複視・眼振 …………289	発汗 ……………………13	関節周囲の痛み ……249
肺内J受容体 ……………90	白血球破砕性血管炎 …456	神経根性疼痛・感覚異常
肺内シャント …………40	白血病 …………153, 415	………………………313
排尿筋過活動 …………179	咽頭痛 ………………415	手首・手の痛み ……227
排尿困難 ………………177	肝腫大 ………………153	反射性尿失禁 ……179, 181
肺膿瘍 ………………86, 98	発達障害 ………………405	反射性流涎過多 ………145
喀血 …………………98	難聴 …………………405	斑状皮疹 ………………449
急性咳嗽 ……………86	発熱 ……………………13	反芻症 …………………141
排卵期出血 ……………200	盗汗 …………………13	悪心・嘔吐 …………141
排卵停止 ………………194	発汗 …………………13	ハンタウイルス ………111
不妊 …………………194	バッファローハンプ	肺炎 …………………111
歯ぎしり ………………263	………………4, 26, 439	反跳痛 …………………117
白衣高血圧 ……………28	抜毛癖 …………………375	反跳脈 …………………44
白色爪 ……………253, 447	鼻血 ……………………411	ハンチントン病 ………298
剥脱性紅皮症 …………381	鼻茸 ……………………409	反応性気道疾患 ………107
腫瘍随伴病変 ………381	鼻閉・鼻汁 …………409	喘鳴 …………………107
白内障 …………………397	鼻水 ……………………409	晩発性皮膚ポルフィリン症
視力障害 ……………397	パニック障害 …7, 43, 325	………………449, 345, 354, 359
白斑 ……………………359	急性非胸膜性の胸痛 …43	水疱 …………………354
白板症 …………………418	不安 …………………325	反復性多発性軟骨炎 …407
舌炎 …………………418	不定愁訴 ……………7	耳痛 …………………407
麦粒腫 …………………386	パニック発作 ………5, 269	反復性腸閉塞 …………124
赤目 …………………386	めまい ………………269	慢性腹痛・反復性腹痛 124
跛行 ……………………81	ばね指 …………………226	反復性腹痛 ……………123
はさみ足歩行 …………299	手首・手の痛み ……226	反復乳頭刺激 …………114
橋本病 ……………428, 429	歯の感染症 ……………420	乳房腫瘤・分泌物 …114
甲状腺結節 …………429	羽ばたき振戦 ……101, 298	
甲状腺の腫大 ………428	馬尾症候群 ……………221	**ひ**
播種性Kaposi肉腫 ……437	腰痛 …………………221	
播種性血管内凝固症候群（DIC）	ハムストリング損傷 …243	脾外傷 …………………157
…………………372, 438	急性膝関節痛 ………243	脾腫 ……………………157
出血傾向 ……………372	バラ色枇糠疹 …………338	鼻潰瘍 …………………456
播種性淋菌血症 ………234	バラ疹 ……128, 155, 435	被殻出血 ………………320
関節炎・皮膚炎 ……234	バリズム ………………295	脾機能亢進 ……………372
破傷風 …………………258	バルサルバ反応 ………72	出血傾向 ……………372
筋クランプ（こむら返り）	バルサルバ法 …………57	非吸収性炭水化物 ……136
………………………258	パルボウイルス ………460	腹部膨満 ………………136
バセドウ病 …254, 288, 388,	汎下垂体機能低下症 …199	鼻腔内異物 ……………410
428, 440, 441	続発性無月経 ………199	鼻閉・鼻汁 …………410
眼球突出 ……………388	半月爪 …………………254	脾梗塞 …………96, 101, 121

索引

吃逆 …………………101
急性腹症 ……………121
胸膜性の胸痛 ………96
腓骨骨折 ……………230
　足首・足の痛み …230
尾骨痛 ………………166
　直腸痛 ……………166
肘関節脱臼 …………216
　肘痛 ………………216
皮脂腺腫 ……………351
　丘疹・結節 ………351
肘痛 …………………215
皮脂嚢腫 ……………190
　陰嚢痛・腫大 ……190
脾腫 ……………154, 158
鼻汁 …………………409
鼻出血 …………162, 411
　消化管出血 ………162
非心原性肺水腫 ……92
　急性呼吸困難 ……92
ヒステリー
　………273, 294, 302, 320
　運動失調 …………302
ヒステリー球 …145, 146
　嚥下障害・胸やけ …146
　筋力低下 …………294
　失神 ………………273
非増殖糖尿病性網膜症 …441
ヒ素角化症 …………458
ヒ素中毒 ……………310
　末梢神経障害 ……310
肥大型閉塞性心筋症 …73
　心拡大・うっ血性心不全
　………………………73
肥大性骨関節症 ……255
　爪の変化・ばち指 …255
ビタミン B_{12} 欠乏症 …36, 282,
　300, 304, 309, 331, 418, 448
　運動失調 …………300
　深部腱反射異常 …304
　舌炎 ………………418
　せん妄・幻覚 ……331
　認知症 ……………282
　貧血 …………………36
　末梢神経障害 ……309
ビタミン K 欠乏症 …371
　紫斑 ………………371

左下腹部痛 …………117
左季肋部痛 …………117
左鎖骨上部リンパ節腫脹 …19
悲嘆 …………………328
　抑うつ ……………328
鼻中隔潰瘍 …………411
　鼻出血 ……………411
鼻中隔彎曲 …………410
　鼻閉・鼻汁 ………410
ヒト絨毛性ゴナドトロピン
　(hCG) ……………190
ヒト単球エーリキア症 …339
皮膚 T 細胞性リンパ腫 …362
　鱗屑 ………………362
皮膚糸状菌症 ………336
　瘙痒症 ……………336
皮膚炎 ………………233
皮膚型リンパ腫 ……349
　丘疹・結節 ………349
皮膚筋炎 …17, 234, 367, 380,
　　　　　　　453, 454
　関節炎・皮膚炎 …234
　腫瘍随伴病変 ……380
　毛細血管拡張・血管腫
　………………………367
腓腹筋梗塞 ……………80
　片側性下肢腫脹 ……80
腓腹筋疲労・血腫 ……79
　片側性下肢腫脹 ……79
皮膚結核 ……16, 349, 445
　丘疹・結節 ………349
皮膚石灰沈着症 …351, 454
　丘疹・結節 ………351
皮膚線維腫 …………350
　丘疹・結節 ………350
皮膚線条 ……………439
皮膚転移 …………351, 379
　丘疹・結節 ………351
　腫瘍随伴病変 ……379
皮膚粘膜母斑 ………381
　腫瘍随伴病変 ……381
皮膚描記症 ……364, 462
皮膚病変の現れ方 …346
皮膚分節と末梢神経の体表分布
　………………………314
皮膚幼虫移行症 …344, 462
皮膚リンパ腫 ………436

飛蚊症 ………………395
鼻閉 …………………409
非抱合型ビリルビン …148
非ホジキンリンパ腫 …11
肥満 ………25, 102, 115, 137
肥満細胞腫 …………365
　じんま疹・血管性浮腫
　………………………365
肥満細胞症 …………342
　潮紅（ほてり） …342
肥満指数 ………………25
　女性化乳房 ………115
びまん性食道痙攣 …146
　嚥下障害・胸やけ …146
　腹部膨満 …………137
百日咳 …………………86
日やけ ………………344
表在性血栓性静脈炎 …79
　片側性下肢腫脹 ……79
ひょう疽 ……………227
　手首・手の痛み …227
標的病変 ……………462
平手打ち様頬 ………460
ビリベルジン ………148
粟粒腫 ………………350
　丘疹・結節 ………350
非流暢性（運動性）超皮質性失語
　………………………285
ビリルビン …………148
貧血 ………35, 49, 271
　失神 ………………271
　動悸・頻脈 …………49
頻呼吸 ………………102
頻尿 ……………175, 203
頻脈 ……………………47
頻脈性不整脈 ………272
　失神 ………………272

ふ

浮 ………………………44
不安 ………14, 48, 296, 324
不安神経症 ……………5
　振戦・不随意運動 …296
不安定狭心症 …………42
　動悸・頻脈 …………48
フィラリア症 …………77

浮腫 …………………77	ブドウ球菌エンテロトキシン	瞳孔不同 ……………391
風疹 …………………339	………………127	閉塞性睡眠時無呼吸 ………4
腹圧性尿失禁 …………180	急性下痢症 ………127	閉塞性肥大型心筋症 …61, 271
腹腔内転移 ……………135	ブドウ球菌性熱傷様皮膚症候群	失神 ………………271
腹部膨満 ……………135	……………354, 439	ペッサリー ……………204
伏在静脈瘤 ……………185	舞踏病 ………………301	ヘモグロビン ……………35
鼠径・大腿部の腫脹 …185	運動失調 …………301	ヘモグロビン尿症 ………169
複雑部分発作 ……279, 322	ぶどう膜炎 ……………392	ヘモクロマトーシス
健忘 ………………279	瞳孔不同 …………392	……………151, 153, 359, 447
複視・眼振 ……………287	舞踏様運動 ……………295	黄疸 ………………151
副腎機能不全 ………24, 124	不妊 …………………194	肝腫大 ……………153
慢性腹痛・反復性腹痛 124	部分アンドロゲン不応症 …196	ペラグラ …310, 345, 359, 449
副腎腫瘍 ……………376	不妊 …………………196	色素沈着 …………359
多毛症 ……………376	部分発作（局所発作） ……322	末梢神経障害 ……310
副腎不全 ………………34, 141	不明熱 …………………8	ヘリオトロープ疹
悪心・嘔吐 ………141	フューム吸入 …………86	……………17, 234, 453
腹水 ………………135, 447	ブラインドループ症候群 …36	ベル麻痺 ………………316
輻輳反射保持 …………450	プラム様結節 …………436	変形性関節症
腹直筋損傷 ……………121	ブルセラ症 ………9, 11, 155	……………216, 220, 228, 237, 245
急性腹症 …………121	脾腫 ………………155	急性単関節炎 ……245
副鼻腔炎 …85, 383, 409, 411	不連続性心音 ……………67	多発性関節炎 ……237
眼痛 ………………383	プロラクチン過剰 ……192	手首・手の痛み …228
急性咳嗽 ……………85	勃起障害 …………192	肘痛 ………………216
鼻出血 ……………411	プロラクチン分泌性下垂体腺腫	腰痛 ………………220
鼻閉・鼻汁 ………409	……………114	変形性頸椎症 …………208
腹部区域4分割法 ……158	乳房腫瘍・分泌物 …114	頸部痛 ……………208
腹部腫瘤 ……………158	噴出性嘔吐 ……………143	変形性股関節症 ………222
腹部大動脈解離 ………119	分水嶺梗塞 ……………318	股関節の痛み ……222
急性腹症 …………119	蟯線虫 …………………128	変形性膝関節症 ………241
腹部大動脈瘤 …………159	急性下痢症 ………128	弁雑音の伝播 ……………53
腹部・骨盤腫瘤 …159	分泌性下痢 ………126, 129	偏視 ……………………274
腹部膨満 ……………134	糞便塊 …………………158	片頭痛 ……142, 259, 260, 268,
腹壁静脈 ……………447		278, 383, 421
腹壁皮静脈怒張 ………134	**ヘ**	悪心・嘔吐 ………142
腹膜炎 ……117, 119, 142		眼痛 ………………383
悪心・嘔吐 ………142	閉経（期） ………197, 201, 341	顔面痛・歯痛・側頭下顎痛
急性腹症 …………119	潮紅（ほてり） ………341	……………421
不顕性癌 ……………304	不正出血 …………201	健忘 ………………278
深部腱反射異常 …304	閉経後 …………………204	――の閃輝暗点 ………261
浮腫 …………………72, 75	続発性無月経 ……197	めまい ……………268
浮腫性歯肉内出血 ……448	閉鎖孔炎 ………………223	便潜血検査 ……………161
不随意運動 ……………295	股関節の痛み ……223	片側顔面痙攣 …………258
不正出血 ……………200	閉鎖孔ヘルニア ………185	筋クランプ（こむら返り）
不整脈 ………………33, 47	閉鎖神経 ………………316	……………258
ぶち症 ………………359	神経根性疼痛・感覚異常	片側性下肢腫脹 …………78
不定愁訴 ………………5	……………316	扁桃周囲膿瘍 …………414
	閉塞隅角緑内障 ………391	咽頭痛 ……………414

索引

扁桃腫大 ……………………463
扁桃の滲出物と肥大 ………467
便秘 ……………………119, 132
　　急性腹症 ………………119
扁平上皮癌……………417, 459
　　口腔潰瘍形成 …………417
扁平足 ………………………231
　　足首・足の痛み ………231
扁平苔癬 …349, 361, 375, 417
　　丘疹・結節 ……………349
　　口腔潰瘍形成 …………417
　　脱毛症 …………………375

ほ

望遠鏡指 ……………………455
蜂窩織炎 ……………………79
　　片側性下肢腫脹 ………79
膀胱炎 ………………………180
　　尿失禁 …………………180
膀胱開口部閉塞 ……………172
　　無尿・乏尿 ……………172
膀胱過伸展 …………………159
　　腹部・骨盤腫瘤 ………159
抱合型ビリルビン …………148
膀胱下尿道閉塞 ……………176
　　多尿 ……………………176
膀胱過膨張 …………………137
　　腹部膨満 ………………137
膀胱癌 ………………………168
　　血尿 ……………………168
膀胱刺激症状 ………………203
膀胱腟瘻 ……………………181
　　尿失禁 …………………181
膀胱容量の減少 ……………175
放散痛 ………………………189
　　陰嚢痛・腫大 …………189
房室結節リエントリー性頻脈
　………………………………48
放射線障害 …………………146
　　嚥下障害・胸やけ ……146
放射線治療 …………………429
疱疹状皮膚炎 …………353, 449
疱疹性ひょう疽 ……………451
乏尿 …………………………172
膨隆した側頭動脈 …………456
ポートワイン母斑 …………367

帆音 …………………………69
匍行性迂回状紅斑 …………381
　　腫瘍随伴病変 …………381
母指球 ………………………226
ホジキンリンパ腫 …11, 15, 21
ボタン穴変形 ………………228
ボタンホール変形 …………237
勃起障害 ………………191, 195
　　不妊 ……………………195
発作性上室性頻脈 …………47
発作性夜間呼吸困難 …102, 106
発疹 …………………………328
発疹性黄色腫 ………………443
ホットフラッシュ
　………………………14, 197, 341
ボツリヌス中毒
　…………………147, 289, 305
　　嚥下障害・胸やけ ……147
　　深部腱反射異常 ………305
　　複視・眼振 ……………289
母斑 ……………………348, 357
ポリオ ………………………39
ポルフィリン症 ……310, 125
　　末梢神経障害 …………310
　　慢性腹痛・反復性腹痛
　………………………………125
本態性高血圧 ………………28
本態性振戦 …………………296
本能性瞳孔不同 ……………391

ま

マイコプラズマ ………109, 465
マイコプラズマ気管支炎 …85
　　肺炎 ……………………109
マイコプラズマ肺炎 ………414
　　咽頭痛 …………………414
摩擦性疱疹 …………………354
麻疹 ……………………339, 387, 460
　　赤目 ……………………387
麻疹型薬疹 …………………460
まだらチアノーゼ …………38
末梢血管拡張 ………………346
末梢循環不全 ………………40
　　チアノーゼ ……………40
末梢神経障害 ………………306
末梢性チアノーゼ …………38

末端肥大症 …………………14
マラリア ………………10, 155
慢性咳嗽 ……………………87
慢性肝炎 ……………………152
　　肝腫大 …………………152
慢性気管支炎 ………………88
慢性胸水貯留 ………………94
　　慢性呼吸困難 …………94
慢性下痢症 …………………129
慢性甲状腺炎 ………………429
　　甲状腺結節 ……………429
慢性硬膜下血腫 ……………283
　　認知症 …………………283
慢性呼吸困難 ………………93
慢性骨髄性白血病 …………156
　　脾腫 ……………………156
慢性疾患 ……………………36
　　貧血 ……………………36
慢性振動曝露 ………………251
　　レイノー現象 …………251
慢性腎不全 …………………116
　　女性化乳房 ……………116
慢性膵炎 ……………………123
　　慢性腹痛・反復性腹痛
　………………………………123
慢性髄膜炎菌血症 …………11
慢性睡眠不足 ………………3
慢性前立腺炎 ………………187
慢性単純性苔癬 ……………336
　　瘙痒症 …………………336
慢性疲労症候群 ……………4, 7
慢性腹痛 ……………………123
慢性副鼻腔炎 ………………88
　　慢性咳嗽 ………………88
慢性閉塞性肺疾患（COPD）
　………………………39, 91, 93
　　急性呼吸困難 …………91
　　増悪 ……………………91
　　慢性呼吸困難 …………93
慢性マラリア ………………10
満腹中枢セットポイント …25
マンモグラフィー …………112

み

ミオクローヌス ………297, 322
　　振戦・不随意運動 ……297

索引

ミオグロビン尿 ……………168
ミオパチー …………300, 304
　　運動失調 ………………300
　　深部腱反射異常 ………304
右下腹部痛 …………………117
右季肋部痛 …………………117
右鎖骨上部リンパ節腫脹 …19
右頭頂葉梗塞 ………………332
　　せん妄・幻覚 …………332
三日熱マラリア ……………10
耳の滲出液 …………………406
耳の帯状疱疹 …………407, 465
　　耳痛 ……………………407
脈圧の狭小化 ………………46
脈拍の異常 …………………44
脈拍の左右非対称 …………44
脈絡膜悪性黒色腫 …398, 459
　　視力障害 ………………398
ミューラー管発育不全症 …199
　　続発性無月経 …………199

む

無気肺 ………………………104
　　肺雑音 …………………104
無呼吸 ………………………103
虫刺され ……………………345
むずむず脚症候群
　　…………………257, 304, 334
　　筋クランプ（こむら返り）
　　……………………………257
　　睡眠障害 ………………334
無胆汁便 ……………………17
鞭打ち症 ……………………424
無尿 …………………………172
胸やけ ………………………144
無排卵性出血 ………………200
無欲性甲状腺機能亢進症 …23
ムンプス ……………189, 195, 404

め

迷走神経過緊張 ……………50
　　徐脈 ……………………50
迷走神経刺激 ………………100
　　吃逆 ……………………100
迷走神経反射 ………………31

迷路炎 ………………………289
　　複視・眼振 ……………289
メドゥーサの頭 ……………156
メトヘモグロビン血症 …16, 40
　　チアノーゼ ……………40
メドロキシプロゲステロン
　　……………………197, 201
メニエール病 …268, 402, 404
　　耳鳴 ……………………402
　　難聴 ……………………404
めまい ………………………266
メラノーマ ⇒悪性黒色腫
メレナ ………………………161
免疫性溶血性貧血 …………36
綿花状滲出物 ………………441

も

盲管症候群 …………………130
盲係蹄症候群 ………………36
毛孔性紅色粃糠疹 …………16
毛細血管拡張 ………366, 454
毛細血管拡張性運動失調症 368
網状紅斑 ……………………460
網状紫斑 ……………………456
網状皮斑 ………………344, 463
毛巣嚢胞の感染 ……………166
　　直腸痛 …………………166
毛包炎 ………………………355
　　膿疱 ……………………355
毛包周囲出血 ………………448
網膜色素線条 ………………400
　　網膜病変 ………………400
網膜色素変性症 ……………398
　　視力障害 ………………398
網膜脂血症 ……………400, 443
　　網膜病変 ………………400
網膜出血 ………396, 400, 468
　　視力障害 ………………396
　　網膜病変 ………………400
網膜症 ………………………443
網膜中心静脈閉塞（症）
　　………………396, 400, 468
　　視力障害 ………………396
　　網膜病変 ………………400
網膜中心動脈閉塞（症）
　　……………………400, 468

網膜病変 ……………………400
網膜動脈塞栓症 ……………443
網膜動脈閉塞症 ……………395
　　視力障害 ………………395
網膜剥離 ………395, 400, 468
　　視力障害 ………………395
　　網膜病変 ………………400
網膜病変 ……………………399
網脈絡膜滲出物 ……………400
　　網膜病変 ………………400
毛様充血 ……………………466
　　赤目 ……………………386
ものもらい …………………386
門脈圧亢進症 …134, 156, 447
　　脾腫 ……………………156
門脈血栓症 …………………135
腹部膨満 ……………………135

や

夜間低血糖 …………………15
夜間尿 ………………………175
夜間ミオクローヌス ………334
　　睡眠障害 ………………334
薬剤 …3, 12, 14, 20, 23, 26, 30,
　　48, 51, 76, 100, 114, 115,
　　127, 130, 132, 138, 147,
　　149, 170, 180, 191, 195,
　　198, 251, 257, 262, 278,
　　282, 297, 309, 324, 327,
　　330, 333, 336, 344, 358,
　　361, 363, 370, 374, 375,
　　391, 398, 402, 404, 410,
　　428
　　嚥下障害・胸やけ ……147
　　黄疸 ……………………149
　　吃逆 ……………………100
　　急性下痢症 ……………127
　　起立性低血圧 …………30
　　筋クランプ（こむら返り）
　　……………………………257
　　倦怠感 …………………3
　　健忘 ……………………278
　　甲状腺の腫大 …………428
　　色素沈着 ………………358
　　紫斑 ……………………370
　　耳鳴 ……………………402

索引

食欲不振 ……………138
女性化乳房 …………115
徐脈 ………………51
視力障害 ……………398
振戦・不随意運動 ……297
じんま疹・血管性浮腫 363
睡眠障害 ……………333
頭痛 ………………262
喘鳴 ………………107
せん妄・幻覚 ………330
瘙痒症 ………………336
続発性無月経 ………198
体重減少 ……………23
多毛症 ………………375
蛋白尿 ………………170
動悸・頻脈 …………48
瞳孔不同 ……………391
特徴的な紅斑 ………344
難聴 …………………404
乳房腫瘤・分泌物 ……114
尿失禁 ………………180
認知症 ………………282
発汗・盗汗 …………14
鼻閉・鼻汁 …………410
肥満 …………………26
不安 …………………324
浮腫 …………………76
不妊 …………………195
不明熱 ………………12
便秘 …………………132
勃起障害 ……………191
末梢神経障害 ………309
慢性下痢症 …………130
薬剤性食道炎 ………147
薬剤誘発性高血圧 …28
　抑うつ ……………327
　鱗屑 ………………361
　リンパ節腫脹 ……20
　レイノー現象 ……251
薬疹 …………………338
薬物中断 ……………324
　不安 ………………324
薬物中毒 ……………276
　昏睡 ………………276
野兎病 ………………11

ゆ

有縁性紅斑 …………235
有棘細胞癌 ……350, 378
　下腿潰瘍 …………378
　丘疹・結節 ………350
　融合皮膚病変 ……346
　疣贅 ………………350
遊走性血栓性静脈炎 …381
　腫瘍随伴病変 ……381
遊走性紅斑
　………233, 237, 343, 462
癒着性関節包炎 ……213
　肩の痛み …………213
指のガングリオン ……226
　手首・手の痛み ……226

よ

癰 ……………355, 378
　下腿潰瘍 …………378
溶血 …………………151
黄疸 …………………151
葉酸欠乏 ………36, 418
　舌炎 ………………418
腰仙椎神経根圧迫症候群 …219
腰椎神経根障害 ………82
　跛行 ………………82
腰椎穿刺 ……………263
　頭痛 ………………263
腰椎椎間板ヘルニア …218
　腰痛 ………………218
腰痛 …………………217
抑うつ ……282, 326, 334
抑うつ気分を伴う適応障害
　……………………327
　睡眠障害 …………334
　認知症 ……………282
四日熱マラリア ………10
弱い遅脈 ……………46

ら

ライノウイルス ………414
　咽頭痛 ……………414
ライム病…………………
　　11, 51, 233, 246, 462

ライム病関節炎 ………237
　関節炎・皮膚炎 ……233
　急性単関節炎 ………246
雷鳴頭痛 ……………259
ラ音 ……………70, 71
　心拡大・うっ血性心不全
　……………………71
落屑 …………………439
らせん状静脈 ………457
らせん状体毛 ………448
ラテックス過敏症 ……364
　じんま疹・血管性浮腫
　……………………364
卵円形脂肪球 ………113
卵管炎 …………121, 159
　急性腹症 …………121
　腹部・骨盤腫瘤 ……159
卵管閉塞 ……………194
　不妊 ………………194
卵巣癌 …………135, 159
　腹部・骨盤腫瘤 ……159
　腹部膨満 …………135
卵巣腫瘍 ………199, 376
　続発性無月経 ……199
　多毛症 ……………376
卵巣捻転 ………117, 121
　急性腹症 …………121
卵巣囊胞 ……………159
　腹部・骨盤腫瘤 ……159
ランブル ……………64
ランブル鞭毛虫 …128, 130
　急性下痢症 ………128
　慢性下痢症 ………130
卵胞莢膜増殖症 ……376
　多毛症 ……………376

り

リウマチ関連肺疾患 …105
　肺雑音 ……………105
リウマチ性多発筋痛症……223,
　　　　　　　　249, 292
　関節周囲の痛み ……249
　股関節の痛み ……223
リウマチ熱
　……12, 235, 239, 297, 413
　関節炎・皮膚炎 ……235

振戦・不随意運動 ……297
多発性関節炎 ………239
不明熱 …………12
リウマトイド結節 ………350, 453
丘疹・結節 ………350
リソソーム蓄積症 ………157
脾腫 ………157
離断性骨軟骨炎 ………244
急性膝関節痛 ………244
利尿薬 ………175
多尿 ………175
リボフラビン(ビタミンB_{12})欠乏症 ………418
舌炎 ………418
隆起v波 ………56
流行性耳下腺炎
 ………189, 195, 404
良性吃逆 ………100
良性発作性頭位めまい症 …267
良性母斑 ………347
良性労作性頭痛 ………262
頭痛 ………262
両側性横隔膜麻痺 ………92
急性呼吸困難 ………92
両側性腎動脈閉塞症 ………173
無尿・乏尿 ………173
両側精巣摘除術 ………116
女性化乳房 ………116
緑内障 ………391, 399
網膜病変 ………399
緑膿菌性爪囲爪炎 ………436
緑膿菌性敗血症 ………438
リロケーションテスト ………211
淋菌 ………415
咽頭痛 ………415
淋菌性関節炎 …228, 238, 246
急性単関節炎 ………246
手首・手の痛み ………228
淋菌性結膜炎 ………387
赤目 ………387
淋菌性腱滑膜炎 ………450
淋菌性子宮頸管炎 ………204
帯下 ………204
淋菌敗血症 ………355
りんご病 ………339
発疹 ………339
輪状紅斑 ………344

鱗屑を伴う皮疹 ………360
リンパ管閉塞 ………76
浮腫 ………76
リンパ腫
 ………11, 15, 153, 156, 427
肝腫大 ………153
頸部腫瘤 ………427
発汗・盗汗 ………15
脾腫 ………156
不明熱 ………11
リンパ節炎 ………21
リンパ節腫脹 ………18
リンパ閉塞 ………80
片側性下肢腫脹 ………80
淋病性尿道炎 ………450

る

類上皮囊腫 ………350
丘疹・結節 ………350
類天疱瘡 ………355, 418
口腔潰瘍形成 ………418
涙嚢炎 ………387
赤目 ………387
ループス ………463

れ

レイノー現象…16, 39, 42, 234,
 237, 250, 452,
レジオネラ ………110
肺炎 ………110
レストレスレッグ症候群
 ………257, 304, 334
睡眠障害 ………334
レプトスピラ症 ………151, 466
黄疸 ………151
連環状亀頭炎 ………178, 463
連続性雑音 ………65

ろ

瘻孔 ………378
下腿潰瘍 ………378
老人性血管腫 ………348
丘疹・結節 ………348

老人性色素斑 ………357
老人性紫斑 ………357, 370
老人性難聴 ………401, 404
耳鳴 ………401
肋軟骨炎 ………95
胸膜性の胸痛 ………95
ロッキー山紅斑熱 ………340, 460
発疹 ………340
肋骨骨折 ………95
胸膜性の胸痛 ………95
肋骨脊柱角(CVA) ………182
濾胞性結膜炎 ………467
濾胞腺腫 ………430
甲状腺結節 ………430

わ

ワルファリン壊死 ………371
紫斑 ………371
腕神経叢 ………313
神経根性疼痛・感覚異常
 ………313

A

A群レンサ球菌 ………414, 467
咽頭痛 ………414
a波 ………48, 54
Aレンサ球菌性咽頭炎 ………413
ACE阻害薬 ………86, 88
急性咳嗽 ………86
慢性咳嗽 ………88
acute tubular necrosis (ATN)
 ………172
Addison病
 ………4, 31, 139, 358, 440
倦怠感 ………4
色素沈着 ………358
食欲不振 ………139
Adie症候群 ………304
深部腱反射異常 ………304
Adie瞳孔 ………392
瞳孔不同 ………392
Adson試験 ………251
amyotrophic lateral sclerosis
 (ALS) …257, 293, 297, 305

索引

筋クランプ（こむら返り）
　　　　　　　　　　　　257
深部腱反射異常　　　　　305
ankle brachial index（ABI）　83
aortic coarctation（AC）　　61
　収縮期雑音　　　　　　　61
aortic stenosis（AS）　　　60
　収縮期雑音　　　　　　　60
aortic valve sclerosis（AVS）60
　収縮期雑音　　　　　　　60
apple core　　　　　　　132
Argyll Robertson 瞳孔　283,
　　　290, 301, 309, 393, 450
　瞳孔不同　　　　　　　393
Asherman 症候群　　　　198
atrial septal defect（ASD）　61
　収縮期雑音　　　　　　　61
Austin Flint 雑音　　　　　62

B

B 症状　　　　　　　　　255
Babinski 徴候　　　　　　303
Babinski 反射　　282, 301, 318
Baker 囊胞　　　　　　　243
　急性膝関節痛　　　　　243
Baker 囊胞破裂　　　　　　79
　片側性下肢腫脹　　　　　79
Battle 徴候　　　　　　　458
Beau 線　　　　　　253, 439
Behçet 病　　　206, 235, 418
　陰部潰瘍　　　　　　　206
　関節炎・皮膚炎　　　　235
　口腔潰瘍形成　　　　　418
Bence Jones 蛋白　　　　172
benign paroxysmal positional
　vertigo（BPPV）　　　267
Bennett 骨折　　　　　　227
　手首・手の痛み　　　　227
Bezold-Jarisch 反射　　　　50
Biot 呼吸　　　　　　　　103
blue bloater　　　　　39, 93
blue dot sign　　　　　　189
blue toe　　　　　　　　444
body mass index（BMI）　25
Bouchard 結節
　　　　　220, 228, 237, 246

急性単関節炎　　　　　246
Bowen 病　　　　206, 349, 362
　陰部潰瘍　　　　　　　206
　丘疹・結節　　　　　　349
　鱗屑　　　　　　　　362
boxcar veins　　　　　　400
Broca 失語　　　　　　　284
Brown-Sequard 症候群　310
　末梢神経障害　　　　　310
Brudzinski 徴候　　262, 276
　昏睡　　　　　　　　276
Budd-Chiari 症候群　151, 153
　黄疸　　　　　　　　151
　肝腫大　　　　　　　153
Burton 線　　　　　　　458

C

c 波　　　　　　　　　54
C.difficile　　　　　　127
　急性下痢症　　　　　127
CAGE 質問法　　　　　326
Canadian C-Spine Rule　207
Carvallo 徴候　　　　　64
Castell space　　　　　154
Charcot 三徴　　　　　288
Chacot-Marie-Tooth 病　305
　深部腱反射異常　　　305
cherry-red spot　　　　　395
Cheyne-Stokes 呼吸
　　　　　102, 275, 277
Cheyne-Stokes 周期　　　70
chronic fatigue syndrome（CFS）
　　　　　　　　　　4, 7
Chvostek 徴候　　　　　257
Clunk テスト　　　　　211
Colles 骨折　　　　　　227
　手首・手の痛み　　　　227
Confusion Assessment　329
congestive heart failure（CHF）
　　　　　　　　　　70
COPD（chronic obstructive
　pulmonary disease）　39
Corrigan 脈　　　　　　62
Courvoisier 徴候　　　　150
Courvoisier の法則　　　148
CPPD 沈着　　　　　　239

多発性関節炎　　　　　239
Graham Steell 雑音　　　63
CREST 症候群　　　　　454
Creutzfeldt-Jakob 病　　283
　認知症　　　　　　　283
Crohn 病　　　　　159, 418
　口腔潰瘍形成　　　　418
Guillain-Barré 症候群　31
Cushing 症候群　4, 17, 26, 28,
　　　　　　　183, 376, 439
　倦怠感　　　　　　　　4
　多毛症　　　　　　　376
Cushing 反射　　　　　　51
CVA 叩打痛　　177, 178, 182

D

Darier 徴候　　　　　　365
De Quervain 腱骨膜炎　　226
　手首・手の痛み　　　　226
deep vein thrombophlebitis
　（DVT）　　　　　　345
deep vein thrombosis（DVT）78
　片側性下肢腫脹　　　　78
Dennie-Morgan 皺襞　　335
DIC　　　　　　　372, 438
　出血傾向　　　　　　372
DIP（遠位指節間）関節　225
disequilibrium　　　　　266
Dix-Hallpike 法　　　　268
drop arm sign　　　　　213
Duchenne 型筋ジストロフィ
　　　　　　　　　　293
Dupuytren 拘縮　　174, 226
　手首・手の痛み　　　　226
Duroziez 徴候　　　　　62

E

Eaton-Lambert 症候群　293
　筋力低下　　　　　　293
EB（Epstein-Barr）ウイルス
　　　　　　　　339, 414
　咽頭痛　　　　　　　414
　発疹　　　　　　　　339
Ebstein 奇形　　　　　　69
empty beer can test　　212

索引

Erb-Duchenne 麻痺 ………313
　神経根性疼痛・感覚異常
　………………………………313

F

Felty 症候群 …………20, 156
Finkelstein 徴候 …………247
　関節周囲の痛み ………247
Finkelstein テスト ………226
Forscheimer 斑 …………339

G

Gardner 症候群 ………350, 381
　腫瘍随伴病変 …………381
Gaucher 病 …………153, 157
　肝腫大 …………………153
Gerstmann 症候群 ………285
Gibert バラ色批糠疹 ……360
Gilbert 症候群 ……………151
　黄疸 ……………………151
Goodpasture 症候群 ………169
　血尿 ……………………169
Gottron 徴候（丘疹）…234, 453,
　255, 288, 367, 388
　眼球突出 ………………388
Graefe 徴候 ………297, 331
Graef 卵胞の破裂 …………121
Grasgow Coma Scale（GCS）
　……………………………275
　Guillain-Barré 症候群 …304
　深部腱反射異常 ………304
Guillain-Barré 症候群
　………………292, 302, 309
　――亜型 ………………289
　運動失調 ………………302
　筋力低下 ………………292
　末梢神経障害 …………309
　複視・眼振 ……………289

H

Hachiski Ischemia Score ……281
halo ………………………385
Heberden 結節
　………220, 228, 237, 246

急性単関節炎 ……………246
Henoch-Schönlein 紫斑病
　………………173, 370, 371, 456
herald patch ……………360
HIV ……………10, 15, 86
HIV 感染症 …20, 139, 155, 336
　食欲不振 ………………139
　瘙痒症 …………………336
　脾腫 ……………………155
　リンパ節腫脹 …………20
　急性咳嗽 ………………86
HIV 頭痛 …………………263
HIV 脳症 …………………282
　認知症 …………………282
　発汗・盗汗 ……………15
　不明熱 …………………10
Hoffmann 徴候 …………209
Horner 症候群 …43, 265, 313,
　390, 391, 428, 446
　頭痛 ……………………265
　瞳孔不同 ………………391
hypertrophic obstructive
　cardiomyopathy（HOC）…61
　収縮期雑音 ……………61

I

IBS（irritable bowel syndrome）
　……………………………129
IgA 血管炎 ………………456
IgA 腎症 …………………168

J

Janeway 病変（斑）………9, 442
Jarisch-Herxheimer 反応 …10
jugular verous distention（JVD）
　……………………………72

K

Kaposi 肉腫 …17, 349, 367, 379
　丘疹・結節 ……………349
　毛細血管拡張・血管腫
　……………………………367
Kayser-Fleischer 輪
　………………298, 283, 435

Kernig 徴候
　………208, 262, 276, 425
Kiesselbach 部位 …………411
Killip 分類 …………………33
Klinefelter 症候群 ……116, 196
Klumpke 麻痺 ……………313
　神経根性疼痛・感覚異常
　……………………………313
KOH 直接鏡 ……………359
Korsakoff 症候群 …279, 282
　健忘 ……………………279
　認知症 …………………282
Kussmaul 呼吸 ……103, 276
Kussmaul 徴候 …33, 56, 74, 91

L

Lachman 徴候 ……………240
LeFort 骨折 ………………422
Leriche 症候群 ………81, 223
Leser-Trelat 徴候
　………………348, 380, 447
Lewy 小体病 ……………282
LH（黄体ホルモン）サージ
　……………………………197
Lhermitte 徴候 …207, 221, 300,
　424
　運動失調 ………………300
lightheadededness ………266
Lindsay 爪 ………………254
Lisch 結節 ………………358
Loeffler 症候群 ……………40
Ludwig アンギーナ ……427
　頸部腫瘤 ………………427

M

Mallory-Weiss 症候群 ……162
　消化管出血 ……………162
Marcus Gunn 瞳孔 ………394
　視力障害 ………………394
Marfan 症候群 …43, 272, 444
Martorell's ulcer …………378
McBurney 点 ……………120
McMurray テスト ………240
MCP（中手指節）………225
Mees 線 …………………253

索引

丘疹・結節 …………351
MEN Ⅱb型 …………351
MEN Ⅲ型 …………380
Miller Fisher 症候群 ………289
　複視・眼振 …………289
Milroy 病 …………77
　浮腫 …………77
Mini-Cog …………281
Mini-Mental State Examination
　(MMSE) …………280, 281
　日本語版 …………281
mitral regurgitation (MR) ……58
　収縮期雑音 …………58
mitral valve prolapse (MVP) …59
　収縮期雑音 …………59
muffled voice …………108
Murcus Gunn 瞳孔 …………268
　めまい …………268
Murphy 徴候 …………120
Musset 徴候 …………62

N

New York Heart Association
　(NYHA) …………70
Nikolsky 現象 …………354
Nuck 管水瘤 …………184
NUD (nonulcer dispesia) …145

O

oil spots …………455
opening snap (OS) …………68
　不連続性心音 …………68
organ recital …………6
Osgood-Schlatter 病 …………243
Osler 結節 ……9, 10, 15, 442
Osler 三徴 …………109
Osler 法 …………28
Ottawa Ankle Rule …………229
Ottawa Foot Ruke …………229
Ottawa Knee Rule …………241

P

Paget 病 …………114
Pancoast 腫瘍 …………214, 391

Parinaud 眼腺症候群 …………19
Pastia 徴候 …………340
　発疹 …………340
Pastia 線 …………468
Patrick テスト …………224
peek sign …………4, 291
Pel-Ebstein 型の回帰熱 …11, 15
Peutz-Jeghers 症候群
　…………254, 381, 448
Peyronie 病 …………192
　勃起障害 …………192
Phalen 徴候 …………226, 312
pinch purpura ……349, 371, 381
pink puffer …………24, 93
pinpoint pupil …………319, 385
PIP (近位指節間) …………225
podagra …………230
polycystic ovary syndrome
　(PCOS) …26, 195, 199, 376
　続発性無月経 …………199
　多毛症 …………376
　不妊 …………195
post-traumatic stress disorder
　(PTSD) …………324
Prehn 徴候 …………188
PSA (prostate specific antingen)
　…………186
pulmonic stenosis (PS) ………61
　収縮期雑音 …………61
pupillary sparing …………287
Purtscher 網膜症 …………458

Q

Quincke 拍動 …………62
Quincke 脈 …………44

R

Ramsay Hunt 症候群 …269, 465
　めまい …………269
Reiter 症候群 ……178, 234, 238,
　　246, 362, 422, 463
　関節炎・皮膚炎 …………234
　急性単関節炎 …………246
　多発性関節炎 …………238
　排尿困難 …………178

鱗屑 …………362
reverse straight leg raising …218
Riedel 甲状腺炎 ………428, 174
Rinne 試験 …………403
Romberg 試験 …………269
　めまい …………269
Romberg 徴候 …………299
Roth 斑 …9, 74, 155, 317, 442

S

S字結腸捻転 …………122
急性腹症 …………122
SARS (重症急性呼吸器症候群)
　…………111
　肺炎 …………111
Scarpa 三角 …………223
Schamberg 紫斑病 …………357
Schatzki 輪 …………145
Schober テスト …………221
SCOFF 質問紙 …………22, 23
Sezary 症候群 …………381
　腫瘍随伴病変 …………381
Sheehan 症候群 …………198
sickle crisis …………124
Sjögren 症候群 …………20, 398
SLE (systemic lupus
　erythematosus) …11, 171, 228,
　　233, 237, 251, 297, 344,
　　367, 375, 452
　関節炎・皮膚炎 …………233
　多発性関節炎 …………237
　手首・手の痛み …………228
　毛細血管拡張・血管腫
　　…………367
　レイノー現象 …………251
Smith 骨折 …………227
　手首・手の痛み …………227
Spurling テスト ……207, 424
SQ …………326
Steell 雑音 …………64
Stensen 管膨大部 …………422
Still 病 …………12, 235, 239
　関節炎・皮膚炎 …………235
　多発性関節炎 …………239
straight leg raising …………218
Sutton 白斑 …………359

Sweet 病（症候群） ……345, 349, 381, 463	vertigo ……266	Wickham 線条 ……349, 361
丘疹・結節 ……349	Virchow 結節 ……448	Wilson 病 ……17, 283, 298, 435
腫瘍随伴病変 ……381	Virchow リンパ節 ……19	認知症 ……283
Sydenham 舞踏病 ……297	von Recklinghausen 病 351, 381	
	腫瘍随伴病変 ……381	**X**
T	von Willebrand 病 ……372	x 下降 ……54, 55
	出血傾向 ……372	
Terry 爪 ……254, 447		**Y**
Tinel 徴候 …226, 232, 312, 313	**W**	
to and fro murmur ……65	Waiter's Tip 肢位 ……313	y 下降 ……54, 55
Tourette 症候群 ……298	神経根性疼痛・感覚異常	
transient ischemic attack（TIA） ……317	……313	**Z**
Treitz 靱帯 ……161	Waldenström マクログロブリン血症 ……464	Zenker 憩室 ……145
Trendelenburg 跛行 ……222	Wallenberg 症候群	嚥下障害・胸やけ ……145
Trendelenburg 試験 ……79	……310, 319, 391	Zollinger-Ellison 症候群 ……131
tricupsid regurgitation（TR） ……61	末梢神経障害 ……310	慢性下痢症 ……131
収縮期雑音 ……61	water brash ……147	
tripe palm ……382	WDHA 症候群 ……131	**数字**
腫瘍随伴病変 ……382	慢性下痢症 ……131	
Trousseau 徴候 ……124, 257	Weber 試験 ……403	Ⅰ音増強 ……68
tumor plop ……11, 64, 69	Weber 症候群 ……288, 319	Ⅰ音の幅広い分裂 ……68
不連続性心音 ……69	Wegener 肉芽腫症	Ⅰ音の変容 ……68
typhus inversus ……9	……98, 169, 410, 411, 456	Ⅱ音増強 ……68
	血尿 ……169	Ⅱ音大動脈成分（A_2） ……68
V	鼻閉・鼻汁 ……410	Ⅱ音の奇異性分裂 ……68
v 波 ……54	Wernicke 失語 ……284, 279	Ⅱ音の固定性分裂 ……68
Velcro ラ音 ……89	Wernicke 脳症 ……289, 331	Ⅱ音の幅広い分裂 ……68
ventricular septal defect（VSD） ……61	複視・眼振 ……289	Ⅱ音肺動脈成分（P_2） …68, 92
収縮期雑音 ……61	Wernicke 症候群 ……31	Ⅲ音（S_3） ……39, 71
	Whipple 病 ……359	Ⅲ音ギャロップ ……32, 67
	色素沈着 ……359	Ⅳ音ギャロップ ……67

早わざ外来診断術
――疾患スクリプトに基づく診断へのアプローチ
〈原書第2版〉

2009年3月30日　初版第1刷発行©	〔検印省略〕
2009年7月 1日　　第2刷発行	
2013年9月10日　　第3刷発行	

編著 ——— David S. Smith

監訳 ——— 生坂政臣

発行者 ——— 平田　直

発行所 ——— 株式会社 中山書店
〒113-8666　東京都文京区白山1-25-14
TEL 03-3813-1100（代表）　振替 00130-5-196565
http://www.nakayamashoten.co.jp/

デザイン・装丁 —— 藤岡雅史（プロジェクト・エス）

印刷・製本 ——— 三美印刷株式会社

Published by Nakayama Shoten Co., Ltd.　　Printed in Japan
ISBN 978-4-521-73021-9
落丁・乱丁の場合はお取り替えいたします

・本書の複製権・上映権・譲渡権・公衆送信権（送信可能化権を含む）は株式会社中山書店が保有します。
・[JCOPY]〈㈳出版者著作権管理機構 委託出版物〉
本書の無断複写は著作権法上での例外を除き禁じられています．複写される場合は，そのつど事前に，㈳出版者著作権管理機構（電話 03-3513-6969，FAX 03-3513-6979，e-mail：info@jcopy.or.jp）の許諾を得てください．

本書をスキャン・デジタルデータ化するなどの複製を無許諾で行う行為は，著作権法上での限られた例外（「私的使用のための複製」など）を除き著作権法違反となります．なお，大学・病院・企業などにおいて，内部的に業務上使用する目的で上記の行為を行うことは，私的使用には該当せず違法です．また私的使用のためであっても，代行業者等の第三者に依頼して使用する本人以外の者が上記の行為を行うことは違法です．